炎症性肠疾病

日本《胃与肠》编委会　主编
陈　焰　蒋　益　主审
赵　晶　邵晓晓　主译

北方联合出版传媒（集团）股份有限公司
辽宁科学技术出版社
沈　阳

Authorized translation from the Japanese journal, entitled
胃と腸 第59巻，第10号· 增大号，炎症性腸疾患2024
ISSN: 0536-2180
編集： 胃と腸編集委員会
協力： 早期胃癌研究会
Published by IGAKU-SHOIN LTD., Tokyo Copyright©2024

图书在版编目（CIP）数据

炎症性肠疾病 / 日本《胃与肠》编委会主编；赵晶，邵晓晓主译. -- 沈阳：辽宁科学技术出版社，2025. 8.
ISBN 978-7-5591-4494-2

Ⅰ. R516.1

中国国家版本馆 CIP 数据核字第 2025B6Z154 号

出版发行：辽宁科学技术出版社
（地址：沈阳市和平区十一纬路25号　邮编：110003）
印 刷 者：辽宁新华印务有限公司
经 销 者：各地新华书店
幅面尺寸：210 mm × 285 mm
印　　张：17.5
字　　数：370 千字
出版时间：2025 年 8 月第 1 版
印刷时间：2025 年 8 月第 1 次印刷
责任编辑：卢山秀
封面设计：袁　舒
版式设计：袁　舒
责任校对：闻　洋
特约校对：游　梅　王佳宝

书　　号：ISBN 978-7-5591-4494-2
定　　价：248.00元

联系电话：024-23280300
邮购热线：024-23284502
http：//www.lnkj.com.cn

序　言

炎症性肠疾病是一类病因复杂、临床表现多样的慢性肠道炎症性疾病。近年来，随着生活方式和饮食结构的改变，全球范围内炎症性肠疾病的发病率呈上升趋势，中国也不例外。然而，由于炎症性肠疾病的病理生理机制尚未完全阐明，其诊断和治疗仍存在诸多挑战，急需临床医生、病理学家、影像学专家及科研工作者共同努力，不断积累经验、协作研究、更新知识、提高诊疗水平。

日本的《胃与肠》以消化道肿瘤的诊治为核心主题，尤其与内镜诊疗技术密切相关，因内容丰富、深入浅出，插图精美且图文并茂，理论与临床实践有机结合而深受中国消化内科医生喜爱。由于炎症性肠疾病日益成为临床医生需要面对且颇具挑战的疾病，其诊断模式、治疗方法日新月异，在此背景下，《胃与肠》邀请日本长期从事炎症性肠疾病诊疗工作的专家执笔编写《炎症性肠疾病》。本书围绕炎症性肠疾病的病理生理机制、诊断与鉴别诊断，内镜、影像学、病理学表现。以及药物治疗、外科手术和新兴生物疗法的临床实践等多个方面进行了详尽分析、讨论，不仅反映了日本学者的深厚学术积累，也为全球炎症性肠疾病诊疗提供了宝贵的经验。

陈焰主任组织国内一批从事炎症性肠疾病临床、影像、病理工作的专家将《炎症性肠疾病》翻译为中文。译文文字严谨、层次清晰，兼具学术性和实用性，为中国医务工作者提供了一份系统、权威的学习参考资料，对提高中国医生对炎症性肠疾病的认识、优化诊疗流程具有重要的参考价值，同时也将为中国炎症性肠疾病领域的临床实践和学术研究注入新的活力。本人有幸受邀为本译著作序，有机会先睹为快，受益颇深，期待同行们能够从中汲取知识，结合中国患者的实际情况，推动炎症性肠疾病诊疗水平的进一步提升，为患者带来更优质的医疗服务。

最后，衷心感谢所有参与本书翻译和审校工作的专家学者，正是他们的辛勤付出，才使得这本高质量的译著得以问世。

吕宾
浙江中医药大学附属第一医院
消化内科
2025.8.17

前　言

在AI技术快速发展的今天，虽然翻译工作变得更加便捷，但专业内容的准确性、术语的统一性，以及医学逻辑的严谨性，仍然需要人工逐字逐句审核以确保质量。作为本书的主审，我深刻体会到参与这样的翻译审校工作，不仅是为保证译著质量，更是我们IBD专科医生难得的“修炼内功”的机会。在临床工作日益繁忙的当下，能够静下心来系统性地研读、审核这样一本专业著作，实属珍贵。

正如本书日本主编所言，书中所有作者都是长期从事IBD临床诊疗的日本专家，同时也在国际学术界活跃。这一点在阅读和审核过程中深有体会——书中的内容既有扎实的临床经验支撑，又紧跟最新研究进展。特别让我印象深刻的是书中对IBD发病机制的探讨，比如染色体嵌合变异对疾病风险的影响、短链脂肪酸与肠道免疫的关联，CD特征性肉芽肿的淋巴管迁移假说，以及对UC合并axSpA等概念的清晰阐述，都让我受益匪浅。作为专科医生，我们每天面对大量临床工作，很容易陷入“经验主义”的诊疗模式。而通过这样系统性的学习，能够帮助我们跳出日常思维的局限，从更深层次理解IBD这类疾病的本质。

《胃与肠》系列一贯的高质量内镜图片也令人赞叹，相信会让众多内镜医师爱不释手。

在审核过程中，我特别注意到日本在IBD疾病管理上的一些特色：比如仅需尿液样本的PGE-MUM检测已被纳入医保用于UC评估；针对日本CD患者肛门病变高发（占癌变病例55%～80%）的特点，已建立了专门的监测方案。这种基于本国疾病特点的精准管理策略，值得我们借鉴。此外，书中对结肠胶囊内镜肠道清洁方案的改进探索、经会阴超声检查（TPUS）评估下段直肠炎症的应用等内容，都引人深思。日本同行提出“要培养熟练掌握IUS技术的超声检查技师”的建议，对我们同样面临繁重临床工作的中国IBD医师来说，也是重要的启示。

书中还客观介绍了口服整合素抑制剂CGM等尚未在中国上市的药物及其潜在风险（如PML），对JAK抑制剂的副作用也进行了中肯评价，这些信息对中国IBD医师极具参考价值。值得一提的是，书中将维得利珠单抗比作“封堵鼹鼠洞口的药物”等生动比喻，让复杂的医学知识变得通俗易懂，增添了阅读乐趣。

令人惊讶的是，日本全国性前瞻性队列研究“iCREST-CD”的数据显示，其新诊断CD患者中仅11.1%接受CTE检查，6.8%接受MRE检查。这与我国IBD中心广泛使用这些技术的现状形成鲜明对比，反映了两国医疗资源配置的差异。这种比较既展现了我国IBD诊疗的巨大进步，也提示我们在借鉴国际经验时需要结合本土实际。

近年来，中国IBD领域在临床诊疗和基础研究方面都取得了长足进步，这离不开IBD学组的推动和全国IBD专科医师的共同努力。期待未来能开展更多具有中国特色的研究，加强国际交流合作，为全球IBD患者提供更优质的诊疗方案。

在此特别感谢浙江IBD团队全体成员，以及东部战区总医院龚剑峰教授在外科内容方面的专业指导。

本书的出版不仅是一次知识的传递，更是IBD学术的对话。希望它能成为中国IBD医师的实用参考，也期待未来我们能贡献更多中国经验，让世界听到更多中国IBD学界的声音！

陈焰
浙江大学医学院附属第二医院
IBD多学科诊治中心主任

本书编委会（按五十音图排序）

主编

藏原 晃一

编者

石原 立　上堂 文也　江﨑 幹宏　岡 志郎　小澤 俊文　小田 丈二
海崎 泰治　川崎 啓祐　斎藤 彰一　佐野村 誠　下田 将之　竹内 学
中島 寛隆　長浜 隆司　二村 聡　根本 哲生　伴慎 一　平澤 大
藤原 美奈子　松田 圭二　八尾 隆史　吉永 繁高　吉村 大輔

翻译委员会

主审

陈　焰　浙江大学医学院附属第二医院
蒋　益　浙江温州医科大学附属第二医院

主译

赵　晶　浙江中医药大学附属第一医院
邵晓晓　浙江温州医科大学附属第二医院

译者

龚剑峰　中国人民解放军东部战区总医院
范一宏　浙江中医药大学附属第一医院
杜　娟　浙江大学医学院附属第一医院
谢传高　浙江大学医学院附属第二医院
王小英　浙江大学医学院附属第二医院
徐定婷　浙江大学医学院附属第二医院
许晶虹　浙江大学医学院附属第二医院
沈可人　浙江大学医学院附属第二医院
余　乔　浙江大学医学院附属第二医院
胡淑榕　浙江大学医学院附属第二医院
厉书岩　浙江大学医学院附属第二医院
吴强强　浙江大学医学院附属第二医院
夏盛隆　浙江大学医学院附属第二医院
颜泽林　浙江中医药大学附属第一医院

炎症性肠疾病

Stomach and Intestine (Tokyo)

Japanese Journal

edited by Editorial board of the Stomach and Intestine (Tokyo)
associated with The Research Society for Early Gastric Cancer

Volume Number October

CONTENTS

The Theme of This Month :

Inflammatory Bowel Disease 2024

Subscriptions should
be made directly to
IGAKU–SHOIN Ltd.
1–28–23 Hongo,
Bunkyo–ku, Tokyo, Japan

炎症性肠疾病的诊断与治疗——现状与挑战

江崎幹宏[1]

关键词 炎症性肠疾病 溃疡性结肠炎 克罗恩病 诊断 治疗

[1] 佐賀大学医学部内科学講座消化器内科 〒849-8501 佐賀市鍋島5丁目1-1
E-mail : mesaki01@cc.saga-u.ac.jp

前言

本系列中我们再次将炎症性肠疾病(inflammatory bowel disease，IBD)作为主题。这是继1997年和2013年之后，关于IBD的第三次探讨。自首次出版发布至今已接近30年，这期间恰好也是笔者作为一名消化内科医生参与IBD诊疗的时期。可以说，这30年间我亲眼见证了IBD领域的各种进步。这些显著的进步很大程度上归功于患者数量急剧增加的背景下对疾病机制的深入探索和诊断方法的确定。尤其是基于这些发病机制研发的生物制剂、分子靶向药物的临床应用，使得以往被认为难以通过内科治疗改善的IBD自然病程成为可干预的目标，这对IBD患者来说是一个巨大的福音。另外，要真正改善IBD患者的长期预后，早期诊断和精准的病情监测同样重要，这方面我们也获得了许多宝贵的经验。

此次，我有幸再次以《炎症性肠疾病的诊断与治疗——现状与挑战》为题撰写序言。在撰写过程中，我将结合1997年和2013年的内容，探讨IBD诊疗领域这些年所取得的进展以及未来仍需面临的挑战。

IBD影像学诊断的时代变迁与挑战

1997年时，基于医疗报销数据的统计显示日本的IBD患者数量为：溃疡性结肠炎(ulcerative colitis，UC)约5万人，克罗恩病(Crohn's disease，CD)约1.5万人。相比于20世纪70—80年代，患者数量的增长趋势明显增强。在此背景下，首期特辑聚焦于IBD的影像学特征及鉴别诊断。当时IBD仍被视为一种较为罕见的疾病，因此重点强调了准确诊断的重要性。此外，1995年日本发表了以影像学表现为核心的本国独有的CD诊断标准，这也可被认为是出版本书的一个背景因素。在日本，IBD的诊断标准是由“难治性炎症性肠疾病相关调查研究组”(简称IBD研究组)制定的，其核心在于通过大量清晰的高质量影像案例，帮助医师理解文本描述的典型表现。如今回顾，本书亦可视为《胃与肠》杂志传承至今，汇聚反映病理组织结构的消化道X线与内镜检查经典成果之集成。

在2013年的第二次特辑中，根据日本医疗报销数据的统计显示，溃疡性结肠炎(UC)患者数量已超过16万人，克罗恩病(CD)患者达到4万人。这意味着在15年间，这两种疾病的患者数分别增加了约3倍。尤其在UC领域，患者数持续攀升，其是否仍属罕见病已引发讨论。与此同时，具有典型病变的IBD影像学诊断方法已经基本确立。然而，尽管内镜图像分辨率不断提升、内镜图像增强技术持续改进以及新型小肠内镜设备研发取得进展，但由于术前处理可能加重病情、X线造影检查技术要求较高且存在辐射暴露风险等问题，IBD诊断中过度依赖内镜检查的趋势正逐渐显现。当然，对于伴有肠道并发症的克罗恩病(CD)患者来说，内镜检查本身可能存在困难，因此X线造影检查的重要性仍被认可，但各医疗机构之间这些技术的应用存在显著差异。在这种背景下，作为一种补充手

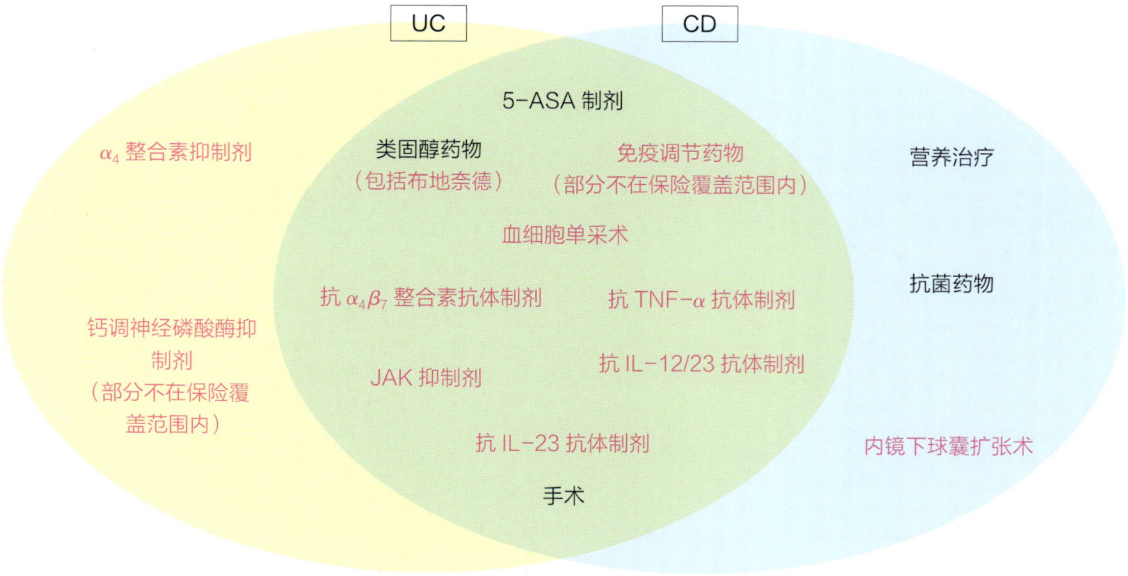

图1 IBD 的内科治疗。黑字表示的是 2000 年以前就可用于 IBD 治疗的方法，红字表示的是目前可用于 IBD 治疗的方法

段，横断面影像学诊断方法的有效性在日本也开始逐渐受到关注和讨论。

到了 2024 年，由于轻症患者不再纳入统计，基于医疗报销数据计算本国 IBD 患者数量的方法已不再可行。然而，据估计 UC 患者约为 24 万人，CD 患者接近 7 万人。在过去的 30 年间，CD 的诊断标准经历了多次修改。例如 2010 年将肛门病变（诊断标准制定初期就存在争议的内容）列为 CD 诊断标准的次要表现，但 UC 和 CD 的诊断标准中所描述的影像学表现几乎没有变化。这表明，对于 UC 和 CD 确诊至关重要的影像学特征早在首次专题报告的时代就已经确立。不过，随着遗传学分析的进步及小肠内镜技术的发展，一些慢性肠道疾病的概念正在或已经形成。此外，为了改善长期预后，关于在亚临床阶段进行 IBD 诊断的重要性也引起了讨论，这标志着更加精细的影像学分析的需求时代已经到来。

随着 CT/MR 小肠造影及肠道超声检查等横断面影像学诊断技术的不断进步，这些影像学诊断方法虽然并非用于 IBD 的最终确诊，但作为可重复进行的低侵入性检查手段，在 IBD 的诊疗中变得不可或缺。此外，从改善 IBD 长期预后的角度来看，如何恰当地处理肠外并发症的讨论也日益深入。因此，可以说在 IBD 专题中关于诊断的部分已经从以鉴别诊断为中心的初期诊断，演变到了旨在改善长期预后的全面诊断。然而，尽管如此，这些 IBD 诊断方法仍存在许多未解决的问题。特别是在为了改善 IBD 长期预后而进行研究的影像学诊断方面，目前尚未确立充分的证据，这仍然是未来需要解决的课题。

IBD 治疗的时代变迁与挑战

在过去 30 年间，IBD 诊疗中最显著的变化莫过于内科治疗的进步。如图 1 所示，在生物制剂出现之前，IBD 的内科治疗手段非常有限。UC 的治疗主要依赖于 5-ASA 制剂和类固醇这一类的药物。当时并没有“难治病例”的明确定义，但所谓的类固醇抵抗病例只能选择不在保险覆盖范围内的环孢素或手术治疗；而对于类固醇依赖病例，则只能使用同样不在保险覆盖范围内的硫嘌呤类药物。至于 CD，则存在营养治疗和药物治疗两种主要治疗途径。在营养治疗方面，以肠内营养剂为主的治疗方法虽然取得了一定效果，但对患者生活质量（QOL）的影响显而易见；而在药物治疗方面（包括对高发肛周病变的疗效）同样存在明显的局限性。实际上，在 1997 年的增刊中，关于治疗的内容仅分为内科治疗和外科治疗两部分，与和诊断相关的内容相比，其篇幅差异悬殊。

然而，进入21世纪后，关于IBD的病理生理机制（如肠道菌群组成的异常、肠黏膜免疫反应的异常）和病因学（基于全基因组关联分析的疾病易感性基因鉴定等）的研究取得飞速进展。这些研究成果转化为新型IBD治疗药物的开发，并且自2002年起日本引入了英夫利西单抗（Infliximab），其显著疗效彻底改变了IBD的内科治疗格局。这一背景使得2013年的增刊中扩充了病因和治疗的章节，在IBD的流行病学与病因章节中，新增了关于遗传背景的条目；而在IBD治疗章节中，则单独列出了免疫调节药、抗肿瘤坏死因子-α（tumournecrosis factor α，TNF-α）疗法以及日本自主研发的血细胞成分去除疗法，这些内容的增加真实反映了当时围绕IBD的时代背景。

自2017年以来，作用机制不同于抗TNF-α的分子靶向药物相继问世，如顺应这一趋势，有必要进一步增加IBD内科治疗部分的内容。然而，鉴于《胃与肠》杂志的基本理念，我们需要对各药物治疗效果等描述内容进行限制。因此，我们不得不请求撰稿者在有限的篇幅内涵盖众多药物的治疗效果（IBD发病机制等相关内容也同样面临取舍难题）。近年来，不仅在发病机制的阐明方面取得了进展，而且对IBD病情评估以及对鉴别诊断具有潜在价值的生物标志物研究也变得日益活跃。这意味着在内容的选择上需要精心权衡。在此，谨向承担撰稿工作的各位专家表示深深的感谢。

IBD的内科治疗（如果包括同种异体脂肪干细胞治疗CD肛瘘，则不仅限于内科治疗），未来还将迎来新的治疗药物，但必须实现与治疗进展相匹配的IBD长期预后改善。作为评估IBD长期预后改善的一个指标，肠切除率的降低或许是其中一个方面。在这一点上，尽管是回顾性数据，但多项队列研究已经表明，使用生物制剂可以降低肠切除率。另一个重要的指标是炎症相关癌症发生率的降低和生存率的提高，但在这一点上，目前仍缺乏足够的数据。在IBD治疗中，如何合理选用种类日益增多的药物无疑是一个重要课题。将长期预后的改善纳入药物选择标准，并建立相应的治疗策略，将是未来IBD治疗面临的课题。

结语

在过去这30年里，IBD的诊疗水平有了显著的进步。尽管近年来药物疗法的进步占据了更多的关注，但影像学诊断领域也确实取得了稳步的发展。不仅新的影像学检查方法不断涌现，图像增强内镜和人工智能（artificial intelligence，AI）在IBD领域的应用也获得了新的见解。准确的影像学诊断与适当的治疗对于改善IBD患者的长期预后来说，犹如车之两轮，缺一不可。我们希望本书能够帮助读者准确把握当前以IBD诊断和治疗为核心的现状，更期待未来日本学界能持续产出破解当前难题的创新成果。

文献

[1] 八尾恒良．Crohn病診断基準（案）．厚生省特定疾患難治性炎症性腸管障害調査研究班（班長：武藤徹一郎）．平成6年度業績集．pp 63–66, 1995.

[2] Umeno J, Hisamatsu T, Esaki M, et al. A hereditary enteropathy caused by mutations in the SLCO2A1 gene, encoding a prostaglandin transporter. PLoS Genet 11: e1005581, 2015.

[3] 本澤有介，林佑樹，北本博規，他．染色体異常（trisomy 8）でみられるBehçet病類似消化管病変．胃と腸 54: 1702–1708, 2019.

[4] 仲瀬裕志，平山大輔，我妻康平，他．MEFV遺伝子異常に関連する消化管病変．胃と腸 54: 1715–1722, 2019.

[5] Esaki M, Sakata Y. Clinical impact of endoscopic evaluation of the small bowel in Crohn's disease. Digestion 104: 51–57, 2023.

[6] Takenaka K, Ohtsuka K, Kitazume Y, et al. Utility of magnetic resonance enterography for small bowel endoscopic healing in patients with Crohn's disease. Am J Gastroenterol 113: 283–294, 2018.

[7] Sagami S, Kobayashi T, Aihara K, et al. Early improvement in bowel wall thickness on transperineal ultrasonography predicts treatment success in active ulcerative colitis. Aliment Pharmacol Ther 55: 1320–1329, 2022.

[8] Kuwada T, Shiokawa M, Kodama Y, et al. Identification of an anti-integrin αvβ6 autoantibody in patients with ulcerative colitis. Gastroenterology 160: 2383–2394, 2021.

[9] Kakuta Y, Shirai T, McGovern DPB, et al. Novel diagnostic autoantibodies against endothelial protein C receptor in patients with ulcerative colitis. Clin Gastroenterol Hepatol 21: 844–846, 2023.

[10] Tsai L, Ma C, Dulai PS, et al. Contemporary risk of surgery in patients with ulcerative colitis and Crohn's disease: a meta-analysis of population-based cohorts. Clin Gastroenterol Hepatol 19: 2031–2045, 2021.

炎症性肠疾病的发病机制

炎症性肠疾病的遗传背景

角田洋一[1]
内藤健夫
岩城英也
永井博
下山雄丞
諸井林太郎
志賀永嗣
木内喜孝[2]
正宗淳[1]

摘要●炎症性肠疾病大部分是由遗传因素、环境因子和肠道菌群异常等多种因素复杂交织而成的多因子疾病。通过全基因组关联研究，其遗传背景正在迅速被揭示，同时，一些罕见变异（rare variant）和嵌合突变（mosaic mutation）等通常在基因多态性分析中无法发现的遗传背景也逐渐被阐明。遗传背景受种族差异的影响较大，尽管已经在尝试基于遗传因素预测疾病发病风险，但除了白人之外，还需要积累更多如东亚人种等多个人种的数据。此外，单基因 IBD 等基因分析正逐步与临床应用相结合，随着基因分析结果的不断积累，有望带来新的研究成果和临床应用。

关键词 炎症性肠疾病 疾病易感性基因 全基因组关联分析 单基因炎症性肠疾病 人种差异

[1] 東北大学大学院医学系研究科消化器病態学分野
〒980-8575 仙台市青葉区星陵町 2-1 E-mail : ykakuta@tohoku.ac.jp
[2] 東北大学高度教養教育・学生支援機構

前言

炎症性肠疾病（inflammatory bowel disease，IBD）包括克罗恩病（Crohn's disease，CD）和溃疡性结肠炎（ulcerative colitis，UC），是一种慢性肠道炎症性疾病，其发病机制至今尚未完全明确。大多数 IBD 病例被认为是多因子疾病，涉及遗传因素、环境因素以及肠道菌群异常等多方面的复杂相互作用。本文将聚焦于 IBD 的遗传背景，介绍基于全基因组关联研究（genome-wide association study，GWAS）的结果，以及基于这些结果对新发病例发病机制的解析和疾病发生风险预测的相关研究。此外，还将探讨罕见变异（rare variant）及嵌合突变（mosaic mutation）与疾病状态之间的关系。最后，文章将讨论所谓的单基因 IBD（monogenic IBD），即主要由遗传因素引发的 IBD 的实际情况，并展望未来的研究方向。

IBD 与基因的关系

长期以来，通过众多的流行病学研究以及早期的双生子研究（发现同卵双胞胎相比异卵双胞胎有更高的同胞发病率）发现，遗传因素在 IBD 的发生中扮演了重要角色。过去，研究人员使用所谓的连锁分析方法来寻找与 IBD 发病相关的基因座。然而，随着用于基因组解析的数据库和分析技术的进步，人们开发出了全基因组关联研究（GWAS），通过对 IBD 患者和健康个体的整个基因组进行比较来确定风险基因区域，该方面的研究取得了显著进展。以往的研究主要集中在欧洲血统的人群中，已鉴定出 240 个疾病易感性基因。但最近，跨种族的分析已经确定了多达 320 个风险基因区域。这些基因中包括了那些与免疫反应和屏障功能相关的基因，对于揭示 IBD 的发病机制及推动治疗发展起到重要作用。

大规模基因组解析揭示的多因子疾病 IBD 的发病机制

如前所述，大多数IBD并非由单一基因突变引起，而是由多种基因变异相互作用导致的多因子疾病。遗传风险并非直接决定疾病是否发病，而是仅定义了“易患IBD的体质”。在这种体质基础上，加上环境因素和肠道菌群的相互作用，才会导致IBD的发病。因此，IBD的发病机制极为复杂，仅通过少数患者的基因解析难以明确致病因素。然而，通过对大量病例进行大规模分析，可以揭示出具有易患IBD倾向人群的遗传特征。这种特征并非由基因的“变异”（极其罕见的基因序列差异）引起，而是由普遍存在于人类基因组中的“多态性”（常见的基因序列差异）所致。单个基因多态性与IBD发病风险相关的程度极弱。然而，通过研究与该疾病发病相关联的多态性所处的基因区域，能够揭示与IBD发病相关的通路（路径）等遗传背景所涉及的各种因素。

大规模分析的典型代表是自2005年以来广泛开展的全基因组关联研究（GWAS）。与候选基因分析（针对可能与疾病相关的特定基因进行分析的方法）不同，GWAS能够一次性评估大部分基因区域与疾病的相关性。因此，利用GWAS的结果，不仅可以揭示单一机制对IBD病理的影响，还可以进行通路分析等，对基因簇进行综合解析。迄今为止，已经发现多个基因如NOD2、IL23R、ATG16L1、TNFSF15等与IBD发病相关。这些基因之间存在相互关联，主要会引发与先天性免疫和获得性免疫等免疫反应相关通路的变化，进而增加IBD的发病风险。

在CD中，首个被鉴定为疾病易感性基因的是NOD2基因，它具有一个能够识别细菌肽聚糖成分——胞壁酰二肽（muramyl dipeptide，MDP）的富含亮氨酸重复序列（leucine-rich repeat，LRR）结构域。NOD2基因的突变与克罗恩病密切相关，它会干扰NF-κB（nuclear factor-κB）通路的正常激活，从而引发免疫反应的失衡，加剧肠道炎症。这一现象为克罗恩病中自然免疫细胞功能障碍是主要致病因素提供了有力证据。此外，IL23R基因突变被认为会影响IL-23对辅助性Th17的诱导作用，并与IBD的发病相关。这也与当前通过阻断IL-23通路来治疗IBD的现状相契合。

在疾病易感性基因的研究中，随着GWAS的多次全面开展，以及基因表达的全面分析数据变得更易获取，对这些数据的整合分析也在进展中。在尝试明确与IBD相关基因的因果关系，并预测疾病病理中关键驱动基因（key driver genes，KDGs）的研究中，基于从IBD患者肠组织获得的数据，构建了对应于3个不同病程阶段的因果网络。从这些网络中，研究人员识别出IBD中保守的炎症成分（conserved immune component，CIC），并确定DOCK2、GPSM3、AIF1、NCKAP1L、DOK3等为关键驱动基因（KDGs）。这些关键驱动基因已被证明在炎症反应和免疫调节中发挥着重要作用。特别是DOCK2基因，已被证实其携带与免疫缺陷相关的突变，并且通过激活RAC蛋白，直接参与了炎症性细胞因子的分泌。此外，GPSM3已被证实作为NLRP3（NLR family pyrin domain-containing protein 3，NLR家族pyrin域蛋白3）炎症小体的负向调节因子，影响IL-1β水平，并参与慢性炎症的发生。这些研究结果揭示了IBD如何通过改变整个网络的基因表达状态来促进病因的发展。由此可见，基因数据不仅用于单纯的基因表达机制中的主要调节基因关联分析，还被用于各种综合性数据的组学分析（omics analysis），有望借此挖掘IBD新的治疗靶点，并开发出有效的治疗策略。

由染色体嵌合变异引起的 IBD 风险

虽然GWAS主要是研究基因序列的多态性与疾病之间的关联，但遗传背景除了序列差异外，还存在多种其他差异。除了结构多态性如拷贝数目多态性（copy number polymorphisms）之外，已知健康人群中随着年龄的增长，也可以出现染色体嵌合变异，包括染色体缺失、杂合性缺失等严重的染色体异常。这些变异可能成为多因子疾病病因。在末梢血中发现的染色体嵌合变异（mosaic chromosomal alterations，mCAs）已被证实会增加血液系统恶性肿瘤的风险。笔者等人的一项研究揭示，在IBD患者中，mCAs的发生率较高（图1）。

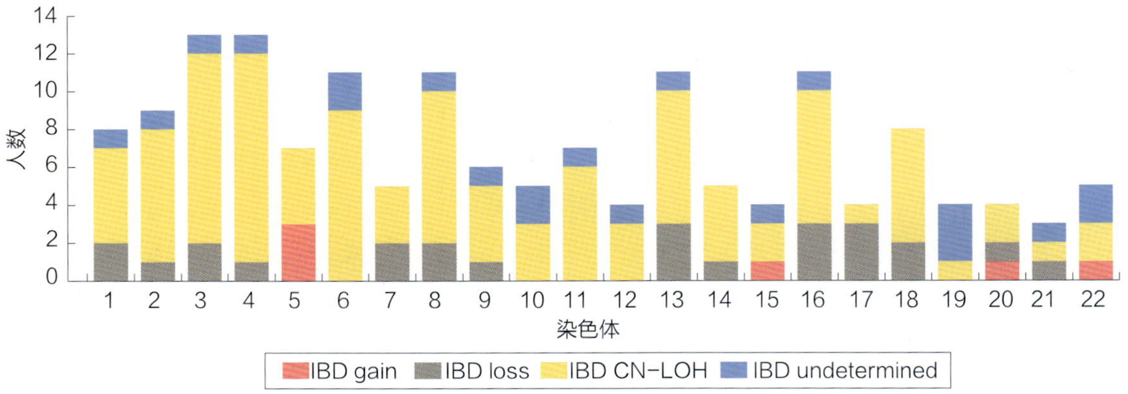

图1 日本 IBD 患者的染色体嵌合变异频率。该图显示了部分缺失（loss）、扩增（gain）及杂合性缺失（CN-LOH）在各染色体上的频率分布。结果显示，这些变异并非局限于特定的某条染色体，而是广泛分布于整个基因组中

（根据 Kakuta Y, et al. Crohn's disease and early exposure to thiopurines are independent risk factors for mosaic chromosomal alterations in patients with inflammatory bowel diseases. J Crohns Colitis 16：643-655, 2022 制图）

特别是 CD 患者相比 UC 患者，出现 mCAs 的比例显著更高。流行病学研究显示，CD 患者比 UC 患者有更高的血液系统恶性肿瘤风险，这也提示了两者之间可能存在关联。mCAs 可能对 IBD 的发病机制产生复杂的影响。具体来说，mCAs 通过改变与免疫反应相关基因的功能，调节肠道黏膜的免疫反应，从而有可能加剧 IBD 的症状。在探索与 mCAs 相关基因的 GWAS 研究中，发现 ERBIN、CD96、AC068672.2 等基因与 mCAs 的存在显著相关，表明这些基因可能通过 mCAs 参与了 IBD 的病理过程。此外，研究还表明，在 IBD 中，除了患有 CD 之外，20 岁以下使用硫嘌呤类药物也被指出是 mCAs 的一个独立风险因素。因此，IBD 患者中的 mCAs 存在不仅反映了遗传背景，还具有重要的临床意义。例如，在 CD 患者中，由于 mCAs 的存在可能增加血液系统恶性肿瘤的风险，因此有必要重新考虑针对这些患者的治疗策略。另外，在年轻时使用硫嘌呤类药物的情况下，需要充分考虑 mCAs 的风险，进行严谨的慢病管理。然而，在这项研究中，无法排除所谓的“鸡生蛋还是蛋生鸡”问题，这个问题在传统的基因研究中通常不会成为问题。毕竟，这只是一次针对 IBD 患者某一时间点的基因组分析（横断面研究），并没有观察时间序列上的变化。也就是说，需要注意的是，目前尚不清楚到底是年轻时使用硫嘌呤类药物引发了 mCAs，还是本身存在 mCAs 的患者在年轻时就需要使用硫嘌呤类药物进行治疗。其因果关系尚未明确。

东亚人炎症性肠疾病（IBD）的特征

IBD 的发病率和遗传风险因种族而异。如前所述，NOD2 基因多态性在欧美 CD 患者中显示出最强的相关性，而在东亚人的 CD 病例中，NOD2 基因多态性非常罕见。相反，TNFSF15 基因的多态性在东亚人群中显示出更高的风险。尽管遗传背景的这些差异从一开始就已被指出，但由于患者数量和分析环境的不同，IBD 的基因研究主要集中在欧洲血统的白人中进行，并报告了许多易感性基因。另外，虽然日本和韩国等国家也进行了针对东亚人 IBD 的基因研究，但与欧美相比，这些研究的样本规模较小。2023 年，针对日本、韩国、中国的 14000 名 IBD 患者开展了全基因组关联研究（GWAS）。该研究不仅确定了东亚人群中与 IBD 相关的 80 个疾病易感性基因区域，而且通过与欧美人群进行的跨人种分析发现，之前已知的 240 个易感区域数量一下子跃升至 320 个。在东亚人群中发现的 80 个相关区域中，大多数与白人 IBD 患者相似，主要分布在 CD 和 UC 共有的区域，其次是一些特定于 CD 的区域，以及少数特定于 UC 的区域（图 2）。在所有 IBD 共有的区域中，关联最为显著的是 TNFSF15（TL1A）基因区域。由于基因多态性之间存在连锁不平衡，因此需要从显示出相关性的多态性中推断出哪些具体的多态性与疾病发病相关。这一推断的指标，使用了后验包含概率（posterior inclusion probability，PIP）值。在东亚人

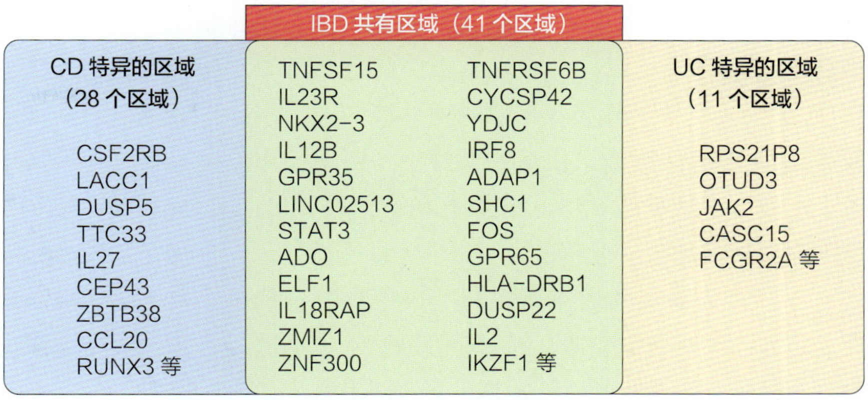

图2 在东亚人群中，炎症性肠疾病（IBD）的易感性基因在 80 个区域显示出易感性，其中克罗恩病（CD）特有的区域有 28 个，溃疡性结肠炎（UC）特有的区域有 11 个，两种疾病共有的区域有 41 个

（Liu Z, et al. Genetic architecture of the inflammatory bowel diseases across East Asian and European ancestries. Nat Genet 55：796-806, 2023 をもとに作図）

表1 与东亚人 IBD 相关的遗传变异（因果变异）

dbSNP ID	疾病	OR 值	*P* 值	遗传基因名	氨基酸置换	等位基因频率		PIP
						东亚人	欧洲裔白人	
rs76418789	IBD	0.57	2.0×10^{-34}	IL23R	G149R	0.053	0.002	1.00
rs3766920	CD	1.46	7.3×10^{-13}	SHC1	—	0.050	0.000	1.00
rs224136	CD	0.76	5.5×10^{-27}	ADO	—	0.303	0.182	1.00
rs2240751	CD	1.17	5.0×10^{-9}	MFSD12	Y182H	0.269	0.010	0.99
rs2427537	CD	0.71	1.2×10^{-11}	ZBTB46	—	0.044	0.470	0.97

PIP：后验包含概率（posterior inclusion probability）。
（引自 Liu Z 等人．“Genetic architecture of the inflammatory bowel diseases across East Asian and European ancestries.” Nat Genet 55：796-806, 2023 经修改转载）

群中，有 5 个基因多态性显示出非常强的相关性（PIP>95%），其中 2 个是伴随氨基酸置换的功能性多态性（**表 1**）。特别是 IL23R 基因中的 G149R 多态性显示出最强的相关性，而这在欧美人群中极为罕见。有趣的是，在东亚人群中，该多态性对 CD 和 UC 均具有保护作用（即携带该多态性的人群发病风险较低），而在白人中，该多态性仅对 CD 具有保护作用。目前，以 IL-23 为靶点的治疗方法正在陆续获得批准，并被应用于 IBD 的治疗。然而，这些遗传背景相关性的差异提示了不同种族间以 IL-23 为靶点的治疗效果可能存在差异。因此，遗传多样性对于理解不同种族间的 IBD 发病机制和开发治疗方法具有重要影响。

多因子疾病 IBD 遗传学风险预测

多基因风险评分（polygenic risk score，PRS）是一种综合评估个体整个基因组中多个遗传变异，从而对特定疾病的遗传风险进行量化的方法。在 IBD 的风险预测方面，PRS 正逐渐成为重要的工具。PRS 是利用从 GWAS 中获得的变异信息来计算的。将每个变异的效应大小（优势比）和等位基因频率相结合，计算出个体全基因组的风险评分。PRS 在预测 IBD 风险方面显示出一定的有效性，但其有效性会因种族和群体的不同而有所差异。例如，有报告称在欧洲人群体中，PRS 具有相对较高的预测准确性，然而在非洲人群体和亚洲人群体中，其准确性则会降低。这被认为是由于各个群体中遗传多样性以及变异频率存在差异所导致的。在前述的东亚人群分析中，也对欧洲白人和东亚人群的 PRS 预测能力进行了比较。基于白人数据构建的 PRS 在应用于白人群体时，AUC 值高达 0.85，显示出较高的准确性；然而，在东亚人群中，即使使用基于东亚人群数据的 PRS，其 AUC 值也只有 0.70，诊断能力相对有限。近年来，有研究尝试通过整合来自不同种族群体的数据来提高 PRS 的预测准确性。例如，已有研究表明，通过整合欧洲裔、非洲裔以及阿什肯纳兹犹太人的数据，可以提升各群体中 IBD 风险预测的准确性。此外，在前述的东亚人群研究中也发现，通过整合白人和东亚人的数据构建的 PRS，其诊断能力虽提升幅度较小，但确实有所提高。由此可见，PRS 有望成为用于早期诊断和预防性干预的有力工具。然而，要实现其临床应用，仍需扩充包括东亚人在内的多族群数据。

罕见变异对 IBD 风险的影响

到目前为止，我们已经讨论了作为多因子疾病之一的 IBD 中由常见基因多态性所带来的风险。这是基于“常见疾病- 常见变异”假说，即相对普遍的疾病是由常见的多态性带来的风险所致，而 PRS 模型也是建立在这一假说基础之上的。因此，GWAS 分析主要针对等位基因频率在 1% 或 5% 以上的常见多态性进行研究。然而，已有研究表明，基于这些高频多态性的 GWAS 结果，仅能解释 IBD 中推测遗传因素的一小部分。

因此，其中一个备受关注的方面是罕见变异（rare variant）作为 IBD 遗传风险因素的作用。近年来的研究表明，传统 GWAS 未能检测到的一些低频编码变异对 IBD 的发病风险具有重要贡献。例如，已有研究表明，CARD9、RNF186、ADCY7、INAVA/C1orf106、SLC39A8、NOD2 等基因中的低频变异与 IBD 相关。这些变异为揭示 IBD 的发病机制提供了重要的线索。近年来，通过大规模外显子组测序，已鉴定出与 IBD 相关的新基因和罕见变异。例如，PDLIM5、SDF2L1、HGFAC、PTAFR、CCR7 等基因被新发现与 IBD 相关，并且这些基因的变异如何影响 IBD 的发病机制正在逐步被揭示。这些发现为 IBD 治疗方法的开发提供了新的靶点，并且有望在未来为实现个性化医疗做出贡献。然而，为了进一步确认这些低频多态性与疾病的相关性，需要从“该多态性在功能上的影响程度”以及“样本量”这两个角度进行研究。也就是说，如果某种变异的功能性影响较大，则可以像后述的单基因 IBD 一样将其视为风险因素；而如果影响较小，则需要像前述的常见变异风险一样对待。为了确认其显著性，由于这些变异属于低频变异，因此需要在更大规模的病例样本中进行进一步研究。

由基因突变直接引发的 IBD

单基因 IBD（monogenic IBD）是一种由单一基因突变引起的罕见 IBD。尽管相较于常见的 IBD，这种疾病相当罕见，但目前对其致病基因的鉴定正在取得进展。这类患者通常在幼年期发病，并且往往表现出严重的症状。与前述的基因多态性不同，基因突变直接参与疾病的发病过程。因此，相较于种族遗传背景差异的影响，基因突变更直接地决定了疾病的发生。从流行病学角度来看，在已报告的 750 例单基因 IBD 病例中，63.4% 在 6 岁之前发病，17.4% 在 10 ~ 17.9 岁发病，10.9% 在 18 岁及以上发病。在诊断方面，下一代测序（next generation sequencing，NGS）技术发挥了重要作用，全外显子组测序（whole exome sequencing，WES）和靶向基因 panel 测序已被广泛使用。目前已确定的主要基因突变包括 IL10RA/B、XIAP、CYBB、LRBA 和 TTC7A 等，但不同基因异常确诊的年龄层也存在差异。对于 18 岁以上被诊断为单基因 IBD 的患者，由于接诊的内科医生可能不常处理遗传性疾病，因此可能存在部分病例未得到确诊的情况。这些发病机制与由多种基因变异所引发的免疫调节异常相关，因此，与其说是患上了 IBD，不如说其表现为各种遗传性疾病中的一种表型，即难治性肠炎。XIAP 变异会导致凋亡抑制因子的缺失，进而影响细胞的存活和炎症调控。此外，CYBB 突变与慢性肉芽肿病相关，会导致对细菌和真菌感染的抵抗力下降。单基因 IBD 的治疗需根据基因突变的类型和患者的临床病程进行个性化制定。常见治疗方法包括外科手术、生物制剂以及造血干细胞移植（hematopoietic stem cell transplantation，HSCT）等。

目前，部分基因异常的诊断已被纳入保险适用范围（IBD 基因 panel 检测），但由于可检测的基因种类有限，且实际确诊的病例并不多，因此未来仍需进一步探讨并积累相关数据。

下一代 IBD 基因分析与基因诊断

基因分析的成本已显著降低，如今检测单个基因多态性的费用与使用芯片进行全基因组多态性分析几乎相当。此外，全外显子组测序（WES）已得到广泛应用，最近在科研层面，单人全基因组测序的成本已降至 10 万日元以下。遗憾的是，目前除了用于部分单基因 IBD 的诊断外，这些全基因组测序数据尚未建立其他可直接应用的临床用途。然而，当前国家层面正在积极推进包括罕见病全基因组测序在内的大型研究计划，其中 IBD 病例也被纳入大规模分析。预计未来，随着数据分析技术的进步，这些详细的遗传信息不仅将用于诊断，还将为治疗方案的选择提供重要依据。

结语

关于 IBD 遗传背景的研究，已为阐明多种疾病机制和开发治疗方法做出重要贡献。未来，通过进一步明确相关基因区域及其功能解析，这些研究有望在以下方面发挥更大作用：深化疾病机制认知、开发新型疗法，以及建立具有临床实用价值的遗传数据应用体系。特别值得注意的是，推进包括东亚人群在内的多族裔研究，不仅能获得更全面的科学认知，更能实现针对不同种族的精准化研究成果。因此，日本有必要开展与欧美同等甚至更高水平的 IBD 基因解析研究。

文献

[1] Brant SR, Shugart YY. Inflammatory bowel disease gene hunting by linkage analysis: rationale, methodology, and present status of the field. Inflamm Bowel Dis 10: 300–311, 2004.

[2] Yamazaki K, McGovern D, Ragoussis J, et al. Single nucleotide polymorphisms in *TNFSF15* confer susceptibility to Crohn's disease. Hum Mol Genet 14: 3499–3506, 2005.

[3] Duerr RH, Taylor KD, Brant SR, et al. A genome-wide association study identifies *IL23R* as an inflammatory bowel disease gene. Science 314: 1461–1463, 2006.

[4] Jostins L, Ripke S, Weersma RK, et al. Host-microbe interactions have shaped the genetic architecture of inflammatory bowel disease. Nature 491: 119–124, 2012.

[5] Liu JZ, van Sommeren S, Huang H, et al. Association analyses identify 38 susceptibility loci for inflammatory bowel disease and highlight shared genetic risk across populations. Nat Genet 47: 979–986, 2015.

[6] Liu Z, Liu R, Gao H, et al. Genetic architecture of the inflammatory bowel diseases across East Asian and European ancestries. Nat Genet 55: 796–806, 2023.

[7] de Lange KM, Moutsianas L, Lee JC, et al. Genome-wide association study implicates immune activation of multiple integrin genes in inflammatory bowel disease. Nat Genet 49: 256–261, 2017.

[8] McGovern DP, Kugathasan S, Cho JH. Genetics of inflammatory bowel diseases. Gastroenterology 149: 1163–1176, e2, 2015.

[9] Hugot JP, Chamaillard M, Zouali H, et al. Association of *NOD2* leucine-rich repeat variants with susceptibility to Crohn's disease. Nature 411: 599–603, 2001.

[10] Ogura Y, Bonen DK, Inohara N, et al. A frameshift mutation in *NOD2* associated with susceptibility to Crohn's disease. Nature 411: 603–606, 2001.

[11] Sivanesan D, Beauchamp C, Quinou C, et al. IL23R (interleukin 23 receptor) variants protective against inflammatory bowel diseases (IBD) display loss of function due to impaired protein stability and intracellular trafficking. J Biol Chem 291: 8673–8685, 2016.

[12] Peters LA, Perrigoue J, Mortha A, et al. A functional genomics predictive network model identifies regulators of inflammatory bowel disease. Nat Genet 49: 1437–1449, 2017.

[13] Terao C, Suzuki A, Momozawa Y, et al. Chromosomal alterations among age-related haematopoietic clones in Japan. Nature 584: 130–135, 2020.

[14] Kakuta Y, Iwaki H, Umeno J, et al. Crohn's disease and early exposure to thiopurines are independent risk factors for mosaic chromosomal alterations in patients with inflammatory bowel diseases. J Crohns Colitis 16: 643–655, 2022.

[15] Fukata N, Okazaki K, Omiya M, et al. Hematologic malignancies in the Japanese patients with inflammatory bowel disease. J Gastroenterol 49: 1299–1306, 2014.

[16] Jung YS, Han M, Park S, et al. Cancer risk in the early stages of inflammatory bowel disease in Korean patients: a nationwide population-based study. J Crohns Colitis 11: 954–962, 2017.

[17] Wang LH, Yang YJ, Cheng WC, et al. Higher risk for hematological malignancies in inflammatory bowel disease: a nationwide population-based study in Taiwan. Am J Gastroenterol 111: 1313–1319, 2016.

[18] Inoue N, Tamura K, Kinouchi Y, et al. Lack of common *NOD2* variants in Japanese patients with Crohn's disease. Gastroenterology 123: 86–91, 2002.

[19] Yamazaki K, Takazoe M, Tanaka T, et al. Absence of mutation in the *NOD2/CARD15* gene among 483 Japanese patients with Crohn's disease. J Hum Genet 47: 469–472, 2002.

[20] Sugimura M, Kinouchi Y, Takahashi S, et al. *CARD15/NOD2* mutational analysis in Japanese patients with Crohn's disease. Clin Genet 63: 160–162, 2003.

[21] Kakuta Y, Kawai Y, Naito T, et al. A genome-wide association study identifying *RAP1A* as a novel susceptibility gene for Crohn's disease in Japanese individuals. J Crohns Colitis 13: 648–658, 2019.

[22] Okamoto D, Kawai Y, Kakuta Y, et al. Genetic analysis of ulcerative colitis in Japanese individuals using population-specific SNP array. Inflamm Bowel Dis 26: 1177–1187, 2020.

[23] Jung S, Ye BD, Lee HS, et al. Identification of three novel susceptibility loci for inflammatory bowel disease in Koreans in an extended genome-wide association study. J Crohns Colitis 15: 1898–1907, 2021.

[24] Yang SK, Hong M, Zhao W, et al. Genome-wide association study of Crohn's disease in Koreans revealed three new susceptibility loci and common attributes of genetic susceptibility across ethnic populations. Gut 63: 80–87, 2014.

[25] Yang SK, Hong M, Choi H, et al. Immunochip analysis identification of 6 additional susceptibility loci for Crohn's disease in Koreans. Inflamm Bowel Dis 21: 1–7, 2015.

[26] Gettler K, Levantovsky R, Moscati A, et al. Common and rare variant prediction and penetrance of IBD in a large, multi-ethnic, health system-based biobank cohort. Gastroenterology 160: 1546–1557, 2021.

[27] Rivas MA, Beaudoin M, Gardet A, et al. Deep resequencing of GWAS loci identifies independent rare variants associated with inflammatory bowel disease. Nat Genet 43: 1066–1073, 2011.

[28] Beaudoin M, Goyette P, Boucher G, et al. Deep resequencing of GWAS loci identifies rare variants in *CARD9*, *IL23R* and RNF186 that are associated with ulcerative colitis. PLoS Genet 9: e1003723, 2013.

[29] Li D, Achkar JP, Haritunians T, et al. A pleiotropic missense variant in *SLC39A8* is associated with Crohn's disease and human gut microbiome composition. Gastroenterology 151: 724–732, 2016.

[30] Nakata T, Creasey EA, Kadoki M, et al. A missense variant in *SLC39A8* confers risk for Crohn's disease by disrupting manganese homeostasis and intestinal barrier integrity. Proc Natl Acad Sci USA 117: 28930–28938, 2020.

[31] Sazonovs A, Stevens CR, Venkataraman GR, et al. Large-scale sequencing identifies multiple genes and rare variants associated with Crohn's disease susceptibility. Nat Genet 54: 1275–1283, 2022.

[32] Nambu R, Warner N, Mulder DJ, et al. A systematic review of monogenic inflammatory bowel disease. Clin Gastroenterol Hepatol 20: e653–e663, 2022.

[33] Uhlig HH, Booth C, Cho J, et al. Precision medicine in monogenic inflammatory bowel disease: proposed mIBD REPORT standards. Nat Rev Gastroenterol Hepatol 20: 810–828, 2023.

[34] Kammermeier J, Lamb CA, Jones KDJ, et al. Genomic diagnosis and care co-ordination for monogenic inflammatory bowel disease in children and adults: consensus guideline on behalf of the British Society of Gastroenterology and British Society of Paediatric Gastroenterology, Hepatology and Nutrition. Lancet Gastroenterol Hepatol 8: 271–286, 2023.

总结

炎症性肠疾病的遗传背景

Yoichi Kakuta[1], Takeo Naito,
Hideya Iwaki, Hiroshi Nagai,
Yusuke Shimoyama, Rintaro Moroi,
Hisashi Shiga, Yoshitaka Kinouchi[2],
Atsushi Masamune[1]

大多数炎症性肠疾病（IBD）是多因素疾病，由遗传因素、环境影响以及肠道菌群异常之间的复杂相互作用引起。全基因组关联研究（GWAS）已经阐明了 IBD 的遗传背景。然而，常规遗传多态性分析无法检测到的罕见变异和嵌合突变也正在被发现。遗传背景的显著种族差异影响着疾病发病风险的预测。尽管已经尝试进行遗传风险预测，但还需要来自更多样化人群的数据，包括东亚人群和主要被研究的白种人群。遗传分析正越来越多地被整合到临床实践中，尤其是在单基因 IBD 的情况下。这些遗传分析的结果有望在未来催生出新的研究和临床应用。

[1] Division of Gastroenterology, Tohoku University Graduate School of Medicine, Sendai, Japan.

[2] Institute for Excellence in Higher Education, Tohoku University, Sendai, Japan.

炎症性肠疾病的发病机制

肠道菌群在炎症性肠疾病发病机制中的作用

安藤朗[1]
今井隆行
西田淳史

摘要●在 IBD 的发病机制中，肠道菌群发挥了重要作用。各种免疫相关基因敲除小鼠中可自然发生的类似 IBD 的慢性肠炎，但在无菌环境下不会发病。此外，IBD 的病变好发于肠道细菌大量存在的回肠末端至结肠部位。这些发现成为支持“针对肠道菌群的免疫反应异常在 IBD 发病中起重要作用”这一观点的重要依据。IBD 患者肠道细菌菌群的变化（菌群失调），表现为丁酸盐产生菌［如粪杆菌属（*Faecalibacterium*）、罗氏菌属（*Roseburia*）、瘤胃球菌属（*Ruminococcus*）等］数量减少，以及假单胞菌门（旧称变形菌门，Proteobacteria）［如肠杆菌科（Enterobacteriaceae）等］细菌数量增加。这些变化可能导致肠腔内丁酸生成减少，从而引发调节性 T 细胞诱导异常等问题，被认为是 IBD 发病和持续发展的关键因素。

关键词 炎症性肠疾病 丁酸 黏液 Th17 细胞 菌群失调（Dysbiosis）

[1] 滋賀医科大学医学部消化器内科 〒 520-2192 大津市瀬田月輪
E-mail : andoh@belle.shiga-med.ac.jp

前言

以溃疡性结肠炎（ulcerative colitis，UC）和克罗恩病（Crohn's disease，CD）为代表的炎症性肠疾病（inflammatory bowel disease，IBD）自 20 世纪 80 年代以来急剧增加。据估计，在日本，UC 患者人数已达 20 万人，而 CD 患者人数则达到 45000 人。在亚洲和南美洲的新兴国家也观察到 IBD 患者数量的增加。饮食习惯的西化以及卫生环境的变化被认为会增加具有高遗传易感性的宿主发生 IBD 的风险。

人类的消化道，尤其是下消化道中，存在着由细菌、真菌、病毒等微生物构成的复杂生态系统。肠道菌群与肠道免疫系统之间的相互作用在维持消化道稳态方面至关重要。肠道菌群的多样性和组成变化（即菌群失调，dysbiosis）被认为与 IBD 的发病机制密切相关。例如，在各种免疫相关基因敲除小鼠中自然发生的类似 IBD 的慢性肠炎，在无菌环境下不会发病。此外，IBD 的病变好发于肠道细菌大量存在的回肠末端至结肠部位。有研究报告称，在无菌小鼠中诱导出的类似 IBD 的肠炎，相较于移植健康人肠道细菌而言，移植 IBD 患者的肠道细菌会使其病情进一步恶化。

本文重点阐述关于炎症性肠疾病（IBD）肠道微生物组的最新研究进展，包括肠道细菌菌群、真菌菌群以及病毒（噬菌体）群落的相关发现。

肠道菌群

人类的肠道细菌菌群由 1000 种以上、100 万亿个细菌组成，拥有的基因数量是人类基因组的 100 倍。其中超过 99% 的细菌可被归类于厚壁菌门（Firmicutes，约 60%）、拟杆菌门（Bacteroidetes，约 20%）、假单胞菌门（Pseudomonadota，旧称变形菌门）、放线菌门（Actinobacteria）这 4 个门类。每克内容物中的细菌数量在上消化道中（胃：0～10^2 个/g；十二指肠：10^2 个/g；回肠近端：10^3 个/g）最少，在回肠末端增加至 10^7～10^8 个/g，而在结肠中则高达 10^{12} 个/g，呈现出逐渐增加的趋势。研究表明，肠道菌群的组成会受到分娩方式、饮食、卫生环境、心理压力、生活方式、感染以及药物等多种因素的影响。

短链脂肪酸

肠道菌群的代谢产物在维持肠道菌群与宿主之间的良好关系以及肠道内环境方面发挥着重要作用。其中一种重要的代谢产物是短链脂肪酸（如乙酸、丙酸和丁酸）。在大肠中，这些短链脂肪酸是由厚壁菌门（Firmicutes）和拟杆菌门（Bacteroidetes）中的专性厌氧菌通过在厌氧条件下分解碳水化合物（如水溶性膳食纤维）产生的。丁酸也可由那些专门发酵寡糖的细菌（如乳酸菌属（*Lactobacillus*）和双歧杆菌属（*Bifidobacterium*）等产乳酸细菌）利用所产生的乳酸来生成。丁酸是大肠上皮细胞的主要能量来源，丁酸和丙酸能够调节肠道的生理功能和免疫功能，而乙酸则作为脂肪生成和糖异生的底物发挥作用。

大部分短链脂肪酸是在近端结肠中生成的，然而，当肠道内碳水化合物的含量减少时，肠道细菌在远端结肠就会利用其他底物（如蛋白质和氨基酸等）进行发酵。因此，发酵最为旺盛的近端结肠内的 pH（pH5.5～6.5）较远端结肠的 pH（pH6.5～7.0）要更低。氨基酸的发酵会导致生成如氨、苯酚、对甲酚、胺类、硫化氢等潜在有害物质。有研究表明，其中一部分物质可能与大肠癌、IBD 等消化道疾病的病理过程有关。另外，乙酸和丁酸能够抑制包括沙门氏菌和大肠杆菌在内的革兰阴性肠道细菌的生长繁殖，有助于维持大肠内的良好环境。

在大肠中，厚壁菌门（Firmicutes）和拟杆菌门（Bacteroidetes）等专性厌氧菌占据主导地位，这是由于严格的厌氧环境得以维持的结果。尽管黏膜组织内存在来自血液的氧，但从大肠上皮细胞向管腔内扩散的氧受到严格限制。大肠上皮细胞的含氧量不到 1%，而位于上皮细胞下方的宿主组织含氧量则在 3%～10% 之间。大肠上皮细胞内的低氧状态，是利用丁酸在线粒体中产生三磷酸腺苷（ATP）的过程中消耗了氧（β- 氧化）所致，而上皮细胞内的低氧状态会导致阻止氧向肠腔内扩散（图 1）。丁酸产生菌数量的减少会导致肠腔内丁酸水平的下降，大肠上皮细胞的代谢会转变为厌氧糖酵解，进而导致氧向肠腔内扩散。一般认为，在 IBD 中，黏膜局部的炎症会引起上皮细胞功能的改变，导致丁酸利用减少以及上皮细胞间通透性增加，并进一步促使氧向肠腔内扩散。

色氨酸代谢

色氨酸在肠道免疫耐受和维持肠道细菌菌群平衡方面起着重要作用。色氨酸会被肠道细菌转化为具有生理活性的含吲哚代谢产物（吲哚、吲哚-3-乙酰、粪臭素、色胺），吲哚衍生物通过激活芳香烃受体（aryl hydrocarbon receptor，AhR）来对宿主产生影响。AhR 的激活，通过两种机制促进宿主的免疫稳态。首先，AhR 会刺激肠道内的 CD4 阳性 T 细胞和固有淋巴细胞（innate lymphoid cells，ILC）分泌 IL-22（interleukin 22）。IL-22 能诱导黏蛋白的产生以及抗菌肽的释放，从而调节肠道微生物的组成。其次，AhR 信号通路通过上皮内淋巴细胞和固有淋巴细胞（ILC）的发育来发挥抗炎作用。此外，消化链球菌属（*Peptostreptococcus*）产生的吲哚丙烯酸可诱导黏蛋白基因的表达。

肠道细菌产生的色氨酸衍生物，被认为能够诱导黏液和抗菌肽的产生，刺激 IL-22 的生成，从而对黏膜起到保护作用。在 IBD 患者中观察到色氨酸代谢水平下降，这被认为是肠道菌群的变化所致。另外，摄入的色氨酸中约有 95% 被分解为如犬尿氨酸和喹啉酸等内源性色氨酸代谢产物，这些物质可直接作为 AhR 配体发挥作用。

胆汁酸代谢

胆汁酸由肠道菌群代谢，这是维持消化道内稳态的关键过程。

由肝脏产生的胆酸（cholic acid，CA）和鹅去氧胆酸（chenodeoxycholic acid，CDCA）等初级胆汁酸（primary bile acid，PBA）在分泌到胆管之前，

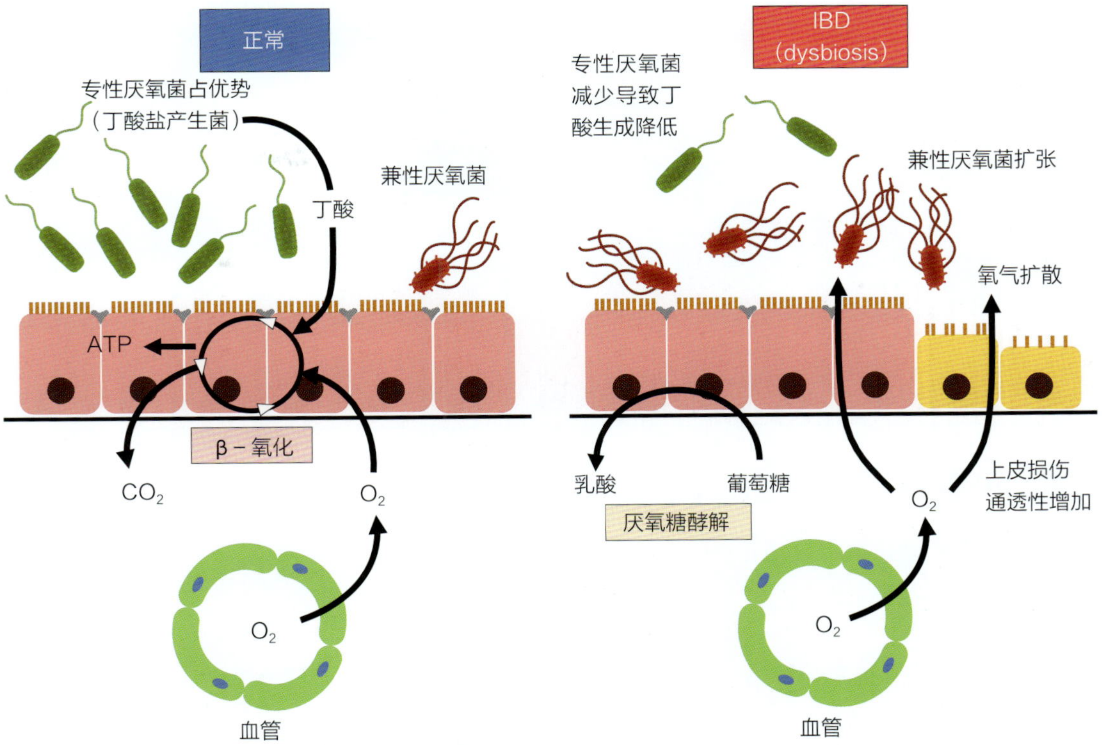

图1 丁酸在维持肠腔内厌氧环境中的重要性。在正常条件下，来源于（在氧气存在下无法繁殖的）专性厌氧菌的丁酸会在上皮细胞内通过 β- 氧化被代谢，同时消耗氧。这种上皮细胞内的低氧状态会阻止氧向管腔内的扩散，从而维持管腔内的厌氧环境，并保持专性厌氧菌的优势状态。在 IBD 中，由于以专性厌氧菌减少为特征的菌群失调，丁酸的供应降低，上皮细胞转而通过厌氧糖酵解获取能量，导致上皮细胞的氧合作用（细胞内氧的蓄积）增强。这种上皮细胞的氧化现象会导致氧向管腔内的扩散，破坏管腔内的厌氧环境，从而诱导如变形菌门等能够在有氧条件下生长的兼性厌氧菌的增殖。此外，黏膜通透性增加、上皮细胞损伤或出血也会促进氧向管腔内的扩散，引发类似的情况

［此图改编自《Science》杂志（Litvak Y, et al. Colonocyte metabolism shapes the gut microbiota. Science 62：eaat9076, 2018）中刊登的图表，并经部分修改后转载（授权编号 5295780022586）］

会与甘氨酸或牛磺酸结合，以增强其水溶性。这些初级胆汁酸能够促进小肠对脂质的消化和吸收。结合型初级胆汁酸的代谢主要分为去结合反应和 7α-脱羟基化这两个由细菌介导的主要阶段。第一阶段是通过胆盐水解酶（bile salt hydrolases，BSHs）催化，将牛磺酸或甘氨酸从胆汁酸分子上去除（即去结合反应）。BSHs 广泛存在于肠道革兰阳性菌和革兰阴性菌中，包括梭菌属（*Clostridioides*，*Clostridium*）、双歧杆菌属（*Bifidobacterium*）、拟杆菌属（*Bacteroides*）、乳酸杆菌属（*Lactobacillus*）和肠球菌属（*Enterococcus*）的细菌。在回肠末端，95% 的去结合型 PBA 通过顶端钠依赖性胆汁酸转运蛋白（apicalsodium-dependent bile acid transporter，ASBT）被重吸收，剩余的 5% 则进入结肠。

第二阶段是在回肠远端和结肠中发生的 7α-脱羟基化过程。在此过程中，去结合型初级胆汁酸（CA 和 CDCA）被转化为次级胆汁酸（secondarybile acids，SBA），例如脱氧胆酸（deoxycholic acid，DCA）和石胆酸（lithocholic acid，LCA）。目前，已知能够介导这一过程的细菌种类还很少。熊去氧胆酸（ursodeoxycholic acid，UDCA）是在鹅去氧胆酸（CDCA）的 7α- 羟基发生差向异构化时产生的。

免疫・炎症反应的调控

调节性 T 细胞（regulatory T cell，Treg）是 T 细胞的一个亚群，负责调节免疫系统，维持对自身抗原的耐受性，并抑制自身免疫性疾病。这些细胞能够抑制效应 T 细胞的诱导和增殖。已经证实，梭菌属细菌能够通过产生丁酸来强力诱导 Treg 的产生（图 2）。在无菌小鼠中，管腔内的短链脂肪

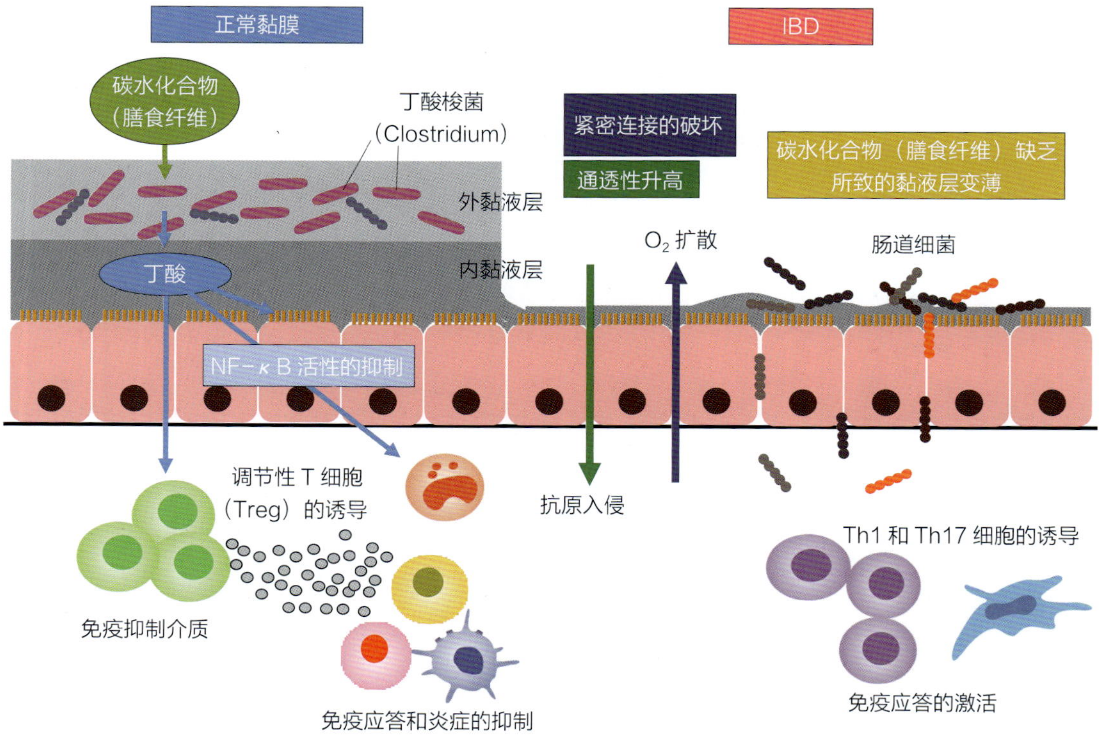

图2 肠道免疫应答中肠道菌群与短链脂肪酸的作用。专性厌氧菌（如丁酸梭菌等）产生的丁酸能够诱导调节性 T 细胞（Treg），并在多种细胞中抑制 NF-κB 的活化。另外，低碳水化合物饮食（低膳食纤维饮食）会导致黏膜层变薄，使肠道细菌更容易接近上皮细胞。在 IBD 的炎症黏膜中，专性厌氧菌减少而兼性厌氧菌增多，丁酸生成下降会导致 Treg 诱导不足。Th17 细胞的诱导则由具备上皮细胞黏附能力的细菌介导

（本图系根据 Digestion 104:16-23,2023(htps:/doi.org/10.1159/000525925) 所刊载的插图局部修改后转载）

酸浓度降低，导致黏膜内 Treg 的发育受损。因此，像普拉梭菌（Faecalibacterium prausnitzii）这类丁酸盐产生菌的相对丰度减少，会导致黏膜稳态的破坏。

肠道菌群在消化道中效应 T 细胞的诱导过程中也发挥着重要作用。Th17 细胞是一种 CD4 阳性 T 细胞，其特征是分泌 IL-17A、IL-17F、IL-21 和 IL-22 等细胞因子。Th17 细胞的活化在炎症性疾病和自身免疫疾病的发病机制中起着重要作用。在黏膜中，Th17 细胞的诱导与细菌对上皮细胞的黏附性密切相关。已有研究表明，从 UC 患者中分离出的 20 种细菌株混合物能够刺激 Th17 细胞的诱导，并显示出对上皮细胞的黏附性。

丁酸对基因表达的表观遗传修饰

短链脂肪酸，尤其是丁酸，通过调节多种细胞中炎症介质的产生，表现出很强的抗炎作用。这些作用是通过抑制组蛋白去乙酰化酶（histone deacetylase，HDAC）的活性来介导的。HDAC 的活性与组蛋白乙酰转移酶共同作用，调节蛋白质的乙酰化程度。丁酸通过抑制 HDAC 的活性，诱导组蛋白和非组蛋白的乙酰化。组蛋白的高度乙酰化会使染色质结构变得松弛，从而有利于转录因子进入特定基因的启动子区域。同时，丁酸还能抑制包括 NF-κB 在内的转录因子的激活，进而调节与炎症相关基因的表达。

IBD 中肠道菌群的变化（菌群失调）

肠道内的菌群失调指肠道微生物群在多样性和组成上发生的异常改变，这种改变与多种健康异常和疾病状况密切相关。在 IBD 的发病机制中，相较于特定细菌的缺失与定植，肠道菌群整体的变化被认为更为关键。通过对粪便样本的研究，已经确定了 IBD 患者肠道菌群存在异常情况。

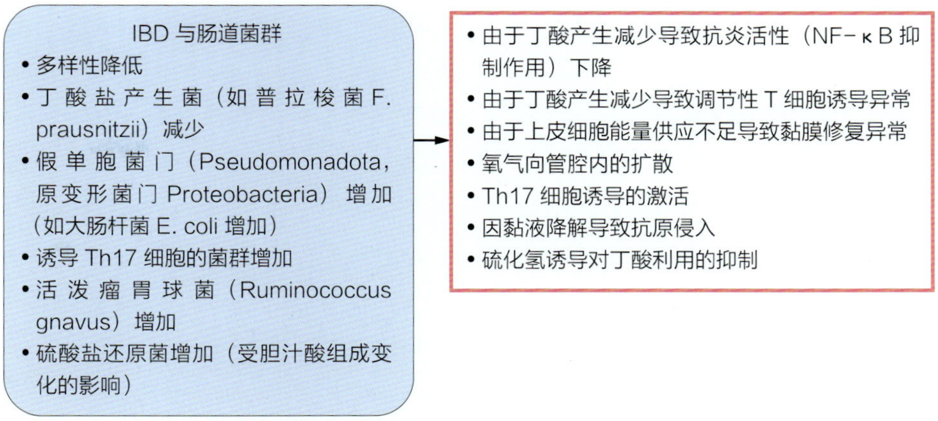

图3 IBD 肠道菌群的变化（菌群失调）及其影响

其特征表现为厚壁菌门［如普拉梭菌属（*Faecalibacterium*）、罗氏菌属（*Roseburia*）、瘤胃球菌属（*Ruminococcus*）等］细菌数量的减少，以及假单胞菌门［旧称变形菌门（Proteobacteria）］，如肠杆菌科（Enterobacteriaceae）等细菌数量的增加。CD 患者中这些变化较 UC 患者更为明显。在黏液样本中也报告了类似的发现，即大肠杆菌属（*Escherichia*）、瘤胃球菌属［如侏儒瘤球菌（*R. gnavus*）］、梭杆菌属（*Fusobacterium*）等细菌的存在数量显著增加，而普拉梭菌属［如普拉梭菌（*F. prausnitzii*）］、粪球菌属（*Coprococcus*）、罗氏菌属（*Roseburia*）等丁酸盐产生菌在 CD 患者体内显著减少（图3）。

在 IBD 中，菌群失调究竟是炎症的原因还是结果，目前尚不明确。一些研究报告提示，肠道菌群的异常可能是 IBD 的诱因。例如，将患有结肠炎的小鼠粪便移植到其他小鼠体内时，与对照组小鼠相比，接受移植的小鼠结肠炎会进一步恶化。也有研究结果表明，IBD 中的菌群失调是继发于肠道炎症的结果。黏膜因出血或通透性增加而出现的损伤会破坏结肠的厌氧环境，并通过减少产生丁酸的专性厌氧菌而降低抗炎活性。如前所述（图1），丁酸盐产生菌的减少会使结肠上皮细胞的代谢转向厌氧糖酵解，增加氧向肠腔内的扩散，从而诱导肠腔内好氧菌和/或兼性厌氧菌的增殖。因此，在 IBD 中观察到的菌群失调现象，可以通过丁酸盐产生菌的减少、上皮细胞氧合作用的增强、氧向肠腔内的扩散以及兼性厌氧菌［假单胞菌门（旧称变形菌门 Proteobacteria）］的增殖等一系列复杂的相互作用来解释。最近的多组学研究发现，IBD 患者的肠道菌群存在功能异常，这些异常表现为微生物转录异常、代谢产物库（胆汁酸和短链脂肪酸）的变化以及宿主血清中抗体谱的异常等特征。

已有研究报告称，在 CD 患者的肠道菌群中，侏儒瘤球菌（R. gnavus）的数量有所增加。从我们对黏膜相关菌群的研究结果来看，也显示出这种细菌的数量有显著增加。覆盖上皮细胞的黏液是重要的生物防御机制之一，但 R. gnavus 参与黏液降解，其结果导致肠腔内的抗原更容易与上皮细胞和免疫细胞接触，从而加剧炎症。此外，还原硫酸盐的细菌（硫酸盐还原菌）的增殖会诱导硫化氢的产生，进而阻碍上皮细胞对丁酸的利用。

IBD 中的肠道真菌群变化

据报道，约 70% 的健康人群的消化道中可检测到真菌。真菌约占肠道微生物群的 0.1%，与肠道细菌和病毒存在拮抗或协同的关系。真菌的数量从回肠到结肠依次增加，并在结肠远端达到最高值。消化道中真菌的多样性和丰度远低于细菌，其组成被认为更加多样且不稳定。人体消化道的真菌群由 3 个主要门组成：子囊菌门（Ascomycota）、担子菌门（Basidiomycota）和壶菌门（Chytridiomycota）。其中，念珠菌属（*Candida*）占优势，此外还可能检测到曲霉属（*Aspergillus*）、隐球菌属（*Cryptococcus*）、红酵母属（*Rhodotorula*）、毛霉属（*Mucor*）和丝孢酵母属（*Trichosporon*）等真菌。

越来越多的研究结果表明，肠道真菌菌群也在 IBD 的发病过程中扮演重要角色。然而，关于日本人肠道真菌菌群的研究依然很少。健康日本人的真菌菌群主要由子囊菌门和担子菌门组成，这与欧美人群的情况大致相同，但在属的层面上存在相当大的差异。酵母菌属（*Saccharomyces*）无论是在日本人还是在欧美人中都占优势地位，然而，日本人肠道真菌菌群中的其他主要类群，比如帚枝霉属（*Sarocladium*）和白冬孢酵母属（*Leucosporidium*），在欧美人的肠道中却未被检测到。另外，在欧美人中被报道的一些主要类群，例如德巴利酵母属（*Debaryomyces*）和青霉属（*Penicillium*），在日本人的肠道中也未被检测到。

IBD（尤其 CD）患者的真菌群的组成与健康人群相比有显著差异。在日本 IBD 患者中，担子菌门（Basidiomycota）的比例下降，而子囊菌门（Ascomycota）占优势，这一变化的主要原因是念珠菌属（*Candida*）的增加。而在欧美 IBD 患者中，酿酒酵母属（*Saccharomyces*）的增加则是一个显著特征。

IBD 中肠道病毒菌群的变化

由噬菌体（phage）组成的肠道病毒菌群，通过与肠道细菌菌群的相互作用参与维护肠道稳态和病理过程。其中，感染原核细胞（细菌）的噬菌体占肠道病毒的 90%，其余 10% 为感染真核生物（包括人类）的动植物病毒。噬菌体通过感染宿主细菌进行复制增殖，最终通过细胞裂解（溶菌周期）释放病毒颗粒。这一过程可改变细菌种群比例，从而深刻影响肠道菌群组成。另外，部分噬菌体宿主菌内，这种整合机制可改变细菌的免疫原性，影响菌群-宿主互作，并介导抗生素耐药性、毒素合成等细菌功能变化。

研究表明，健康人群的肠道病毒组具有个体特异性且保持长期稳定。其中，长尾噬菌体目（Caudovirales）和微小噬菌体科（Microviridae）占主导地位，通常以潜伏感染形式存在。然而，近年研究发现 IBD 患者的病毒组构成发生显著改变。Pérez-Brocal 团队报道 IBD 患者肠道中梭菌目噬菌体（Clostridiales）、交替单胞菌目噬菌体（Alteromonadales）、丙酮丁醇梭菌噬菌体及逆转录病毒科（Retroviridae）噬菌体丰度升高；Zuo 等发现活动期溃疡性结肠炎（UC）患者的长尾噬菌体显著扩增，尤其伴随大肠杆菌噬菌体（Escherichia phage）和肠杆菌噬菌体（Enterobacteria phage）的富集。Norman 等人则发现，在 IBD 患者中，肠道 Caudovirales 噬菌体的数量增加，并指出噬菌体的扩增局限于特定的分类群。

此外，针对真核病毒的研究显示，乙肝病毒科（Hepadnaviridae）和戊肝病毒科（Hepeviridae）可能与 IBD 早期黏膜炎症相关。但需注意的是，当前 IBD 病毒组研究受分析方法及数据库差异的影响较大，该领域仍需更深入的标准化探索。

结语

全球范围内 IBD 患者的数量正在持续增加。肠道菌群失调可能是 IBD 发病的致病因素之一。研究表明，IBD 患者的肠腔和黏膜的细菌菌群、真菌菌群以及病毒菌群的组成和多样性均发生变化。这些变化可能通过激活过度的免疫反应导致组织损伤。然而，当前研究仍存在亟待突破的领域，尤其是对真菌群落和病毒群落的认知尚不完善。未来需要在很多方面进行改进，比如样本处理的标准化、可利用的基因组、转录组、代谢组分析技术的普及，以及对迅速发展的生物信息学技术的应用等，这些技术进步将有力推动该领域的深入研究。

文献

[1] Chan HC, Ng SC. Emerging biologics in inflammatory bowel disease. J Gastroenterol 52: 141-150, 2017.

[2] Kaplan GG, Ng SC. Understanding and preventing the global increase of inflammatory bowel disease. Gastroenterology 152: 313-321, e2, 2017.

[3] Human Microbiome Project Consortium. Structure, function and diversity of the healthy human microbiome. Nature 486: 207-214, 2012.

[4] Human Microbiome Project Consortium. A framework for human microbiome research. Nature 486: 215-221, 2012.

[5] Tisza MJ, Buck CB. A catalog of tens of thousands of viruses from human metagenomes reveals hidden associations with chronic diseases. Proc Natl Acad Sci USA 118: e2023202118, 2021.

[6] Sartor RB, Wu GD. Roles for Intestinal bacteria, viruses, and fungi in pathogenesis of inflammatory bowel diseases and therapeutic approaches. Gastroenterology 152: 327-339, e4, 2017.

[7] Becker C, Neurath MF, Wirtz S. The intestinal microbiota in inflammatory bowel disease. ILAR J 56: 192–204, 2015.
[8] Imai T, Inoue R, Kawada Y, et al. Characterization of fungal dysbiosis in Japanese patients with inflammatory bowel disease. J Gastroenterol 54: 149–159, 2019.
[9] Britton GJ, Contijoch EJ, Mogno I, et al. Microbiotas from humans with inflammatory bowel disease alter the balance of Gut Th17 and ROR γt^{+} regulatory T cells and exacerbate colitis in mice. Immunity 50: 212–224, e4, 2019.
[10] Norman JM, Handley SA, Virgin HW. Kingdom-agnostic metagenomics and the importance of complete characterization of enteric microbial communities. Gastroenterology 146: 1459–1469, 2014.
[11] Zuo T, Lu XJ, Zhang Y, et al. Gut mucosal virome alterations in ulcerative colitis. Gut 68: 1169–1179, 2019.
[12] Sokol H, Leducq V, Aschard H, et al. Fungal microbiota dysbiosis in IBD. Gut 66: 1039–1048, 2017.
[13] Sartor RB. Microbial influences in inflammatory bowel diseases. Gastroenterology 134: 577–594, 2008.
[14] Tavakoli P, Vollmer-Conna U, Hadzi-Pavlovic D, et al. A review of inflammatory bowel disease: a model of microbial, immune and neuropsychological integration. Public Health Rev 42: 1603990, 2021.
[15] Flint HJ, Scott KP, Louis P, et al. The role of the gut microbiota in nutrition and health. Nat Rev Gastroenterol Hepatol 9: 577–589, 2012.
[16] Schwiertz A, Taras D, Schäfer K, et al. Microbiota and SCFA in lean and overweight healthy subjects. Obesity (Silver Spring) 18: 190–195, 2010.
[17] Marchesi JR, Adams DH, Fava F, et al. The gut microbiota and host health: a new clinical frontier. Gut 65: 330–339, 2016.
[18] Hagihara M, Yamashita R, Matsumoto A, et al. The impact of *Clostridium butyricum* MIYAIRI 588 on the murine gut microbiome and colonic tissue. Anaerobe 54: 8–18, 2018.
[19] McNeil NI. The contribution of the large intestine to energy supplies in man. Am J Clin Nutr 39: 338–342, 1984.
[20] Macfarlane GT, Macfarlane S. Fermentation in the human large intestine: its physiologic consequences and the potential contribution of prebiotics. J Clin Gastroenterol 45 (Suppl) : S120–127, 2011.
[21] Simpson HL, Campbell BJ. Review article: dietary fibre-microbiota interactions. Aliment Pharmacol Ther 42: 158–179, 2015.
[22] Duncan SH, Louis P, Thomson JM, et al. The role of pH in determining the species composition of the human colonic microbiota. Environ Microbiol 11: 2112–2122, 2009.
[23] Litvak Y, Byndloss MX, Tsolis RM, et al. Dysbiotic *Proteobacteria* expansion: a microbial signature of epithelial dysfunction. Curr Opin Microbiol 39: 1–6, 2017.
[24] Litvak Y, Byndloss MX, Bäumler AJ. Colonocyte metabolism shapes the gut microbiota. Science 362: eaat9076, 2018.
[25] Gao J, Xu K, Liu H, et al. Impact of the Gut microbiota on intestinal immunity mediated by tryptophan metabolism. Front Cell Infect Microbiol 8: 13, 2018.
[26] Wlodarska M, Luo C, Kolde R, et al. Indoleacrylic acid produced by commensal *Peptostreptococcus* species suppresses inflammation. Cell Host Microbe 22: 25–37, e6, 2017.
[27] Lamas B, Richard ML, Leducq V, et al. CARD9 impacts colitis by altering gut microbiota metabolism of tryptophan into aryl hydrocarbon receptor ligands. Nat Med 22: 598–605, 2016.
[28] Jia W, Xie G. Bile acid-microbiota crosstalk in gastrointestinal inflammation and carcinogenesis. Nat Rev Gastroenterol Hepatol 15: 111–128, 2018.
[29] Sinha SR, Haileselassie Y, Nguyen LP, et al. Dysbiosis-induced secondary bile acid deficiency promotes intestinal inflammation. Cell Host Microbe 27: 659–670, e5, 2020.
[30] Begley M, Gahan CGM, Hill C. The interaction between bacteria and bile. FEMS Microbiol Rev 29: 625–651, 2005.
[31] Kamada N, Núñez G. Regulation of the immune system by the resident intestinal bacteria. Gastroenterology 146: 1477–1488, 2014.
[32] Atarashi K, Tanoue T, Shima T, et al. Induction of colonic regulatory T cells by indigenous *Clostridium* species. Science 331: 337–341, 2011.
[33] Furusawa Y, Obata Y, Fukuda S, et al. Commensal microbe-derived butyrate induces the differentiation of colonic regulatory T cells. Nature 504: 446–450, 2013.
[34] Andoh A, Nishida A. Alteration of the Gut Microbiome in Inflammatory Bowel Disease. Digestion 104: 16–23, 2023.
[35] Smith PM, Howitt MR, Panikov N, et al. The microbial metabolites, short-chain fatty acids, regulate colonic Treg cell homeostasis. Science 341: 569–573, 2013.
[36] Fujimoto T, Imaeda H, Takahashi K, et al. Decreased abundance of *Faecalibacterium prausnitz* Ⅱ in the gut microbiota of Crohn's disease. J Gastroenterol Hepatol 28: 613–619, 2013.
[37] Waite JC, Skokos D. Th17 response and inflammatory autoimmune diseases. Int J Inflam 2012: 819467, 2012.
[38] Atarashi K, Tanoue T, Ando M, et al. Th17 cell induction by adhesion of microbes to intestinal epithelial cells. Cell 163: 367–380, 2015.
[39] Vinolo MAR, Rodrigues HG, Nachbar RT, et al. Regulation of inflammation by short chain fatty acids. Nutrients 3: 858–876, 2011.
[40] Glozak MA, Sengupta N, Zhang X, et al. Acetylation and deacetylation of non-histone proteins. Gene 363: 15–23, 2005.
[41] Andoh A, Fujiyama Y, Hata K, et al. Counter-regulatory effect of sodium butyrate on tumour necrosis factor-alpha (TNF-alpha) - induced complement C3 and factor B biosynthesis in human intestinal epithelial cells. Clin Exp Immunol 118: 23–29, 1999.
[42] Halsall J, Gupta V, O'Neill LP, et al. Genes are often sheltered from the global histone hyperacetylation induced by HDAC inhibitors. PLoS One 7: e33453, 2012.
[43] Takahashi K, Nishida A, Fujimoto T, et al. Reduced abundance of butyrate-producing bacteria species in the fecal microbial community in Crohn's disease. Digestion 93: 59–65, 2016.
[44] Nagalingam NA, Lynch SV. Role of the microbiota in inflammatory bowel diseases. Inflamm Bowel Dis 18: 968–984, 2012.
[45] Frank DN, Robertson CE, Hamm CM, et al. Disease phenotype and genotype are associated with shifts in intestinal-associated microbiota in inflammatory bowel diseases. Inflamm Bowel Dis 17: 179–184, 2011.
[46] Nishino K, Nishida A, Inoue R, et al. Analysis of endoscopic brush samples identified mucosa-associated dysbiosis in inflammatory bowel disease. J Gastroenterol 53: 95–106, 2018.
[47] Willing BP, Dicksved J, Halfvarson J, et al. A pyrosequencing study in twins shows that gastrointestinal microbial profiles vary with inflammatory bowel disease phenotypes. Gastroenterology 139: 1844–1854, e1, 2010.
[48] Sheehan D, Moran C, Shanahan F. The microbiota in inflammatory

bowel disease. J Gastroenterol 50: 495–507, 2015.
[49] Lloyd-Price J, Arze C, Ananthakrishnan AN, et al. Multi-omics of the gut microbial ecosystem in inflammatory bowel diseases. Nature 569: 655–662, 2019.
[50] Sartor RB. Genetics and environmental interactions shape the intestinal microbiome to promote inflammatory bowel disease versus mucosal homeostasis. Gastroenterology 139: 1816–1819, 2010.
[51] Li J, Chen D, Yu B, et al. Fungi in gastrointestinal tracts of human and mice: from community to functions. Microb Ecol 75: 821–829, 2018.
[52] Cui L, Morris A, Ghedin E. The human mycobiome in health and disease. Genome Med 5: 63, 2013.
[53] Zuo T, Ng SC. The Gut microbiota in the pathogenesis and therapeutics of inflammatory bowel disease. Front Microbiol 9: 2247, 2018.
[54] Levitz SM. Innate recognition of fungal cell walls. PLoS Pathog 6: e1000758, 2010.
[55] Norman JM, Handley SA, Baldridge MT, et al. Disease-specific alterations in the enteric virome in inflammatory bowel disease. Cell 160: 447–460, 2015.
[56] Maronek M, Link R, Ambro L, et al. Phages and their role in gastrointestinal disease: focus on inflammatory bowel disease. Cells 9: 1013, 2020.
[57] Ungaro F, Massimino L, D'Alessio S, et al. The gut virome in inflammatory bowel disease pathogenesis: from metagenomics to novel therapeutic approaches. United European Gastroenterol J 7: 999–1007, 2019.
[58] Minot S, Bryson A, Chehoud C, et al. Rapid evolution of the human gut virome. Proc Natl Acad Sci USA 110: 12450–12455, 2013.
[59] Beller L, Matthijnssens J. What is (not) known about the dynamics of the human gut virome in health and disease. Curr Opin Virol 37: 52–57, 2019.
[60] Waller AS, Yamada T, Kristensen DM, et al. Classification and quantification of bacteriophage taxa in human gut metagenomes. ISME J 8: 1391–1402, 2014.
[61] Pérez-Brocal V, García-López R, Nos P, et al. Metagenomic analysis of Crohn's disease patients identifies changes in the virome and microbiome related to disease status and therapy, and detects potential interactions and biomarkers. Inflamm Bowel Dis 21: 2515–2532, 2015.
[62] Tun HM, Peng Y, Massimino L, et al. Gut virome in inflammatory bowel disease and beyond. Gut 73: 350–360, 2024.

总结

肠道菌群在炎症性肠疾病发病机制中的作用

Akira Andoh[1], Takayuki Imai,
Atsushi Nishida

肠道菌群在炎症性肠疾病（IBD）的发病机制中起着至关重要的作用。例如，在各种免疫相关基因被敲除的小鼠中自发的类似IBD的实验性结肠炎，在无菌环境中无法发展。此外，IBD病变主要从回肠末端发展到大肠，而肠道细菌在这些部位大量存在。这些发现支持了这样一个观点：对肠道菌群的异常免疫反应可能极大地促成了IBD的发病机制。

IBD中肠道菌群的变化（失调）表现为丁酸盐产生菌（如 *Faecalibacterium*、*Roseburia*、*Ruminococcus* 等）的减少和Pseudomonadota（变形菌门）（如肠杆菌科等）的增加。这些变化导致肠腔内丁酸产生减少以及调节性T细胞的异常诱导，从而促成了IBD的发生和持续。

[1] Department of Medicine, Shiga University of Medical Science, Otsu, Japan.

炎症性肠疾病的发病机制

炎症性肠疾病的细胞因子表达谱

横山佳浩[1]
菓裕貴
仲瀬裕志

摘要●炎症性肠疾病（IBD）主要分为溃疡性结肠炎（UC）和克罗恩病（CD）两大类。传统观念认为 UC 以 Th2 型免疫反应为主导，而 CD 则以 Th1 型免疫反应为主导，但近年来研究表明，除了这些机制外，Th17 细胞、Th9 细胞、B 细胞以及固有免疫等多种免疫异常也参与疾病的发生发展。此外，通过动物实验模型的研究发现，IBD 在发病早期和后期有不同的细胞因子表达谱；利用人体样本获得的数据也表明，不同患病阶段及个体之间存在不同的细胞因子表达谱。深入解析这种具有高度异质性的免疫特征，并根据疾病阶段和个体差异实施精准医疗，是未来研究的重要方向。

关键词　炎症性肠疾病（IBD）　细胞因子（cytokine）
趋化因子（chemokine）
免疫反应（immune response）　异质性（heterogeneity）

[1] 札幌医科大学医学部消化器内科学講座
〒060-8556 札幌市中央区南 1 条西 17 丁目　E-mail : yoko1215@sapmed.ac.jp

前言

炎症性肠疾病（inflammatory bowel disease，IBD）是一组发生于肠道的慢性炎症性疾病的总称，主要分为溃疡性结肠炎（ulcerative colitis，UC）和克罗恩病（Crohn's disease，CD）。UC 表现为从直肠开始的连续性糜烂和溃疡，而 CD 则引起全消化道的非连续性溃疡，两者的临床表现有所不同。尽管这两种疾病的病因均尚未明确，但都被认为是由遗传因素、环境因素、肠道菌群以及免疫学异常等多种因素导致的多因素疾病。关于这两种疾病的免疫异常，以往认为 UC 以 Th2 免疫反应占主导，而 CD 则以 Th1 免疫反应占主导。然而，近年来的多项研究表明，除了这些机制外，还存在包括 Th17 细胞、Th9 细胞、B 细胞以及自然杀伤细胞等在内的多种免疫异常，涉及自然免疫系统的广泛参与。此外，现已明确 UC 和 CD 存在共同的发病途径。例如，白介素（interleukin，IL）-23 基因是已知的 IBD 的疾病易感性基因，抗 IL-12/23 抗体和抗 IL-23 抗体已经在临床中同时应用于 UC 和 CD 的治疗。另外，研究还发现，在疾病的不同阶段，参与其中的免疫细胞也有所不同，这使得 IBD 的发病机制更趋复杂。

对糖皮质激素治疗无效的 IBD 患者，会使用以下 3 类药物进行治疗：①针对炎症性细胞因子的抗体药物，如抗肿瘤坏死因子-α（tumour necrosis factor α，TNF-α）抗体［如英夫利西单抗（Infliximab）、阿达木单抗（Adalimumab）、戈利木单抗（Golimumab）］、抗 IL-12/23p40 抗体［如乌司奴单抗（Ustekinumab）］、抗 IL-23p19 抗体［米吉珠单抗（Mirikizumab）、古塞奇尤单抗（Guselkumab）］；②阻断细胞因子受体下游信号传导的 Janus 激酶（Janus kinase，JAK）抑制剂［如托法替尼（Tofacitinib）、非戈替尼（Filgotinib）、乌帕替尼（Upadacitinib）］；③抗整合素药物［如维得利珠单抗（Vedolizumab）、carotegrast］。这些治疗药物在UC和CD的治疗中显示出一定的疗效，但在临床实践中，患者对不同治疗的反应存在个体差异，这种差异被认为反应与每位患者细胞因子表达谱的异质性相关。

本文首先概述了维持肠道稳态的细胞因子网络，并聚焦于IBD中免疫系统的异常，特别是先天性免疫、获得性免疫以及由此产生的细胞因子。此外，基于动物模型来解释在炎症性肠疾病中，不同病期所涉及的免疫细胞有所不同。最后，本文还阐述了在患者个体之间，细胞因子表达谱也存在差异。

肠道的稳态与细胞因子的产生

肠道通过肠上皮细胞（intraepithelial cell，IEC）、免疫细胞、肠道菌群以及间质细胞产生的细胞因子来维持其稳态。Th17细胞和3型先天性淋巴细胞（innate lymphoid cell，ILC3）通过分泌IL-6、IL-17和IL-22来维持肠道上皮的功能。IL-6与IL-22主要通过激活STAT3（信号传导及转录激活因子3）信号通路，刺激肠上皮细胞增殖，并促进黏液和抗菌肽的分泌。IL-17承担着促进抗菌肽的分泌以及肠上皮细胞紧密连接形成的作用。此外，肠道菌群可激活单核吞噬细胞系统（MPS），诱导其分泌IL-1β、IL-6与IL-23，进而促使Th17细胞产生IL-22和IL-17。此外，饮食性代谢产物也发挥着重要作用，视黄酸（retinoic acid）以及芳烃受体（aryl hydrocarbon receptor，AHR）的配体（如色氨酸代谢产物等）能够刺激ILC3产生IL-22。MPS产生的Ⅰ型干扰素（interferon，IFN）通过STAT1和STAT2信号传导增强肠道屏障功能，并促进调节性T细胞（regulatory T cell，Treg）产生抗炎症性细胞因子。由此可见，肠上皮细胞和免疫细胞通过与肠道菌群及饮食产生的代谢产物相互作用，释放细胞因子，从而维持肠道的稳态。

当肠上皮细胞受到损伤时，巨噬细胞会被激活，从而促进受损组织的修复。巨噬细胞可分为具有促炎作用的M1型巨噬细胞和具有抗炎及抑制炎症作用的M2型巨噬细胞。M1型巨噬细胞通过STAT6的激活分化为M2型巨噬细胞。众所周知，M2型巨噬细胞通过表达Wnt配体，激活Wnt信号传导通路，从而促进肠道组织的修复。

此外，Treg是控制过度免疫反应不可或缺的细胞。IL-10是由Treg分泌的一种重要抗炎症性细胞因子，它能够抑制抗原呈递以及随后的炎症性细胞因子的释放。IL-10基因缺陷小鼠是经典的IBD模型小鼠，而在人类中，IL-10基因的缺陷也被证实与早发性IBD及UC的发病密切相关。此外，Foxp3阳性Treg作为关键转录因子，在IL-2与IL-33的协同刺激下，于胸腺分化生成，并在外周持续维持其功能。

肠上皮被分泌型免疫球蛋白（IgA）所覆盖，以防止肠道菌群与肠上皮直接相互作用。在这一过程中，多种细胞因子促进了浆细胞分泌IgA，这些细胞因子包括B细胞活化因子（B cell activating factor belonging to the TNF family，BAFF）、IL-10、IL-6以及转化生长因子-β（transforming growth factor β，TGF-β）。

由此可见，单核吞噬细胞、先天性淋巴细胞（ILC）、T细胞和B细胞之间的相互作用是宿主对微生物刺激的重要适应性反应，这些细胞通过分泌细胞因子来维持肠道的稳态。

IBD中的免疫异常

免疫系统大致可分为先天性免疫和获得性免疫这两类。先天性免疫细胞能够针对病原体及其他异物做出快速且非特异性的反应，一旦被激活，就会释放细胞因子和趋化因子，并通过吞噬病原体和细胞残骸来引发炎症。另外，获得性免疫由于依赖于抗原呈递以及由先天性免疫反应所产生的细胞因子，因此与先天性免疫相比，其激活过程需要更长的时间，但其反应具有特异性。研究表明，先天性免疫细胞和适应性免疫细胞都在很大程度上参与了IBD的病理生理过程（图1）。以下将分别从先天性免疫和获得性免疫的角度讲解IBD中的免疫异常。

1. 先天性免疫系统

上皮屏障功能的破坏以及肠道菌群的失调是IBD病理状态中的重要因素。在这一过程中，涉及由损伤相关分子模式（damage-associated molecular patterns，DAMPs）和病原体相关分子模

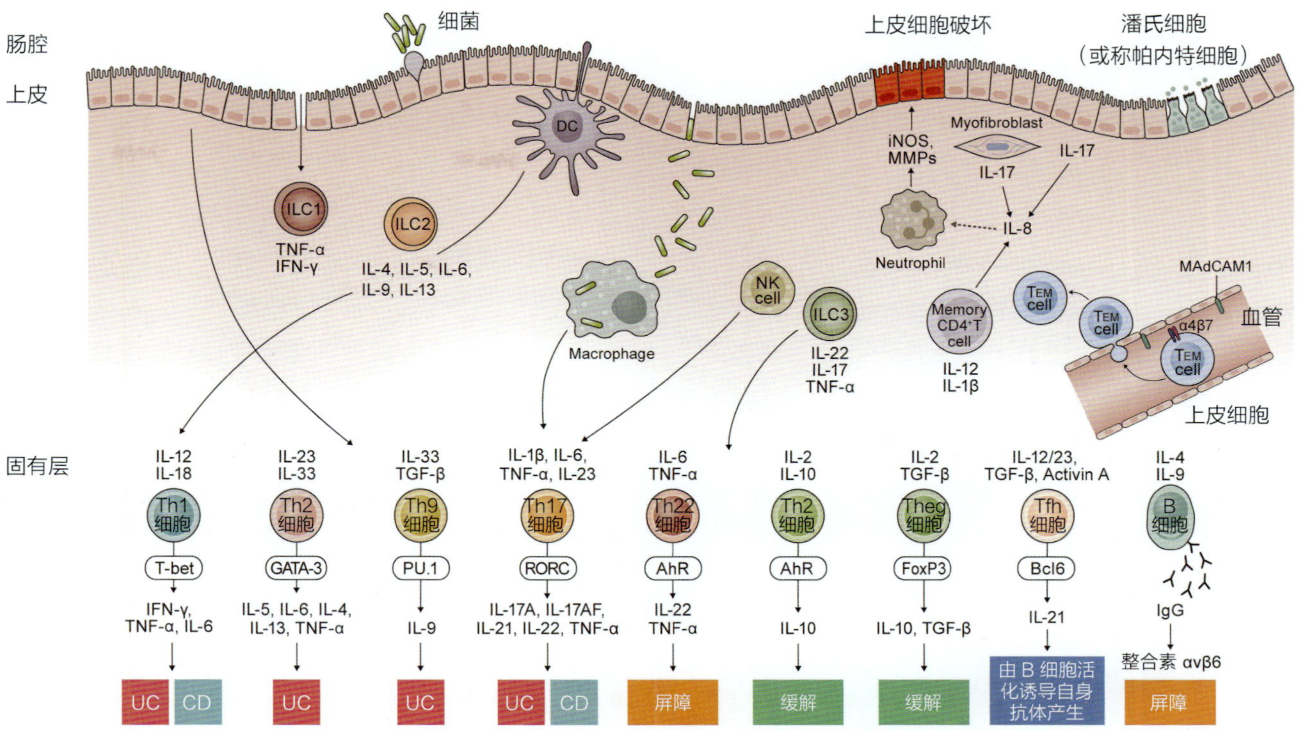

图1 参与 IBD 发病机制的免疫细胞及细胞因子

IBD（炎症性肠疾病）、IFN（干扰素）、IL（白介素）、ILC（先天淋巴样细胞）、iNOS（诱导型一氧化氮合酶）、MMPs（基质金属蛋白酶）、NK（自然杀伤细胞）、TEM（效应记忆 T 细胞）、Tfh（滤泡辅助性 T 细胞）、TGF-β（转化生长因子-β）、Th（辅助性 T 细胞）、TNF（肿瘤坏死因子）、Tr1（1 型调节性 T 细胞）、Treg（调节性 T 细胞）、UC（溃疡性结肠炎）。

（引自：Nakase H 等《细胞因子对溃疡性结肠炎复杂发病机制的影响》Autoimmun Rev 2022;21:103017）

式（pathogen-associated molecular pattern，PAMPs）所引发的先天性免疫系统的激活，并且这种激活是通过与 IEC 以及免疫细胞上以 Toll 样受体（Toll like receptor，TLR）为代表的模式识别受体（pattern recognition receptors，PRRs）相互作用而发生的。IL-1*β*、TNF-*α*、IL-6 等炎症性细胞因子在这些反应的下游中发挥着重要作用。

中性粒细胞在 IL-1*β*、IL-6、TNF-*α* 等细胞因子以及 IL-8 等趋化因子的作用下，从血液中迁移到存在炎症的肠道部位。单核细胞的迁移则受到 IEC 持续产生的 C-C 趋化因子受体（CCR）2、IL-8 以及 TGF-*β* 的调控。炎症环境中，淋巴抗原 6 复合体（Ly6C）阳性单核细胞在细菌产物刺激下显著上调 TLR2 与 NOD2 表达，迁入组织后分化为炎性巨噬细胞；若持续活化，这些巨噬细胞可大量分泌 TNF-*α*、IL-1*β*、IL-6 等炎症性细胞因子，并协同释放 TGF-*β*、结缔组织生长因子及成纤维细胞活化蛋白，从而激活肌成纤维细胞，推动纤维化进程。树突状细胞（dendritic cell，DC）是连接先天性免疫系统与获得性免疫系统的细胞。浆细胞样树突状细胞可分泌I型干扰素（IFN），XCR1 阳性树突状细胞在向细胞毒性 T 细胞呈递抗原方面表现优异，信号调节蛋白 *α*（SIRP-*α*）阳性树突状细胞则对 CD4 阳性 T 细胞起着调控作用。活化的树突状细胞会分泌 IL-1*β*、IL-18、IL-6、IL-12、IL-23 等炎症性细胞因子，从而激活适应性免疫。在活动期 IBD 患者的外周血中，浆细胞样树突状细胞（pDC）明显增多，并可迁移至肠系膜淋巴结等次级淋巴组织中；这些细胞在局部大量分泌 IL-6、IL-8 和 TNF-*α*，进一步激活 T 细胞并持续放大肠道炎症。

ILC 可分为 ILC1、ILC2、ILC3 三个亚群，它们毗邻黏膜屏障，通过分泌效应细胞因子来调控炎症性肠疾病的病理状态。ILC1 受 IL-12、IL-15 与 IL-18 刺激后活化，迅速分泌 IFN-*γ* 和 TNF-*α*，放大肠道炎症反应；ILC2 则在 IL-15 及 IL-33 作用下被激活，释放 IL-4、IL-5 和 IL-13，驱动慢性炎症并促进组织纤维化；而 ILC3 被 IL-1β、IL-2、IL-6、IL-7、IL-23 等细胞因子激活后会生成 IL-17、IL-22、TNF-α 等细胞因子。IBD 患者体内，ILC1 和 ILC2 的比例增加，而 NKp44+ILC3 的比例减少。NKp44+ILC3 是 IL-22 的主要来源，对上皮屏障的保护起着重要作用。

存在于肠道上皮的 M 细胞能够识别外来抗原，并主要激活由 B 细胞、T 细胞（包括滤泡辅助性 T 细胞）以及树突状细胞（DC）组成的派尔集合淋巴结（Peyer's patch）中的免疫细胞。当 M 细胞从肠腔中摄取细菌抗原时，大量免疫细胞会生成 IgA，这些 IgA 会与入侵的病原性细菌表达的抗原结合，从而阻止感染。

2. 获得性免疫系统

获得性免疫主要由两条"细胞系"完成：T 细胞系和 B 细胞系。

初始 T 细胞（naive T 细胞）在淋巴结等次级淋巴器官接受抗原呈递后，会分化为多种辅助性 T 细胞（Th 亚群）。其中部分亚群分泌抗炎因子，帮助维持屏障并抑制炎症；另一些亚群则大量产生促炎因子，长期存在时可引发慢性炎症并导致组织损伤。初始 CD4 阳性 T 细胞通过淋巴组织中的抗原呈递细胞（antigen presenting cell，APC）被激活，并根据不同细胞因子和转录因子所构成的微环境，分化为 Th1、Th2、Th9、Th17、Th22、Treg、Tr1 等不同的亚群。这些亚群所产生的细胞因子具有多方面的作用，对 IBD 的病理生理产生复杂的影响。活化的 T 细胞从肠系膜淋巴结迁移至血液中，通过 $\alpha_4\beta_7$ 整合素与 MAdCAM-1 之间的相互作用持续循环，并迁移到固有层黏膜中。此外，归巢到肠道的 T 细胞主要被呈递细菌等病原体的抗原，被激活的 T 细胞会再次识别抗原，并释放出介导病原体清除的细胞因子。以内皮细胞黏附分子 MAdCAM-1 为靶点的抗 $\alpha_4\beta_7$ 整合素抗体，能够抑制循环中激活的记忆 T 细胞向黏膜固有层移动（即抑制激活 T 细胞向肠道的归巢），从而间接抑制黏膜组织的炎症。

IL-12 和 IL-23 均会对初始的固有免疫信号产生反应，由树突状细胞（DC）和巨噬细胞分泌。IL-12 可诱导 Th1 细胞分化，并促进 IFN-γ 和 TNF-α 的产生。当 IL-23 长时间产生时，促进屏障功能的 Th17 细胞会转化为致病性 Th17 细胞，并导致包括 IFN-γ、TNF-α、IL-17A 以及粒细胞-巨噬细胞集落刺激因子（granulocyte-macrophage colony-stimulating factor，GM-CSF）在内的多种细胞因子的分泌增加。抗 IL-12/23p40 抗体对 IBD 的有效性表明，Th1 细胞和 Th17 细胞参与了 IBD 的病理生理过程。

另外，Th2 与 Th9 细胞在 UC 炎症部位异常激活，显著上调 IL-5、IL-13 与 IL-9。Th2 细胞分泌的 IL-4、IL-5 和 IL-13 可清除胞外微生物并促进 IgE 介导的 B 细胞反应，但过度激活也会诱发慢性炎症。IL-5 驱动嗜酸性粒细胞分化；IL-9 与其受体结合后通过 JAK1/JAK3 信号破坏上皮屏障，削弱对常驻菌群的抵抗，从而加剧炎症。

B 细胞分为分泌 IL-10 的调节性 B 细胞（Breg）和可产生抗体及多种细胞因子的效应 B 细胞。UC 患者血液及肠黏膜中的 Breg 数量减少；效应 B 细胞则通过抗原呈递和分泌 IL-2、IL-4、IFN-γ、TGF-β、GM-CSF 等促炎因子加重炎症。与健康人黏膜以 IgA 为主不同，UC 炎性黏膜中 IgG 成为主导，IgA 减少与 IgG 增加的失衡与 UC 的病理过程密切相关。

3. IBD 细胞因子表达谱的时间变化

近年来，通过使用实验性结肠炎模型小鼠的研究，获得了关于 IBD 发病后细胞因子表达谱时间变化的重要见解。其模式图如图 2 所示。

例如，在类似于 UC 的自发性慢性肠炎模型中，如 T 细胞受体 α（T cell receptor α，Tcr-α）缺陷（-/-）小鼠，大肠黏膜中 IL-1α 和 IL-1β 的表达增加出现在出生后 4～8 周（早期），并持续到 20 周龄。另外，在肠系膜淋巴结中，IL-4 和 IFN-γ 的表达增加则出现在出生后 20～26 周（慢性期）。

在 IL-10 缺陷小鼠中，肠道固有层单核细胞产生的 IL-12 和 IFN-γ 在 10～24 周龄开始增加，到 24 周龄后则减少至发病前期水平。针对 IL-12 的中和抗体在早期可以改善肠炎，但在后期则无效。IL-4 和 IL-13 的产生在早期和后期均增加，但主

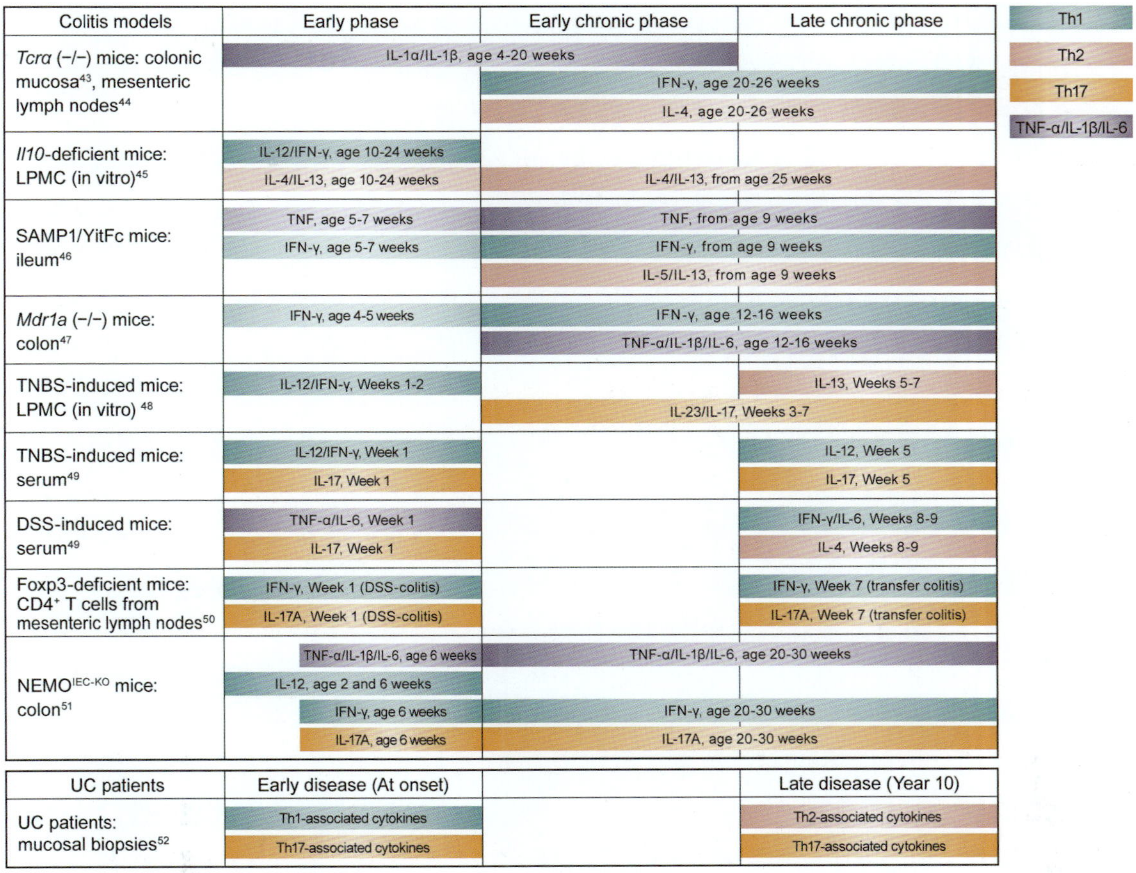

图2 不同阶段 IBD 的细胞因子模式

DSS：葡聚糖硫酸钠（dextran sulfate sodium）；IFN：干扰素（interferon）；IL：白介素（interleukin）；LPMC：固有层单核细胞（lamina propria mononuclear cell）；Th：辅助性 T 细胞（T helper）；TNBS：三硝基苯磺酸（trinitrobenzene sulfonic acid）；TNF：肿瘤坏死因子（tumor necrosis factor）；UC：溃疡性结肠炎（ulcerative colitis）

（摘自 Nakase H, et al. The influence of cytokines on the complex pathology of ulcerative colitis. Autoimmun Rev 21：103017, 2022）

要在后期显著增加。

在自发性 CD 模型 SAMP1/YitFc 小鼠中，回肠中 IFN-γ 和 TNF-α 的 mRNA 水平在发病初期迅速增加，而在发病后进一步升高。IL-5 和 IL-13 的 mRNA 水平在小鼠达到 9 周龄后增加，而回肠固有层黏膜中的单核细胞分泌的 Th2 型细胞因子则在慢性期（30 周龄以上）显著增加。

在使用 Mdr1a 缺陷小鼠构建的自发性大肠炎模型中，大肠中的 IFN-γ 表达在 4～5 周龄时略有增加，而 IFN-γ、TNF-α、IL-1β 和 IL-6 的 mRNA 水平在 12～16 周龄期间增加，其中 IFN-γ 和 IL-6 在 12～16 周龄期间由肠上皮细胞（IEC）产生。

在类似于 CD 的三硝基苯磺酸（trinitrobenzene sulfonic acid，TNBS）诱导的大肠炎模型中，大肠固有层黏膜中产生的 IL-12 和 IFN-γ 在第 7 天达到峰值，并在第 21 天开始减少。IL-17 和 IL-23 的产生增加在第 21 天首次被检测到，并持续增加，直到第 42 天达到平衡状态。IL-13 的产生从第 28 天开始，在第 49 天达到峰值。在第 28～35 天期间，结肠的胶原蛋白生成（纤维化）增加，并且这一过程可以通过抑制 IL-13 信号传导和中和 TGF-β 活性来加以抑制。在其他关于 TNBS（三硝基苯磺酸）诱导小鼠的研究中，血液中 IFN-γ、IL-12 和 IL-17 的产生增加发生在早期阶段，而 IL-12 和 IL-17 的产生在后期阶段也会增加。在类似于 UC 的葡聚糖硫酸钠（dextran sulfate sodium，DSS）诱导的肠炎小鼠模型中，血液中 TNF-α、IL-6 和 IL-17 的产生增加发生在早期阶段，而 IFN-γ、IL-6 和 IL-4 的产生增加则出现在后期阶段。

在 Foxp3-GFP-DTR 小鼠中耗竭 Foxp3 Treg 后，急性 DSS 结肠炎（第 7 天）和慢性 T 细胞转移结肠炎（第 49 天）模型均显示 CD4 阳性 T 细胞大量分泌 IL-17A 和 IFN-γ。通过 NEMOIEC-KO 小鼠的研究发现，IL-12 会引发炎症，而 IL-23 则导致慢性炎症。此外，当小鼠达到 6 周龄时，IFN-γ、IL-12、IL-17A、TNF-α、IL-1β 和 IL-6 的 mRNA 水平均增加。在 IL23a 缺陷小鼠中，这些 mRNA 的水平并未显著降低，但在 IL12a 缺陷小鼠中，其水平有所降低。

随后，在人类数据方面，有一项研究比较了 UC 患者在诊断时和 10 年后复发时的细胞因子表达谱。在疾病初期（诊断时），Th1 相关基因 TNF 和 SOCS1 的表达增加；而在疾病后期（10 年后），Th2 相关基因 IL-4R、GFI1、IL-1RL1、PPARG 和 IL-5 的表达增加。Th17 相关基因 IL-17RE、IL-1R1、IL-21、RORA 和 RORC 在两个时期均有表达，且其表达量没有差异。

如上所述，细胞因子的水平因疾病阶段而异。在发病时，TNF-α、IL-1β、IL-6 等由先天性免疫细胞产生的细胞因子占主导地位。随后，Th1 相关细胞因子和 Th2 相关细胞因子分别在早期和后期占主导地位。而 Th17 相关细胞因子则被认为与这两个阶段均有关联。

患者细胞因子表达谱的差异

在 IBD 中，遗传易感性、环境因素、肠道菌群、上皮屏障以及肠免疫系统的异常均参与其中，这些因素导致了 IBD 临床表型极具多样性。例如，IBD 全基因组关联研究已鉴定出多个易感性基因：编码 Th17 通路组分的 IL-23R、IL-12B，炎症小体相关基因 NLRP3，以及维持肠上皮屏障功能的基因。首先，可以推测患者是否携带这些疾病易感性基因会影响 IBD 的发病及病型的多样性。然而，通过 GWAS 鉴定出的基因多态性并不一定直接导致疾病的发生，还会受到环境因素的影响，例如感染、吸烟、压力、非甾体抗炎药（non-steroidal anti-inflammatory drugs，NSAIDs）以及抗生素的使用等。每个因素对不同患者的影响程度各不相同，因此导致与病程相关的细胞因子水平也有所不同。例如 IBD 患者肠道组织中，与 Th1、Th2、Th17 相关的细胞因子及其转录因子总体表达升高，但个体差异显著；其中 UC 患者的 IL-13 mRNA 呈双峰分布，高表达组病情更重。

此外，不同患者在细胞因子表达谱上的差异也直接影响治疗反应。一项对抗 TNF-α 抗体治疗无应答者的肠道细胞因子分析显示，与治疗有效者相比，无应答者在治疗前即已表现为 IL-1β、IL-6、IL-7、IL-8、IL-10、IL-17、G-CSF、IFN-γ、TNF-α 及抑瘤素 M 的全面升高；且已有实验证实，抑瘤素 M 本身即可拮抗 TNF-α 抗体制剂的作用。

此外，研究提示 IL-8 高表达患者对 $\alpha_4\beta_7$ 抗体维得利珠单抗（Vedolizumab）反应不佳。由此可见，参与 IBD 发病的细胞因子水平个体间差异显著，基线细胞因子表达谱直接影响疗效。再者，如前所述，自发病至开始治疗的时间长短及病程差异，也会在启动治疗时进一步放大与疾病状态相关的细胞因子表达谱的多样性。

结语

IBD 的免疫异常极为复杂，相应细胞因子因疾病阶段及患者特征而异，这种异质性也导致治疗反应的差异。因此，生物制剂和分子靶向药物需依据个体状况精准用药。未来，亟须在用药前基于细胞因子表达谱开展更多研究，以实现个体化治疗。

文献

[1] Nakase H, Uchino M, Shinzaki S, et al. Evidence-based clinical practice guidelines for inflammatory bowel disease 2020. J Gastroenterol 56: 489-526, 2021.

[2] Friedrich M, Pohin M, Powrie F. Cytokine networks in the pathophysiology of inflammatory bowel disease. Immunity 50: 992-1006, 2019.

[3] Liu JZ, van Sommeren S, Huang H, et al. Association analyses identify 38 susceptibility loci for inflammatory bowel disease and highlight shared genetic risk across populations. Nat Genet 47: 979-986, 2015.

[4] Moschen AR, Tilg H, Raine T. IL-12, IL-23 and IL-17 in IBD: immunobiology and therapeutic targeting. Nat Rev Gastroenterol Hepatol 16: 185-196, 2019.

[5] Nakase H, Sato N, Mizuno N, et al. The influence of cytokines on the complex pathology of ulcerative colitis. Autoimmun Rev 21: 103017, 2022.

[6] Baumgart DC, Le Berre C. Newer biologic and small-molecule therapies for inflammatory bowel disease. N Engl J Med 385: 1302-1315, 2021.

[7] Schmidt C, Grunert PC, Stallmach A. An update for pharmacologists

on new treatment options for inflammatory bowel disease: the Clinicians' perspective. Front Pharmacol 12: 655054, 2021.

[8] Pickert G, Neufert C, Leppkes M, et al. STAT3 links IL-22 signaling in intestinal epithelial cells to mucosal wound healing. J Exp Med 206: 1465-1472, 2009.

[9] Lee JS, Tato CM, Joyce-Shaikh B, et al. Interleukin-23-independent IL-17 production regulates intestinal epithelial permeability. Immunity 43: 727-738, 2015.

[10] Maxwell JR, Zhang Y, Brown WA, et al. Differential roles for interleukin-23 and interleukin-17 in intestinal immunoregulation. Immunity 43: 739-750, 2015.

[11] Shih VFS, Cox J, Kljavin NM, et al. Homeostatic IL-23 receptor signaling limits Th17 response through IL-22-mediated containment of commensal microbiota. Proc Natl Acad Sci USA 111: 13942-13947, 2014.

[12] Grizotte-Lake M, Zhong G, Duncan K, et al. Commensals suppress intestinal epithelial cell retinoic acid synthesis to regulate interleukin-22 activity and prevent microbial dysbiosis. Immunity 49: 1103-1115, e6, 2018.

[13] Schiering C, Wincent E, Metidji A, et al. Feedback control of AHR signalling regulates intestinal immunity. Nature 542: 242-245, 2017.

[14] Kole A, He J, Rivollier A, et al. Type I IFNs regulate effector and regulatory T cell accumulation and anti-inflammatory cytokine production during T cell-mediated colitis. J Immunol 191: 2771-2779, 2013.

[15] Cosín-Roger J, Ortiz-Masiá D, Calatayud S, et al. The activation of Wnt signaling by a STAT6-dependent macrophage phenotype promotes mucosal repair in murine IBD. Mucosal Immunol 9: 986-998, 2016.

[16] Saraiva M, O'Garra A. The regulation of IL-10 production by immune cells. Nat Rev Immunol 10: 170-181, 2010.

[17] Chinen T, Kannan AK, Levine AG, et al. An essential role for the IL-2 receptor in T reg cell function. Nat Immunol 17: 1322-1333, 2016.

[18] Schiering C, Krausgruber T, Chomka A, et al. The alarmin IL-33 promotes regulatory T-cell function in the intestine. Nature 513: 564-568, 2014.

[19] Macpherson AJ, Yilmaz B, Limenitakis JP, et al. IgA function in relation to the intestinal microbiota. Annu Rev Immunol 36: 359-381, 2018.

[20] Drury B, Hardisty G, Gray RD, et al. Neutrophil extracellular traps in inflammatory bowel disease: pathogenic mechanisms and clinical translation. Cell Mol Gastroenterol Hepatol 12: 321-333, 2021.

[21] Bain CC, Bravo-Blas A, Scott CL, et al. Constant replenishment from circulating monocytes maintains the macrophage pool in the intestine of adult mice. Nat Immunol 15: 929-937, 2014.

[22] Zigmond E, Varol C, Farache J, et al. Ly6C hi monocytes in the inflamed colon give rise to proinflammatory effector cells and migratory antigen-presenting cells. Immunity 37: 1076-1090, 2012.

[23] Yao H, Tang G. Macrophages in intestinal fibrosis and regression. Cell Immunol 381: 104614, 2022.

[24] Chieppa M, Rescigno M, Huang AYC, et al. Dynamic imaging of dendritic cell extension into the small bowel lumen in response to epithelial cell TLR engagement. J Exp Med 203: 2841-2852, 2006.

[25] Hart AL, Al-Hassi HO, Rigby RJ, et al. Characteristics of intestinal dendritic cells in inflammatory bowel diseases. Gastroenterology 129: 50-65, 2005.

[26] Hue S, Ahern P, Buonocore S, et al. Interleukin-23 drives innate and T cell-mediated intestinal inflammation. J Exp Med 203: 2473-2483, 2006.

[27] Xavier RJ, Podolsky DK. Unravelling the pathogenesis of inflammatory bowel disease. Nature 448: 427-434, 2007.

[28] Forkel M, van Tol S, Höög C, et al. Distinct alterations in the composition of mucosal innate lymphoid cells in newly diagnosed and established Crohn's disease and ulcerative colitis. J Crohns Colitis 13: 67-78, 2019.

[29] Gomez-Bris R, Saez A, Herrero-Fernandez B, et al. CD4 T-Cell Subsets and the pathophysiology of inflammatory bowel disease. Int J Mol Sci 24: 2696, 2023.

[30] Neurath MF. Targeting immune cell circuits and trafficking in inflammatory bowel disease. Nat Immunol 20: 970-979, 2019.

[31] Arnold IC, Mathisen S, Schulthess J, et al. CD11c (+) monocyte/macrophages promote chronic Helicobacter hepaticus-induced intestinal inflammation through the production of IL-23. Mucosal Immunol 9: 352-363, 2016.

[32] Stockinger B, Omenetti S. The dichotomous nature of T helper 17 cells. Nat Rev Immunol 17: 535-544, 2017.

[33] de Souza HSP, Fiocchi C. Immunopathogenesis of IBD: current state of the art. Nat Rev Gastroenterol Hepatol 13: 13-27, 2016.

[34] Shohan M, Sabzevary-Ghahfarokhi M, Bagheri N, et al. Intensified Th9 Response is associated with the immunopathogenesis of active ulcerative colitis. Immunol Invest 47: 700-711, 2018.

[35] Wang X, Zhu Y, Zhang M, et al. Ulcerative colitis is characterized by a decrease in regulatory B Cells. J Crohns Colitis 10: 1212-1223, 2016.

[36] Mizoguchi E, Mizoguchi A, Bhan AK. Role of cytokines in the early stages of chronic colitis in TCR alpha-mutant mice. Lab Invest 76: 385-397, 1997.

[37] Mizoguchi A, Mizoguchi E, Chiba C, et al. Cytokine imbalance and autoantibody production in T cell receptor-alpha mutant mice with inflammatory bowel disease. J Exp Med 183: 847-856, 1996.

[38] Spencer DM, Veldman GM, Banerjee S, et al. Distinct inflammatory mechanisms mediate early versus late colitis in mice. Gastroenterology 122: 94-105, 2002.

[39] Bamias G, Martin C, Mishina M, et al. Proinflammatory effects of TH2 cytokines in a murine model of chronic small intestinal inflammation. Gastroenterology 128: 654-666, 2005.

[40] Collett A, Higgs NB, Gironella M, et al. Early molecular and functional changes in colonic epithelium that precede increased gut permeability during colitis development in mdr1a (-/-) mice. Inflamm Bowel Dis 14: 620-631, 2008.

[41] Alex P, Zachos NC, Nguyen T, et al. Distinct cytokine patterns identified from multiplex profiles of murine DSS and TNBS-induced colitis. Inflamm Bowel Dis 15: 341-352, 2009.

[42] Boehm F, Martin M, Kesselring R, et al. Deletion of Foxp3 + regulatory T cells in genetically targeted mice supports development of intestinal inflammation. BMC Gastroenterol 12: 97, 2012.

[43] Eftychi C, Schwarzer R, Vlantis K, et al. Temporally distinct functions of the cytokines IL-12 and IL-23 drive chronic colon inflammation in response to intestinal barrier impairment. Immunity 51: 367-380, e4, 2019.

[44] Mavroudis G, Magnusson MK, Isaksson S, et al. Mucosal and systemic immune profiles differ during early and late phases of the disease in patients with active ulcerative colitis. J Crohns Colitis 13: 1450-1458, 2019.

[45] Lees CW, Barrett JC, Parkes M, et al. New IBD genetics: common pathways with other diseases. Gut 60: 1739–1753, 2011.
[46] Fuyuno Y, Yamazaki K, Takahashi A, et al. Genetic characteristics of inflammatory bowel disease in a Japanese population. J Gastroenterol 51: 672–681, 2016.
[47] Leppkes M, Neurath MF. Cytokines in inflammatory bowel diseases – update 2020. Pharmacol Res 158: 104835, 2020.
[48] Butera A, Di Paola M, Vitali F, et al. IL–13 mRNA tissue content identifies two subsets of adult ulcerative colitis patients with different clinical and mucosa–associated microbiota profiles. J Crohns Colitis 14: 369–380, 2020.
[49] West NR, Hegazy AN, Owens BMJ, et al. Oncostatin M drives intestinal inflammation and predicts response to tumor necrosis factor–neutralizing therapy in patients with inflammatory bowel disease. Nat Med 23: 579–589, 2017.
[50] Bertani L, Baglietto L, Antonioli L, et al. Assessment of serum cytokines predicts clinical and endoscopic outcomes to vedolizumab in ulcerative colitis patients. Br J Clin Pharmacol 86: 1296–1305, 2020.

总结

炎症性肠疾病的细胞因子表达谱

Yoshihiro Yokoyama[1], Hiroki Kurumi, Hiroshi Nakase

炎症性肠疾病（IBD）可分为溃疡性结肠炎和克罗恩病。溃疡性结肠炎曾被认为是一种以 Th2 细胞为主导的疾病，而克罗恩病则是以 Th1 细胞为主导的疾病。然而，近年来研究表明，Th17、Th9、B 细胞以及固有免疫等多种其他免疫异常也参与了该疾病的发病机制。此外，动物模型已证实 IBD 在疾病发作的早期和晚期表现出不同的细胞因子模式，而人类样本数据也显示，在疾病的不同阶段以及不同个体中存在不同的细胞因子表达谱。因此，理解 IBD 发病机制的复杂多样性，并在未来践行个性化医疗是十分重要的。

[1] Department of Gastroenterology and Hepatology, Sapporo Medical University School of Medicine, Sapporo, Japan.

炎症性肠疾病的发病机制

炎症性肠疾病与生物标志物

河合幹夫[1]
藤平雄太郎
白石哲也
八木聡一
髙木康宏
池ノ内真衣子
佐藤寿行
上小鶴孝二
横山陽子
富田寿彦
福井広一
新﨑信一郎

摘要●关于炎症性肠疾病（IBD）疾病活动性评估，临床急需一种可替代内镜检查、兼具低侵入性和高重复性的监测方法。在日本，炎症生物标志物领域已取得重要进展：2017年粪钙卫蛋白（FC）、2020年血清富亮氨酸 α2 糖蛋白（LRG）、2024年针对溃疡性结肠炎（UC）的尿前列腺素E主要代谢物（PGE-MUM）相继被纳入医保报销范围。这些新型标志物与传统血清CRP、血沉、免疫学粪便潜血试验（FIT）等联合应用，使得低成本、便捷且准确的疾病活动性动态监测成为可能。通过充分掌握各标志物特征并进行合理组合应用，有望为内镜检查时机的选择及治疗方案的制定提供更精准的决策依据。

关键词 炎症性肠疾病 生物标志物 粪钙卫蛋白 LRG PGE-MUM

[1] 兵庫医科大学医学部消化器内科学講座 〒663-8501 西宮市武庫川町 1-1
E-mail : mkawai@hyo-med.ac.jp

前言

炎症性肠疾病（IBD）包括溃疡性结肠炎（UC）和克罗恩病（CD）。近年来以内科药物为核心的治疗已显著进展，多种作用机制不同的新药陆续被纳入医保并在临床广泛应用。然而，IBD病因尚未阐明，亦无根治手段，现阶段治疗仍局限于诱导和维持缓解来抑制炎症。对于类固醇抵抗或依赖等难治病例，药物选择尚无共识，需个体化决策，常成为临床难题。

关于治疗选择，日本已制定了治疗指南，可根据疾病类型和疾病活动度来筛选和选择药物。选择药物后，需要随时间动态评估疾病活动性，持续评价药物的有效性，这一点非常重要。因此，需要确立评估疾病活动性的指标，而作为将活动度量化的一种手段，炎症性生物标志物被开发出来。对于IBD，近年来粪钙卫蛋白（fecal calprotectin，FC）和血清富亮氨酸 α2 糖蛋白（leucine-rich α2 glycoprotein，LRG）已被纳入医保。作为能够间接反映内镜下活动性的炎症性生物标志物，它们具有很高的实用性。通过低侵入性的方式动态评估疾病活动性，这些标志物为合理的治疗选择提供了重要支持。此外，2024年UC的尿中前列腺素E主要代谢物（prostaglandin E-majorurinary metabolite，PGE-MUM）也被纳入医保。仅需尿液即可检测，简便且稳定，作为炎症性生物标志物备受期待。

本文将概述近年来在IBD诊疗中取得进展的炎症性生物标志物，并探讨其应用方法。

基于“达标治疗（treat-to-target）”的治疗策略与生物标志物

随着抗TNF-α（肿瘤坏死因子-α）抗体药物的问世和各种作用机制的分子靶向治疗药物的不断涌现，IBD的治疗策略发生了重大转变。治疗策略正由“缓解症状”转向“内镜下缓解并改善长期预后”。为兼顾短期控制与远期结局，现推荐“达标治疗（treat-to-target）”：为每例患者设定具体治疗目标，据此选择方案，并分阶段以内镜和生物标志物持续评估疾病活动度，从而优化长期预后。在提出的治疗目标“STRIDE-Ⅱ”（Selecting Therapeutic Targets in Inflammatory Bowel Disease Ⅱ）倡议中，短期至中期目标设定为使C反应蛋白（C-reactive protein，CRP）和粪钙卫蛋白（FC）等生物标志物恢复正常，而长期目标则设定为实现内镜下缓解，并最终通过达成组织学缓解来实现对病情的持续控制。在评估IBD疾病活动性的方法中，内镜检查被视为金标准，但由于其具有高度侵袭性，不适用于长期监测，因此目前推荐采用以侵袭性更低、操作更简便的炎症性生物标志物为中心的疾病活动性评估和目标达成评估。此外，对于炎症性生物标志物的使用，不应拘泥于单一指标，而应根据每个病例确认是否能够准确评估疾病活动性。同时，建议尽可能对多个生物标志物进行长期追踪监测。

炎症性生物标志物

1. 红细胞沉降率（erythrocyte sedimentation rate，ESR）

红细胞沉降率通常称为“ESR”或“血沉”。其检测方法是将血液与3.2%的枸橼酸钠溶液按4∶1的比例混合后，置于细长试管中静置，并分别测量1小时和2小时后血浆层的厚度。该指标在组织炎症、破坏或坏死、感染性疾病、胶原病、恶性肿瘤或血液肿瘤以及妊娠时容易升高，而在多血症、弥散性血管内凝血综合征（disseminated intravascular coagulation，DIC）和低纤维蛋白原血症时则表现出延迟升高的趋势。与后文所述的C反应蛋白（CRP）相比，其上升速度较慢，炎症消退后可在数日内转阴。在日本申请指定难治性疾病特定疾病时，UC和CD的临床调查个人表格中，ESR被列为血液检查项目之一。此外，在难治性肠道炎症性疾病研究小组的UC严重程度分类中，ESR或CRP被列为其中一项指标，并规定重症患者的ESR需达到30mm/h以上。在溃疡性结肠炎（UC）的活动性指标中，ESR被用于Truelove-Witts index、Seo index、Rachmilewitz index等评估方法中；而在CD的活动性指标中，ESR则被用于Dutch activity index、pediatric Crohn's disease activity index等评估体系中。由于该检测易受血液中各种变化的影响，在评估IBD时需要综合考虑其他疾病因素。然而，由于其成本低廉且操作简便，可以作为长期监测的炎症性生物标志物之一，与其他炎症性生物标志物结合进行综合评估。

2. C反应蛋白（CRP）

C反应蛋白于1930年被发现，是一种能与肺炎球菌细胞膜上的C多糖体发生反应的蛋白质。在发生炎症时，它主要是在白介素-6（interleukin-6，IL-6）的刺激下，通过急性炎症反应在肝细胞内代谢产生的蛋白质。目前，CRP是全世界最广泛使用的血清生物标志物之一，用于监测各种炎症性疾病中炎症的存在及其严重程度。近年来，随着高灵敏度检测技术的发展，已出现能够检测至0.01mg/dL水平的检测试剂盒，从而使得在监测持续且细微的慢性炎症时，其精确度得到了显著提高。CRP作为炎症性生物标志物的一个重要特点是，除了IL-6这种炎症性细胞因子之外，几乎不会因其他细胞因子的刺激而诱导产生CRP。因此需要注意的是，作为炎症性生物标志物，CRP仅能反映特定细胞因子表达谱相关的炎症情况。此外，由于CRP只能由肝细胞产生，所以在经体循环后出现因IL-6刺激肝细胞而引发的全身性炎症时，其数值会显示偏高；然而，它却难以充分反映如肠道上皮等部位发生炎症时的局部炎症程度，这一点也是个问题。在IBD中，即便内镜检查显示存在炎症，但CRP却未呈阳性，即出现所谓的假阴性病例，这种情况被认为是由上述机制导致的。实际上，在既往关于IBD的报道中，已探讨了CRP与IBD活动性的相关性。具体而言，在UC中，CRP与组织学上的重度炎症具有相关性；而在CD中，CRP则与内镜下的活动性及组织学上的重度炎症具有相关性。

尽管存在上述临床注意事项，但CRP检测价格低廉，且可通过常规采血检查进行频繁测定，加之其血中半衰期短，能够灵敏地反映炎症的发作和改善情况。因此，CRP不仅在其他疾病，在IBD尤其是重症患者的时间序列监测中，也是出色的炎症性生物标志物。临床实践中，即使CRP处于正常范围，也应关注其细微波动，并与其他炎症性生物标志物联合评估，这一点至关重要。

3. 免疫法粪潜血试验（fecal immunochemical test，FIT）

FIT是一种通过检测粪便中是否混入微量血液，来判断是否存在大肠息肉、癌症的可能性，以及有无下消化道出血的检查方法。过去，粪隐血检查常采用检测红细胞中血红素过氧化物酶活性的邻甲苯胺法或愈创木酚法来判断消化道出血。然而，这些方法可能会对摄入的肉类、鱼类等食物中含有的血液成分或铁剂产生反应，并且容易因维生素C等还原剂导致大量假阳性结果。为了提高对消化道出血检测的特异性，开发了仅对人血红蛋白产生反应的特异性抗体FIT，且目前其定量性也在不断提高。近年来有研究报告指出，FIT能够反映UC的复发和黏膜愈合情况。鉴于其医保计费点数较低（37点），且具有价格低廉、检测迅速且通用性高的特点，因此，FIT作为IBD的炎症性生物标志物的有效性正在被到探讨。

根据Takashima等的报告，在UC中FIT与内镜活动度评分（Mayo endoscopic subscore，MES）显示出同等的相关性。特别是在检测黏膜愈合（MES 0）方面，与后文提及的粪钙卫蛋白（FC）相比，FIT在灵敏度、阴性预测值和诊断准确率方面均表现出显著优势。此外，在CD中有报告指出，FIT和FC均与克罗恩病内镜活动度评分（simple endoscopic score for Crohn's disease，SES-CD）存在显著相关性。然而，在小肠型CD中，仅FC与SES-CD表现出相关性，因此认为FIT在小肠型CD中的有效性较低。

综上所述，临床上FIT在UC病例中具有高度特异性，当检测结果为阴性时，可有效反映黏膜愈合情况，显示出其作为生物标志物的有效性较高。因此，将FIT与其他炎症性生物标志物同时测定，有助于更精准地评估疾病活动性。

在日本，以往FIT已在许多医疗机构中广泛用于出血性消化道疾病的诊断以及大肠癌的筛查。因此，一个优势是，许多医疗机构无须新的申请即可在IBD临床中进行FIT检测。然而，需要注意的是，FIT并非直接检测炎症本身，而是检测伴随炎症而发生的肠道出血。此外，由于FIT是一种极其灵敏的检测方法，因此在痔疮出血、多发性憩室病等非IBD原因，以及IBD患者中多发炎症性息肉的情况下，也可能因微量出血而呈现阳性结果。这一点需要注意。

4. 粪钙卫蛋白（FC）

钙卫蛋白是1980年由Fagerhol等发现的一种钙结合蛋白异二聚体，由S100A8和S100A9两种蛋白质组成。它是一种在中性粒细胞细胞质中大量存在的蛋白质，当发生IBD导致肠道炎症时，中性粒细胞会向肠腔迁移并发生破坏，从而使得粪便中的钙卫蛋白含量增加。在欧美，FC自2013年左右开始应用于临床，而在日本，FC于2017年被纳入UC的医保范围，并于2021年扩展至CD。关于FC的实用性已有大量报道，Mosli等人和D'Amico等人也发表了相关的荟萃分析。在这些研究中，FC被证实可用于器质性疾病与如肠易激综合征等功能性疾病的炎症鉴别（推荐的临界值为50μg/g）。此外，FC被认为能够很好地反映IBD的疾病活动性，尤其是以高精度反映黏膜愈合情况。在UC中，研究显示Mayo内镜评分（MES）≥1时，FC＞250μg/g与内镜活动性相关；FC＜100μg/g则高度提示内镜和组织学缓解。因此，常规推荐以150μg/g为临界值。针对回肠储袋炎或直肠炎，因FC与活动性相关性更高，则建议改用100μg/g作为临界值。

在CD中，如前文所述，无论大肠型还是小肠型，均已证实与SES-CD存在相关性。然而，由于小肠型CD有可能出现假阴性结果，因此在临床上需要加以注意。

从临床角度来看，FC通过捕捉距离肠上皮细胞最近部位的微量钙卫蛋白暴露，从而反映炎症状态。因此，在临床缓解的病例中，它可以作为一个非常优秀的非侵入性标志物，用于在不使用内镜的情况下确认是否已达到黏膜愈合状态。实际上，根据Molander等人的报告，在临床缓解期的IBD患者中，FC值高的病例早期复发风险较高，且在临床复发之前的阶段，就能观察到FC值的持续上升。另外，有报告指出，与CRP以及后文所述的LRG等血清标志物相比，FC在反映肠道炎症程度方面可能稍逊一等。

在IBD诊疗中需注意，FC升高的因素较多

表1 与 FC 值变动相关的因素

与 FC 值升高相关的因素	与 FC 值升高无关的因素
消化道疾病 • 大肠肿瘤 • 大肠息肉 • 憩室炎 • 消化道出血 • 感染性胃肠炎 • 显微镜下结肠炎 • 放射性肠炎 • 回盲部囊炎 • 肝硬化	消化道疾病 • 肠易激综合征 • 功能性胃肠病
药物 • 非甾体抗炎药 （non-steroidal anti-inflammatory drugs，NSAIDs） • 质子泵抑制剂 （proton pump inhibitor，PPI）	药物 • 类固醇 • 美沙拉嗪
利福昔明 • 肥胖 • 运动不足	
其他 • 肺感染症 • 内镜检查前准备	其他 • 妊娠 • 唾液酸

FC：fecal calprotectin（粪钙卫蛋白）。

（D'Amico F, et al. A practical guide for faecal calprotectin measurement：myths and realities. J Crohns Colitis 15：152-161, 2021 部分内容修改后引用）

（表 1）。尽管 FC 可用于预测复发，但判断是否为 IBD 复发仍需结合临床评估。

近年来，随着采便试剂盒的改进，市场上还出现了能在 10 分钟左右得出结果的快速检测试剂盒。由于在门诊就诊当天即可立即获得结果，因此能够更简便地掌握病情。此外，由于该检测作为 IBD 诊断的辅助手段已被纳入医保范围，因此即便只是疑似病症也能够进行检测，这是其一大优势。

5. LRG

LRG 是 2020 年在全球范围内首次在日本被纳入医保范围的血清生物标志物。它是一种由 Haupt 等人于 1977 年发现的蛋白质，据报道具有与血管新生相关的作用。此后，研究发现 LRG 不仅由肝细胞分泌，还由肠道上皮细胞和血细胞等多种细胞分泌，并且在 UC 的肠道炎症部位的肠道上皮中，LRG 的表达明显强于非炎症部位。与 CRP 不同，LRG 不仅可由 IL-6 诱导，还可由 IL-22、TNF-α、IL-1β 等诱导，因此在评估炎症性疾病活动性方面备受期待。针对其作为炎症性生物标志物在 UC 等 IBD 诊疗中活动性评估的有用性，相关研究也在不断推进。实际上，已有研究表明，在 UC 中，LRG 在内镜下活动性的相关性以及预测内镜下缓解方面与 FC 具有同等作用。

随着 LRG 被纳入医保，因其简便性以及与内镜评估之间的相关性，LRG 在真实世界中的实用性已在众多论文和学术会议上发表，其临床应用方法也正在逐步整理完善。与 CRP 不同，LRG 在健康人群的稳态下也会在血清中表达，因此通过多次测量可以更细致地捕捉炎症的变化，这是其一大显著特点。其中一项证实该特点的报告是全国多中心联合开展的一项前瞻性研究——PLANET 研究。该研究比较了 CRP、FC 和 LRG 作为生物标志物在抗 TNF-α 抗体药物阿达木单抗治疗前后对 IBD 患者的有效性。结果显示，LRG 最能敏锐地反映治疗效果。此外，无论 UC 还是 CD，与内镜活动性相关性最强的标志物均为 LRG。这些结果表明，LRG 是一种能够高度定量反映 IBD 炎症程度的标志物。在之后的真实世界研究（real-world study）中，也显示 LRG 在不同论文间的结果变动极小，且在不同医疗机构间无显著差异，能够获得稳定的结果，是一种比CRP更灵敏的血清标志物。在日本纳入医保时，设定了16.0μg/mL作为判断临床活动性有无的临界值，目前这一标准仍在临床现场使用。然而，在IBD诊疗中，关于前述FC临界值仍存在争议，LRG的相关临界值也还在讨论中。最近有报告建议，对于UC和CD，可将13.0~14.0μg/mL设定为判断内镜活动性有无的临界值。未来，随着研究的进一步深入，有望设定出对判断是否需要进行治疗干预具有实用价值的临界值。

LRG已成为IBD诊疗中活动性评估不可或缺的常规血液检查项目之一。目前，关于LRG升高的相关因素仍在研究中，但主要集中在炎症性疾病、感染性疾病和某些恶性疾病上。由于在常规IBD诊疗中，鉴别这些疾病是必不可少的环节，因此认为LRG升高对IBD诊疗的影响较小。在IBD诊疗的炎症活动性评估中，LRG作为核心项目之一，应与其他内镜检查及其他生物标志物联合应用，共同探讨治疗方案，这一点至关重要。

6. PGE-MUM

PGE-MUM是一种新型炎症性生物标志物，于2024年被纳入医保，用于UC的疾病评估。以下将详细介绍现阶段的相关研究进展。首先，前列腺素E2（prostaglandin E2，PGE2）是通过花生四烯酸级联反应生成的一种关键炎症化学介质，参与炎症的促进和抑制过程。当炎症加剧时，血液中的PGE2水平会升高，但其血中半衰期极短，因此检测较为困难。尿液中的代谢产物PGE-MUM具有较高的稳定性，并且在2014年由Okayasu等人开发出了一种可靠的PGE-MUM测量方法。此后，同年Arai等人发表了一项针对99例UC患者的研究报告。该研究指出，PGE-MUM与UC的疾病活动性相关，并且与CRP相比，PGE-MUM与内镜活动性和组织学活动性的相关性更高。此后，Sakurai等人报告称，在预测内镜下缓解（MES 0）、组织学缓解（Matts分级≤2）或同时达到内镜下缓解和组织学缓解的准确性方面，PGE-MUM与FC和FIT具有同等的效果。因此，在UC中，PGE-MUM作为一种新型炎症性生物标志物，被认为具有与现有炎症性生物标志物FC和FIT相当的疾病活动性评估能力而备受期待。

2020年，Ishida等人探讨了PGE-MUM在预测缓解期UC患者复发方面的有效性。研究报告指出，对于PGE-MUM水平≥25.2μg/gCr的患者，其后续复发率显著较高，且基于PGE-MUM的临床复发预测能力高于内镜评分（Mayo内镜评分MES 0 vs MES 1）。此外，2022年Ishida等人报告称，PGE-MUM在长期UC患者中的有效性较高，其反映内镜活动性的能力优于CRP，与FIT相当。

影响PGE-MUM的因素包括吸烟、PGE制剂、非甾体抗炎药（NSAIDs）以及番泻叶类泻药等，但目前尚有许多不明确之处。虽然有研究表明其不存在日内波动，但仍需进一步在真实世界中进行研究以验证其特性。

关于PGE-MUM，其在2024年刚刚被纳入保险报销范围，临界值设定为30.2μg/gCr。然而，考虑到前述的研究报告，作为UC活动性评估的推荐值，未来很可能会发生变化。

PGE-MUM检测本身操作简便，将样本放入检测设备后约30分钟即可获得快速结果报告。因此，若检测机构已配备适配的测定试剂盒和检测设备，则引入该检测方法应当较为容易。

这种新型炎症性生物标志物的最大特点之一是，仅需少量尿液样本（而非血液或粪便样本）即可轻松完成检测。鉴于这一特点，2023年Hagiwara等人报告了一项关于PGE-MUM在儿童UC中有效性的多中心前瞻性研究。在这项研究中，对76例儿童UC病例进行了分析，结果显示PGE-MUM对内镜下缓解（MES 0）的预测精度很高，与FC的预测能力相当（$P<0.001$）。研究表明，提示内镜下缓解的PGE-MUM临界值为17.4μg/gCr，但由于这一数值与成人研究的报道存在差异，因此有待进一步的研究和验证。

在儿童病例中，由于内镜评估的门槛较高，因此像FC、LRG和PGE-MUM这类炎症性生物标志物的可靠性成为非常重要的因素。PGE-MUM可通过少量尿液样本进行检测，其侵入性低于采血，且比粪便样本更易收集，因此有望为儿童UC的合理治疗选择做出重要贡献。

7. 各生物标志物的应用方法

首先，简要概述前述各生物标志物的特点

表2 IBD 的生物标志物

检查名称	CRP	免疫法粪便潜血检查	粪钙卫蛋白	LRG	PGE-MUM
适用范围	所有炎症性疾病	检测粪便中的血红蛋白	辅助诊断 IBD、把握病情	辅助判断 IBD 活动期	把握溃疡性结肠炎的病情
检测样本	血清	粪便	粪便	血清	尿液
医保点数	16 点	37 点	270 点	276 点	194 点
产生机制	由 IL-6 诱导肝细胞产生	伴随肠管炎症，血管破裂引发出血，从而被检测到	由肠管黏膜固有层的嗜中性粒细胞释放	由肠管炎症刺激诱导产生	伴随肠管炎症，由前列腺素 E2 的尿中代谢产物产生
优点	检测次数无限制，是一般的炎症评估项目	提示黏膜损伤	提示黏膜损伤	与疾病活动性高度相关	与疾病活动性相关
缺点	存在假阳性，其他炎症也会使其升高	因出血存在假阳性，采集粪便较麻烦	检测次数有限制，采集粪便较麻烦	检测次数有限制，其他炎症也会使其升高	检测次数有限制，其他炎症也会使其升高 研究报告较少

截至 2024 年 5 月（包含个人见解）：

IBD：inflammatory bowel disease（炎症性肠疾病）；CRP：C-reactive protein（C 反应蛋白）；LRG：leucine-rich α2 glycoprotein（富亮氨酸 α2 糖蛋白）；PGE-MUM：prostaglandin E-major urinary metabolite（尿中前列腺素 E 主要代谢物）；IL-6：interleukin-6（白介素-6）。

（表 2）。

在 IBD 的治疗方面，近年来随着多种内科药物的出现，治疗策略已从单纯控制症状，转变为选择以实现内镜下缓解及长期缓解维持为目标的治疗方案。

在此背景下，采用“达标治疗”策略的中长期治疗方案的重要性日益凸显。

在中长期治疗中，除了确认症状的传统诊疗方法外，还需要对未来的疾病活动性进行预测。如前所述，由于 ESR 不仅在 IBD 中会升高，在其他疾病中也会升高，而 CRP 虽然可用于评估炎症，但假阴性结果较多，因此尽管它们是快速且通用的炎症性生物标志物，但在准确评估疾病活动性方面仍存在不足。因此，仅依靠传统的 ESR 和 CRP 等生物标志物难以进行充分评估，过去常需要频繁进行内镜检查等侵入性检查。

为了打破这一局面，许多关于炎症性生物标志物的研究取得了进展，从而使得粪便免疫化学测试（FIT）作为一种与内镜下缓解相关的检测方法广为人知。然而，如前文所述，由于 FIT 在非炎症性出血时也可能呈阳性，因此在检测结果偏高的病例中，仍然需要依赖内镜检查来进行确认。随着炎症性生物标志物研究的不断深入，2017 年 FC 和 2020 年 LRG 被纳入 IBD 炎症性肠疾病的保险报销范围。

这两种新型生物标志物的出现，使得我们能够更灵敏、更无创地评估肠道炎症的程度。此外，随着在真实世界研究中不断有报告指出这些生物标志物能够提高无症状阶段的复发预测精度等，我们正步入一个能够进行更精确治疗选择的时代。就各自特点而言，如前文所述，FC 是一种能强烈反映黏膜愈合的生物标志物，若其检测结果为阴性，则可以较高特异性推测黏膜已实现高度愈合。此外，通过持续进行定期检测，还可以预测该时间段内黏膜愈合的维持情况或复发情况，从而制定出符合实际情况的治疗策略。不过，在肠道炎症持续存在的情况下，与 FC 相比，使用定量性更高的 LRG 可以持续对疾病活动性进行长时间动态评估。对此，我们强烈建议不要仅依赖单一的主要生物标志物进行追踪，而是应同时获取多种生物标志物（如 CRP、ESR、FIT 等）的数据，并持续定期获取每 3 个月才能检测一次的 FC 或 LRG 数据，避免重复测量。通过这种方式，可以弥补各个生物标志物的不足，从而更准确地预测疾病活动性。

其中，FIT 和 FC 检测均需使用粪便样本，与血液检测不同，其便利性较差，且检测值会因粪便采集方法或检测试剂盒的不同而有所波动；但这两项检测在结果为阴性时，均能灵敏地反映黏膜愈合情况。因此，在获取可进行内镜评估的 FC 数据时，同时检测价格相对低廉的 FIT，或许也可以对内镜下复发情况进行预测。

如上所述，在日常的 IBD 诊疗过程中，目前已经推荐采用通过多种样本评估肠道炎症程度和疾病活动性，同时以“达标治疗”为目标的治疗策略。

其中，2024 年新获批的 PGE-MUM 是一种可通过尿液检测值测定的 UC 炎症性生物标志物，如前所述，它不仅可用于评估疾病活动性，还被认为可作为预测复发的标志物。与 FC 和 LRG 一样，PGE-MUM 每 3 个月检测一次，且不能与 FC、LRG 或结肠镜检查在同一个月进行医保计费。但由于其检测样本为尿液，采集方便，且根据检测机构的不同，有些项目还可进行快速检测，因此预计未来相关报告会越来越多。

我们认为，在粪钙卫蛋白（FC）、LRG 和 PGE-MUM 中选择一个作为主要标志物，并结合 CRP、ESR、FIT 等多种炎症性生物标志物进行补充，从而更准确地预测疾病活动性，并在临床上最关键的时机进行最少次数的内镜评估，这将成为未来 IBD 诊疗中治疗策略的核心。

新 IBD 生物标志物（诊断标志物）：抗整合素 $\alpha v\beta 6$ 抗体

UC 和 CD 的鉴别诊断是后续 IBD 诊疗中非常重要的第一步。然而，这两种疾病的初发症状，多为腹痛、腹泻、便血、发热、体重减轻等非特异性症状，这些症状也可见于 IBD 以外的其他疾病，因此不得不依赖内镜检查、肠道造影检查等有创检查方法。因此，开发更简便且低侵入性的诊断方法成为亟须解决的问题。

在免疫系统疾病中，发现疾病特异性的自身抗体对于阐明发病机制和确立诊断方法具有重要意义。关于 IBD，已有研究表明，抗中性粒细胞胞浆抗体（anti-neutrophil cytoplasmic antibody，ANCA）在 UC 中的阳性率高于 CD。此外，在日本也有报告称蛋白酶 3- 抗中性粒细胞胞质抗体（PR3-ANCA，proteinase 3 ANCA）对 UC 的诊断具有辅助作用。然而，这些 ANCA 主要与显微镜下多血管炎等 ANCA 相关血管炎相关，并非 UC 特有的自身抗体。

在此背景下，2021 年京都大学研究组发表了关于抗整合素 $\alpha v\beta 6$ 抗体的研究报告。该研究显示，在 UC 患者组中，92.0%（103/112）的患者携带抗整合素 $\alpha v\beta 6$ 抗体，而对照组中仅有 5.2%（8/155）携带，两组之间存在显著差异（$P<0.001$）。报告指出，抗整合素 $\alpha v\beta 6$ 抗体作为 UC 自身抗体的诊断敏感度为 92.0%，特异度为 98.4%。

目前相关研究仍在继续，近年来有报告指出，早在 UC 发病前 10 年，抗整合素 $\alpha v\beta 6$ 抗体的水平就已显著升高。这表明该抗体不仅可能作为诊断标志物，还可能成为 UC 筛查的一项指标。

这种抗体的抗原——整合素 $\alpha v\beta 6$，是一种在大肠上皮细胞中表达的异二聚体分子，可与基底膜中的纤维连接蛋白等结合，参与上皮修复引发的炎症抑制和感染预防。因此，推测抗整合素 $\alpha v\beta 6$ 抗体会阻碍这种结合，从而导致上皮细胞损伤和黏膜修复障碍。

今后，抗整合素 $\alpha v\beta 6$ 抗体有望作为 UC 诊断生物标志物检测投入实际应用，同时也有望开发出新的 UC 治疗药物。

结语

近年来，尽管新型生物标志物陆续被纳入医保适用范围，但仅凭单一生物标志物来全面掌握所有病例的病情仍存在困难。然而，通过定期检测 LRG、FC、PGE-MUM 等指标，我们能够逐渐掌握各个病例的炎症程度，这无疑是近年来诊疗领域的一大进步。特别是，如果能够在医院内实现快速检测，那么无须等待内镜检查，当天在门诊即可查看结果并判断病情，这将进一步提高其在诊疗中的实用性。虽然医保限制使检测尚难频繁开展，但持续积累证据、扬长避短，有望让生物标志物在未来成为 IBD 诊疗的核心工具。

文献

[1] Turner D, Ricciuto A, Lewis A, et al. STRIDE- Ⅱ : An update on the selecting therapeutic targets in inflammatory bowel disease (STRIDE) initiative of the International Organization for the Study of IBD (IOIBD) : determining therapeutic goals for treat-to-target strategies in IBD. Gastroenterology 160: 1570-1583, 2021.

[2] 厚生労働科学研究費補助金 難治性疾患政策研究事業「難治性炎症性腸管障害に関する調査研究」(久松班). 潰瘍性大腸

炎・クローン病診断基準・治療指針 令和５年度改訂版．令和５年度分担研究報告書，p 5, 2024.
[3] Truelove SC, Witts LJ. Cortisone in ulcerative colitis: final report on a therapeutic trial. Br Med J 2: 1041–1048, 1955.
[4] Seo M, Okada M, Yao T, et al. An index of disease activity in patients with ulcerative colitis. Am J Gastroenterol 87: 971–976, 1992.
[5] Rachmilewitz D. Coated mesalazine (5–aminosalicylic acid) versus sulphasalazine in the treatment of active ulcerative colitis: a randomised trial. BMJ 298: 82–86, 1989.
[6] van Hees PA, van Elteren PH, van Lier HJ, et al. An index of inflammatory activity in patients with Crohn's disease. Gut 21: 279–286, 1980.
[7] Hyams JS, Ferry GD, Mandel FS, et al. Development and validation of a pediatric Crohn's disease activity index. J Pediatr Gastroenterol Nutr 12: 439–447, 1991.
[8] Tillett WS, Francis T. Serological reactions in pneumonia with a non–protein somatic fraction of pneumococcus. J Exp Med 52: 561–571, 1930.
[9] Solem CA, Loftus EV Jr, Tremaine WJ, et al. Correlation of C–reactive protein with clinical, endoscopic, histologic, and radiographic activity in inflammatory bowel disease. Inflamm Bowel Dis 11: 707–712, 2005.
[10] Kuriyama M, Kato J, Takemoto K, et al. Prediction of flare–ups of ulcerative colitis using quantitative immunochemical fecal occult blood test. World J Gastroenterol 16: 1110–1114, 2010.
[11] Nakarai A, Kato J, Hiraoka S, et al. Evaluation of mucosal healing of ulcerative colitis by a quantitative fecal immunochemi test. Am J Gastroenterol 108: 83–89, 2013.
[12] Takashima S, Kato J, Hiraoka S, et al. Evaluation of mucosal healing in ulcerative colitis by fecal calprotectin vs. fecal immunochemical test. Am J Gastroenterol 110: 873–880, 2015.
[13] Fagerhol MK, Dale I, Anderson T. Release and quantitation of a leucocyte derived protein (L1) . Scandinavian Journal of Haematology 24: 393–398, 1980.
[14] Mosli MH, Zou G, Garg SK, et al. C–reactive protein, fecal calprotectin, and stool lactoferrin for detection of endoscopic activity in symptomatic inflammatory bowel disease patients: a systematic review and meta–analysis. Am J Gastroenterol 110: 802–819, 2015.
[15] D'Amico F, Nancey S, Danese S, et al. A practical guide for faecal calprotectin measurement: myths and realities. J Crohns Colitis 15: 152–161, 2021.
[16] Molander P, Färkkilä M, Ristimäki A, et al. Does fecal calprotectin predict short–term relapse after stopping TNF α –blocking agents in inflammatory bowel disease patients in deep remission? J Crohns Colitis 9: 33–40, 2015.
[17] Shinzaki S, Matsuoka K, Tanaka H, et al. Leucine–rich alpha–2 glycoprotein is a potential biomarker to monitor disease activity in inflammatory bowel disease receiving adalimumab: PLANET study. J Gastroenterol 56: 560–569, 2021.
[18] Haupt H, Baudner S. Isolation and characterization of an unknown, leucine–rich 3.1–S–alpha2– glycoprotein from human serum (author's Transl) . Hoppe Seylers Z Physiol Chem 358: 639–646, 1977.
[19] Serada S, Fujimoto M, Terabe F, et al. Serum leucine–rich alpha–2 glycoprotein is a disease activity biomarker in ulcerative colitis. Inflamm Bowel Dis 18: 2169–2179, 2012.
[20] Shinzaki S, Matsuoka K, Ⅱ jima H, et al. Leucine–rich alpha–2 glycoprotein is a serum biomarker of mucosal healing in ulcerative colitis. J Crohns Colitis 11: 84–91, 2017.
[21] Shimoyama T, Yamamoto T, Yoshiyama S, et al. Leucine–rich alpha–2 glycoprotein is a reliable serum biomarker for evaluating clinical and endoscopic disease activity in inflammatory bowel disease. Inflamm Bowel Dis 29: 1399–1408, 2023.
[22] Takenaka K, Kitazume Y, Kawamoto A, et al. Serum leucine–rich α 2 glycoprotein: a novel biomarker for transmural inflammation in Crohn's disease. Am J Gastroenterol 118: 1028–1035, 2023.
[23] Okayasu I, Ohnishi H, Sarandi I, et al. Significant increase of prostaglandin E–major urinary metabolite in male smokers: a screening study of age and gender differences using a simple radio–immunoassay. J Clin Lab Anal 28: 32–41, 2014.
[24] Arai T, Arihiro S, Matsuura T, et al. Prostaglandin E–major urinary metabolite as a reliable surrogate marker for mucosal inflammation in ulcerative colitis. Inflamm Bowel Dis 20: 1208–1216, 2014.
[25] Sakurai T, Akita Y, Miyashita H, et al. Prostaglandin E–major urinary metabolite diagnoses mucosal healing in patients with ulcerative colitis in remission phase. J Gastroenterol Hepatol 37: 847–854, 2022.
[26] Ishida N, Sugiura K, Miyazu T, et al. Prostaglandin E–major urinary metabolite predicts relapse in patients with ulcerative colitis in clinical remission. Clin Transl Gastroenterol 11: e00289, 2020.
[27] Ishida N, Matsuura T, Asai Y, et al. Predicting ulcerative colitis relapse in clinical remission with fecal immunochemical occult blood test or prostaglandin e–major urinary metabolite. Clin Transl Gastroenterol 13: e00501, 2022.
[28] Hagiwara S, Abe N, Hosoi K, et al. Utility of a rapid assay for prostaglandin E–major urinary metabolite as a biomarker in pediatric ulcerative colitis. Sci Rep 13: 9898, 2023.
[29] Duerr RH, Targan SR, Landers CJ, et al. Anti–neutrophil cytoplasmic antibodies in ulcerative colitis. Comparison with other colitis/diarrheal illnesses. Gastroenterology 100: 1590–1596, 1991.
[30] Takedatsu H, Mitsuyama K, Fukunaga S, et al. Diagnostic and clinical role of serum proteinase 3 antineutrophil cytoplasmic antibodies in inflammatory bowel disease. J Gastroenterol Hepatol 2018 doi: 10.1111/jgh.14140［Epub ahead of print］.
[31] Kuwada T, Shiokawa M, Kodama Y, et al. Identification of an anti–integrin α v β 6 autoantibody in patients with ulcerative colitis. Gastroenterology 160: 2383–2394, 2021.
[32] Livanos AE, Dunn A, Fischer J, et al. Anti–integrin α v β 6 autoantibodies are a novel biomarker that antedate ulcerative colitis. Gastroenterology 164: 619–629, 2023.

总结

炎症性肠疾病与生物标志物

Mikio Kawai[1], Yutaro Fujihira,
Tetsuya Shiraishi, Soichi Yagi,
Yasuhiro Takagi, Maiko Ikenouchi,
Toshiyuki Sato, Koji Kamikozuru,
Yoko Yokoyama, Toshihiko Tomita,
Hirokazu Fukui, Shinichiro Shinzaki

炎症性肠疾病（IBD）的疾病活动性评估需要一种最小侵入性、可重复的监测方法来替代内镜检查。在日本，粪钙卫蛋白于2017年被引入作为炎症性生物标志物，血清富亮氨酸 α2 糖蛋白于2020年被引入，前列腺素 E 的主要尿液代谢产物则于2024年被引入用于溃疡性结肠炎的评估。这些生物标志物与传统的检测方法（包括血清 C 反应蛋白、红细胞沉降率和免疫学粪便隐血试验）相结合，能够以更经济、更便捷且更准确的方式对疾病活动性进行长期监测。了解每种标志物的特性并合理组合使用，将有助于改善内镜检查的时机把握，并促进更好的临床和治疗决策。

[1] Department of Gastroenterology, Hyogo Medical University School of Medicine, Nishinomiya, Japan.

炎症性肠疾病的诊断

炎症性肠疾病的诊断标准与鉴别诊断

松浦稔[1]
齋藤大祐
大森鉄平
久松理一

摘要●炎症性肠疾病（IBD）主要分为溃疡性结肠炎和克罗恩病，确认每种疾病特有的肠道病变对于诊断至关重要。然而，这些表现仅仅是 IBD 的标准特征，仅凭内镜检查所见很难确诊 IBD。IBD 诊断的原则是排除法，确诊 IBD 最重要的步骤是排除其他具有类似症状和肠道病变的疾病。因此，理解这些疾病的特点对于鉴别 IBD 与多种消化道炎症性疾病大有裨益。本文将概述 IBD 的诊断流程及鉴别诊断的要点。

关键词 炎症性肠疾病 溃疡性结肠炎 克罗恩病 诊断标准 鉴别诊断

[1] 杏林大学医学部消化器内科学 〒181-8611 東京都三鷹市新川 6 丁目 20-2
E-mail : mmatsuura@ks.kyorin-u.ac.jp

前言

在日本，炎症性肠疾病（inflammatory bowel disease，IBD）患者的数量显著增加。目前，溃疡性结肠炎（ulcerative colitis，UC）患者约达 22 万人，克罗恩病（Crohn’s disease，CD）患者已超过 7 万人。溃疡性结肠炎患者数量，按国家排序，日本仅次于美国，位居世界第二。过去，IBD 被认为是罕见的消化系统疾病，如今它已成为在消化科诊疗中较为常见的疾病之一。无论溃疡性结肠炎还是克罗恩病，其主要特征是以下消化道为主要发病部位，并引发慢性炎症。然而，IBD 的诊断需要综合临床症状、血液检查、内镜检查、病理组织学检查以及横断面影像学检查等多种方法所获得的检测结果来进行判断。本文将阐述 IBD 确诊以及鉴别诊断过程中的关键要点和注意事项。

UC 的诊断标准

根据日本厚生劳动省难治性炎症性肠疾病研究组制定的 UC 诊断标准，确诊 UC 需要满足以下 3 项条件（表 1）：① 持续性或反复出现的黏液血便、血性腹泻，或有相关病史；② 大肠黏膜呈现弥漫性炎症表现（如血管透见消失、黏膜粗糙或呈细颗粒状、糜烂或溃疡等）；③ 病理提示黏膜全层非特异性活动性炎症（如弥漫性炎症性细胞浸润、隐窝脓肿、杯状细胞显著减少等），以及提示慢性病程的病理组织学表现（如腺体扭曲分叉、萎缩等）。因此，当根据临床症状怀疑为 UC 时，需进行大肠内镜检查以确诊。

在 UC 中，根据肠炎的严重程度，会呈现多种多样的内镜表现。当内镜下活动性为轻度时，可见发红、糜烂、血管纹理消失、细颗粒状黏膜，以及在发红黏膜背景上出现的小黄色点（小黄色斑）等表现（图 1）。随着活动性进一步增强，可观察到黏膜粗糙、糜烂、小溃疡、黏液（脓性分泌物）附着以及易出血等表现；而当活动性达到重度时，则会出现地图状溃疡、广泛溃疡或黏膜缺损、明显的自发性出血等表现（图 2）。另外，在缓解期，血管纹理得以保留，可见与正常几乎相同的大肠黏膜表现。然而，与正常（健康人）中细长且呈直线分支状的血管纹理相比，再生黏膜中的血管纹理则显得细短，连续性较差，呈现出萎缩的形态。另外，判断活动性表现是否连续性广泛存在也是诊断 UC 的关键所在。此外，还需对各项活动性表现的

表1 溃疡性结肠炎的诊断标准

（A）	临床症状	持续性或反复性的黏血、血便，或有相关既往史
（B）	①内镜检查	i. 黏膜弥漫性受侵，血管透见性消失，呈现粗糙或细颗粒状。易出血（接触出血），黏液或脓性的分泌物附着 ii. 多发性溃疡，糜烂或假性息肉形成 iii. 原则上病变从直肠连续存在
	②钡灌肠 X 线造影检查	i. 粗糙或细颗粒状的黏膜表面弥漫性变化 ii. 多发性溃疡，糜烂 iii. 假性息肉，其他可见管腔狭窄、缩短
（C）	生理病理组织学检查	i. 活动期时，可见黏膜全层弥漫性炎症性细胞浸润，隐窝脓肿，高度杯状细胞减少 ii. 缓解期时，可见腺体排列异常（蛇行、分叉），萎缩残留 iii. 上述变化通常从直肠连续向口侧延伸
（注 1）	需要排除的疾病	确诊病例需排除以下疾病： • 细菌性痢疾、阿米巴结肠炎、沙门氏菌肠炎、弯曲菌肠炎、肠结核、衣原体直肠炎等感染性肠炎为主的疾病 • 其他：克罗恩病、放射性大肠炎、药物性大肠炎、淋巴滤泡增生症、缺血性肠炎、肠白塞病等

确诊病例：

［1］除满足条件 A 外，还需满足条件 B 中的①或②，以及条件 C。

［2］满足条件 B 中的①或②，且多次满足条件 C。

［3］经手术切除或活检，通过肉眼及组织学检查确认存在本病症特有的表现。

［厚生労働科学研究費補助金難治性疾患等政策研究事業「難治性炎症性腸管障害に関する調査研究」（久松班）．潰瘍性大腸炎・クローン病診断基準・治療指針．令和 5 年度改訂版．令和 5 年度分担研究報告書，2024 より改変して作成］

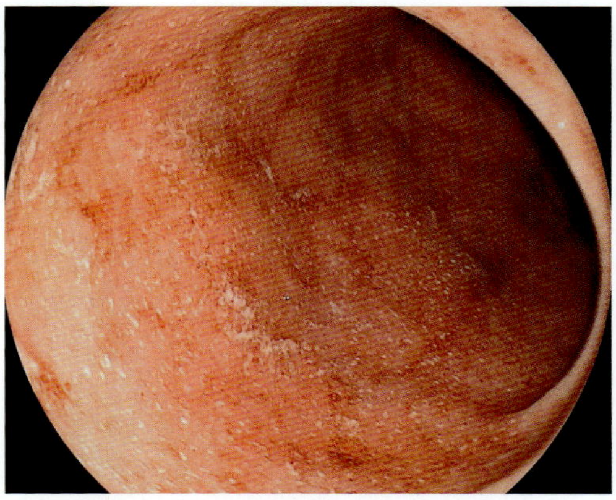

图1 溃疡性结肠炎（远端结肠炎型，轻度）。以直肠血管纹理消失的黏膜为背景，可见连续性的炎症黏膜，伴有发红及小黄色斑点

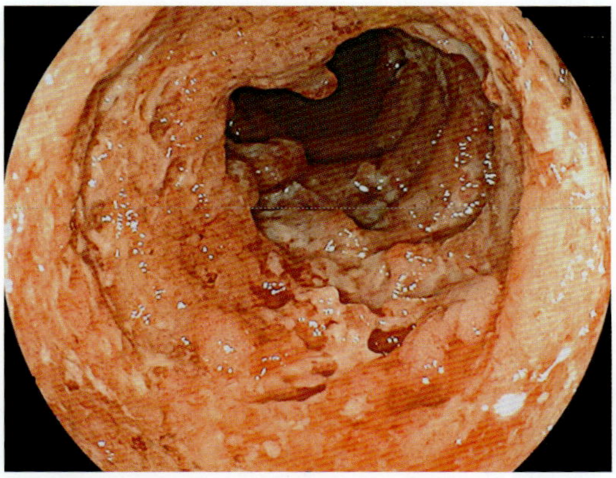

图2 溃疡性结肠炎（左侧结肠炎型，重度）。可见降结肠处存在地图状或不规则溃疡，伴有黏膜红肿、水肿以及自发性出血的炎症性黏膜

分布（病变范围及部位）进行评估，这一点不容忽视。在 UC 的内镜检查中，准确把握活动性（严重程度）及病变范围，是决定后续治疗方案的重要因素。然而，这些表现只是 UC 的典型表现，仅凭这些表现的存在并不能确诊 UC。UC 诊断的基本原则是排除性诊断，在确诊过程中，最为关键的一点就是要鉴别并排除其他具有类似症状的疾病。因此，在 UC 的诊断流程中，除了确认 UC 特有的临床症状以及内镜和组织病理学表现外，还必须详细询问病史，包括饮食史、抗菌药物及非甾体抗炎药（non-steroidal anti-inflammatory drugs，NSAIDs）等药物服用史、海外旅行史、放射线照射史等，并实施微生物学检查。

CD 的诊断标准

CD 主要发病于 10 多岁后期至 20 多岁的年轻人，主要症状包括腹痛、腹泻、体重减轻和发热等，是一种可累及从口腔至肛门的消化道任何部

表2 克罗恩病的诊断标准

(1)	主要表现	A．纵行溃疡 B．鹅卵石样表现 C．非干酪性类上皮细胞肉芽肿
(2)	次要表现	a．消化道广泛分布的不规则-类圆形溃疡或糜烂 b．特征性的肛门病变 c．特征性的胃和十二指肠病变

确诊病例：

［1］具有主要表现的“A”或“B”。

［2］具有主要表现中的“C”以及次要表现中的“a”或“b”。

［3］同时具有次要表现“a”“b和“c”。

疑似病例：

［1］具有主要表现中的“C”和次要表现中的“c”。

［2］具有主要表现中的“A”或“B”，但无法与UC、肠白塞病、单纯性溃疡或缺血性肠病灶进行鉴别。

［3］仅具有主要表现中的“C”。

［4］仅具有次要表现中的任意两项或一项。

［厚生労働科学研究費補助金難治性疾患等政策研究事業「難治性炎症性腸管障害に関する調查研究」(久松班). 潰瘍性大腸炎・クローン病診断基準・治療指針. 令和5年度改訂版. 令和5年度分担研究報告書，2024より改变して作成］

位的慢性进行性破坏性IBD。在欧美地区，CD的诊断是在结合症状学的基础上，综合内镜检查和影像学表现进行的。在日本，CD的诊断标准除了症状学之外，还着重强调了形态学诊断要素，如有上消化道内镜检查（esophagogastroduodenoscopy，EGD）、涵盖观察至末端回肠的大肠内镜检查、气囊辅助式小肠镜检查、胶囊内镜检查以及小肠和大肠X线造影检查等。主要表现包括：A.纵行溃疡；B.鹅卵石样表现；C.非干酪性类上皮细胞肉芽肿。此外，次要表现包括：a.消化道广泛分布的不规则形～类圆形溃疡或糜烂；b.特征性的肛门病变；c.特征性的胃和十二指肠病变（表2）。在上述表现中，符合以下条件之一的可诊断为CD确诊病例：具有主要表现中的“A”或“B”；具有主要表现中的“C”以及次要表现中的“a”或“b”；同时具有所有次要表现“a”“b”和“c”。此外，以下情况被视为疑似病例，需进行复查或随访观察：具有主要表现中的“C”和次要表现中的“c”；具有主要表现中的“A”或“B”，但无法与UC、肠白塞病（Behçet's disease，BD）、单纯性溃疡或缺血性肠病灶进行鉴别；仅具有主要表现中的“C”；仅具有次要表现中的任意两项或一项。需要注意的是，纵行溃疡是沿肠管长轴方向形成的溃疡（图3），典型情况下其长度被认为在4～5cm以上，但在诊断中，长度并非必要条件。在鉴别诊断方面，若仅存在纵行溃疡，则需排除缺血性肠炎等可能；若仅表现为鹅卵石样改变，则需排除4型大肠癌等情况。另外，所谓“消化道的广泛性”，是指病变在解剖学上分布于两个及以上脏器的情况。CD累及上消化道的病变中，最具代表性的内镜表现为胃部病变呈现的“竹节样外观（bamboo joint-like appearance）”（图4）以及十二指肠病变的“切迹样凹陷”（图5）。

克罗恩病的分型遵循蒙特利尔分类标准，根据病变存在部位（location，L）可分为小肠型（L1）、大肠型（L2）、小肠大肠型（L3）、上消化道病变型（L4）（若存在上消化道病变，则需同时标注L4）。在原本的蒙特利尔分类中，L1指的是ileal type（回肠型），即表示回肠病变。在欧美地区，空肠病变被归类为上消化道病变。若病变仅局限于空肠，则标记为L4；若空肠和回肠均有病变，则标记为L1+L4。此外，根据疾病的病理行为（behavior，B），可分为非狭窄非穿通型（炎症型，B1）、狭窄型（B2）和穿通型（B3）。若患者伴有肛门病变（p），则需附加标注p。此外，根据诊断时的年龄（age at diagnosis，A），可分为16岁以下（A1）、17～40岁（A2）以及超过40岁（A3）3个年龄段进行分类。

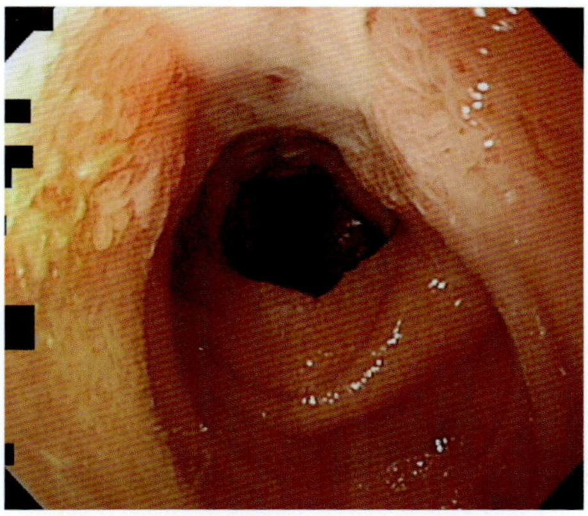

图3 克罗恩病（小肠型）：在远端回肠的肠系膜附着侧可见纵行溃疡

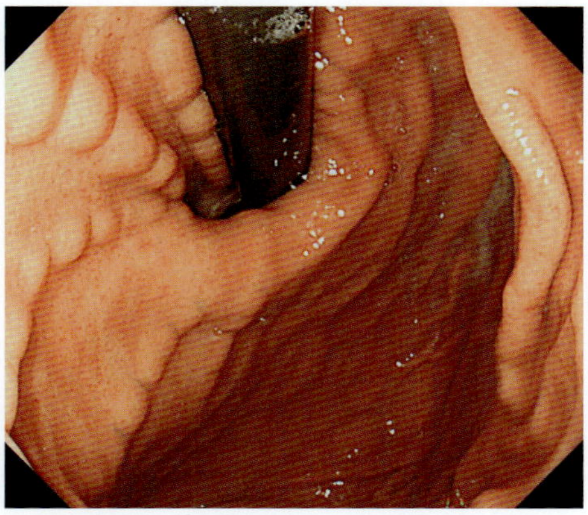

图4 竹节样外观（CD）：在胃贲门部的小弯侧，可见由沟状浅凹陷分隔的串珠状隆起（松浦稔，久松理一．IBD に伴う胃病変．消内視鏡 35：1051–1054, 2023 より転載）

IBD 的鉴别疾病

IBD 需要鉴别的疾病包括感染性肠炎、药物性肠炎、缺血性结肠炎、放射性肠炎、肠白塞病（BD）等多种疾病。特别是在 IBD 的初次诊断时，以及在病程中症状突然恶化的情况下，必须始终考虑到合并消化道感染的可能性。另外，由于 IBD 患者大多使用如类固醇和分子靶向药物等具有强效免疫抑制作用的药物进行治疗，因此也需注意合并机会性感染的情况。以下简要介绍主要的鉴别诊断疾病及其要点。

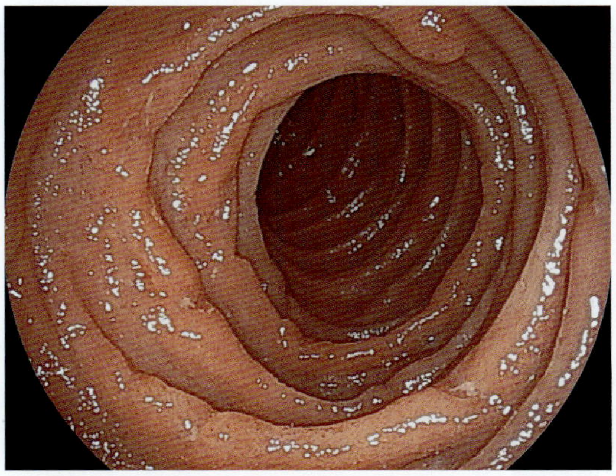

图5 切迹样凹陷（克罗恩病表现）：在十二指肠降部可见 Kerckring 皱襞上有多个 V 字形切口或凹陷，部分呈纵向排列

1. 细菌性肠炎

1）空肠弯曲菌肠炎

由弯曲菌属的空肠弯曲菌（*C. jejuni*）或结肠弯曲菌（*C. coli*）引起，尤其因经口摄入鸡肉而感染的情况较为常见。其特征是在细菌性肠炎中潜伏期较长（2～5 天），且常伴有血便。有报道称，病变多见于包含末端回肠的右半结肠，但不少情况下会波及包括直肠在内的整个大肠。内镜下特征性表现为回盲瓣上的浅溃疡以及黏膜内出现红斑（图 6）。

2）沙门氏菌肠炎

主要致病菌为肠炎沙门氏菌（*S. enterica*，*Salmonella enterica*），在细菌性食物中毒的致病菌中，其发病率仅次于空肠弯曲菌。主要感染源为鸡蛋及蛋制品，潜伏期较短（8～48 小时），出现血便的比例较少。

内镜下表现多样，包括水肿、充血、糜烂、黏膜内出血等，但“缺乏特征性表现”是其特点。另外，直肠病变非常少见，这一点在与 UC 的鉴别诊断中很有帮助。

3）致病性出血性大肠杆菌感染症

致病性出血性大肠杆菌［产志贺毒素大肠杆菌（enterohemorrhagic *E. coli*，即 *Escherichia coli* 中的 EHEC 菌株）］具有产生 Vero 毒素的能力，且传染性强，常引发群体感染，已成为社会问题。其代表性血清型为 O157。EHEC 肠炎的主要病变部位在右侧大肠，远端大肠（直肠、乙状结肠）或回肠末端的病变相对较轻。内镜下通常表现为全周性的充血、糜烂、显著的黏膜水肿和出血等严重内镜特征。

4）阿米巴结肠炎

由原虫溶组织内阿米巴（*Entamoeba histolytica*）

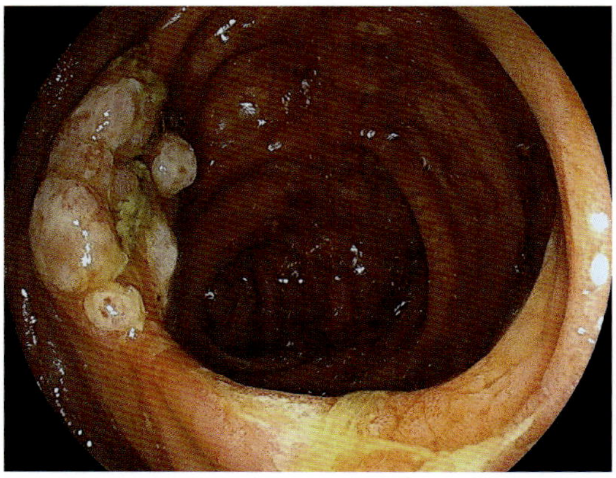

图6 合并大肠型 CD 的空肠弯曲菌肠炎。可见回盲瓣上方存在较大浅溃疡

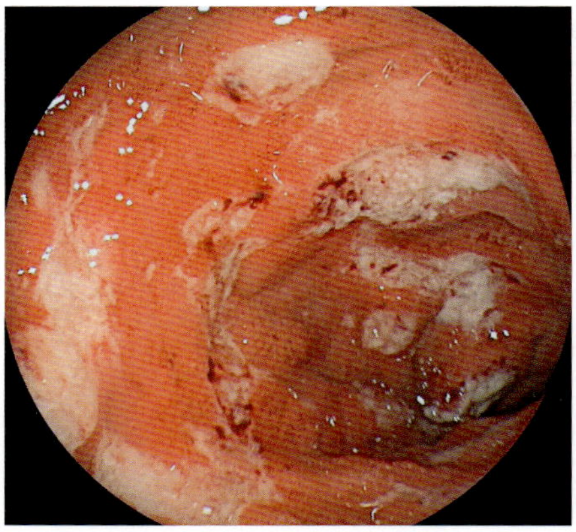

图7 阿米巴大肠炎。可见伴白色污秽黏液的多个疣状糜烂、溃疡，以及周围黏膜发红和自发性出血

感染引起，好发部位为直肠和盲肠。典型的内镜表现为伴有黄白色污秽黏液的疣状糜烂或溃疡，但也可能呈现多样化的病灶，如伴有红晕的小糜烂、巨大溃疡等，其特征是病变之间的黏膜正常（图7）。当怀疑本病时，从包含黏液的白苔处进行活检非常重要，通过检测滋养体或阿米巴虫体可以确诊。

5）耶尔森菌（*Yersinia*）肠炎

耶尔森菌具有组织侵袭性，对淋巴组织具有高度亲和力，可通过血液循环播散至全身，从而引发多种临床症状。该病主要由耶尔森菌属细菌引起，如小肠结肠炎耶尔森菌（*Y. enterocolitica*）和假结核耶尔森菌（*Y. pseudotuberculosis*），好发部位为回盲部。特别是末端回肠周围的显著淋巴结肿大是怀疑本病的有用表现之一。内镜下可见与末端回肠的淋巴滤泡或派尔集合淋巴结（peyer 斑）相对应的半球状隆起，其顶部伴有糜烂或小溃疡。与空肠弯曲菌肠炎类似，有时也会在回盲瓣上观察到溃疡，但回盲瓣的肿胀和充血更为显著，并可能伴有水肿性狭窄。

6）肠结核

感染的结核分枝杆菌（*Mycobacterium tuberculosis*）侵入肠道黏膜内的淋巴滤泡，形成肠道病变。好发部位为以淋巴组织丰富的回肠末端为中心的回盲部至升结肠，病变多分布于肠系膜附着部的对侧。典型的内镜表现为环形溃疡，但也可呈现多种形态，如糜烂、糜烂样病变、不规则溃疡、带状溃疡等，这些病变有时可呈环形排列。此外，溃疡周围出现明显发红的分支状表现、萎缩性瘢痕带、多中心性溃疡瘢痕、假性憩室、回盲瓣的扩张或狭窄等变形也是其特征性表现（图8）。

2. 药物性肠炎

1）抗生素诱发的肠炎

主要以急性出血性大肠炎和伪膜性肠炎为代表。急性出血性大肠炎通常是一种急性疾病，在使用抗菌药物后的数天内，因腹痛、腹泻、血便等症状而发病。致病药物多为青霉素类，但头孢菌素类、四环素类、大环内酯类、氟喹诺酮类等大多数抗菌药物均可引发此病。此外，在幽门螺杆菌（*Helicobacter pylori*，简称 *H. pylori*）根除治疗过程中也可能出现此病，有报告显示，初次根除治疗后发病率为 0.35% ~ 0.6%，二次根除治疗后发病率为 0.96%。主要内镜表现为以升结肠至横结肠为中心的区域性弥漫性充血、糜烂、水肿等，直肠和乙状结肠的病变较少。通常，停用致病药物后症状会迅速改善。

伪膜性肠炎（pseudomembranous colitis）是因使用抗菌药物导致菌群失调，进而使专性厌氧革兰阳性杆菌——艰难梭菌（*Clostridioides difficile*）大量增殖，其产生的毒素（如毒素 A、毒素 B 等）损伤肠道黏膜而引发的肠炎。主要症状通常在使用抗生素后 5 ~ 10 天出现，包括水样腹泻、腹痛、发热，有时还伴有血便。内镜下表现为以直肠和乙状结肠为好发部位的数毫米至 20mm 大小的半球状黄白色隆起（图9）。

2）非甾体抗炎药（NSAIDs）相关性肠炎

NSAIDs 常是消化道黏膜损伤的原因，有时会

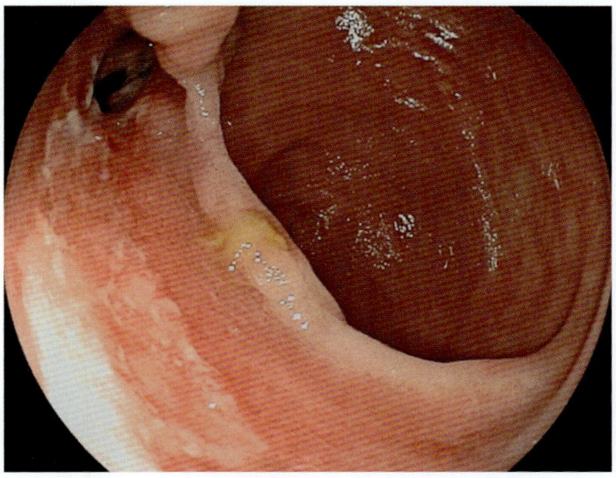

图8 肠结核：可见回盲瓣狭窄，以及从该部位连续延伸至升结肠的浅表环形溃疡

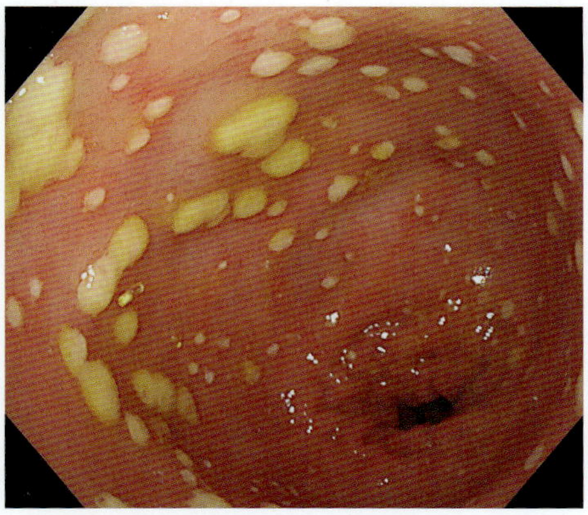

图9 伪膜性肠炎：乙状结肠内可见多个数毫米至 20mm 大小的半球状黄白色隆起

导致出血、穿孔、狭窄等问题。由 NSAIDs 引起的主要消化道病变包括糜烂、糜烂样病变、溃疡等，且多为多发性。NSAIDs 所致溃疡性病变可呈现圆形或类圆形、环形、不规则形、地图状、纵形等多种形态，其特征为溃疡底部较浅且边界清晰。然而，有时环状狭窄的瘢痕化会导致膜样狭窄，进而成为肠梗阻的原因。此外，溃疡周围的黏膜通常正常，特别是在小肠下段，有时可观察到边界清晰的穿凿样溃疡（图 10）。在诊断时，确认发病前是否有 NSAIDs 用药史，以及停药后黏膜损伤是否改善非常重要。

3）免疫相关不良事件（irAE）性大肠炎

免疫检查点抑制剂作为恶性肿瘤治疗药物被广泛应用，在发挥疗效的同时，也报告了其可能引发多种被称为免疫相关不良事件（immune-related adverse event，irAE）的有害反应，这些反应可累及多个器官。其中，以大肠为靶器官的 irAE 性大肠炎是一种相对高发的不良事件。内镜下表现为大范围的充血和水肿（图 11），病理组织学检查可见炎症性细胞浸润和隐窝脓肿等表现。这些表现均类似于 UC，因此有时鉴别较为困难，此时需结合药物使用史等临床病程进行综合判断。对于中度及以上的 irAE 大肠炎，通常采用糖皮质激素进行治疗。而对于糖皮质激素无效的病例，也会使用抗肿瘤坏死因子-α（tumour necrosis factor α，TNF-α）抗体药物进行治疗。

3. 缺血性结肠炎

缺血性结肠炎是由非主干动脉闭塞的原发性血流障碍引起的大肠炎。血流障碍的原因包括肠腔内压力升高、小血管病变和循环不全等，便秘、高血压、血脂异常和高龄等均为其危险因素。该病多发于 50 岁以上的女性，其典型症状为急性发作的下腹部疼痛，随后出现血便和腹泻。病变多见于降结肠和乙状结肠，内镜下可见伴有水肿的纵向分布的充血、糜烂和溃疡（图 12）。此外，抗癌药物等也可能成为缺血性结肠炎的发病原因。缺血性结肠炎引起的血流障碍基本上是可逆的，多数病例通过保守治疗可得到改善。然而，重症病例有时会出现肠管狭窄或坏死，需要特别注意。

4. 肠白塞病 BD

肠型 BD 在厚生劳动省白塞病调查研究组制定的诊断标准中，被定义为“符合完全型或不完全型标准，并通过内镜检查确认病变部位”，与神经型、血管型一同被归类为 BD 的特殊病变类型。肠型 BD 的典型病变为好发于回盲部的圆形或类圆形深凿溃疡。肠型 BD 的溃疡病变较深（UL-Ⅲ～Ⅳ级），溃疡底部被厚厚的白苔覆盖，呈现边缘向黏膜下内陷的烧瓶状。溃疡周围的黏膜炎症表现较少，充血和水肿也不明显。因此，其特征性内镜表现为溃疡部分深陷，如同在正常黏膜内被凿穿一样（图 13）。此外，从病理组织学角度来看，肠型 BD 的溃疡底部可见坏死组织，但肉芽组织或胶原纤维增生等组织反应性较低，这种特性也被认为是肠穿孔多发的原因之一。

5. CEAS 和 CMUSE

非特异性多发性小肠溃疡症（chronic

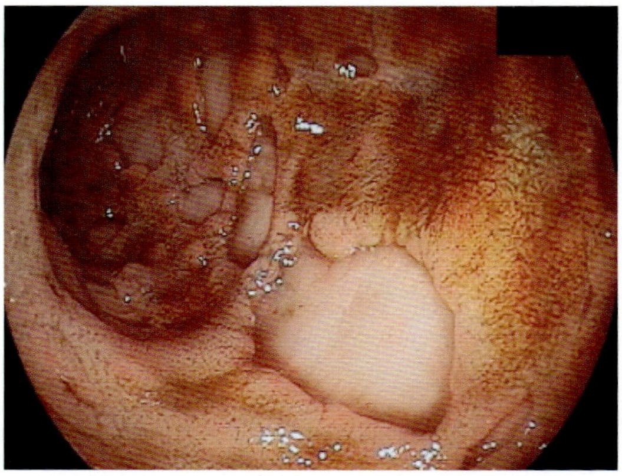

图10 非甾体抗炎药（NSAIDs）相关性肠炎：在远端回肠可观察到多发性穿凿样溃疡
［松浦稔，久松理一．炎症性腸疾患の画像所見と鑑別診断—打ち抜き様潰瘍（多発/単発）．胃と腸 56：1535-1540, 2021 より転載］

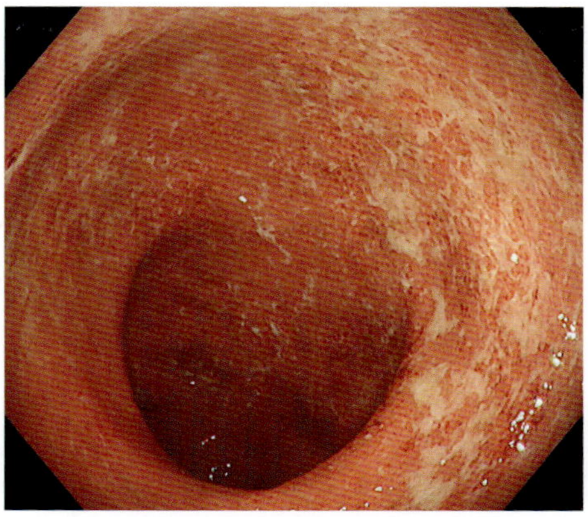

图11 免疫相关不良事件（irAE）性大肠炎：可见黏膜连续性发红、糜烂，且血管纹理消失，呈现类似 UC 的炎症表现

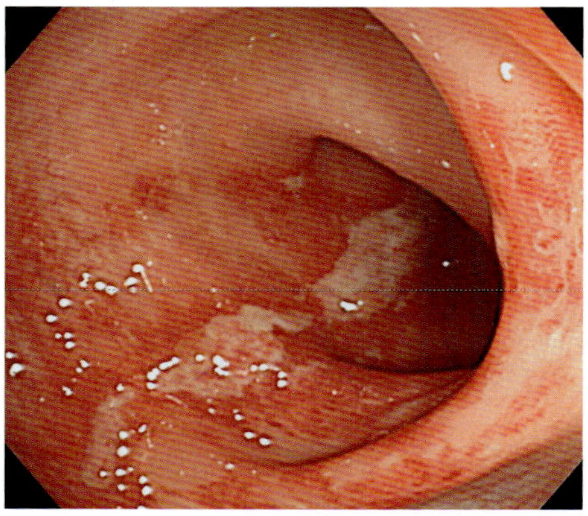

图12 缺血性结肠炎：在乙状结肠近端可见浅表纵行溃疡及周围呈鱼鳞状改变的红斑

enteropathy associated with SLCO2A1，CEAS）于 1968 年由冈部等人首次报道。这是一种在年轻时发病的难治性慢性小肠溃疡症，需要与小肠型 CD 进行鉴别。该病症的特征性病变表现为环形或斜行带状溃疡分支或融合，呈多发状（图 14）。该病存在性别差异，男女比例为 1：4，女性患者较多。发病多见于 10 ~ 20 岁年龄段，可导致慢性缺铁性贫血和低白蛋白血症。然而，腹泻和肉眼可见的血便、发热等症状较少见。目前尚未确立有效的治疗方法，主要采用对症治疗，如补充铁剂或白蛋白制剂，或进行中心静脉营养支持。在病情进展的情况下，可能会出现消化道狭窄，需要外科手术治疗。由于该疾病患者中家族内发病病例和近亲结婚病例较多，因此提示该疾病可能为遗传性疾病。2015 年，通过对家族性病例进行外显子组测序分析，报告指出该病是由 SLCO2A1（溶质载体有机阴离子转运蛋白家族成员 2A1）基因突变引起的常染色体隐性（劣性）遗传病，并提出了“CEAS”这一疾病名称。SLCO2A1 是一种前列腺素 E（prostaglandinE，PGE）转运蛋白，有研究表明，在 CEAS 患者中发现的 SLCO2A1 突变型会导致 PGE 转运能力降低或丧失。CEAS 患者有时会伴有一种皮肤难治性疾病——厚皮性骨膜病。厚皮性骨膜病也被认为是由 SLCO2A1 基因突变引起的。在欧美，先前曾报道过一种被称为 CMUSE（cryptogenic multifocal ulcerous stenosing enteritis，隐源性多灶性溃疡性狭窄性小肠炎）的难治性多发性小肠溃疡，有研究提示其与 cPLA2α（cytosolic phospholipase A2-α，胞质磷脂酶 A2-α）缺乏有关。

6. UC 合并的消化道机会性感染

1）巨细胞病毒（CMV）感染症

巨细胞病毒（*cytomegalovirus*，CMV）在生物体内具有广泛的组织亲和力，可感染巨噬细胞、血管内皮细胞、上皮细胞、成纤维细胞等多种细胞。通常情况下，CMV 在幼年时期发生初次感染，此后终生处于潜伏感染状态。然而，在因使用抗癌药物、糖皮质激素或免疫抑制剂而导致免疫抑制状态的患者中，CMV 常会被重新激活，有时引发严重的器官损伤（CMV 感染症）。特别是消化道是 CMV 感染症的好发部位之一，病变可能发生在从食管到大肠的整个消化道的各个部分。典型的内镜表现包括穿凿样溃疡，但也有报道称其可能表现为圆形、椭圆形、环形、带状、纵形或地图状溃疡等多种形态。此外，有报告指出，在 UC 的病程中，肠道局部合并 CMV 感染的频率较高。在这种情况下，CMV 感染与 UC 活动性相互叠加，导致内镜下表现多样化。仅凭内镜所见很难区分由 UC 高度活动性引起的溃疡性病变和由 CMV 感染引起的溃疡性病变（CMV 肠炎）（图 15）。此外，除了溃疡性病变外，有时也可能仅表现为充血、糜烂、浅表溃疡等非特异性表现，因此需要特别注意。

2）艰难梭菌（*C. difficile*）感染

艰难梭菌是一种可形成芽孢的革兰阳性兼性厌氧杆菌，是部分健康人肠道内的常驻菌之一。当该菌携带者因使用抗生素等原因导致肠道菌群多样性丧失时，会引发该菌的异常增殖，其产生的毒素会损伤肠道黏膜，从而引发肠炎症状。*C. difficile* 感染的最大风险因素是抗生素的使用，但 IBD 本身也是 *C. difficile* 感染的典型风险因素之一。因此，对于 UC 患者，即使未使用抗生素，也需要始终警惕合并 *C. difficile* 感染的可能性。特别是，UC 复发时合并 *C. difficile* 感染的病例，与未合并感染的病例相比预后较差，因此准确诊断显得尤为重要。*C. difficile* 感染的主要症状包括水样腹泻、发热和腹痛，但在重症病例中可能出现严重腹泻、脱水、便血、中毒性巨结肠、肠穿孔等，极少数情况下甚至可能致死。前述的伪膜性大肠炎（pseudomembranous colitis）是艰难梭菌（*C. difficile*）感染的一种病型，其诊断依据为检测到艰难梭菌毒素以及通过下消化道内镜检查确认伪膜的形成。然而，有报告显示，在 UC 合并 *C. difficile* 感染的情况下，伪膜形成较少。因此，仅凭内镜表现来诊断是否合并 *C. difficile* 感染需要谨慎。治疗方面，首先应停用导致感染的抗生素，对于轻症病例，仅停用致病药物即可改善症状。针对艰难梭菌感染症的药物治疗，常使用甲硝唑（Metronidazole）、万古霉素（Vancomycin）或非达霉素（Fidaxomicin）。此外，艰难梭菌感染易复发，在欧美地区，针对难治性艰难梭菌感染，已开展粪便微生物移植（fecal microbiota transplantation，FMT）治疗。

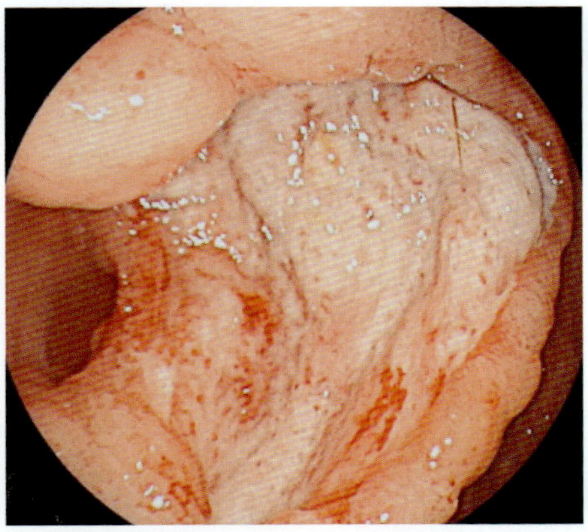

图13 肠白塞病（BD）。可见从回盲瓣下唇延伸至回肠末端的穿凿样溃疡
（松浦稔．自己免疫疾患・膠原病・血管炎など—Trisomy8 に伴う腸病変．消内視鏡 32：188–189, 2020 より転載）

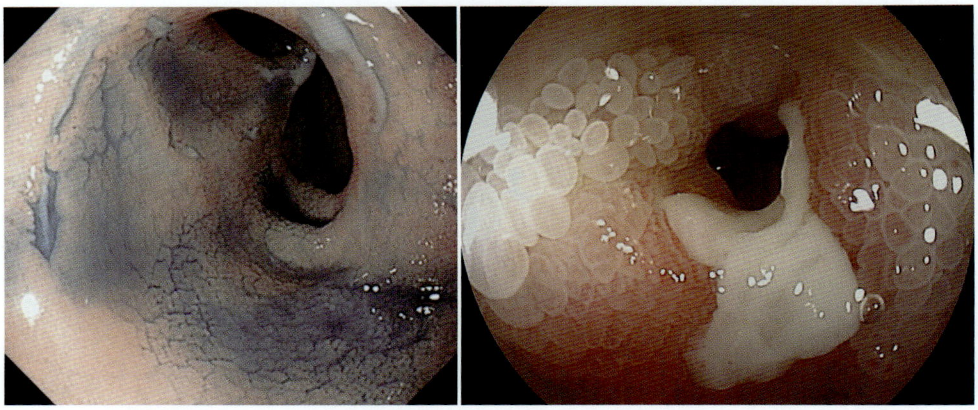

a | b
图14 CEAS
a. 回肠斜行的浅表溃疡病变。
b. 伴有活动性溃疡的回肠狭窄。

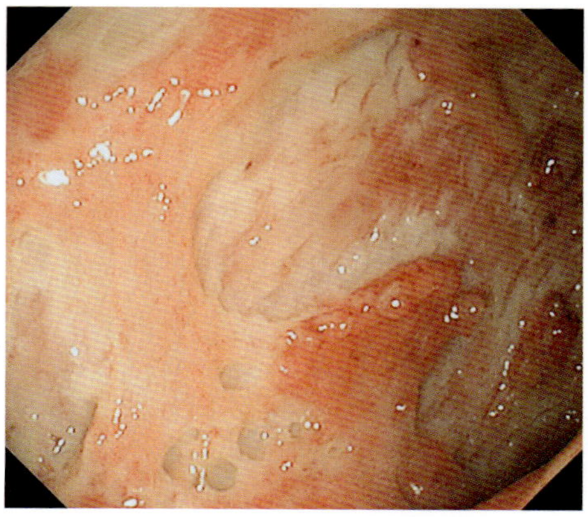

图15 合并巨细胞病毒（CMV）感染的 UC。可见乙状结肠广泛地图状溃疡
（松浦稔，他．サイトメガロウイルス感染症—最近の知見．INTESTINE 23：167–173, 2019 より転載）

结语

本文概述了 IBD 的诊断标准及鉴别诊断要点。IBD 的诊断核心在于排除性诊断，即不仅需要理解各疾病本身的特征，还需横向梳理呈现类似症状或内镜表现的疾病，掌握其特征与鉴别要点。希望本文能够为系统性、准确地鉴别 IBD 相关疾病提供帮助。

文献

[1] Murakami Y, Nishiwaki Y, Oba MS, et al. Estimated prevalence of ulcerative colitis and Crohn's disease in Japan in 2014: an analysis of a nationwide survey. J Gastroenterol 54: 1070–1077, 2019.

[2] 厚生労働科学研究費補助金難治性疾患等政策研究事業「難治性炎症性腸管障害に関する調査研究」(久松班)．潰瘍性大腸炎・クローン病診断基準・治療指針．令和 5 年度改訂版．令和 5 年度分担研究報告書，2024.

[3] Nikolaus S, Schreiber S. Diagnostics of inflammatory bowel disease. Gastroenterology 133: 1670–1689, 2007.

[4] Lichtenstein GR, Loftus EV, Isaacs KL, et al. ACG clinical guideline: management of Crohn's disease in adults. Am J Gastroenterol 113: 481–517, 2018.

[5] 松浦稔，久松理一．IBD に伴う胃病変．消内視鏡 35: 1051–1054, 2023.

[6] Satsangi J, Silverberg MS, Vermeire S, et al. The Montreal classification of inflammatory bowel disease: controversies, consensus, and implications. Gut 55: 749–753, 2006.

[7] Hamada Y, Tanaka K, Yamada R, et al. Hemorrhagic colitis induced by second-line *Helicobacter pylori* eradication. Intern Med 59: 301–302, 2020.

[8] 松浦稔，久松理一．炎症性腸疾患の画像所見と鑑別診断—打ち抜き様潰瘍（多発 / 単発）．胃と腸 56: 1535–1540, 2021.

[9] Soularue E, Lepage P, Colombel JF, et al. Enterocolitis due to immune checkpoint inhibitors: a systematic review. Gut 67: 2056–2067, 2018.

[10] 久松理一．腸管ベーチェット病の疫学と診断基準．Intestine 23: 481–486, 2019.

[11] 松浦稔．自己免疫疾患・膠原病・血管炎など— Trisomy8 に伴う腸病変．消内視鏡 32: 188–189, 2020.

[12] 田中正則．腸管 Behçet 病の病理．医学のあゆみ 215: 77–82, 2005.

[13] 岡部治弥，崎村正弘．仮称"非特異性多発性小腸潰瘍症"．胃と腸 3: 1539–1549, 1968.

[14] Umeno J, Hisamatsu T, Esaki M, et al. A hereditary enteropathy caused by mutations in the SLCO2A1 gene, encoding a prostaglandin transporter. PLoS Genet 11: e1005581, 2015.

[15] Seki S, Tanaka G, Kimura T, et al. Functional analysis of mutant SLCO2A1 transporters found in patients with chronic enteropathy associated with SLCO2A1. J Gastroenterol Hepatol 37: 1776–1784, 2022.

[16] Adler DH, Cogan JD, Phillips JA 3rd, et al. Inherited human cPLA (2alpha) deficiency is associated with impaired eicosanoid biosynthesis, small intestinal ulceration, and platelet dysfunction. J Clin Invest 118: 2121–2131, 2008.

[17] Brooke MA, Longhurst HJ, Plagnol V, et al. Cryptogenic multifocal ulcerating stenosing enteritis associated with homozygous deletion mutations in cytosolic phospholipase A2- α . Gut 63: 96–104, 2014.

[18] 大川清孝，青木哲哉，上田渉，他．サイトメガロウイルス腸炎と潰瘍性大腸炎に合併するサイトメガロウイルス腸炎．日本大腸肛門病会誌 71: 470–481, 2018.

[19] Lawlor G, Moss AC. Cytomegalovirus in inflammatory bowel disease: pathogen or innocent bystander? Inflamm Bowel Dis 16: 1620–1627, 2010.

[20] 松浦稔，本澤有介，山本修司，他．サイトメガロウイルス感染症—最近の知見．INTESTINE 23: 167–173, 2019.

[21] Hookman P, Barkin JS. *Clostridium difficile* associated infection, diarrhea and colitis. World J Gastroenterol 15: 1554–1580, 2009.

[22] Issa M, Vijayapal A, Graham MB, et al. Impact of *Clostridium difficile* on inflammatory bowel disease. Clin Gastroenterol Hepatol 5: 345–351, 2007.

[23] Bakken JS, Borody T, Brandt LJ, et al. Treating *Clostridium difficile* infection with fecal microbiota transplantation. Clin Gastroenterol Hepatol 9: 1044–1049, 2011.

总结

炎症性肠疾病的诊断标准与鉴别诊断

Minoru Matsuura[1], Daisuke Saito, Teppei Omori, Tadakazu Hisamatsu

准确识别胃肠道特征性累及表现对炎症性肠疾病（IBD）的诊断至关重要，包括溃疡性结肠炎和克罗恩病。然而，这些发现仅具有提示意义，若仅依靠内镜检查结果，临床医生要确诊 IBD 仍存在挑战 。IBD 确诊的核心在于排除其他具有相似症状和肠道受累表现的疾病。因此，全面掌握各类胃肠道炎症性疾病的独特特征已被证明能有效提升诊断准确性。本文在回顾 IBD 诊断策略的同时，也深入探讨其关键特征以优化鉴别诊断。

[1] Department of Gastroenterology and Hepatology, Kyorin University School of Medicine, Tokyo.

炎症性肠疾病的诊断

炎症性肠疾病的肠外并发症

猿田雅之[1]
米永健德[2]
福田健志
尾尻博也
梅澤慶紀[3]
勝田倫江
朝比奈昭彦
市原巧介[4]
增田洋一郎
中野匡

摘要● 以溃疡性结肠炎（UC）和克罗恩病（CD）为代表的炎症性肠疾病（IBD）可能引发多种并发症，根据发病部位可分为“肠内并发症”和“肠外并发症”。肠内并发症包括肠道狭窄、瘘管、消化道癌等；肠外并发症则表现为关节、皮肤、肝胆胰、泌尿系统、血管、眼部等多个全身器官的多样化病变。具体而言，关节方面的脊柱关节炎，皮肤方面的结节性红斑、坏疽性脓皮病、带状疱疹等发病频率较高，此外还可出现自身免疫性胰腺炎、原发性硬化性胆管炎、肾尿路结石、血管炎、葡萄膜炎等。随病情进展而发作的血栓栓塞症有时会比 IBD 的病情本身更为严重，需加以注意。

关键词　炎症性肠疾病　肠外并发症　脊柱关节炎　中性粒细胞性皮肤病　血栓栓塞症

[1] 東京慈恵会医科大学内科学講座消化器・肝臟内科
〒105-8461 東京都港区西新橋 3 丁目 25-8　E-mail : m.saruta@jikei.ac.jp
[2] 同　放射線医学講座
[3] 同　皮膚科学講座
[4] 同　眼科学講座

前言

炎症性肠疾病（inflammatory bowel disease，IBD）以溃疡性结肠炎（ulcerative colitis，UC）和克罗恩病（Crohn's disease，CD）为代表，除了可能出现狭窄、瘘管、消化道癌等肠内并发症外，还可能累及关节、皮肤、肝胆胰、泌尿系统、血管、眼等肠外器官，引发肠外并发症（extraintestinal manifestation，EIM）。有研究报告发现，通常在 30 年的病程中，约 50% 的 IBD 患者会出现 EIM，且 EIM 的出现可能是医生发现 IBD 的契机，有助于缩短诊断延迟时间。关于 EIM 的具体表现，关节方面可见以中轴关节为主的脊柱关节炎和以外周关节为主的脊柱关节炎；皮肤方面则可见结节性红斑（erythema nodosum，EN）、坏疽性脓皮病（pyoderma gangrenosum，PG）、肉芽肿性唇炎（granulomatous cheilitis，GN）、带状疱疹（herpes zoster，HZ）、Sweet 病，以及因使用抗肿瘤坏死因子-α（tumour necrosis factor α，TNF-α）抗体而引发的反常反应（paradoxical reaction）等多种疾病。此外，由于自身免疫机制可能引发胰腺炎、胆管炎、血管炎、葡萄膜炎等疾病，有时还会出现血管栓塞和泌尿系统结石。因此，本文将概述发生频率较高的关节病变、皮肤疾病、胆胰疾病、泌尿系统疾病、血管病变以及眼部疾病。

IBD 相关 EIM 的现状

关节和皮肤的 EIM 较为常见。关节病变分为不伴有炎症的“关节痛”和伴有炎症的“关节炎”，其中关节痛出现在 40%～50% 的 IBD 患者中，而关节炎则发生在 10%～20% 的患者中。皮肤的 EIM 在 10%～15% 的 IBD 患者中可见，其中结节性红斑（EN）占 IBD 患者的 1.2% ~ 6.2%，坏疽性脓皮病（PG）占 0.3% ~ 2.2%，而 Sweet 病则较为罕见。此外，使用抗 TNF-α 抗体治疗后出现的皮肤病变在约 30% 的用药患者中可见，其中被称为“矛盾反应”（paradoxical reaction）的银屑病样皮炎发生在约 10% 的患者中。原发性硬化性胆管炎（primary sclerosing cholangitis，PSC）患者的 IBD 合并率约为 40%，而在 IBD 患者中 PSC 的合并率为 2.4% ~ 7.5%。胰腺炎的成因被认为与自身免疫机制有关，可分为 IgG4 相关的 1 型和以中性粒细胞破坏胰管上皮为特征的 2 型。然而，日本与欧美情况不同，1 型占绝大多数，且 IBD 合并率低于 3%。此外，有时会出现无症状的胰酶升高，在无症状 IBD 患者中，有 11% ~ 14% 的患者胰酶水平升高超过正常上限的 2 倍。此外，IBD 患者中泌尿系统并发症也很常见。在美国，尿路结石和尿路感染的发生率分别为 6.0% 和 15.6%。在血管相关的 EIM 中，高安动脉炎（Takayasu arteritis，TA）或大动脉炎综合征（aortitis syndrome，AS）的频率较高，在该疾病中 6% ~ 9% 的患者合并 IBD。根据日本的调查，血栓栓塞症在 UC 患者中的发生率为 1.77%，在 CD 患者中的发生率为 1.81%。其中，静脉血栓栓塞症（venous thrombosis，VT）的发生率为 1.03%，动脉血栓栓塞症（arterial thrombosis，AT）的发生率为 0.87%。眼部并发症在 IBD 患者中的发生率为 0.3% ~ 13.0%，主要表现为巩膜表层炎、巩膜炎和葡萄膜炎，且在 CD 患者中的发生率高于 UC。

EIM 的分类讨论

1. 关节病变

IBD 相关的关节炎患病率在 50 ~ 60 岁人群中为 2%，而在 20 ~ 30 岁人群中则高达 25%。特别是脊柱关节炎（spondyloarthritis，SpA），可能会降低患者的生活质量（quality of life，QOL），因此需要准确诊断。关节炎的诊断可参考“难治性炎症性肠疾病相关调查研究”（久松研究组）中的并发症治疗指南项目——关节炎及关节痛分科团队（制定委员会主席：猿田雅之等人）所制定的诊断流程图（**图 1**）。首先，需依据国际脊柱关节炎评估学会（the Assessment of SpondyloArthritis international Society，ASAS）标准，确认是否存在炎症性腰背痛（inflammatory back pain，IBP），即判断是否符合以下 5 项中的 4 项：① 40 岁前发病，②隐匿性起病，③运动后症状改善，④静息时症状不缓解，⑤夜间疼痛（起床后缓解）。这是判断是否可能合并脊柱关节炎（SpA）的重要症状。与 IBD 相关的脊柱关节炎（SpA）通常以外周关节炎为主，因此可将其归类为外周型脊柱关节炎（peripheral SpA，pSpA），与银屑病关节炎、反应性关节炎以及未分化脊柱关节炎归为一类。然而，如果通过 X 线或 MRI 等检查明确发现骶髂关节炎或脊柱韧带附着点炎症为主要症状时，则应将其视为以中轴症状为主的 SpA，并按照中轴型脊柱关节炎（axial SpA，axSpA）进行处理。对于膝关节、踝关节等外周关节发生关节炎的情况，可诊断为狭义的外周型脊柱关节炎（pSpA）。根据受累关节数量，将关节炎累及少于 5 个关节的分类为 1 型，而累及 5 个或更多关节的多关节炎分类为 2 型。在 2018 年开展的“难治性炎症性肠疾病相关调查研究”（铃木组）中，作者等人对全国 49 家主要 IBD 诊疗机构的专科医生进行了问卷调查。结果显示，在 23503 例 UC 患者中，6.8% 合并关节炎；在总计 37977 例 IBD 患者中，有 55 例（0.14%）被诊断为强直性脊柱炎；此外，UC 患者中有 1.3% 合并中轴型脊柱关节炎（axSpA），4.7% 合并外周型脊柱关节炎（peripheral SpA）。消化内科医生首先需要理解，关节病变在 IBD 患者中属于高发并发症，应识别出存在 IBP 的患者，并正确进行 SpA 的相关检查。此外，在诊断困难、症状迁延不愈或与 IBD 活动性无明显相关的情况下，有必要适时与风湿病专科医生协作诊疗。

1）中轴型脊柱关节炎（axSpA）

在血液检查中，常可见白细胞计数增多、C 反应蛋白（C-reactive protein，CRP）阳性、红细胞沉降率（erythrocyte sedimentation rate，ESR）升高等炎症表现。然而，这些指标在 IBD 活动期也可能出现，因此准确评估较为困难。此外，类风湿因子（rheumatoid factor，RF）检测和抗环瓜氨酸肽（anti-CCP）抗体通常呈阴性，但有报告显示，

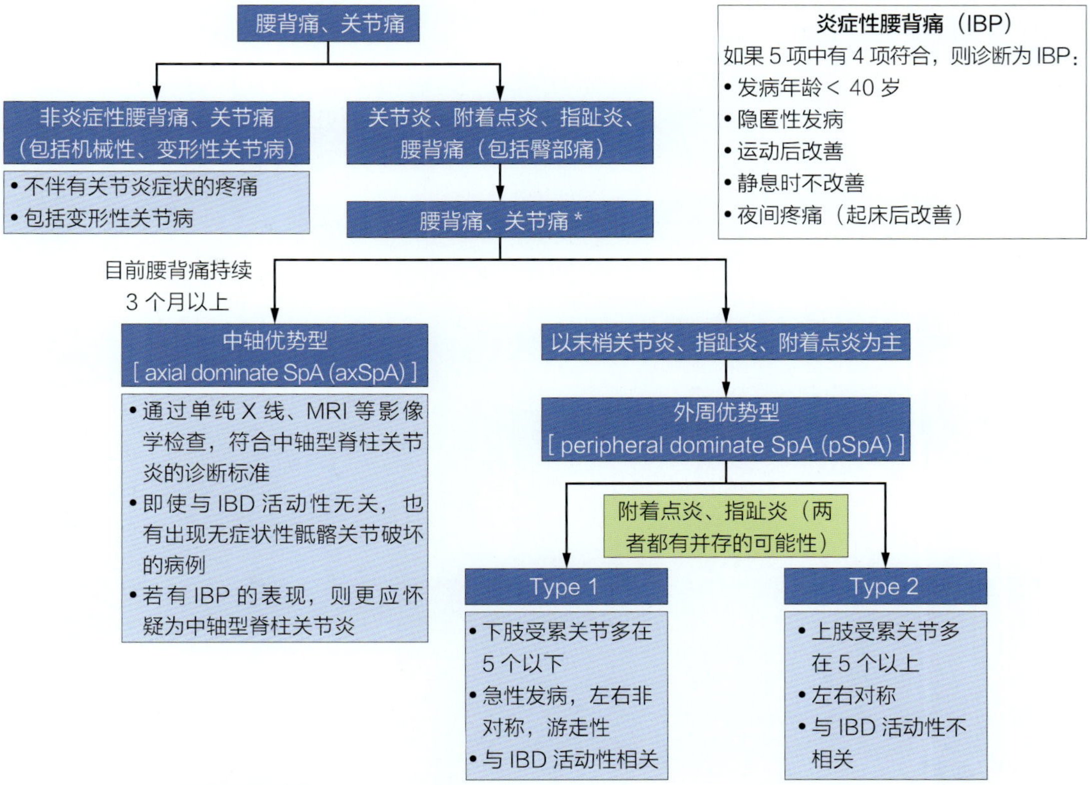

图 1 IBD 合并关节病变的诊断流程图

* 根据脊柱关节炎专业领域的疾病分类概念，所有与 IBD 相关的脊柱关节炎均被归类为“外周型脊柱关节炎（peripheral SpA，pSpA）”，需注意避免混淆。

[厚生労働科学研究費補助金 難治性疾患等政策研究事業「難治性炎症性腸管障害に関する調査研究」（久松班）. 潰瘍性大腸炎・クローン病診断基準・治療指針 令和 5 年度改訂版. 13. 炎症性腸疾患の腸管外合併症治療指針（2024 年 3 月改訂）. pp 57–74，2024 より改変して転載]

其阳性率分别为 15% 以上和 8%～12%，高于普通人群的 5%。在 axSpA 中，可见肋椎关节融合，中轴关节的骶髂关节通常表现为双侧关节面不规则和骨质硬化。随着病情进展，会出现关节间隙改变、骨侵蚀及关节融合（图 2a～d）。在椎体上，由于椎体前纵韧带和后纵韧带的骨化，脊柱会呈现出竹节样改变，称为“bamboo spine”（竹节椎）（图 3）。在造影磁共振成像（MRI）（图 2e、f）中，除了上述表现外，还可观察到骶髂关节单侧或双侧的软骨下骨信号改变（水肿、脂肪变性、硬化），以及关节间隙或软骨下骨部分区域的造影增强效果。在骨变化方面，通过 CT 也可观察到类似表现（图 2c、d）。需要注意的是，这些变化基本上与 IBD 的肠道病变活动性无关，而是呈慢性进展。

2）外周型脊柱关节炎（pSpA）

诊断标准为，在“关节炎或附着点炎或指趾炎”的基础上，还需满足以下条件之一：

具备葡萄膜炎、银屑病、IBD、前期感染、HLA-B27 阳性、影像学上的骶髂关节炎等脊柱关节炎（SpA）特征中的至少 1 项；或具备关节炎、附着点炎、指趾炎、炎症性腰背痛（IBP）的既往史、SpA 家族史等其他 SpA 特征中的至少 2 项。此外，pSpA 进一步分为 1 型和 2 型。1 型多表现为单关节炎，即使涉及多个关节，也通常少于 5 个关节，且易发生在膝关节和踝关节（图 4）。其发病与 IBD 的活动性相关，呈急性、非对称性和游走性发作，但不会导致关节破坏，因此可以与类风湿性关节炎（rheumatoid arthritis，RA）进行鉴别，并且可能自然缓解。2 型表现为累及 5 个以上关节的多关节炎，常对称性地发生于包括手指关节在内的上肢关节，有时可伴有关节破坏，与类风湿性关节炎（RA）的鉴别较为困难，但通常类风湿因子（RF）和抗环瓜氨酸肽（anti-CCP）抗体呈阴性。此外，其发病与疾病活动性无关，可与肠炎症状同

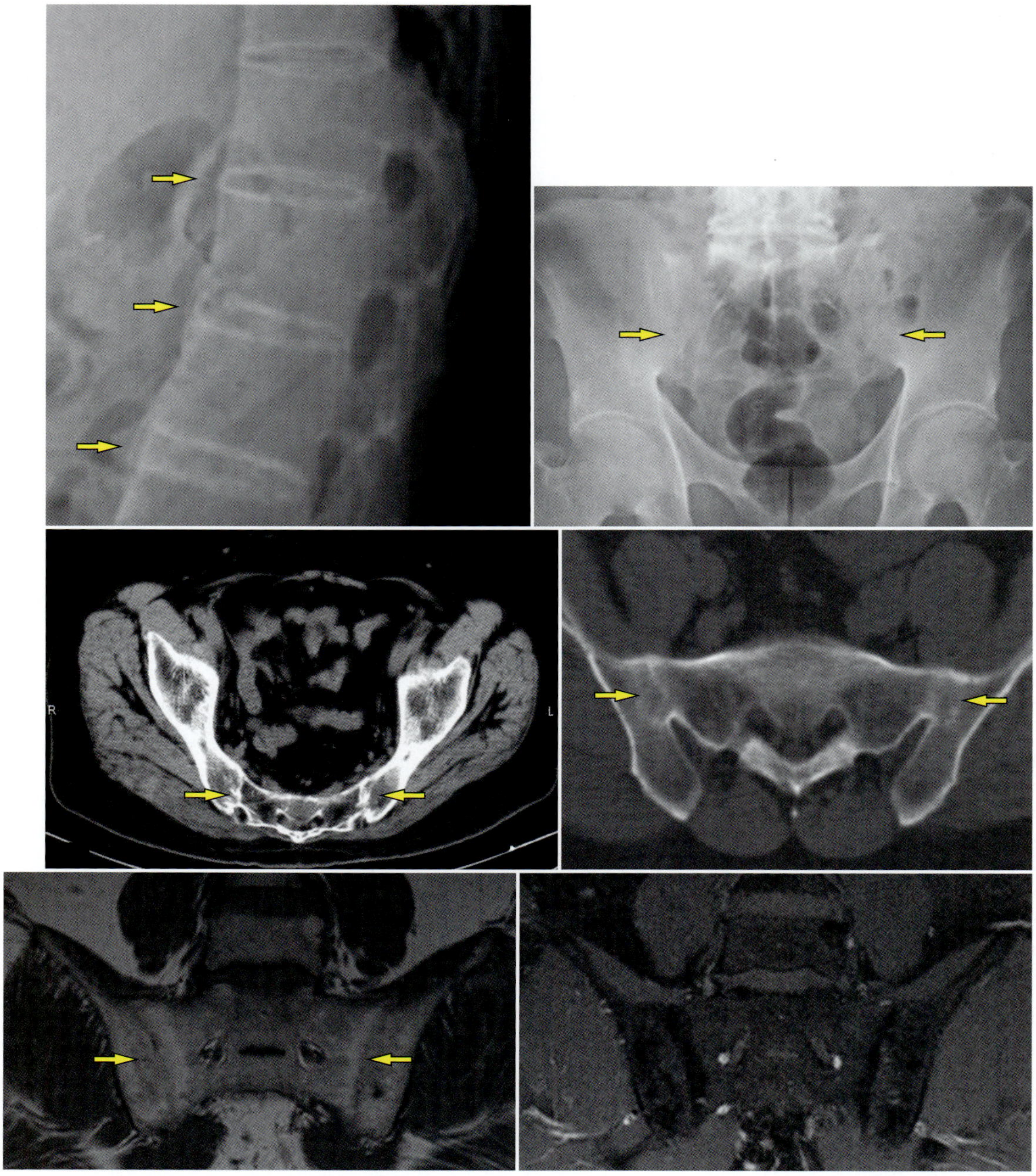

图2 40 多岁，男性。UC 合并 axSpA

a. 腰椎侧位 X 线片。椎体和椎间盘前缘可见垂直方向连续的韧带骨赘（syndesmophyte）（黄色箭头）

b. 骨盆正位 X 线片。骶髂关节已融合，关节间隙无法辨认（黄色箭头）。

c. 腹部 CT 图像。可见骶髂关节融合（黄色箭头）。

d. 腹部 CT 图像（骨窗条件）。可见骶髂关节融合（黄色箭头）。

e. 骶髂关节增强 MRI 冠状面图像（T1 加权）。骶髂关节已强直，关节间隙无法辨认（黄色箭头）。

f. e 图的造影后脂肪抑制图像。未见提示活动性炎症的造影增强效应，提示为陈旧性病变。

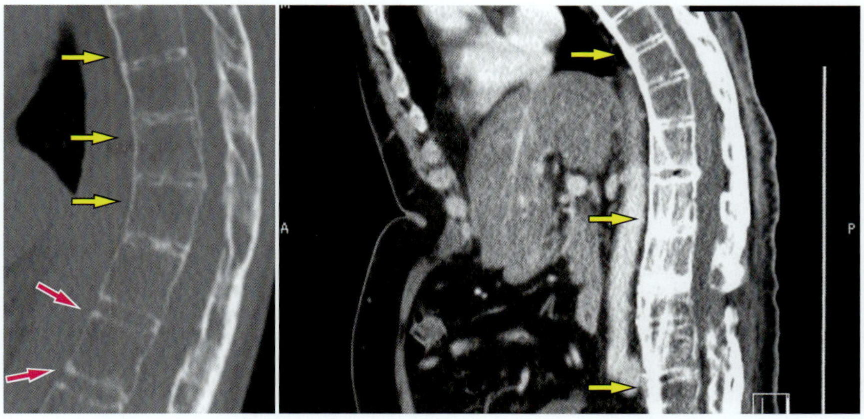

a | b

图3 30 多岁，男性。UC 合并 axSpA

a. 颈胸椎 CT 矢状位图像。椎体前缘可见垂直方向连续的韧带骨赘（syndesmophyte）（黄色箭头）。椎体角部可见提示附着点炎后改变的硬化影像或不规则影像（红色箭头）。

b. 腹部 CT 矢状位图像。椎体边缘可见垂直方向连续的韧带骨赘（syndesmophyte）（黄色箭头）。

［厚生労働科学研究費補助金 難治性疾患等政策研究事業「難治性炎症性腸管障害に関する調査研究」(久松班). 潰瘍性大腸炎・クローン病診断基準・治療指針 令和 5 年度改訂版. 13. 炎症性腸疾患の腸管外合併症治療指針 (2024 年 3 月改訂). pp 57–74，2024 より転載］

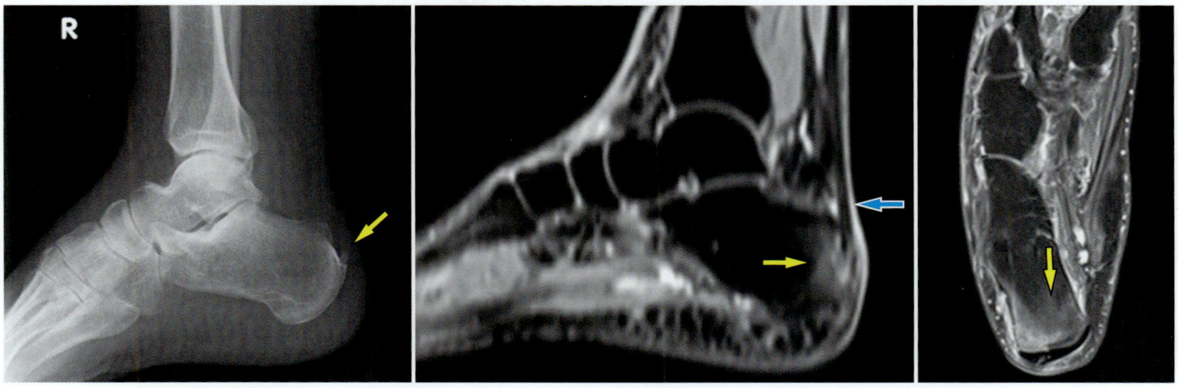

a | b | c

图4 50 多岁，男性。UC 合并 pSpA

a. 普通 X 线片。可见跟骨附着点处的骨质增生（黄色箭头）。

b、c. 造影脂肪抑制 T1 加权像。b：矢状位。c：横断面。可见提示跟腱附着点炎的炎症增强效应，范围包括跟腱周围（蓝色箭头）至跟骨（黄色箭头）。

时出现或先于肠炎症状出现。

2. 皮肤病变

0%～15% 的 IBD 患者合并皮肤病变，主要皮肤疾病包括 EN、PG、Sweet 综合征、GN 和阿弗他口腔溃疡。此外，还有一种特殊情况，即在接受 TNF-α 抗体治疗期间可能出现的反常反应（paradoxical reaction）。皮肤病变往往难以仅通过消化内科医生的判断就做出确诊，因此建议与皮肤科专科医生协作进行诊断。

1）结节性红斑（EN）

在 IBD 合并的皮肤损害中最为常见，推测其发生与对某种抗原的Ⅳ型迟发型超敏反应有关，病变表现为皮下脂肪间隔的结缔组织中淋巴细胞、组织细胞及中性粒细胞浸润引发的炎症。其中，特发性病例占比最高，达 55%，此外，还可能与感染过敏、药物反应、自身免疫性疾病或恶性肿瘤相关。肉眼观察可见，直径 1～5mm 的硬结性红斑多发于小腿伸侧，呈左右对称分布，并伴有压痛和自发性疼痛（图 5）。该病变也可发生于大腿、踝关节或上肢，但很少发生在面部或躯干。皮疹出现时常伴随发热和关节痛，与 IBD 的活动性一致，通过适当的 IBD 治疗，皮疹可完全消退且不留瘢痕。

2）中性粒细胞性皮肤病：PG、Sweet 综合征

中性粒细胞性皮肤病以 PG 和 Sweet 综合征为代表，主要表现为以中性粒细胞为主的无菌性皮肤炎症。PG 初期表现为疼痛性结节或脓疱，随后扩大、破裂并迅速发展，形成周边呈堤坝状隆起的溃疡，并伴有压痛（图 6a～d）。病变有时可延伸至脂肪组织和筋膜，可分为 5 种类型：溃疡型（下肢）、水疱型（手背、前臂、小腿）、脓疱型（头

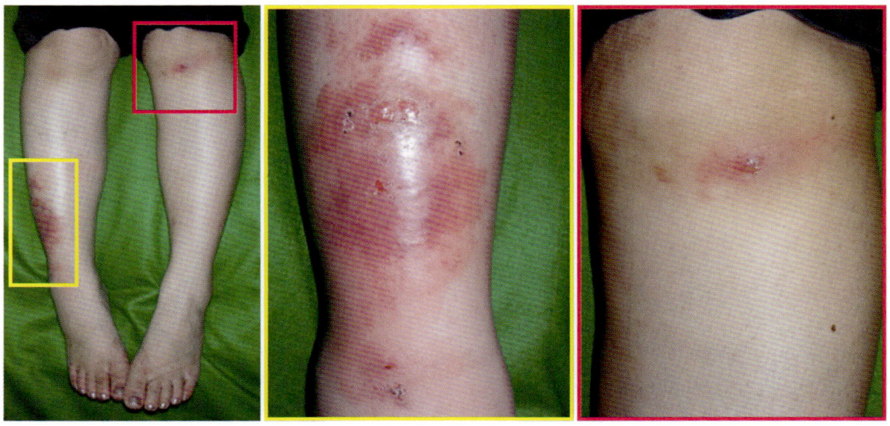

a | b | c

图5 30 多岁，女性。CD（克罗恩病）合并 EN（结节性红斑）。双下肢可见伴有疼痛的红斑
[丸山友希，猿田雅之. 腸管外合併症とその対処. 診断と治療 107（7）：819–824，2019 より転載]

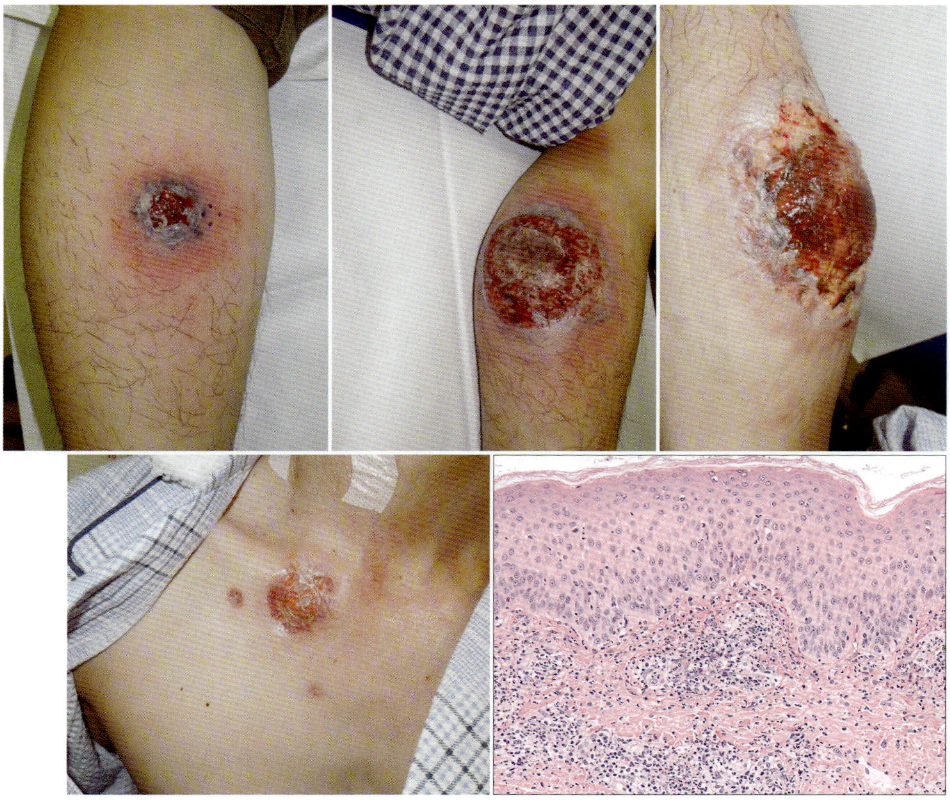

a | b | c
d | e

图6 20 多岁，男性。UC 合并 PG
a ~ c. 左小腿腓肠肌部位出现脓疱（a），数天内呈离心性扩大并形成火山口状溃疡（b），随后进一步扩大，边缘显著潮红并呈堤坝状隆起（c）。
d. 同时期在锁骨上及后颈部也出现了溃疡。
e. 皮肤活检显示，在无菌状态的组织内可见大量中性粒细胞浸润。

部、躯干、四肢）、表浅型（躯干）以及造口周围型。PG 常伴有基础疾病，如 IBD 等自身免疫性疾病。虽然有报告称其与疾病活动性无相关性，但常合并于重症 IBD 患者中。Sweet 病是一种急性发热性中性粒细胞性皮肤病，具有四大特征：发热、外周血中性粒细胞增多、四肢及头颈部出现疼痛性红斑，以及组织中无白细胞破碎性血管炎，但存在真皮层中性粒细胞优势性浸润。该病表现为面部、手足及躯干等部位出现凸起的红色皮疹。根据发病机制，该病可分为特发性、感染或 IBD、妊娠相关的经典型、恶性肿瘤伴随型以及药物诱发型。无论 PG 还是 Sweet 病，病变部位均可见大量中性粒细胞浸润（图 6e）。

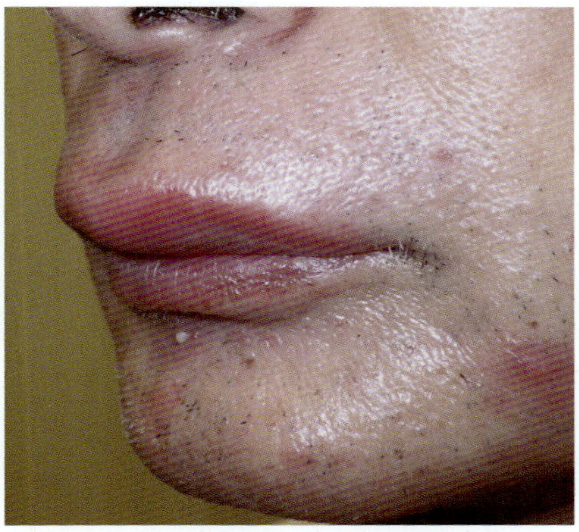

图7 60多岁，男性。CD合并GN。上唇明显肿胀，浸润严重，触之坚硬

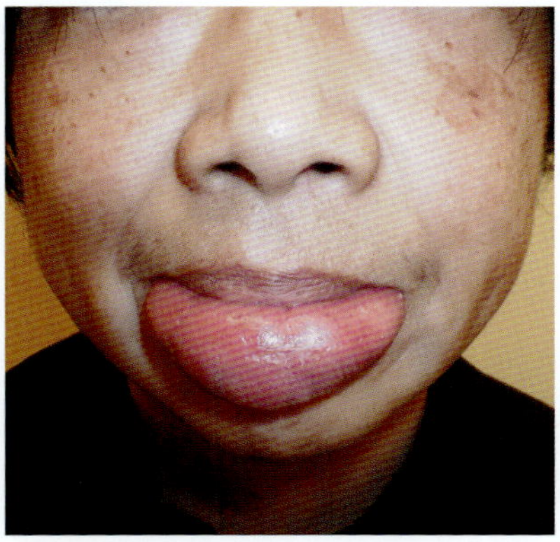

图8 50多岁，女性。UC合并GN。下唇明显肿胀，浸润严重，触之坚硬

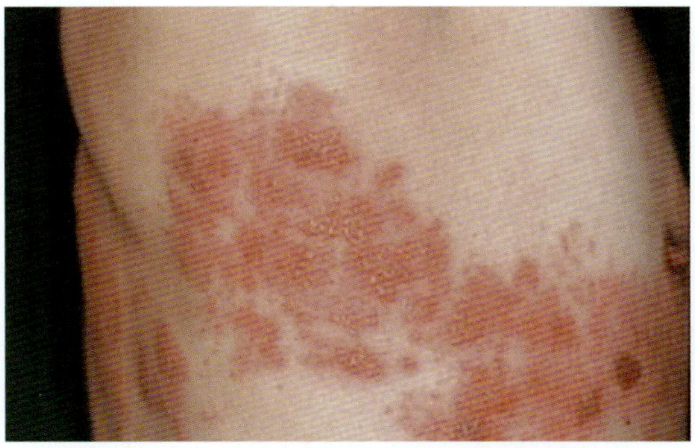

图9 40多岁，男性。非IBD患者发生的HZ。右侧胸部（单侧性）可见广泛呈带状分布的水肿性红斑和水疱

3）肉芽肿性唇炎（GN）

一种表现为嘴唇无痛性肿胀的疾病，有时会反复复发（图7，图8）。其病因多与牙源性病灶感染（51%～66%）、食物或金属过敏等相关，但也可见于结节病、IBD以及基因异常等情况。在牙源性病灶中，根尖病灶是最常见的感染部位，且病变多发生在其附近。关于病因，推测是由于被菌体致敏的T细胞迁移到唇部，同时根尖部浸润的抗原呈递细胞过度释放趋化因子和细胞因子，进而促进了肉芽肿的形成。

4）带状疱疹（HZ）

带状疱疹是由水痘-带状疱疹病毒引发的一种感染性疾病，初次感染时表现为水痘。儿童期发病的水痘通常在一周左右痊愈，但治愈后病毒仍会潜伏在体内的神经节中。随着年龄增长、压力、疲劳以及免疫力下降等因素，潜伏在神经节中的病毒可能重新激活，沿神经传播至皮肤，引发红色皮疹。患者在数日至10日内出现类似神经痛的疼痛，随后在身体一侧沿神经分布区域出现带状红色皮疹。之后，皮疹中央凹陷形成特征性的水疱，并伴有剧烈疼痛（图9）。

5）抗TNF-α抗体治疗相关的皮肤病变（矛盾反应，paradoxical reaction）

在接受抗TNF-α抗体治疗的IBD患者中，约30%会出现皮肤病变，其中10%为类似银屑病的病变。尽管该药物本身是一种银屑病治疗药物，但却可能诱发类似银屑病的病变，因此被称为“矛盾反应”。这种现象不仅见于IBD患者，也可见于银屑病和类风湿性关节炎（RA）等疾病，被认为是与药物相关的副作用之一。此类皮疹多见于四肢、躯干、头皮、手掌等部位，其发病与IBD的疾病活动性、抗TNF-α抗体的种类或给药间隔无关，有时症状类似于掌跖脓疱病（图10）。已知的风险因素包括女性、吸烟（包括既往吸烟史）等。

3. 胆胰功能障碍

1）自身免疫性胰腺炎（autoimmune pancreatitis，AIP）

IBD患者可能合并多种胰腺酶异常，包括急性胰腺炎、慢性胰腺炎、AIP以及无症状性胰酶异常等。与非IBD患者相比，IBD患者的发病率较高，但其病理状态和病因并非单一，且确切的发病率尚不明确。在AIP中，可观察到胰腺肿大和主胰管的不规则狭窄影像（图11）。AIP分为两种类型：1型表现为淋巴细胞和浆细胞浸润引起的硬化性胰腺炎，并伴有高IgG4血症，因此被归类为IgG4相关疾病；2型则以中性粒细胞导致的胰管上皮破坏为特征。在日本，AIP病例几乎均为1型，合并IBD的概率低于3%。近年来，已有研究表明，通过超声内镜引导下细针穿刺活检（endoscopic ultrasound-guided fine needle aspiration，EUS-FNA）进行组织学诊断具有重要价值。

2）无症状性胰酶异常

在 IBD 患者中，无论是否存在明显的胰腺炎症状，均可能表现出胰酶升高。在无症状的 IBD 患者中，有 11%～14% 的患者会出现胰酶升高至正常上限 2 倍以上的情况。其病因尚不明确，但有研究指出，可能与部分 IBD 治疗药物有关，如美沙拉嗪［5- 氨基水杨酸（5-aminosalicylic acid，5-ASA）］、巯嘌呤、美卡普特林、甲硝唑等。

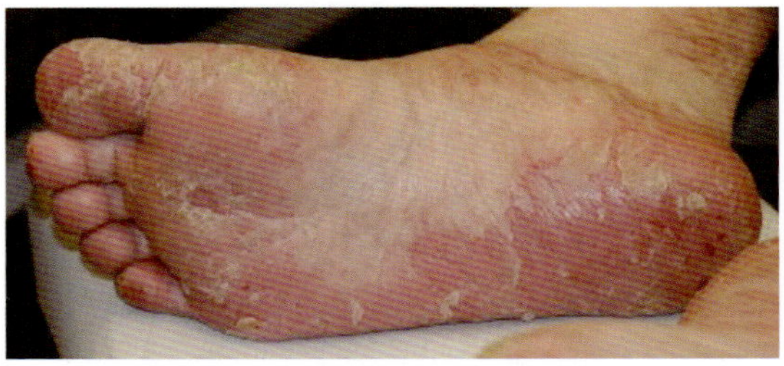

图10 60 多岁，男性。化脓性汗腺炎（非 IBD 病例）。抗 TNF-α 抗体治疗后出现矛盾反应（paradoxical reaction）。化脓性汗腺炎在使用抗 TNF-α 抗体治疗后有所改善，但之后发现足底出现了寻常型银屑病

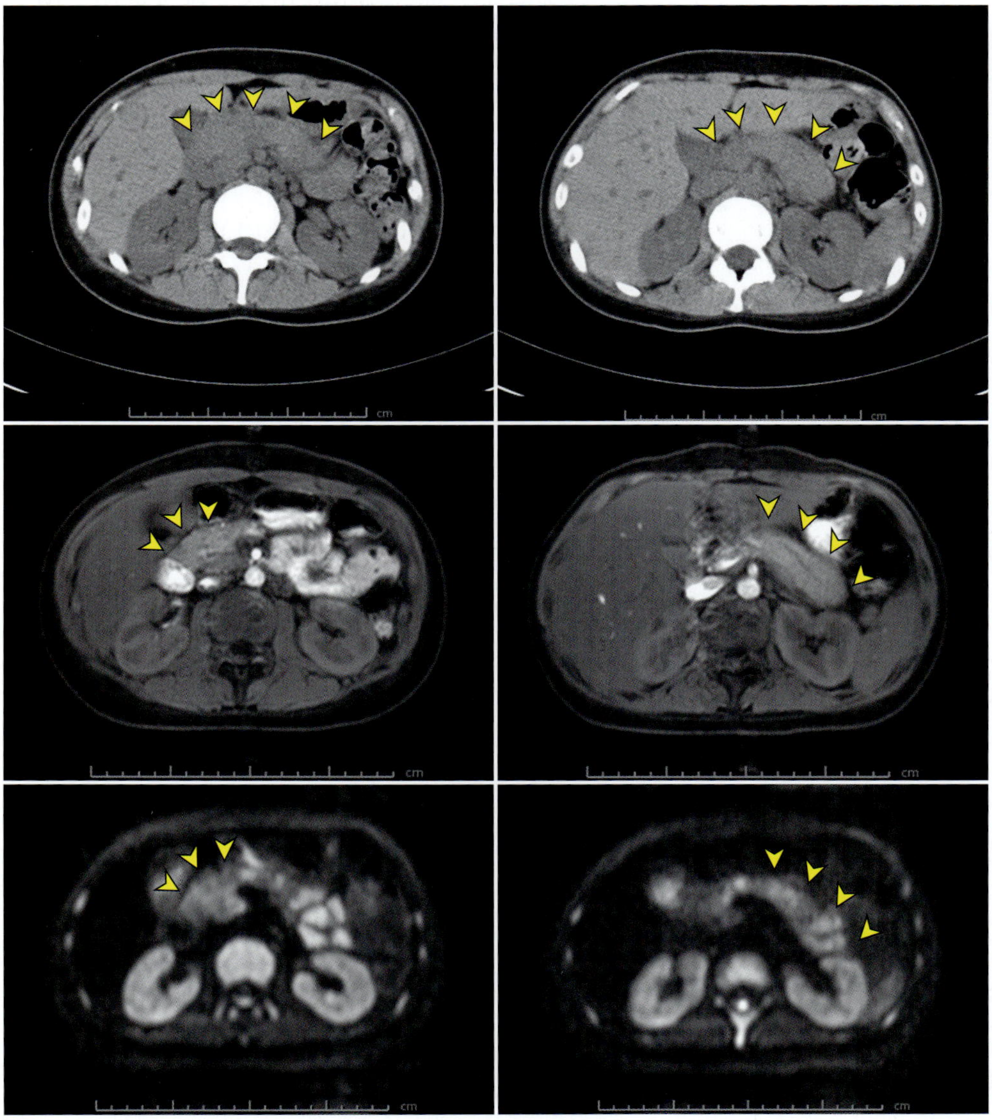

a	b
c	d
e	f

图11 20 多岁，女性。UC 合并 AIP

a、b. 腹部 CT 图像。胰腺整体轻度肿大，周围脂肪密度疑似混浊（黄色箭头）。

c、d. 腹部 MRI 脂肪抑制 T1 加权像。胰腺整体轻度肿大，表面平滑，边缘可见一层低信号区域（黄色箭头）。

e、f. 腹部 MRI 扩散加权像。胰腺呈现弥漫性肿大（黄色箭头）。

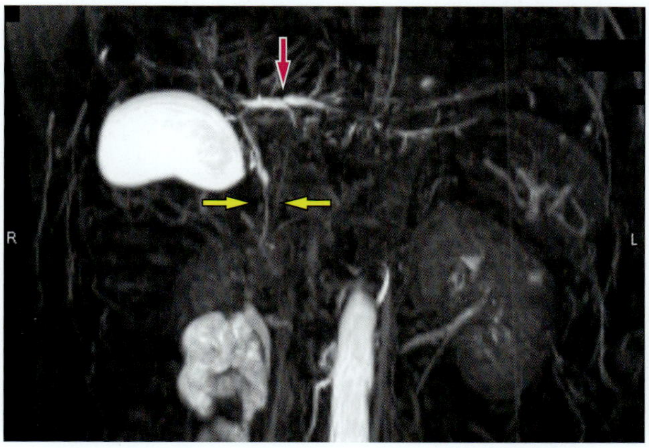

图12 40多岁，男性。合并于CD的原发性硬化性胆管炎（PSC）的腹部MRCP图像。胆总管腔虽平滑，但整体呈现狭窄（黄色箭头），左肝内胆管可见轻度扩张（红色箭头）

3）原发性硬化性胆管炎（PSC）

合并PSC的IBD的病理特征包括：①直肠无炎症（直肠豁免），②表现为右侧结肠为主的炎症，③伴有逆行性回肠炎（倒灌性回肠炎），④大肠癌的发病风险较高。在临床实践中，如果发现胆管酶持续升高，通常会进行腹部超声检查（ultrasound，US）、CT、MRCP（磁共振胰胆管造影）等检查，以确认是否存在胆管狭窄、扩张等特征性胆管影像（图12）。与可引起小胆管炎的原发性胆汁性胆管炎（PBC）不同的是，PSC的抗线粒体抗体为阴性，且其主要表现为肝内和肝外大胆管的炎症，由此可以进行鉴别诊断。

4. 肾尿路障碍

在肾尿路障碍中，可能会出现肾结石或珊瑚状结石。在IBD患者中，有2%～12%会形成尿路结石（包括尿酸结石）。其诱发因素包括：①尿量减少或水分摄入不足，②尿中尿酸排泄量增加，③酸性尿。特别是，在小肠切除术后或存在回肠瘘的IBD患者中，由于肠道会大量丢失碳酸氢根离子和水分，肾脏为了促进酸的排泄而进行代偿，从而导致尿pH降低以及餐后尿碱化现象消失。再加上慢性腹泻，就会引发脱水、尿液浓缩，进而容易形成尿酸结石。肾结石在肾脏内增大并形成铸状的结石被称为珊瑚状结石，有时会几乎填满肾盂和肾盏（图13）。

5. 血管病

1）高安动脉炎（TA）

血管炎是一种引起全身各种血管壁炎症的疾病，包括以血管炎为主要病变的原发性血管炎（血管炎症综合征）以及伴随其他疾病出现的继发性血管炎，而伴随IBD出现的血管炎属于继发性。血管炎症综合征根据受累血管的口径可分为大血管炎、中血管炎和小血管炎。其中，大血管炎主要累及大动脉及其主要分支动脉，包括大动脉炎和巨细胞动脉炎。中血管炎包括结节性多动脉炎和川崎病，小血管炎则包括抗中性粒细胞胞浆抗体（anti-neutrophil cytoplasmic antibody，ANCA）相关性血管炎以及免疫复合物性小血管炎（如IgA血管炎等）。在ANCA相关性血管炎和IgA血管炎中，常高频观察到与IBD不同的多种消化道病变。有研究报道，在IBD中，TA的合并发病率较高，6%～9%的TA患者合并有IBD。而合并TA的UC（图14）患者发病年龄相较于未合并TA的UC患者更年轻，且携带疾病易感性基因HLA-B*52:01的比例更高。此外，除HLA基因外，还有其他遗传因子在这两种疾病中是共有的。

2）血栓栓塞症［静脉血栓症（VT），动脉血栓症（AT）］

在EIM中，血栓栓塞症不仅会导致严重的后遗症，有时还会危及生命，因此是非常重要的病症。在国外，动脉血栓症（AT）的发生率被认为低于静脉血栓症（VT），但针对日本国内32家主要的IBD诊疗机构开展的问卷调查显示，VT的发生率为0.95%，而AT的发生率为0.83%，两者几乎相同。此外，AT的所有病例均为缺血性心脏病和脑血管病（图15），其中缺血性心脏病被证实是重症及相关死亡的风险因素。IBD患者静脉血栓症（VT）的发病率是健康人群或非IBD患者

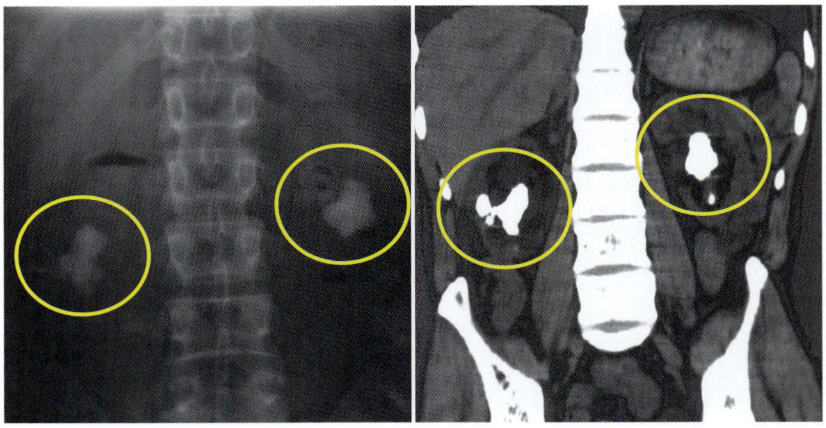

a | b

图13 50 多岁，男性。合并于 CD 的肾结石及珊瑚状结石。在双侧肾盂中发现鹿角形聚集并形成结块的肾结石

a. 腹部单纯 X 线影像。

b. 腹部 CT 影像。

［丸山友希，猿田雅之. 肠外并发症及其处理.《诊断与治疗》107（7）：819–824，2019，经转载］

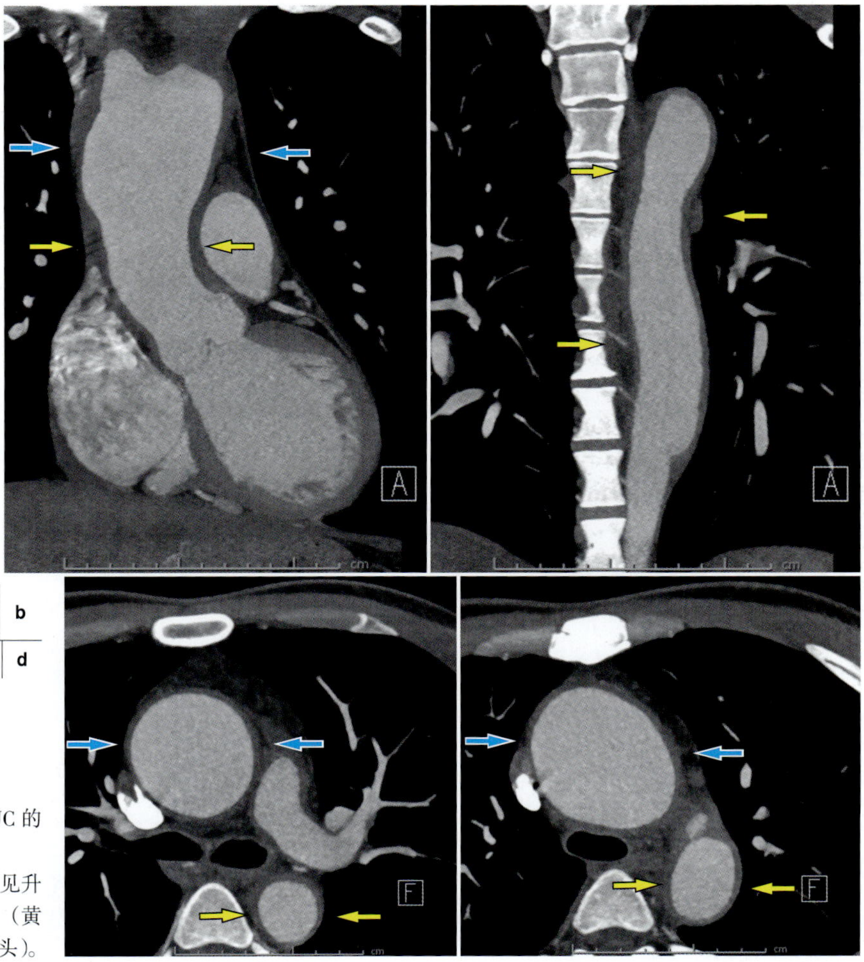

a | b
c | d

图14 20 多岁男性，合并 UC 的 TA

a ~ d. 胸部造影 CT 影像。可见升主动脉至降主动脉管壁增厚（黄色箭头），管腔扩张（蓝色箭头）。

的 2 ~ 3 倍，其中包括因血栓栓塞导致肺动脉闭塞的肺血栓栓塞症，以及深静脉内形成血栓的深静脉血栓症（图 16）。在住院的 UC 患者中，发病率为 16.9%。其风险因素包括：年龄 50 岁以上、中心静脉导管留置、使用类固醇药物、手术史、低白蛋白血症（≤ 3.0g/dL）、C 反应蛋白（CRP）升高（CRP ≥ 1.0mg/dL）以及 D– 二聚体升高（≥ 1.5ng/μL）。此外，重症及与血栓相关死亡的风险因素包括：45 岁以下发病、VT 发生的部位（肺栓塞、门静脉血栓、肠系膜静脉血栓、脑静脉窦血栓症）、中度至重度的疾病活动性升高；而抗 TNF–α 抗体则被确定为抑制因子。由于尚未确立针对 UC 等 IBD 患者 VT 的预防方法或早期检测方法，因此对于活动性较高的住院患者，建议在入院时通过血

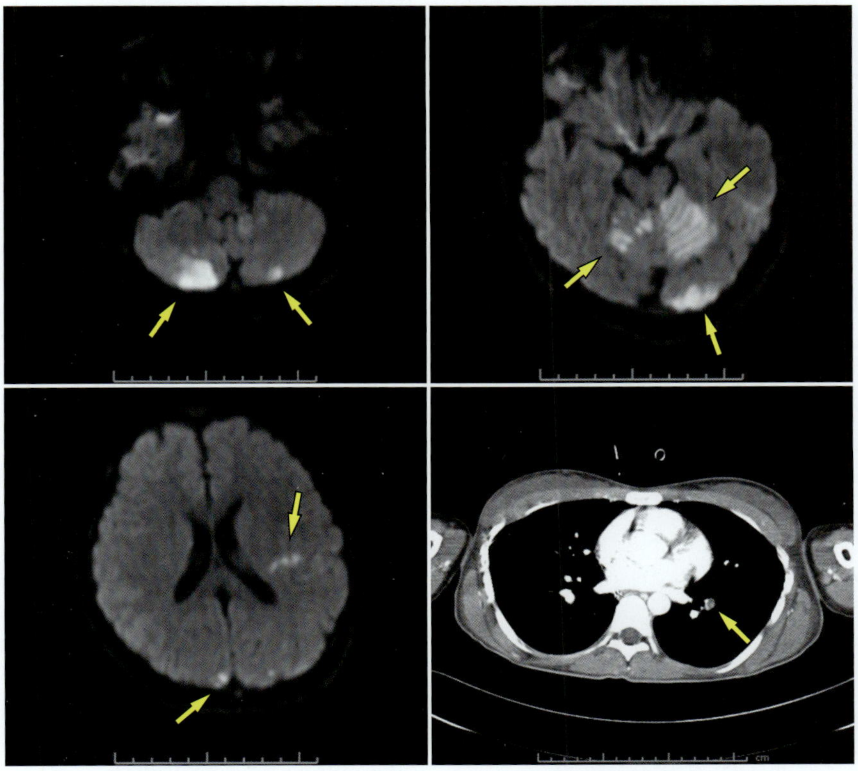

a | b
c | d

图15 20多岁女性，合并UC的多发性脑梗死及肺动脉血栓（肺AT）

a～c. 头部MRI弥散加权像。双侧小脑半球及大脑半球可见多个高信号区域，诊断为多发性栓塞性梗死。梗死灶跨越不同血管支配区域，提示可能由凝血异常引起的心脏或主动脉弓来源的栓塞性梗死（黄色箭头）。

d. 胸部造影CT像。左肺动脉可见血栓及栓塞征象（黄色箭头）。

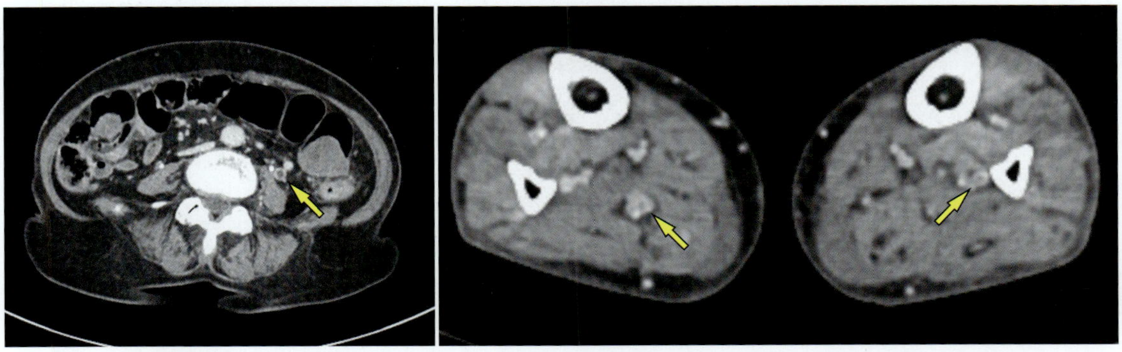

a | b

图16 70多岁，女性。UC合并卵巢静脉血栓及小腿静脉血栓的增强CT图像。左卵巢静脉及双侧小腿静脉可见血栓（黄色箭头）

液检查进行D-二聚体的筛查性检测。若D-二聚体水平偏高，应进行监测，同时进行下肢超声检查或全身造影CT扫描，以确认是否存在血栓。

6. 眼部疾病

主要的并发症包括表层巩膜炎、巩膜炎和葡萄膜炎。

1）葡萄膜炎

葡萄膜是构成眼球中膜的虹膜、睫状体和脉络膜的总称，由于血流丰富，容易发生炎症。在IBD中的合并率为0.5%～3.5%，是仅次于表层巩膜炎的常见眼部并发症。根据主要的炎症部位，葡萄膜炎可分为4类：前葡萄膜（虹膜和睫状体）炎、中间葡萄膜（玻璃体和睫状体平坦部）炎、后葡萄膜（视网膜和脉络膜）炎，以及全葡萄膜（从前眼到后眼的眼球整体）炎。在IBD中，以前葡萄膜炎较为常见（图17）。葡萄膜炎通常双眼迅速发病，主要症状包括充血、眼痛、畏光和视物模糊等。当中部或后部发生炎症时，会出现飞蚊症和视力下降，在急性期可见前房积脓，这有助于诊断。葡萄膜炎与IBD的疾病活动性基本上无相关性，但在CD中，部分病例的病情严重程度与葡萄膜炎的发作存在相关性。

2）表层巩膜炎、巩膜炎

表层巩膜是位于眼球结膜与巩膜之间的富含血

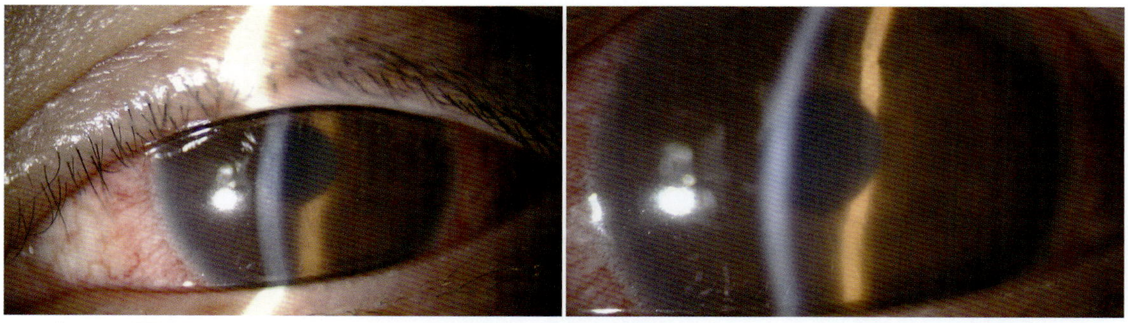

a | b 图17 40岁，女性。合并UC的葡萄膜炎的眼科诊查结果。球结膜充血，伴有睫状体充血和前眼部见炎症细胞

管的疏松结缔组织。表层巩膜炎在眼部并发症中发病率最高（2%～5%），且多见于女性。主要症状包括严重充血、异物感、流泪和眼痛等，其发病与IBD的活动性相关，但也有部分病例在未经治疗的情况下自然消退。一般来说，表层巩膜炎的视力预后良好，对视功能的影响很小。另一方面，巩膜炎在IBD中的合并率<1%，属于较为罕见的并发症，但其症状比表层巩膜炎更为严重，表现为剧烈的眼痛、巩膜血管充血和迂曲、放射至面部的疼痛、流泪以及畏光等。若不进行治疗，有可能导致失明。巩膜炎根据发病部位可分为前巩膜炎和后巩膜炎，并根据炎症的性质进一步分为弥漫性、结节性和坏死性巩膜炎。在重症病例或长期炎症病例中，巩膜变薄的部位可能会膨隆，巩膜下的葡萄膜变得可见，呈现出青紫色的斑点。

结语

本文就IBD的肠外并发症（EIM）进行了概述，重点介绍了临床上较为常见的关节病变、皮肤病变、胆胰功能障碍、肾结石、血管病变以及眼部疾病等肠外表现的特征。在各类EIM中，有些类型的EIM可能比IBD本身的活动性更为严重，甚至可能影响生命预后。此外，有时EIM的发现也可能成为诊断IBD的契机，因此正确理解这些表现非常重要。由于某些EIM需要器官方面的专业知识及治疗，因此咨询其他科室的专科医生，并共同商讨治疗方案也非常重要。

文献

[1] Vavricka SR, Rogler G, Gantenbein C, et al. Chronological order of appearance of extraintestinal manifestations relative to the time of IBD diagnosis in the Swiss inflammatory bowel disease cohort. Inflamm Bowel Dis 21: 1794-1800, 2015.

[2] 厚生労働科学研究費補助金 難治性疾患等政策研究事業「難治性炎症性腸管障害に関する調査研究」(久松班). 潰瘍性大腸炎・クローン病診断基準・治療指針 令和5年度改訂版. 13. 炎症性腸疾患の腸管外合併症治療指針（2024年3月改訂). pp 57-74，2024. http://www.ibdjapan.org/pdf/doc15.pdf（2024年9月11日閲覧）.

[3] Ⅱ da T, Hida T, Matsuura M, et al. Current clinical issue of skin lesions in patients with inflammatory bowel disease. Clin J Gastroenterol 12: 501-510, 2019.

[4] Herbert J, Teeter E, Burstiner LS, et al. Urinary manifestations in African American and Caucasian inflammatory bowel disease patients: a retrospective cohort study. BMC Urol 22: 1, 2022.

[5] Ando K, Fujiya M, Watanabe K, et al. A nationwide survey concerning the mortality and risk of progressing severity due to arterial and venous thromboembolism in inflammatory bowel disease in Japan. J Gastroenterol 56: 1062-1079, 2021.

[6] Mady R, Grover W, Butrus S. Ocular complications of inflammatory bowel disease. ScientificWorldJournal 2015: 438402, 2015.

[7] Karreman MC, Luime JJ, Hazes JMW, et al. The prevalence and incidence of axial and peripheral spondyloarthritis in inflammatory bowel disease: a systematic review and meta-analysis. J Crohns Colitis 11: 631-642, 2017.

[8] Sieper J, van der Heijde D, Landewé R, et al. New criteria for inflammatory back pain in patients with chronic back pain: a real patient exercise by experts from the Assessment of SpondyloArthritis international Society (ASAS). Ann Rheum Dis 68: 784-788, 2009.

[9] 猿田雅之. 総括：合併症・副作用への対策プロジェクト「炎症性腸疾患と合併症としての関節症状の実態調査（一次調査)」. 厚生労働科学研究費補助金 難治性疾患等政策研究事業「難治性炎症性腸管障害に関する調査研究」(鈴木班). 平成30年度総括・分担研究報告書，2019.

[10] 猿田雅之. 脊椎関節炎（特集 炎症性腸疾患 update；炎症性腸疾患の治療；合併症の診断とマネージメント). 日臨 80: 504-509, 2022.

[11] 丸山友希，猿田雅之. 腸管外合併症とその対処. 診断と治療 107 (7)：819-824，2019.

[12] 日本痛風・尿酸核酸学会ガイドライン改訂委員会（編). 高尿酸血症・痛風の治療ガイドライン，第3版［2022年追補版］. 第2章6尿路結石. 診断と治療社，pp 36-38，2022.

[13] Terao C, Matsumura T, Yoshifuji H, et al. Takayasu arteritis and

ulcerative colitis: high rate of co-occurrence and genetic overlap. Arthritis Rheumatol 67: 2226–2232, 2015.

[14] Ando K, Fujiya M, Nomura Y, et al. The incidence and risk factors of venous thromboembolism in Japanese inpatients with inflammatory bowel disease: a retrospective cohort study. Intest Res 16: 416–425, 2018.

[15] Vavricka SR, Brun L, Ballabeni P, et al. Frequency and risk factors for extraintestinal manifestations in the Swiss inflammatory bowel disease cohort. Am J Gastroenterol 106: 110–109, 2010.

[16] Troncoso LL, Biancardi AL, de Moraes Jr HV, et al. Ophthalmic manifestations in patients with inflammatory bowel disease: a review. World J Gastroenterol 23: 5836–5848, 2017.

总结

炎症性肠疾病的肠外并发症

Masayuki Saruta1), Takenori Yonenaga[2],
Takeshi Fukuda, Hiroya Ojiri,
Yoshinori Umezawa[3], Michie Katsuta,
Akihiko Asahina, Kosuke Ichihara[4],
Yoichiro Masuda, Tadashi Nakano

炎症性肠疾病（IBD）如溃疡性结肠炎和克罗恩病会引发多种并发症，根据发病部位可分为“肠道表现”和“肠外表现”。肠道狭窄、瘘管及消化道肿瘤属于肠道表现；而在关节、皮肤、肝胆胰腺、肾泌尿系统、血管、眼睛等系统性器官发生的病变则构成肠外表现。具体而言，脊柱关节炎、结节性红斑、坏疽性脓皮病、带状疱疹、自身免疫性胰腺炎、原发性硬化性胆管炎、肾泌尿系统结石、血管炎和葡萄膜炎是常见的肠外表现。另外，伴随疾病进展发生的血栓栓塞可能比 IBD 本身更严重，需及时干预处理。

[1] Division of Gastroenterology and Hepatology, Department of Internal Medicine, The Jikei University School of Medicine, Tokyo.

[2] Department of Radiology, The Jikei University School of Medicine, Tokyo.

[3] Department of Dermatology, The Jikei University School of Medicine, Tokyo.

[4] Department of Ophthalmology, The Jikei University School of Medicine, Tokyo.

炎症性肠疾病的诊断

炎症性肠疾病的病理诊断

藤原美奈子[1]
谷口義章[2]
立石悠基

摘要●炎症性肠疾病的肉眼所见形态多样，是多种组织学表现的综合结果。因此，理解肉眼表现与相对应的组织学表现，对于炎症性肠疾病的病理诊断而言十分重要。溃疡性结肠炎肉眼表现的基本特征为：①连续性的褐色黏膜；②不规则颗粒状黏膜；③多发糜烂、小溃疡；④假性息肉形成。其组织学表现的基本特征为：①伴有基底部浆细胞增多的连续性慢性活动性炎症；②伴有隐窝底部破坏的隐窝脓肿；③沟状黏膜缺损；④广泛溃疡所导致的岛状残留黏膜。克罗恩病肉眼表现的基本特征为：①阿弗他溃疡；②小溃疡、地图状溃疡；③小肠系膜附着侧或结肠带上的纵行溃疡；④鹅卵石样改变、炎症性息肉。克罗恩病的基本组织学特征是以淋巴细胞聚集为主的肠壁全层炎症，并伴有非干酪性类上皮细胞肉芽肿。其基本的肉眼表现与对应的组织学表现包括：①黏膜肌层周围的淋巴滤泡性活动性炎症；②局限性重度炎症和黏膜破坏导致的裂隙；③纵行溃疡；④因不连续溃疡形成的岛状残存黏膜。活检组织诊断的关键在于是否存在伴有隐窝扭曲和基底部浆细胞增多（basal plasmacytosis）的弥漫性致密慢性炎症。在诊断克罗恩病时，需注意炎症的巢状至不均衡性分布以及肉芽肿的评估。

关键词 炎症性肠疾病　溃疡性结肠炎　克罗恩病　肉眼所见表现　组织学表现

[1] 国立病院機構九州医療センター臨床検査科・病理診断科
〒810-8563 福岡市中央区地行浜 1 丁目 8-1
E-mail : fujiwara.minako.jf@mail.hosp.go.jp
[2] 九州大学大学院医学研究院形態機能病理学

前言

炎症性肠疾病（inflammatory bowel disease，IBD）不同于肿瘤，其形态可能随着时间的推移或药物治疗而轻易发生变化。因此，肉眼所见特征丰富多样，在对 IBD 进行病理诊断时，必须在充分留意病程、症状以及影像学检查所见等临床信息的基础上，对肉眼所见特征和组织学表现进行详细观察。狭义上的炎症性肠疾病（IBD）指溃疡性结肠炎（ulcerative colitis，UC）和克罗恩病（Crohn's disease，CD），而广义上的 IBD 还包括缺血性肠炎、肠结核以及肠白塞病（Behçet 病）等。即使充分关注临床信息，这些疾病之间的鉴别有时仍然较为困难。

基于详细的肉眼观察，渡边等人以及味冈将溃疡性结肠炎多彩多样的肉眼表现分为以下六型：①纵行溃疡型；②环形溃疡型；③圆形溃疡型；④鹅卵石样及炎症性息肉样型；⑤水肿、发红、出

表1 炎症性肠疾病的肉眼表现分类与鉴别疾病

肉眼表现	鉴别疾病
纵行溃疡	
小肠（肠系膜附着侧）	克罗恩病
小肠（肠系膜对侧）	缺血性肠炎，肠白塞病（单纯性溃疡）
大肠（结肠带侧）	缺血性肠炎，闭塞性肠炎，克罗恩病，溃疡性结肠炎，抗生素相关性出血性大肠炎，PPI 相关胶原性结肠炎
环形溃疡	肠结核，非特异性多发性小肠溃疡症（CEAS），缺血性肠炎，闭塞性肠炎，阿米巴结肠炎，放射性肠炎（晚期），克罗恩病，急性出血性直肠溃疡
圆形・卵圆形溃疡	肠白塞病（单纯性溃疡），结核，肠热病，缺血性肠炎，闭塞性肠炎，克罗恩病，埃希菌肠炎，憩室炎，黏膜脱垂综合征（溃疡型），阿米巴结肠炎，真菌病，粪性溃疡，NSAIDs 肠炎，淀粉样变性
鹅卵石样・炎症性息肉	
鹅卵石样	克罗恩病，埃希菌肠炎，缺血性结肠炎
鹅卵石样 + 炎症性息肉	克罗恩病
炎症性息肉	溃疡性结肠炎，克罗恩病，感染性大肠炎，肠结核，肠白塞病（单纯性溃疡）
水肿、发红、糜烂	溃疡性结肠炎，缺血性肠炎，抗生素相关性出血性肠炎，感染性肠炎（弯曲菌，沙门氏菌，黄色葡萄球菌，副溶血性弧菌，埃希氏菌等），伪膜性大肠炎，淀粉样变性，放射性肠炎（初期），黏膜脱垂综合征（平坦型）
肿瘤样隆起（多发隆起）	黏膜脱垂综合征（隆起型），帽状息肉，Cronkhite-Canada 综合征，子宫内膜异位症，软斑症，憩室炎

PPI：质子泵抑制剂（proton pump inhibitor）；CEAS：与 SLCO2A1 基因相关的慢性肠病（chronic enteropathy associated with SLCO2A1 gene）；NSAIDs：非甾体抗炎药（non-steroidal anti-inflammatory drugs）

（渡辺英伸，他．病理から見た分類困難な炎症性腸疾患．胃と腸 24：1105–1117, 1989；味岡洋一．炎症性腸疾患の鑑別診断—病理学的アプローチ．胃と腸 56：1509–1518, 2021 より一部改変して転載）

血及糜烂型；⑥肿瘤样隆起型（多发性息肉样病变）。同时，还指出根据基本肉眼表现归属于哪一型，可在肉眼层面进行鉴别诊断。其中，纵行溃疡相较于其他肉眼表现具有优先性，若纵行溃疡合并其他肉眼表现，则归类为纵行溃疡型。通过按照前述顺序确定优先级别来整理肉眼表现，并进行细致观察，从而能够根据炎症性肠疾病的肉眼表现来缩小鉴别疾病的范围（表1）。如果认为肉眼表现是组织学表现的累积反映，那么或许可以推测，与这些肉眼表现相对应的组织学表现可能归属于各种疾病。

本文基于迄今为止众多关于炎症性肠疾病（IBD）肉眼表现和组织学特征描述的报告，概述 UC 切除标本的肉眼表现及其组织学表现、CD 切除标本的肉眼表现及其组织学表现，并探讨活检组织学诊断的要点。

UC 切除标本的肉眼表现和组织学表现

UC 原则上从直肠向口侧连续且弥漫性地形成糜烂和溃疡。炎症的主要部位位于黏膜固有层至黏膜下层，在活动期，根据病变范围，可分为炎症越过脾曲部到达盲肠的全结肠炎型、未越过脾曲部的左侧结肠炎型、局限于直肠的直肠炎型，以及罕见的仅右侧结肠出现糜烂和溃疡的右侧结肠炎型或局限性肠炎型，但无论哪种类型，炎症部与非炎症部的界限都相对清晰（图1）。通常，炎症不会累及回肠，如果在小肠发现病变，大多数情况下可以排除 UC，但罕见情况下炎症会越过回盲瓣波及回肠，这种情况被称为倒灌性回肠炎（backwash ileitis）。

1. 活动期 UC 的肉眼表现

UC 的肉眼观察表现主要为：①连续性的发红调（在福尔马林固定样本中呈现褐色调）粗糙黏膜（图 2a），②不规则颗粒状黏膜（图 2b），③多发性糜烂和小型溃疡（图 2c），④地图状扩展的

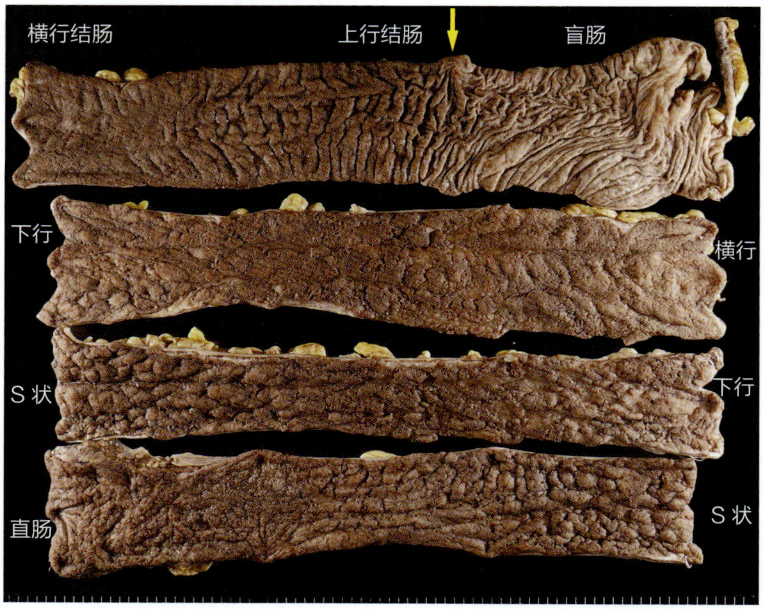

图1 UC全结肠炎型，结肠全切除标本肉眼表现。在升结肠近段（推测为肝曲部附近），白色调黏膜（非炎症部位）与褐色调黏膜（炎症部位）界限清晰（黄色箭头）

凹陷性溃疡和残存黏膜形成的假性息肉病（pseudo-polyposis）（图2d）。按照①～④的顺序进展，这些特征以各种形式混合存在，并呈现出连续性和弥漫性的分布，这是UC的典型表现。在UC的长期病程中，常常会出现铅管状的弥漫性狭窄，但出现区域性肠管狭窄的情况较少见。此外，在反复发生炎症与修复的过程中，上皮细胞的增生会变得明显，形成一种特殊的形态，称为巨大炎症性息肉病（giant inflammatory polyposis）或丝状炎症性息肉病（filiform inflammatory polyposis）的特殊表现（图2e）。这些病变可能引发肠梗阻或肠套叠，需要与癌症进行鉴别诊断。

2. 活动期UC的组织学特征

呈现上述肉眼表现的UC的组织学特征为：①伴有基底部浆细胞增多（basal plasmacytosis）的全层黏膜高度慢性活动性炎症；②伴有隐窝底部破坏的隐窝脓肿；③沟状黏膜缺损；④假性息肉。

1）伴有基底部浆细胞增多的全层黏膜高度慢性活动性炎症（图3a）

在UC中，典型的病理表现为黏膜固有层可见显著的中性粒细胞浸润，有时伴有嗜酸性粒细胞浸润，并且与肉眼表现类似，病变从直肠开始呈连续性和弥漫性分布。当中性粒细胞浸润到隐窝上皮时，会引发隐窝炎，并导致上皮损伤，引起细胞内黏液减少（杯状细胞耗竭，goblet cell depletion）。

2）伴有隐窝底部破坏的隐窝脓肿（图3b）

当隐窝炎发展到严重程度时，隐窝腔内会形成伴有中性粒细胞和坏死物的隐窝脓肿。在UC中，由于黏膜中层至深层的严重炎症，常伴随隐窝侧壁或隐窝底部的破坏。UC特有的隐窝脓肿通常较大，并且隐窝底部的破坏尤为显著。

3）沟状黏膜缺损（图3c）

当隐窝的破坏累及黏膜全层时，黏膜会呈沟状缺损，而被沟槽包围的残存黏膜组织则形成颗粒状黏膜，可通过肉眼观察到。在隐窝底部破坏后，隐窝损伤的修复过程中，再生的隐窝会朝着不规则的方向生长。这种不规则再生的隐窝表现为隐窝扭曲（crypt distortion）。

4）假性息肉（图3d）

当黏膜缺损从沟状相互愈合形成地图状，并出现区域性溃疡时，岛状残留的黏膜会相对隆起，呈现息肉样的外观。当这种现象广泛分布时，即形成假性息肉病（pseudo-polyposis）。溃疡通常达到Ul-Ⅱ级，但部分区域可能发展为Ul-Ⅲ级。在溃疡化的部位，炎症可累及黏膜下层至固有肌层表层，但不会发展为累及浆膜的全层性炎症。

3. 缓解期UC

在缓解期UC中，黏膜呈萎缩状态，皱襞消失，管腔狭窄。从组织学角度来看，隐窝炎、隐窝脓肿等活动性炎症消退，黏膜固有层仅可见淋巴细

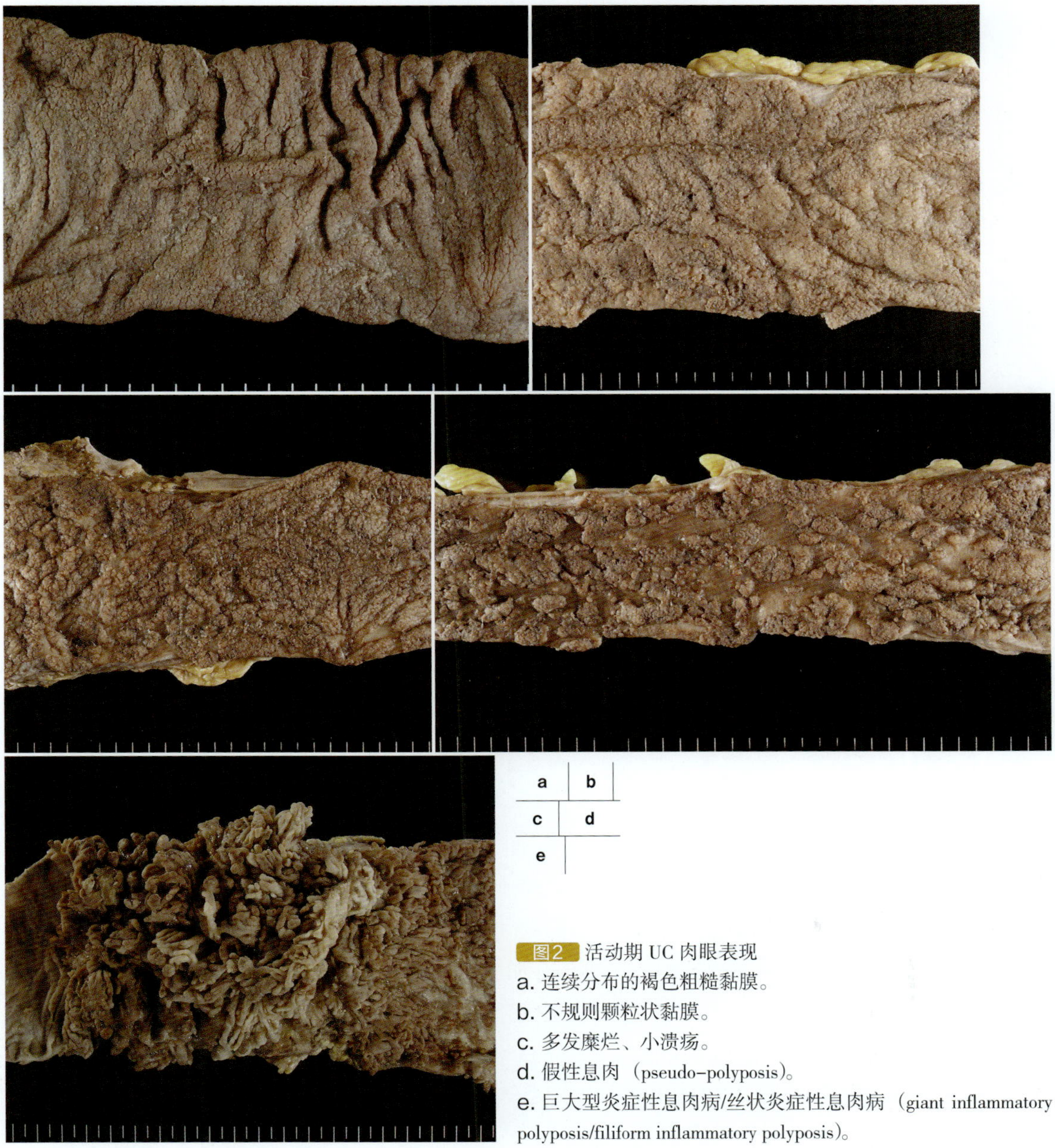

图2 活动期 UC 肉眼表现

a. 连续分布的褐色粗糙黏膜。

b. 不规则颗粒状黏膜。

c. 多发糜烂、小溃疡。

d. 假性息肉（pseudo-polyposis）。

e. 巨大型炎症性息肉病/丝状炎症性息肉病（giant inflammatory polyposis/filiform inflammatory polyposis）。

胞等单核性炎症性细胞稀疏浸润，中性粒细胞浸润不再明显。隐窝上皮的黏液产生能力会逐渐恢复并接近正常状态。然而，再生的隐窝形状通常难以完全恢复正常，即使在缓解期仍然可以观察到隐窝扭曲。此外，黏膜萎缩以及左侧结肠中出现的潘氏细胞化生也被认为是既往慢性持续性炎症的重要遗留表现。此外，隐窝底部与黏膜肌层之间会出现间隙，有时在黏膜固有层内也能观察到轻微的疏松纤维化。这种变化被认为是溃疡修复过程中出现的变化，同时还可以在不同程度上观察到黏膜肌层的肥厚、错综以及黏膜下层的纤维化。不过，如果活动期炎症的程度较轻，或者处于长期缓解状态时，组织可能会修复到几乎与正常组织无法区分的程度。

CD 切除标本的肉眼表现与组织学表现

CD 的特征是病变可累及整个消化道，表现为非连续性和区域性病灶，尤其好发于末端回肠至回盲部，有时会伴有回盲瓣破坏（图4）。与 UC 不同，克罗恩病的基本病理特征是全层肠壁炎症，以淋巴细胞聚集为主，并常伴有非干酪性类上皮细胞肉芽肿。

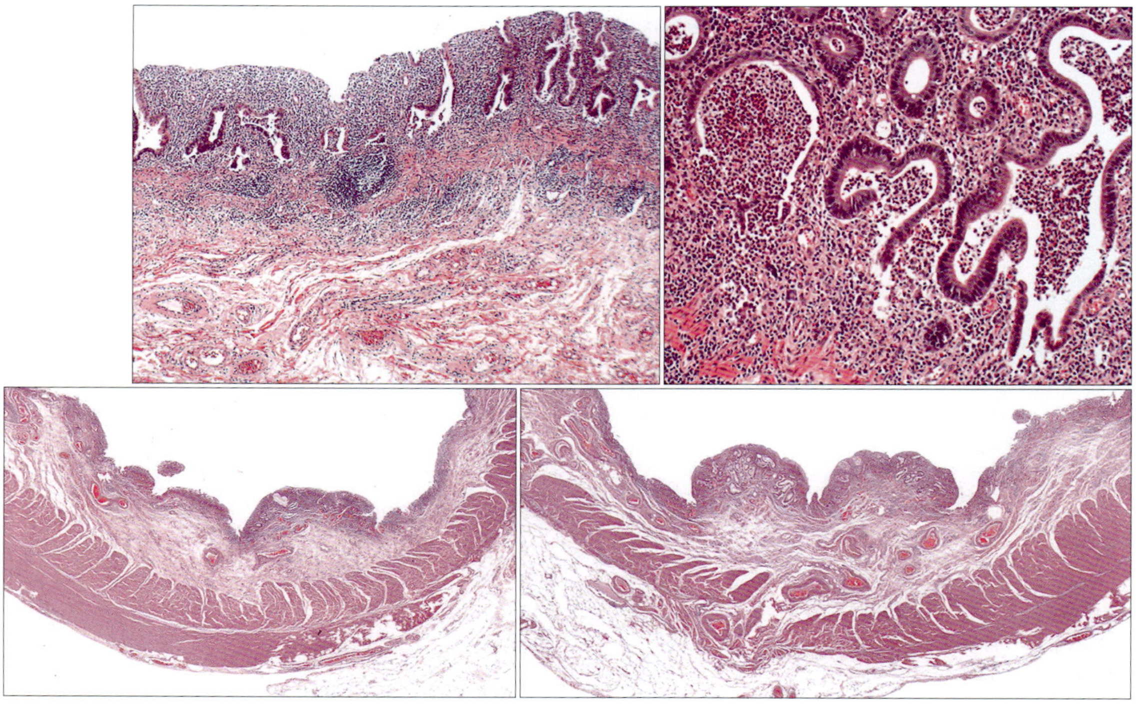

图3 活动期 UC 的组织学图像
a. 伴有基底浆细胞增多症的黏膜全层高度慢性活动性炎症。
b. 伴有隐窝底部破坏的隐窝脓肿。
c. 沟状黏膜缺损。
d. 假性息肉。

1. CD 组织学表现的基本特征

CD 组织学表现的基本特征为：①以淋巴细胞聚集为主的全层性炎症；②非干酪性类上皮细胞肉芽肿；③裂隙状溃疡（fissuring ulcer）。

1）以淋巴细胞聚集为主的全层性炎症（图 5a）

CD 的炎症特征之一是消化管壁从黏膜到浆膜（外膜）的全层性炎症。如图 5a 所示，在克罗恩病中，消化管壁常可见散在的淋巴细胞聚集灶。然而，全层性炎症也可见于肠结核、白塞病以及缺血性肠炎等疾病，因此不具有特异性。但当大肠 CD 肉眼上难以与 UC 进行鉴别时，这一点被认为是有助于鉴别的特征之一。

此外，伴有淋巴细胞聚集和非干酪性类上皮细胞肉芽肿的全层性炎症是 CD 中最重要的组织学特征。而类上皮细胞肉芽肿在淋巴管内聚集形成的闭塞性淋巴管炎也是常被观察到的特征性表现。

2）非干酪性类上皮细胞肉芽肿（图 5b）

CD 特有的类上皮细胞肉芽肿通常被认为是小型、孤立性、非融合性的，由具有类圆形细胞核和弱嗜酸性细胞质的类上皮细胞，以及朗格汉斯巨细胞或多核异物巨细胞紧密聚集而成，且周围缺乏淋巴细胞环。但这并非是绝对的。

在 CD 中，有时也可见到类似于肠结核的大型且相互有愈合倾向的肉芽肿（图 6a）。因此，在与肠结核的鉴别诊断中需要加以注意。不过，只要记住肠结核中总是伴有干酪样坏死的干酪性类上皮细胞肉芽肿（图 6b），鉴别起来就会很容易。同样地，伴有肉芽肿的耶尔森菌肠炎由于中心伴有脓肿形成，因此鉴别较为容易（图 6c）。CD 的肉芽肿，多见于淋巴滤泡或淋巴细胞聚集巢。

3）裂隙状溃疡（fissuring ulcer）（图 5c）

狭窄的裂隙状溃疡，周围被含有坏死组织的炎症性细胞和肉芽组织所包围。有时可伴有类上皮细胞肉芽肿或多核巨细胞，若累及浆膜，则可能形成瘘管。

2. CD 的肉眼表现

CD 的肉眼表现的基本特征包括：①阿弗他溃疡，②小溃疡和地图状溃疡，③纵行溃疡，④鹅卵

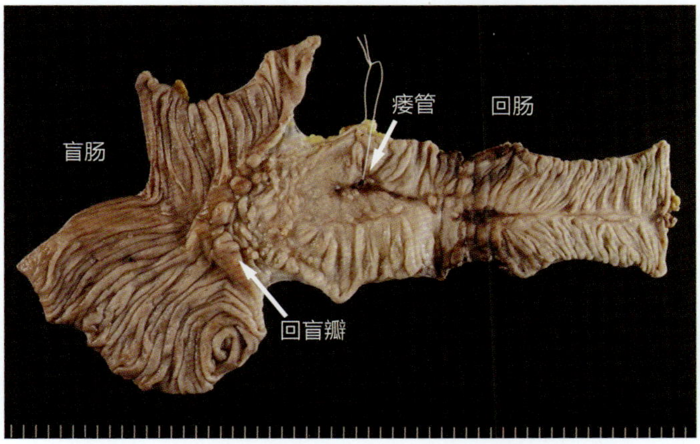

图4 CD 回盲部切除固定后标本肉眼表现。在末段回肠、肠系膜附着侧可见含有瘢痕的纵行溃疡和瘘孔。回盲瓣可见鹅卵石样改变

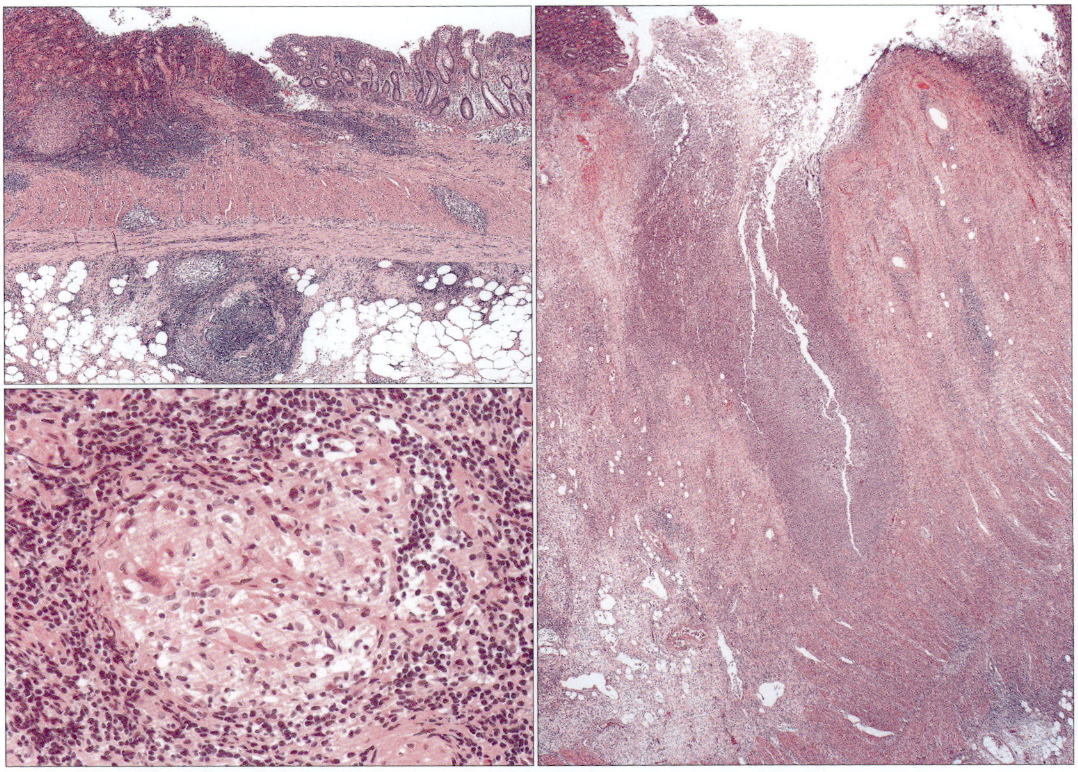

图5 CD 的基本组织学图像
a. 以淋巴细胞聚集为主的全层性炎症。
b. 非干酪性类上皮细胞肉芽肿。
c. 裂隙状溃疡（fissuring ulcer）。

石样表现及炎症性息肉。

1）阿弗他溃疡（图 7a）

虽然阿弗他溃疡合并 CD 的特异性表现，但在许多病例中，它常与纵行溃疡、鹅卵石样表现或小溃疡等并存。在病情较轻的情况下，也可能仅表现为阿弗他溃疡，仅凭肉眼表现与其他疾病的鉴别往往较为困难。在克罗恩病中，阿弗他溃疡倾向于呈纵行分布，在小肠中沿肠系膜附着侧排列，而在大肠中则沿着结肠带分布。

2）小溃疡和地图状溃疡（图 7b）

与阿弗他溃疡类似，在小肠中，溃疡沿肠系膜附着侧排列；在大肠中，则大致呈纵行倾向，排列在结肠带上。

3）纵行溃疡（图 7c）

纵行溃疡是 CD 的特征性表现，在小肠中，它位于肠系膜附着侧，是沿肠管长轴方向延伸、长度超过 5cm 的一条溃疡，溃疡的宽度通常多在 2cm 以下。在大肠中，纵行溃疡位于结肠带上，沿肠管

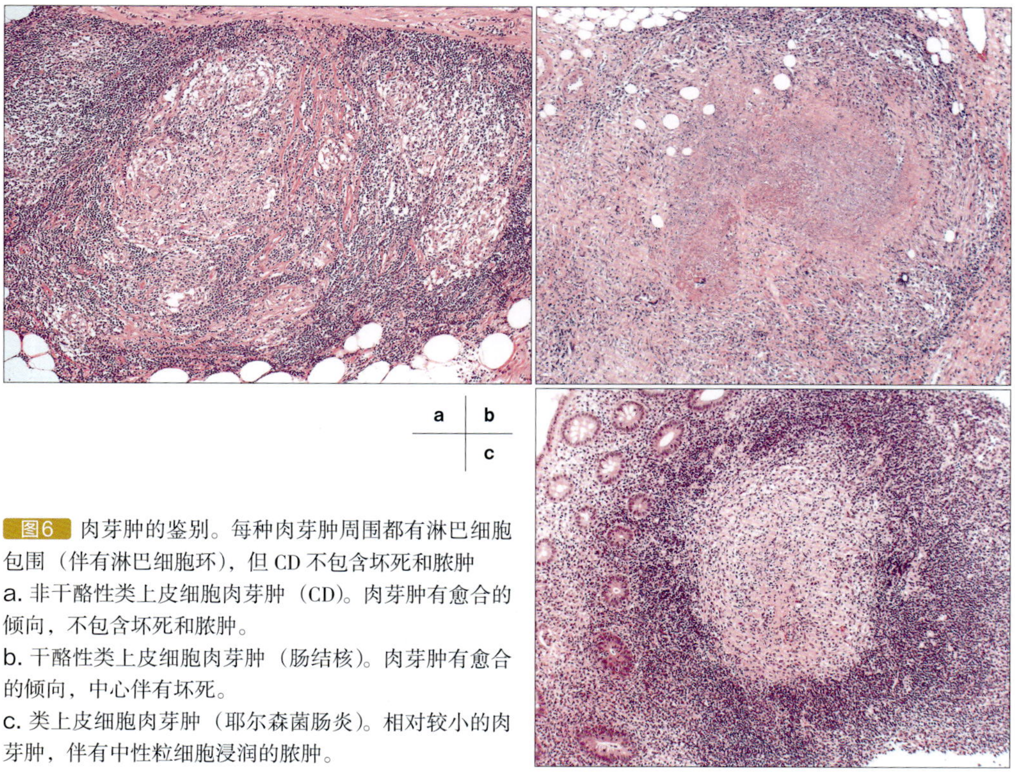

图6 肉芽肿的鉴别。每种肉芽肿周围都有淋巴细胞包围（伴有淋巴细胞环），但CD不包含坏死和脓肿

a. 非干酪性类上皮细胞肉芽肿（CD）。肉芽肿有愈合的倾向，不包含坏死和脓肿。

b. 干酪性类上皮细胞肉芽肿（肠结核）。肉芽肿有愈合的倾向，中心伴有坏死。

c. 类上皮细胞肉芽肿（耶尔森菌肠炎）。相对较小的肉芽肿，伴有中性粒细胞浸润的脓肿。

长轴方向延伸，长度超过5cm，常见为3条溃疡，溃疡宽度多在1cm以下。无论小肠还是大肠，溃疡深度范围各异，可从Ul-Ⅱ到Ul-Ⅳ不等，但CD中的溃疡特征是相对于其宽度而言较深，可穿透至浆膜层并形成瘘管。

4）鹅卵石样表现与炎症性息肉（图7d）

鹅卵石样表现是由于不规则网状溃疡或裂隙状溃疡导致残存黏膜因黏膜下层水肿而肿胀，呈现出钝性隆起、宽度较大但高度较低的半球状结节密集排列的形态。这种表现通常多见于纵行溃疡的周围，并在溃疡活动期出现。炎症性息肉则是由于溃疡或裂隙状溃疡的牵拉，导致残存黏膜急剧隆起，高度较高，形成杵状或棒状的多发隆起。这种表现也可见于溃疡周围，其范围、密度和大小各不相同。这种图像通常多见于溃疡的愈合期。

5）其他（图8）

CD中，由于这些基本的肉眼表现在不同阶段不规则地分布，因此会呈现出各种形态的溃疡、瘢痕萎缩黏膜、隆起、狭窄等复杂混合的多样化肉眼表现。在CD中，也可见到圆形、椭圆形溃疡或环形溃疡，但这些溃疡好发于纵行溃疡的口侧回肠或初次手术后的复发病例的吻合口侧。

CD的小肠病变有时可能难以与缺血性肠炎或肠结核进行鉴别，但总体而言，其大肠病变较少与以大肠病变为主的UC相混淆。然而，在大肠病变中，无论CD还是UC，均可观察到具有纵向趋势的溃疡。尽管存在区域性病变与连续性病变的差异，但在各自的区域内，其表现往往与UC相似。在这种情况下，对肉眼鉴别有帮助的是开放性纵行溃疡周围可见的炎症性息肉的形状。在CD中，周围黏膜呈黄白色、水肿状，并伴有黄白色鹅卵石样改变，且必定并存炎症性息肉。而在UC中，黏膜呈红色，呈颗粒状、不规则纹理，并伴有红色、表面不平整的炎症性息肉。

3. 与CD肉眼表现相对应的组织学表现

另外，与CD肉眼表现相对应的组织学表现为：①阿弗他溃疡由于淋巴滤泡部的活动性炎症，主要表现为小的黏膜缺损（图9a），有时可伴有非干酪性类上皮细胞肉芽肿。②小溃疡和地图状溃疡是由于局限性且高度活动性炎症形成的狭窄且深的溃疡，有时可能发展为裂隙状溃疡（fissuring ulcer）（图9b）。③纵行溃疡在小肠中可见于肠系

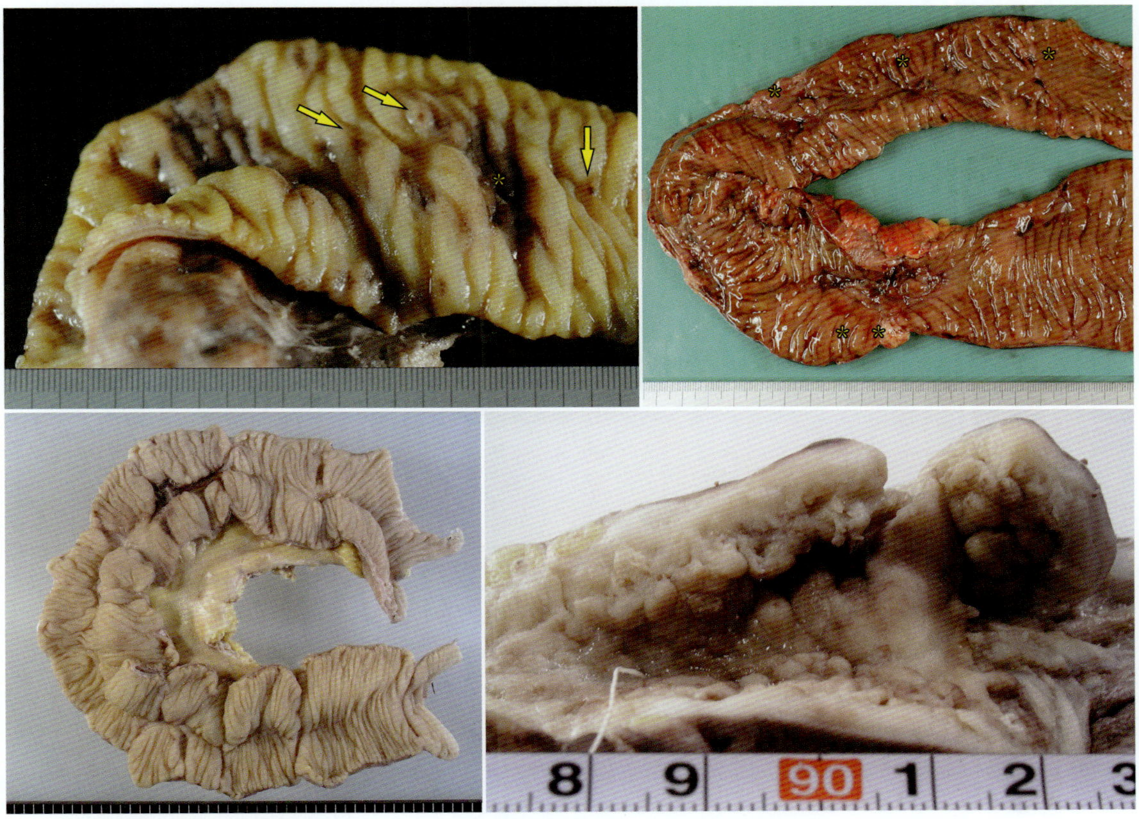

a	b
c	d

图7 CD 的肉眼表现

a. 阿弗他溃疡（黄色箭头，* 表示溃疡）。

b. 小溃疡和地图状溃疡（*）。

c. 纵行溃疡。

d. 鹅卵石样改变和炎症性息肉病。

膜附着侧，在大肠中则可见于结肠带上（图 9c）。④鹅卵石样改变是由于地图状溃疡或裂隙导致残留黏膜因黏膜下层水肿而显得肿大，而炎症性息肉病则是由于溃疡或裂隙的牵拉导致残留黏膜急剧隆起，形成多个棒状隆起（图 9d）。此外，炎症往往强烈倾向于发生在黏膜深部至黏膜下层，伴有隐窝深部破坏所致的隐窝脓肿，并在修复过程中导致隐窝扭曲。CD 也常形成瘘管，在瘘管周围的脓肿和伴有高度炎症的肉芽组织内可见的肉芽肿，与对异物等的反应性肉芽肿难以严格鉴别，因此不适合作为 CD 诊断的依据。

在缓解期，CD 特有的全层性炎症、肉芽肿等组织学表现可能会消失，因此在诊断时，通过肉眼观和组织学表现排除其他疾病非常重要。

活检组织学诊断的要点

在进行 IBD 的活检组织学诊断时，最重要的是判定是否为 IBD。这一判定对患者的治疗方案有着重大影响，因此，进行诊断的病理医生需要充分注意并谨慎来观察组织。除了仔细观察之外，病理诊断还需要结合临床信息。病变的形态与分布、包括发病时间在内的病程、患者的全身状况（如是否存在免疫缺陷）、所使用的药物［非甾体抗炎药（non-steroidal anti-inflammatory drugs，NSAIDs）、抗生素、抗癌药、类固醇等］以及特殊治疗（如骨髓移植、放射治疗等）、肠外并发症的有无等信息，都是观察活检组织时的重要因素。这些信息可以显著增加从活检组织中获取的信息量。

此外，尽可能多地获取组织样本，对病理医生来说会增加判断依据，是非常有帮助的。即使在内镜下无明显异常的部位，进行组织学评估也是有用的。推荐的活检部位至少包括回肠、右半结肠、横结肠、左半（乙状）结肠和直肠这 5 个部位。

在活检组织诊断中，无法评估全层性炎症。主

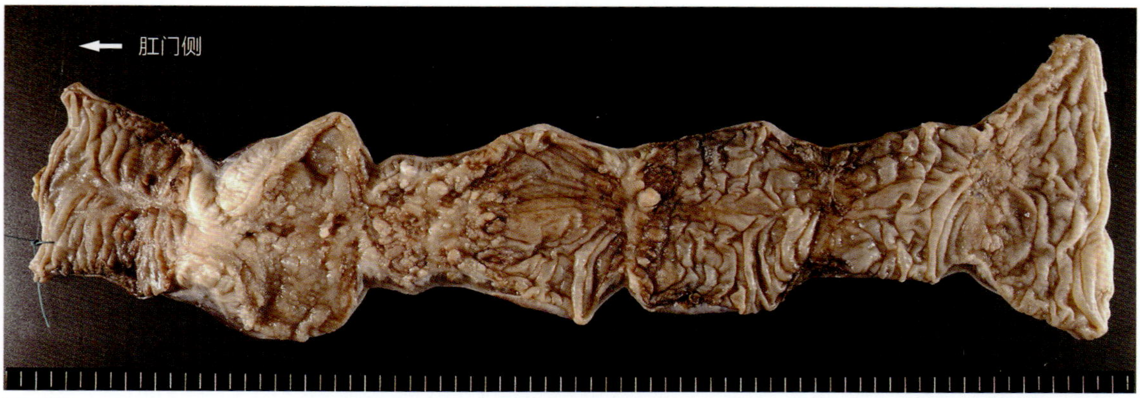

图8 CD的多种肉眼表现：从肛门侧的纵行溃疡到口侧，可见多处狭窄、鹅卵石样表现、炎症性息肉、圆形或椭圆形溃疡以及环形溃疡瘢痕。

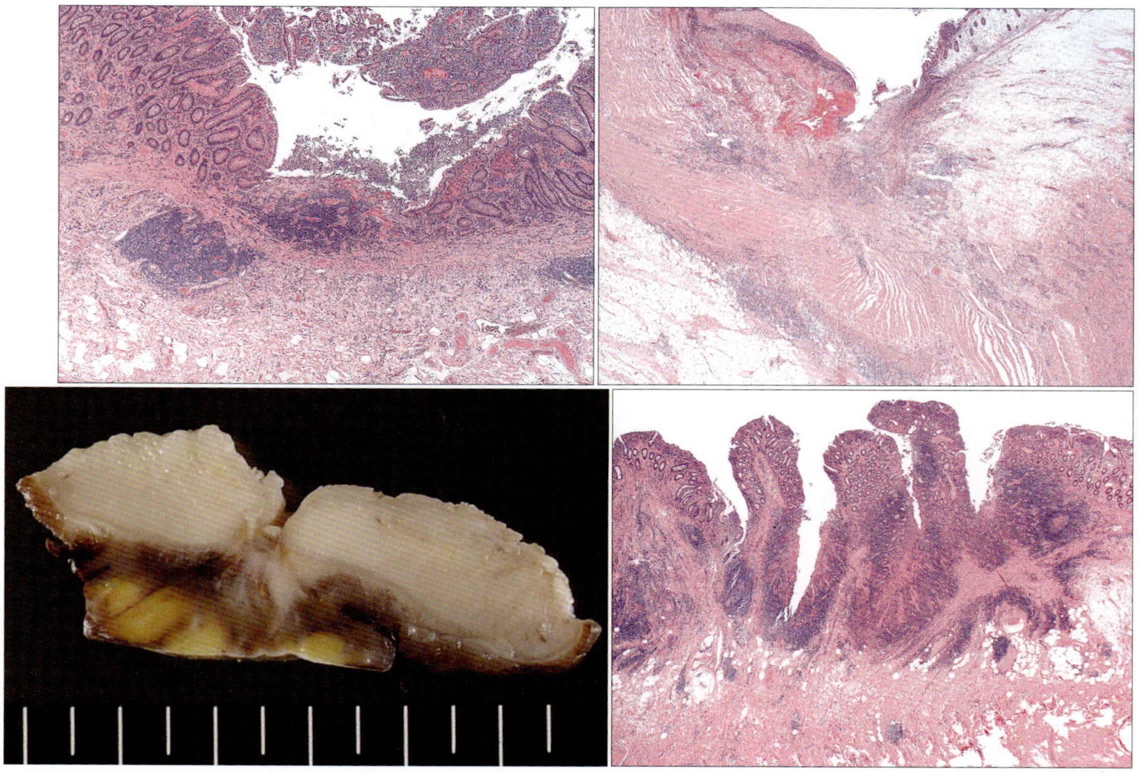

a	b
c	d

图9 与CD肉眼表现相对应的组织学图像

a. 阿弗他溃疡。

b. 小溃疡和地图状溃疡。

c. 肠系膜附着部的纵行溃疡（沿肠管短轴方向切开的切面）。

d. 鹅卵石样改变和炎症性息肉病。

要是在黏膜固有层或黏膜下层浅层，评估前述的IBD特征性组织学表现的有无。关于病理诊断的步骤，田中提出了以下诊断算法：首先排除感染性疾病、淀粉样变性、胶原性结肠炎等特异性表现，其次排除IBD以外的特征性表现［如缺血性肠炎、药物性肠炎、嗜酸性粒细胞性肠炎、移植物抗宿主病（GVHD）等］，然后鉴别是否为IBD，如果是IBD，则进一步鉴别是UC还是CD。

根据田中的判定标准，如果伴有隐窝扭曲和基底浆细胞增多的重度慢性炎症，则可确诊为IBD。除此之外，还列举了隐窝萎缩和左侧大肠中的潘氏细胞化生作为重要表现。感染性肠炎有时会显示出高度的弥漫性慢性活动性炎症，但田中标准中重视的表现在感染性肠炎中通常不会出现。在CD中，

表2 IBD 活检诊断中的重要表现

慢性炎症		
程度	轻度/中度/重度	
分布	弥漫性	局灶性
基底浆细胞增多	有	无
活动性炎症（中性粒细胞浸润）		
隐窝炎	有	无
隐窝脓肿	有（伴有隐窝底部破坏）	无
糜烂	有	无
上皮变化		
杯状细胞减少	有	无
隐窝扭曲	有	无
潘氏细胞化生	有（左侧结肠- 直肠）	无
隐窝萎缩	有	无
类上皮细胞肉芽肿	有	有

红色字体是 IBD 诊断中特别重要的表现，蓝色字体为 CD 诊断中重要的表现。
（八尾隆史，他．炎症性腸疾患の病理診断．胃と腸 48：601–610, 2013 より一部改変して転載）

有时也不会显示出 IBD 的组织学特征，其诊断重点在于炎症的分布（巢状或不均衡性）以及肉芽肿的评估（表 2）。但需要注意的是，肉芽肿也可能出现在结核、耶尔森菌感染或由隐窝破坏引起的黏液反应（如隐窝溶解性肉芽肿）等情况中。

结语

本文主要论述了 UC 和 CD 的肉眼表现与组织学特征。IBD 的肉眼表现有时多种多样，鉴别往往会遇到困难。即便如此，如果我们充分理解基本的肉眼表现，并结合其背后的组织学特征进行细致观察，相信自然而然会找到方向。希望本文的描述能够有助于加深对 IBD 病理诊断的理解。

文献

[1] 渡辺英伸，味岡洋一，太田玉紀，他．病理から見た分類困難な炎症性腸疾患．胃と腸 24: 1105–1117, 1989.

[2] 渡辺英伸，味岡洋一，太田玉紀，他．炎症性腸疾患の病理学的鑑別診断—大腸病変を中心に．胃と腸 25: 659–682, 1990.

[3] 味岡洋一．炎症性腸疾患の鑑別診断—病理学的アプローチ．胃と腸 56: 1509–1518, 2021.

[4] 下田将之，中島真，岩男泰．病理組織学的所見からみた分類不能腸炎 (IC/IBDU) の特徴．胃と腸 58: 713–724, 2023.

[5] 八尾隆史，飯原久仁子．炎症性腸疾患の病理診断．胃と腸 48: 601–610, 2013.

[6] Koga H, Ⅱ da M, Aoyagi K, et al. Generalized giant inflammatory polyposis in a patient with ulcerative colitis presenting with protein-losing enteropathy. Am J Gastroenterol 90: 829–831, 1995.

[7] Yada S, Matsumoto T, Kudo T, et al. Colonic obstruction due to giant inflammatory polyposis in a patient with ulcerative colitis. J Gastroenterol 40: 536–539, 2005.

[8] Esaki M, Matsumoto T, Fuyuno Y, et al. Giant inflammatory polyposis of the cecum with repeated intussusception in ulcerative colitis: report of a case. Am J Gastroenterol 104: 2873–2874, 2009.

[9] Gorgon IO. Inflammatory bowel disease. *In* Noffsinger AE (ed). Fenoglio-Preiser's Gastrointestinal Pathology, 4th ed. Wolters Kluwer, Philadelphia, 2017.

[10] Jain D, Warren BF, Riddell RH. Inflammatory disorders of the large intestine. *In* Shepherd NA, Warren BF, Williams GT, et al (eds). Morson and Dawson's Gastrointestinal Pathology, 5th ed. Wiley-Blackwell, Oxford, 2013.

[11] 田中正則．大腸の炎症性疾患：生検診断のアルゴリズム．病理と臨 26: 784–794, 2008.

[12] 岩下明德，山田豊，喜多村邦弘，他．診断— Crohn 病：病理診断．胃と腸 32: 365–376, 1997.

[13] 原岡誠司，岩下明德．小腸炎症性疾患の病理学的鑑別診断．胃と腸 43: 489–497, 2008.

[14] 池田圭祐，岩下明德．大腸炎症性疾患の病理診断—肉芽腫の鑑別を中心に．病理と臨 26: 795–802, 2008.

总结

炎症性肠疾病的病理诊断

Minako Fujiwara[1], Yosiaki Taniguchi[2],
Yuki Tateishi

炎症性肠疾病（IBD）由于多种组织学特征的积累，呈现出各种肉眼特征。因此，理解与肉眼特征相对应的组织学特征对于炎症性肠疾病的病理诊断是必要的。溃疡性结肠炎（ulcerative colitis）的基本肉眼特征包括：（1）弥漫性棕色黏膜；（2）不规则颗粒状。相应的组织学特征为：（1）弥漫性慢性活动性炎症伴基底浆细胞增多；(2) 腺窝脓肿伴腺窝基底破坏；(3) 沟槽样黏膜缺损；(4) 多发溃疡和岛状残留黏膜。克罗恩病 (Crohn's disease) 的基本肉眼特征包括：(1) 阿弗他溃疡 (aphthae)；(2) 小而呈地图状的溃疡；(3) 小肠系膜侧 / 结肠带的纵行溃疡；(4) 鹅卵石样外观 / 炎症性息肉病。克罗恩病的基本组织学特征是全层性炎症伴淋巴滤泡增生，并伴有非干酪性上皮细胞肉芽肿。与肉眼特征相对应的组织学特征包括：(1) 肌层黏膜周围淋巴滤泡的活动性炎症；(2) 由于黏膜破坏导致的局部严重炎症和裂隙溃疡；(3) 纵行溃疡；(4) 多灶性残留黏膜岛，伴有不规则和不连续的溃疡。在基于活检标本的溃疡性结肠炎的病理诊断中，弥漫性且密集的慢性炎症、腺窝变形和基底浆细胞增多是关键特征；而对于克罗恩病，评估炎症的斑片状或不成比例分布以及肉芽肿是重要的。

[1] Department of Pathology, National Hospital Organization, Kyushu Medical Center, Fukuoka, Japan.
[2] Department of Anatomic Pathology, Pathological Sciences, Graduate School of Medical Sciences, Kyushu University, Fukuoka, Japan.

炎症性肠疾病的影像学表现

溃疡性结肠炎的内镜表现

山下賢[1]
洪伸有基
有吉美紗
高砂健
壷井章克
田中秀典
檜山雄一
瀧川英彦
岸田圭弘
卜部祐司
上野義隆
桑井寿雄[2]
岡志郎[1]

摘要●活动期溃疡性结肠炎（ulcerative colitis，UC）的典型内镜表现为从直肠开始连续的弥漫性炎症表现（血管透见性消失、细颗粒状黏膜、糜烂、溃疡）。此外，缓解期 UC 的内镜表现会因活动期炎症的程度不同而呈现不同特征。在炎症程度较轻的情况下，放大内镜观察对于判断缓解期黏膜也具有一定帮助。使用 MES（Mayo Endoscopic Subscore，梅奥内镜评分）或 UCEIS（ulcerative colitis endoscopic index of severity，溃疡性结肠炎内镜下严重程度指数）可以客观评估内镜下活动性。由于 UC 属于排除性诊断，因此有必要熟悉需要进行鉴别的其他炎症性肠疾病的内镜表现。

关键词 溃疡性结肠炎 内镜表现 放大内镜观察 MES UCEIS

[1] 広島大学病院消化器内科 〒734-8551 広島市南区霞 1 丁目 2-3
E-mail : kenyama5@hiroshima-u.ac.jp
[2] 同 内視鏡医学講座

前言

溃疡性结肠炎（ulcerative colitis，UC）是一种病因不明的非特异性炎症性疾病，通常从直肠开始弥漫性地向口侧（近端）进展，主要累及黏膜和黏膜下层，并伴有反复的黏液血便或血便。因此，其诊断需要通过排除其他疾病［如细菌性肠炎、病毒性肠炎、寄生虫感染、缺血性肠炎、药物性肠炎、放射性肠炎、克罗恩病（Crohn's disease，CD）、肠型贝赫切特病、家族性地中海热等］来确定，但熟悉其典型的内镜图像也是十分必要的。本文将介绍 UC 的典型结肠镜图像及内镜活动性评分，并展示钡剂灌肠 X 线造影图像，同时还将展示需要鉴别的其他炎症性肠疾病的内镜图像。

活动期 UC 的特征性内镜表现及钡剂灌肠造影表现

活动期 UC 的典型特征为黏膜呈现弥漫性（无正常黏膜夹杂）炎症表现（图 1a）。但有时可在连续病变的最近端周围观察到非连续性病变（图 1b），或在阑尾开口附近出现非连续性病变（图 1c）。活动期的典型图像如图 2 所示。在炎症较轻时，黏膜下血管透见性消失，呈现细颗粒状黏膜，（图 2a）。放大观察可见黏膜表层无缺损，但可见表层有白色点状黏液（图 2e）。当炎症进展至中度时，脓性分泌物附着显著增多（图 2b），黏膜变得粗糙，并出现糜烂和小溃疡（图 2c、g）。图 2b 的放大观察可见黏膜微小缺损（图 2f）。

当炎症进展至重度时，黏膜发生大片脱落，残留的黏膜也呈现粗糙、水肿状态（图 2d、h）当溃疡导致的黏膜脱落非常严重时，残留黏膜可能呈现息肉样外观（图 3a）。此外，溃疡性结肠

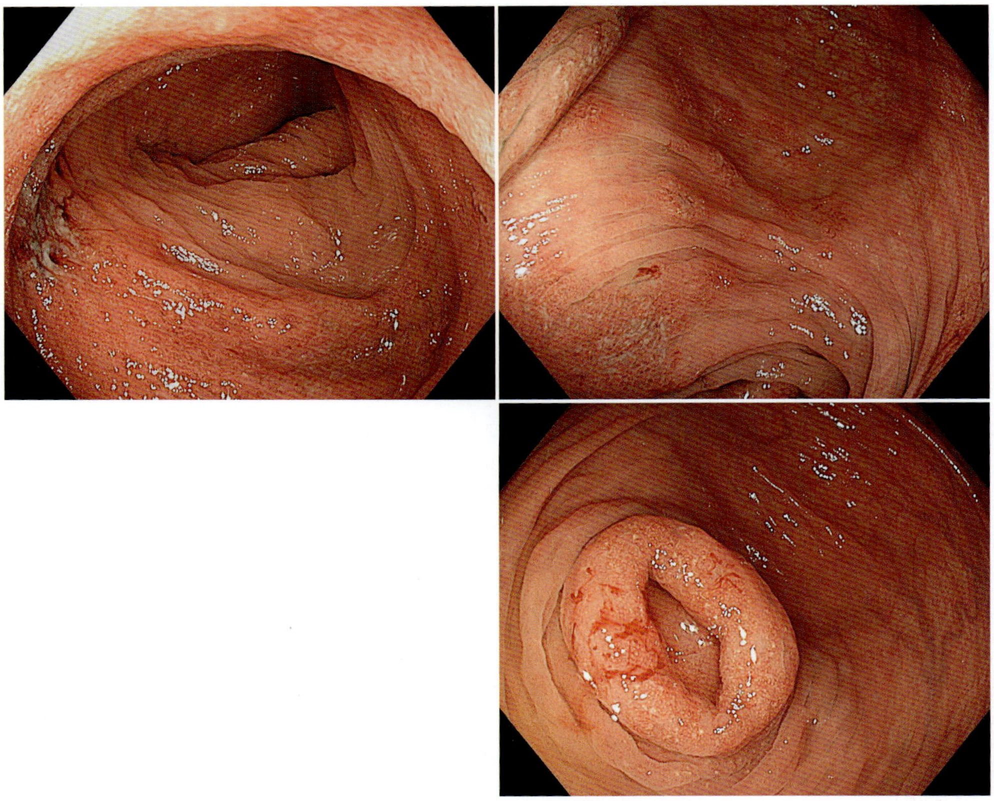

a | b
c

图1 溃疡性结肠炎的连续性病变及非连续性病变的常规内镜表现
a. 病变与正常黏膜的交界区域。病变呈环周性、弥漫性发红。
b. 连续性病变的最近端。可见正常黏膜之间散在分布着斑片状发红区域。
c. 阑尾开口周围黏膜易出血、肿胀，并呈现颗粒状外观。

炎（UC）可能合并巨细胞病毒（cytomegalovirus，CMV）肠炎，这被认为是导致激素抵抗的原因之一。其典型影像学表现包括：类圆形空洞性溃疡、带状溃疡、环形溃疡、纵行溃疡以及广泛黏膜脱落等多样化的特征。其中，二段溃疡被认为是相对特异性的表现（图3b）。若在UC患者中观察到此类表现，需考虑合并CMV肠炎的可能，并应进一步进行检查。

近年来，针对UC的钡剂灌肠X线造影检查已逐渐减少（指南中仅提及“必要时”进行），但该检查仍适用于观察肠道狭窄或缩短的程度。图4展示了炎症危重阶段的典型影像学特征：全结肠结肠袋消失（呈“铅管征”），黏膜粗糙，且几乎全结肠范围均可见假性息肉样改变。

缓解期UC的内镜表现

缓解期的内镜表现根据活动期炎症的程度不同而有所差异。若炎症较轻，则血管透见性良好，在常规观察下黏膜几乎完全愈合（图5a），但也可能观察到瘢痕中混杂的不规则毛细血管网（枯枝状）（图5b）。通过放大内镜观察，可见绒毛样表面结构（图5c）或蜂窝样表面结构（图5d）。根据本科室的研究，这些放大内镜表现与病理组织学所见（Matts分级1～2级）具有相关性，可作为判断缓解期黏膜状态的有效指标。在中度至重度炎症的病变中，愈合后会出现多种不同的内镜表现。例如黏膜萎缩呈苍白色泽，可能观察到炎症性息肉残留（图6a），或因溃疡愈合牵拉导致的肠道变形（假性憩室，图6b），或观察到黏膜突起愈合过程中形成的黏膜桥（mucosal bridge，图6c）等。

UC的内镜活动性评分（MES与UCEIS）

目前，评估溃疡性结肠炎（UC）内镜活动性最常用的指标是MES（Mayo内镜评分）（表1）。该评分是UC疾病活动性评估Mayo评分中的一项。

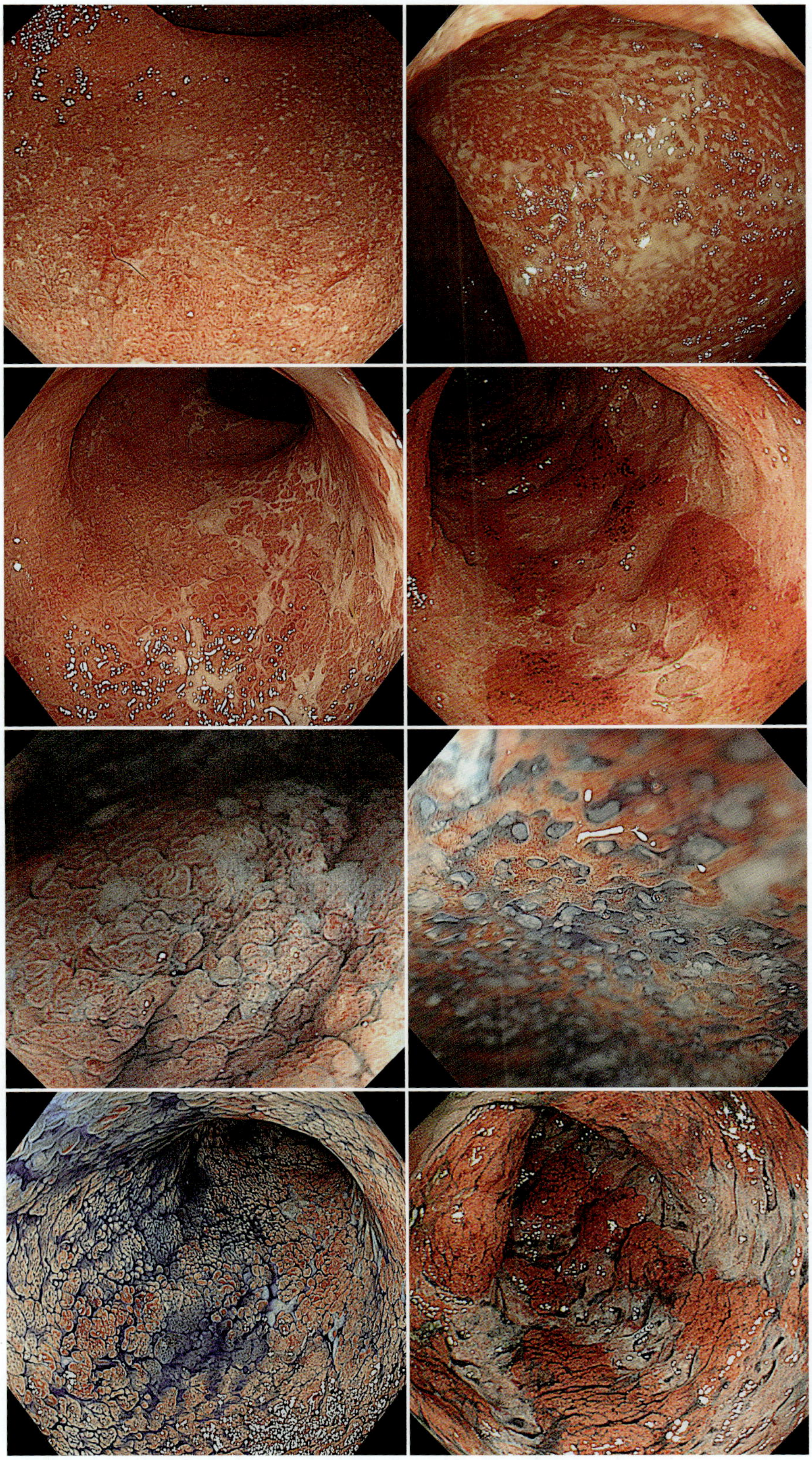

a	b
c	d
e	f
g	h

图2 溃疡性结肠炎活动期的内镜表现。UCEIS（溃疡性结肠炎内镜下严重程度指数）按“血管透见性”“出血程度”“糜烂/溃疡程度”顺序计分

a. 常规内镜图像：黏膜血管透见性消失，黏膜（MES 1，UCEIS 2+1+0=3 分）。

b. 常规内镜图像：黏膜血管透见性消失，散在分布微小糜烂灶，伴明显黏液分泌物附着（MES 2，UCEIS 2+0+1=3 分）。

c. 常规内镜图像：黏膜充血水肿，充血范围扩大，可见浅表纵行走向的溃疡灶（MES 3，UCEIS 2+1+2=5 分）。

d. 常规内镜图像：可见纵行溃疡，黏膜广泛脱落，残留黏膜呈明显水肿性炎症（MES 3，UCEIS 2+2+3=7 分）。

e. 图 a 靛胭脂染色放大像：未见明确黏膜缺失，表层腺管排列不规则，散在白色点状黏液。

f. 图 b 靛胭脂染色放大像：可见黏膜微小破损灶，破溃处腔内及表面附着黏液。

g. 图 c 靛胭脂染色图像：黏膜纹理不规则。

h. 图 d 靛胭脂染色图像：深行溃疡呈不规则的高低落差，染色后溃疡边界清晰可辨。

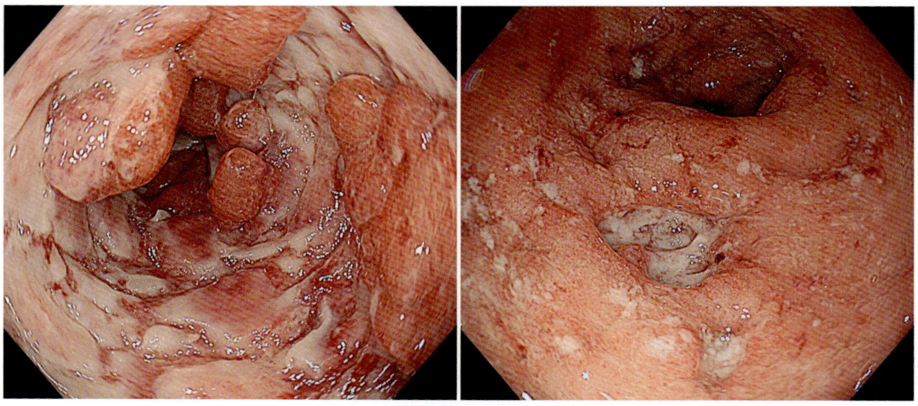

a | b
图3 溃疡性结肠炎活动期的常规内镜表现（重症病例与合并 CMV 感染病例）
a. 深溃疡广泛扩散，残留黏膜部分呈现息肉样外观（假性息肉）。
b. 画面中央的空洞性溃疡，在溃疡内部可见更深的溃疡（二段溃疡）。

MES 分为 4 个等级，因此使用起来较为简便。然而需要注意的是，检查者之间的评估可能存在差异；血管透见的轻微或局部病变可能未被充分反映在评分中；此外，对于溃疡的程度也缺乏明确的定义。既往多将 MES ≤ 1 分定义为内镜下缓解，但有研究表明，MES 0 的复发率低于 MES 1，因此也有研究建议将 MES 0 定义为内镜下缓解。UCEIS（ulcerative colitis endoscopic index of severity，溃疡性结肠炎内镜下严重程度指数）是基于已验证的指标开发的评分系统，旨在提高不同检查者之间内镜观察结果的一致性（表 2）。该评分将内镜下的表现分为“血管透见性”“出血”和“糜烂与溃疡”3 个项目，分别对病变最严重部位进行独立评估后，将各项目得分相加计算总分。与 MES 相比，UCEIS 具有更高的客观性，是临床实践中更实用的评估工具。但与 MES 类似，UCEIS 也尚无严格定义的内镜下缓解标准，虽然有研究将 UCEIS ≤ 1 分定义为内镜下缓解，但也有论文指出，若以追求更优预后为目标，应将完全缓解标准定为 UCEIS 0 分。图 2 所示内镜图像已分别标注 MES 和 UCEIS 评分，供参考。

另外，已有研究报道利用结肠胶囊内镜（colon capsule endoscopy，CCE）评估 UC 的炎症程度，并已提出 CSUC（capsule scoring of UC，胶囊内镜溃疡性结肠炎评分）作为 CCE 专用评分系统。研究显示，CSUC 与临床指标的相关性与结肠镜检查所判定的 UCEIS 评分几乎一致。未来需进一步验证该评分系统在临床实践中的有效性。

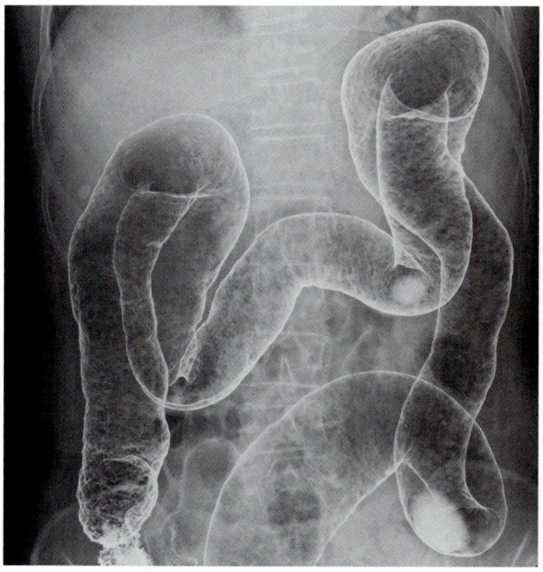

图4 活动期溃疡性结肠炎的钡灌肠 X 线造影图像。结肠袋消失（呈铅管样改变），全结肠可见多发息肉样的透亮影像

需要与 UC 鉴别的内镜所见

如前所述，UC 是一种排除性诊断，因此有必要根据临床病程和检查结果排除其他疾病。以下列出在内镜表现上需要与 UC 进行鉴别且在实际临床中相对常见的疾病。

1. 缺血性结肠炎

缺血性结肠炎的典型病例表现为急性发作，以腹痛及随后出现的腹泻和便血为特征。好发部位为降结肠至乙状结肠，其发病被认为与血管因素

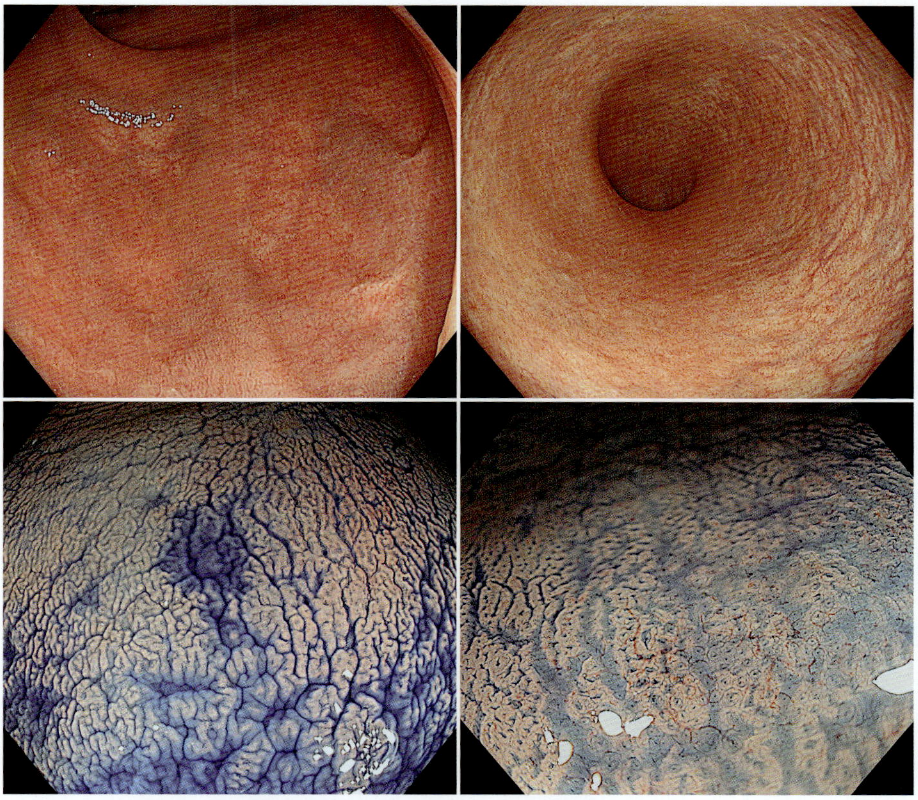

图5 缓解期溃疡性结肠炎的内镜图像（炎症较轻病例）
a. 常规内镜图像：黏膜血管透见性良好，可见局部瘢痕（MES 0，UCEIS 0+0+0=0 分）
b. 常规内镜图像：黏膜血管透见性基本恢复，但瘢痕区域可见不规则毛细血管网（枯枝状）（MES 0，UCEIS 1+0+0=1 分）
c. 图 a 的靛胭脂染色放大图像：黏膜表面呈绒毛样结构
d. 图 b 的靛胭脂染色放大图像：黏膜表面呈蜂巢样结构

（如动脉硬化）和肠道因素（如便秘）有关。典型病例可以观察到以易出血的水肿状黏膜为背景，纵向延伸的糜烂和溃疡。溃疡周围可见因黏膜内出血而呈现的鳞片状改变（图 7a）。在循环障碍较为严重的病例中，黏膜可能呈现暗红色至青色（类似发绀的表现）（图 7b）。

2. 阿米巴性结肠炎

病原体为溶组织内阿米巴原虫（Entamoeba histolytica），感染途径包括经口摄入污染食物及性接触。临床多呈慢性病程，以腹泻、黏液血便、腹痛为主要症状。好发部位为盲肠及直肠，典型内镜表现为散在分布的易出血性糜烂，周围伴有红晕。但实际病变可表现为不规则溃疡或“穿孔样”溃疡等多样形态。糜烂和溃疡常伴有污秽的黏液，活检时取含黏液的组织进行活检，可以在病理检查中确认滋养体的存在。图 8 所示的病例为非典型病例，诊断存在一定难度。在盲肠至升结肠段，血管透见性消失，黏膜呈现水肿状且易出血，并广泛附着黏液（图 8a）。在直肠段，血管透见性消失，可见斑片状发红黏膜（图 8b）。

3. 淋巴滤泡性直肠炎

淋巴滤泡性直肠炎是一种局限于直肠的病因不明的淋巴滤泡增生性疾病，组织学上表现为无急性炎症的黏膜覆盖。内镜表现为局限于直肠的弥漫性半球状隆起，但不伴有糜烂或溃疡形成（图 9）。需与“合并淋巴滤泡增生的 UC”及散见病例报道的“UC 早期病变中伴淋巴滤泡的阿弗他样病变”相鉴别。虽然这些病变常伴有糜烂或溃疡等黏膜缺损，可通过该特征进行鉴别，但严格来说仍存在鉴别困难的病例。

4. 克罗恩病（CD）

克罗恩病是一种可累及全消化道的病因不明的炎症性肠疾病（IBD）。轻症病例仅表现为微小糜烂或阿弗他溃疡，而典型病例可见纵行溃疡

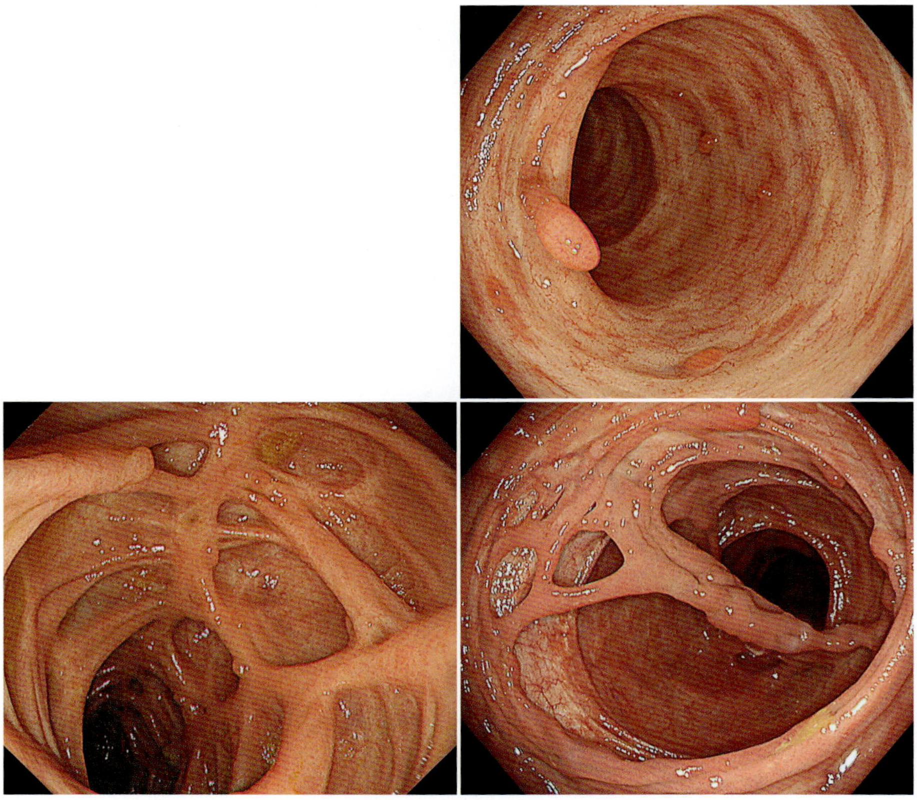

a
b c

图6 缓解期溃疡性结肠炎常规内镜图像（炎症较重病例）
a. 黏膜萎缩呈苍白改变，残留炎症性息肉
b. 黏膜受多方向纤维牵拉，形成变形结构（假性憩室）
c. 黏膜皱襞愈合过程中形成黏膜桥（mucosal bridge）

（图 10a）及鹅卵石样改变。CD 与 UC 的内镜表现主要区别在于病变间黏膜的炎症表现，CD 中即使存在炎症也很轻微，并可观察到正常黏膜的腺管开口结构（图 10b）。但需注意，存在一部分难以鉴别为 CD 或 UC 的病例，称为未分类型 IBD（IBD unclassified），需密切观察。部分未分类型 IBD 可能随时间推移逐渐表现出某一疾病的特征性改变，因此仔细观察临床病程非常重要。

5. 免疫相关不良反应性结肠炎

免疫检查点抑制剂使用后可能引发免疫相关不良反应（immune-related adverse event，irAE），其中结肠炎（irAE 结肠炎）是常见类型之一。irAE 结肠炎的主要症状包括腹泻、腹痛和便血，病变好发于左半结肠（31%～43%）或全结肠（23%～40%），常表现为与 UC 相似的直肠向近端连续性病变。内镜表现多样，可见血管透见性消失、细颗粒状黏膜、黏膜水肿/易出血/黏液附着、浅溃疡及深溃疡等（图 11）。虽然其内镜表现常与溃疡性结肠炎难以鉴别，但对于有免疫检查点抑制剂用药史的患者，必须高度警惕本病的可能并进行鉴别诊断。

表1 MES（Mayo 内镜评分）

0. 正常或非活动性表现
1. 轻度（发红，血管纹理减少，轻度脆弱）
2. 中度（显著发红，血管纹理消失，脆弱，糜烂）
3. 重度（自发性出血，溃疡）

结语

本文按活动期和缓解期展示了 UC 的典型内镜表现，并围绕内镜表现对内镜下活动度评分及相关需要鉴别的炎症性肠疾病进行了详细说明。在日本，UC 患者数量正在持续增加，同时新型治疗药物的开发也取得了显著进展。由于误诊可能导致不必要的免疫抑制剂使用，甚至可能使患者终生持续

表2 UCEIS（溃疡性结肠炎内镜下严重程度指数）

评估项目	规模	得分	定义
血管透见性	正常	0	正常血管透见性，树枝状血管清晰可见，但树枝状血管的边缘部分不明显或部分消失
	部分消失	1	血管透见性部分消失
	消失	2	血管透见性完全消失
出血	无	0	无出血
	黏膜出血	1	内镜插入时，可以看到几个点状或线状的凝血块附着在黏膜表面，可以清洗去除
	轻度管腔出血	2	管腔内有少量出血
	中重度或严重的管腔出血	3	内镜插入时可见喷射性出血，或者即使清洗后仍可见渗出性出血，或从出血性黏膜渗出血液
糜烂和溃疡	无	0	无糜烂或溃疡的正常黏膜
	糜烂	1	边缘平坦的白色或黄色调的小于 5 mm 的黏膜缺损
	浅溃疡	2	与糜烂相比，被白苔覆盖的溃疡更明显，大于 5 mm 的黏膜缺损，但仅限于表面层
	深溃疡	3	边缘稍微隆起的深溃疡

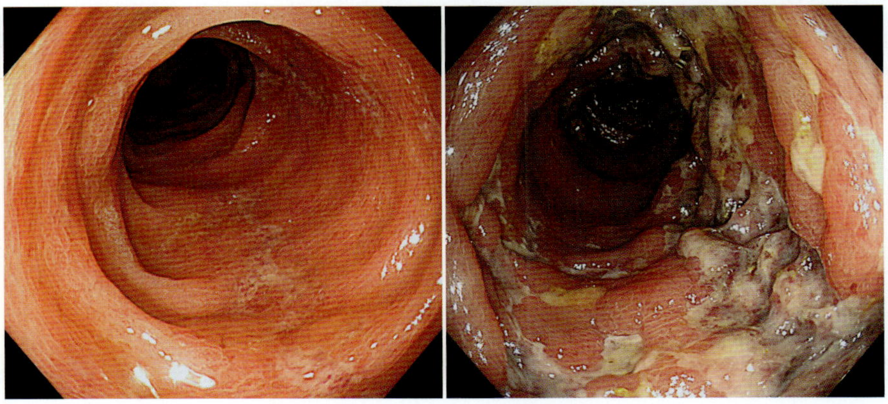

a | b

图7 缺血性结肠炎常规内镜图像

a. 降结肠可见以水肿样黏膜为背景的 3 条纵行浅表溃疡（分别位于肠腔 3 点钟、6 点钟、8 点钟方向）。溃疡周边因黏膜内出血呈现鳞片样改变。

b. 降结肠可见暗红色（发绀样）纵行溃疡，提示局部循环障碍程度严重。

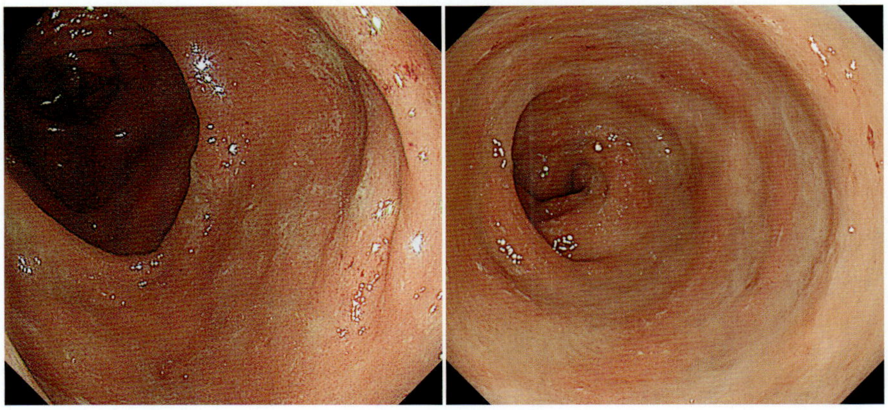

a | b

图8 阿米巴性结肠炎常规内镜图像

a. 升结肠黏膜呈水肿样改变，血管透见性消失，局部伴出血，全段可见明显黏液附着。

b. 与 a 为同一病例。直肠段血管透见性消失，黏膜呈同心圆状分布的斑片状红斑，黏液附着量较少。

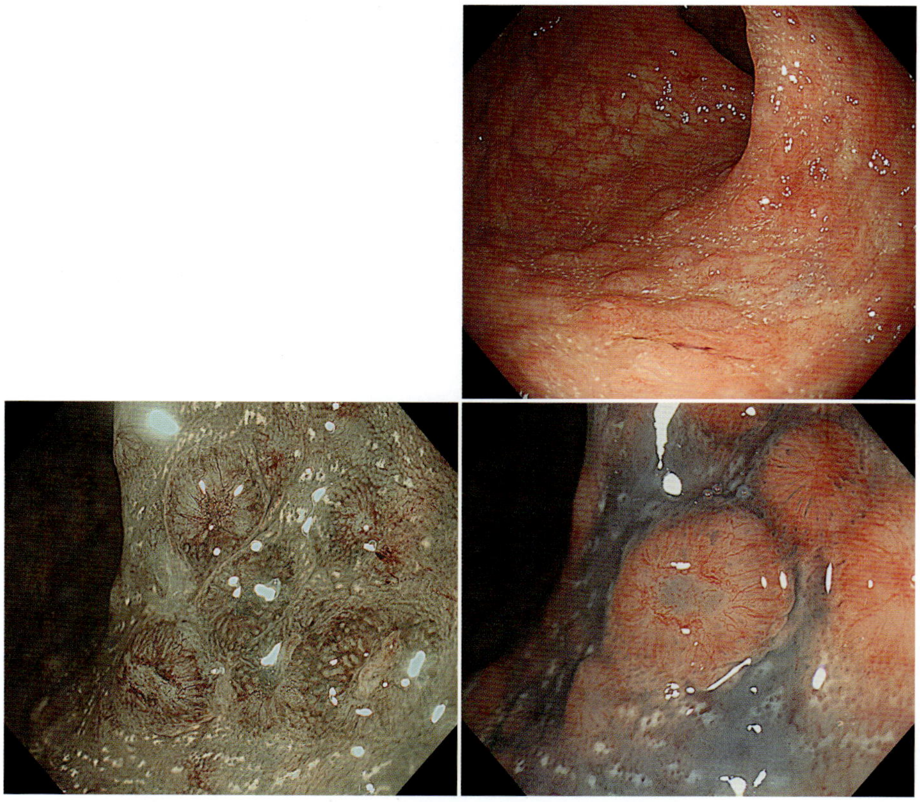

a
b c

图9 淋巴滤泡性直肠炎

a. 常规内镜图像。可见散在分布的类圆形小隆起，隆起之间的黏膜血管透见性清晰可见，散在小白斑。

b. 同一病例 NBI（窄带成像）放大图像：可见隆起表面从边缘向中心呈规则排列的血管，隆起之间的黏膜未见血管增生。

c. 同一病例靛胭脂染色高倍放大图像：隆起中央可见轻微凹陷，但无黏膜缺损。隆起之间的黏膜腺管开口呈I型表现。

进行维持治疗，因此初期诊断尤为重要。为了改善患者的长期预后，提出了 T2T（达标治疗）理念，治疗目标已从临床缓解逐步提升至内镜下缓解乃至组织学缓解，未来结肠镜的作用将变得愈发重要。

文献

[1] 厚生労働科学研究費補助金 難治性疾患政策研究事業「難治性炎症性腸疾患障害に関する調査研究」(久松班). 潰瘍性大腸炎・クローン病診断基準・治療指針 令和 5 年度 改訂版. 令和 5 年度分担研究報告書，2024.

[2] Lv YL, Han FF, Jia YJ, et al. Is cytomegalovirus infection related to inflammatory bowel disease, especially steroid-resistant inflammatory bowel disease? A meta-analysis. Infect Drug Resist 10: 511-519, 2017.

[3] 大川清孝. サイトメガロウイルス腸炎. 松本主之（編）. 下部消化管内視鏡診断アトラス. 医学書院，pp 78-79，2020.

[4] 大川清孝. 潰瘍性大腸炎に合併するサイトメガロウイルス腸炎. IBD の総合鑑別力—病態理解と内視鏡診断. 南江堂，pp 104-107，2020.

[5] 猿田雅之. 潰瘍性大腸炎. 消内視鏡 32（増刊）：178-180, 2020.

[6] Kunihiro M, Tanaka S, Sum Ⅱ M, et al. Magnifying colonoscopic features of ulcerative colitis reflect histologic inflammation. Inflamm Bowel Dis 10: 737-744, 2004.

[7] 厚生労働省研究費補助金 難治性疾患等政策研究事業「難治性炎症性腸疾患障害に関する調査研究」(鈴木班). 炎症性腸疾患の疾患活動性評価指標集，第 2 版. 2020.

[8] 盛一健太郎，安藤勝祥，上野伸展，他. 粘膜治癒とは？ 通常内視鏡，色素拡大内視鏡の観点から. IBD Res 15: 207-214, 2021.

[9] Meucci G, Fasoli R, Saibeni S, et al. Prognostic significance of endoscopic remission in patients with active ulcerative colitis treated with oral and topical mesalazine: a prospective, multicenter study. Inflamm Bowel Dis 18: 1006-1010, 2012.

[10] Laharie D, Filippi J, Roblin X, et al. Impact of mucosal healing on long-term outcomes in ulcerative colitis treated with infliximab: a multicenter experience. Alilment Pharmacol Ther 37: 998-1004, 2013.

[11] Barreiro-de Acosta M, Vallejo N, de la Iglesia D, et al. Evaluation of the risk of relapse in ulcerative colitis according to the degree of mucosal healing (Mayo 0 vs 1) : a longitudinal cohort study. J Crohns Colitis 10: 13-19, 2016.

[12] Manginot C, Baumann C, Peyrin-Biroulet L. An endoscopic Mayo

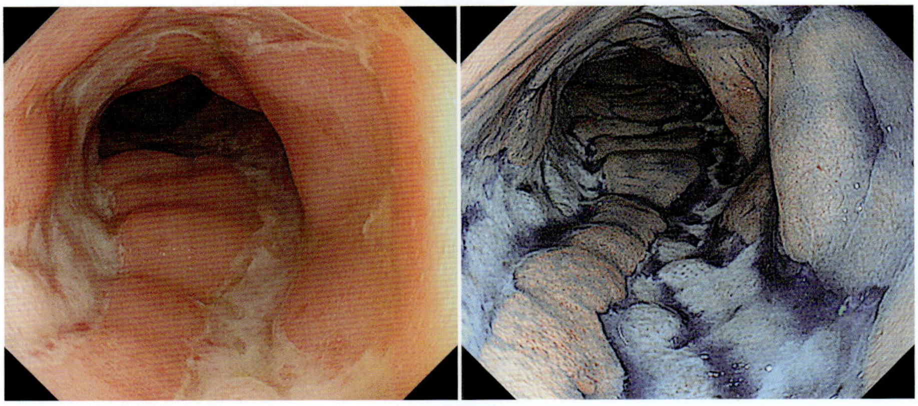

a | b

图10 克罗恩病（CD）

a. 常规内镜图像。可见伴有阶梯状改变的纵行溃疡，残留黏膜的炎症反应轻微。

b. 病例 a 的靛胭脂染色图像。残留黏膜可见Ⅰ型腺管开口。

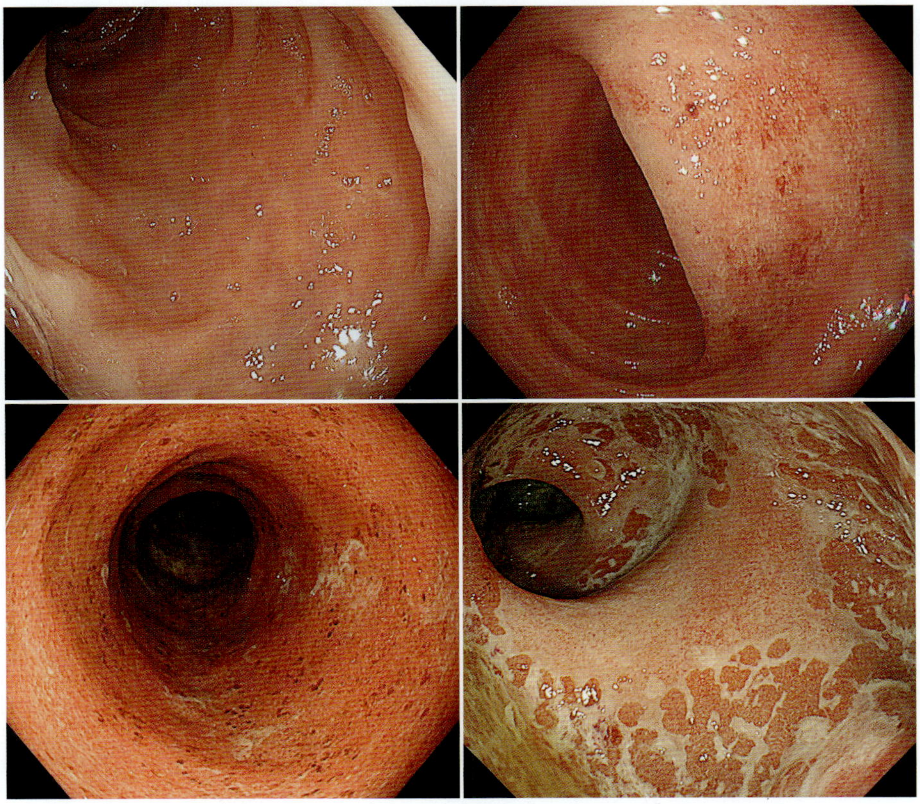

a | b
c | d

图11 免疫相关不良反应性结肠炎常规内镜图像（a～d 为不同病例）

a. 横结肠黏膜呈水肿样改变，血管透见性消失。

b. 横结肠局部黏膜血管透见性消失，该部位呈细颗粒状改变。

c. 升结肠结肠袋消失，黏膜水肿、发红明显，且易出血。

d. 直肠可见广泛浅溃疡及糜烂。

score of 0 is associated with a lower risk of colectomy than a score of 1 in ulcerative colitis. Gut 64: 1181–1182, 2015.

[13] Turner D, Ricciuto A, Lewis A, et al. STRIDE- Ⅱ : an update on the selecting therapeutic targets in inflammatory bowel disease (STRIDE) initiative of the International Organization for the Study of IBD (IOIBD) : determining therapeutic goals for treat–to–target strategies in IBD. Gastroenterology 160: 1570–1583, 2021.

[14] Arai M, Naganuma M, Sugimoto S, et al. The ulcerative colitis endoscopic index of severity is useful to predict medium– to long–term prognosis in ulcerative colitis patients with clinical remission. J Crohns Colitis 10: 1303–1309, 2016.

[15] Hosoe N, Nakano M, Takeuchi K, et al. Establishment of a novel scoring system for colon capsule endoscopy to assess the severity of ulcerative colitis–capsule scoring of ulcerative colitis. Inflamm Bowel Dis 24: 2641–2647, 2018.

[16] 松野雄一，森山智彦．虚血性大腸炎．松本主之（編）．下部消化管内視鏡診断アトラス．医学書院，pp 104–107, 2020.

[17] 大川清孝．虚血性大腸炎．IBD の総合鑑別力 病態理解と内視鏡診断．南江堂，pp 142–149, 2020.

[18] 橋本真一，坂井田功．アメーバ性大腸炎．消内視鏡 32（増刊）：164–165，2020.

[19] 藤田浩史，長坂光夫，鎌野俊彰，他．リンパ濾胞性直腸炎．胃と腸 46：1884–1888，2011.

[20] 上野義隆，田中信治．IBD の診断—内視鏡診断：大腸内視

鏡. 日比紀文, 久松理一（編）. IBDを日常診療で診る—炎症性腸疾患を疑うべき症状と, 患者にあわせた治療法. 羊土社, pp 56–63, 2017.
[21] Terrin M, Migliorisi G, Dal Buono A, et al. Checkpoint inhibitor–induced colitis: from pathogenesis to management. Int J Mol Sci 24: 11504, 2023.
[22] Abu–Sbeih H, Wang Y. Management considerations for immune checkpoint inhibitor — induced enterocolitis based on management of inflammatory bowel disease. Inflamm Bowel Dis 26: 662–668, 2020.

总结

溃疡性结肠炎的内镜表现

Ken Yamashita[1], Nobuaki Koh, Misa Ariyoshi, Takeshi Takasago, Akiyoshi Tsuboi, Hidenori Tanaka, Yuichi Hiyama, Hidehiko Takigawa, Yoshihiro Kishida, Yuji Urabe, Yoshitaka Ueno, Toshio Kuwai[2], Shiro Oka[1]

在内镜检查中，活动期溃疡性结肠炎（UC）表现为弥漫性炎症性黏膜（血管纹理消失、颗粒状和脆弱的黏膜、糜烂和溃疡），从直肠开始并向上扩展。相比之下，缓解期UC的内镜表现因活动期炎症程度的不同而有所差异。当炎症程度较轻时，放大内镜检查有助于更有效地观察黏膜（绒毛状和蜂窝状外观）。Mayo内镜评分（MES）和溃疡性结肠炎内镜下严重程度指数（UCEIS）可用于客观评估内镜活动性。由于UC是通过排除法进行诊断的，因此需要熟悉需要鉴别的其他炎症性肠疾病的内镜表现。

[1] Department of Gastroenterology, Hiroshima University Hospital, Hiroshima, Japan.
[2] Department of Gastrointestinal Endoscopy and Medicine, Hiroshima University Hospital, Hiroshima, Japan.

炎症性肠疾病的影像学表现

克罗恩病的小肠和结肠 X 线表现

梅野淳嗣[1]
川崎啓祐
藤岡審
松野雄一
長末智寛
鳥巣剛弘

摘要●在克罗恩病的诊断中，X 线造影检查发挥着重要作用。虽然难以显示微小病变，但在掌握粗大病变的整体形态和病变定位方面优于内镜检查，对粘连或狭窄病变也可进行评估。此外，X 线造影在瘘管的显示及追踪病情随时间的变化方面也非常有用，是内镜检查的重要补充手段。

关键词 X 线造影检查 双重造影 插管法 纵行溃疡 鹅卵石样表现 医疗辐射

[1] 九州大学大学院医学研究院病態機能内科学
〒812-8582 福岡市東区馬出 3 丁目 1-1
E-mail : umeno.junji.199@m.kyushu-u.ac.jp

前言

小肠一直以来是一个较难检查的器官，尽管存在辐射暴露的问题，X 线造影检查仍被广泛应用于临床。近年来，随着 CT 小肠造影（CTE）、磁共振小肠造影（MR enterography）技术的发展，以及 2000 年以后胶囊内镜和气囊辅助内镜的问世，小肠病变得以更加便捷且精准地评估。

克罗恩病（Crohn's disease, CD）是一种反复缓解和复发的难治性炎症性肠疾病。随着以抗 TNF-α（肿瘤坏死因子-α）抗体药物为代表的分子靶向药物的应用，治疗目标已从“临床缓解”转变为“黏膜愈合”。由于内镜检查能够检测微小病变，准确评估黏膜愈合情况，并通过活检标本进一步评估“组织学缓解”，目前内镜检查已被广泛用于评估克罗恩病的活动性。因此，以往用于评估病情活动性的 X 线造影检查在临床中的应用已变得较为有限，从医疗辐射的角度来看，不少医疗机构可能已完全不在 CD 的诊疗中使用该技术。然而，X 线造影检查在掌握病变整体形态和病变定位方面优于内镜检查，即使存在粘连或狭窄病变，仍能在一定程度上对病灶进行评估，因此可以认为其具有与内镜检查互补的作用。

本文将对小肠和大肠 X 线造影检查的方法及其应用进行详细说明。

小肠 X 线造影检查

小肠 X 线造影检查包括口服法、插管法及灌肠法。口服法是口服给予钡剂，并在钡剂到达盲肠之前进行连续摄片。该方法最为简便，适用于粗大病变的筛查。使用十二指肠探条的插管法会对患者造成一定痛苦，但可借助双重造影技术清晰显示微小病变。当高度怀疑小肠疾病或通过其他检查已提示病变存在时，常采用此方法。内镜辅助法：包括内镜下使用胃造影剂（Gastrografin®）或经气球内镜置入超长导管（overtube）后进行的插管检查，主要用于评估内镜无法到达的深部肠管，或对内镜观察部位进行 X 线补充评估。此外，利用内镜下注入胃造影剂（Gastrografin®）进行造影，或在气囊内镜后进行的经外套管法也属于插管法的一种，用于评估内镜无法到达的深部肠段，或对内镜观察部位进行 X 线评估。

1. 口服法

口服法是最基本的检查方法，通过口服硫酸

钡，并在其到达盲肠之前进行连续拍摄。服用钡剂后，为了促进钡剂从胃中排出，患者需保持右侧卧位一段时间，然后每隔 15 ~ 30 分钟以仰卧位为主进行 X 线观察和摄片。由于小肠襻易重叠，因此需通过手动压迫观察，或使用杓形压迫器、压迫筒进行压迫拍摄，并配合体位变换来识别和清晰显示病灶。特别是为了分离骨盆内的小肠襻，常采用头低位仰卧位的压迫拍摄，或在下腹部垫枕进行头低位俯卧位拍摄。对于末端回肠的病灶，可在拍摄时给予抗胆碱药物并仔细施加压迫，从而提高病灶的显影能力。此外，将钡剂分次给予可以更清晰地显示肠道的连续性。

本方法是一种简便的造影检查方法，与插管法相比，对患者造成的痛苦较小，因此在以小肠病变筛查为目的时应优先使用。然而，需要注意的是，该检查时间不确定且可能较长，微小病灶通常难以显示，肠管的连续性容易丢失，并且如果在摄片时未能识别病灶，可能导致检查不充分。

在成人患者进行的口服小肠 X 线造影检查中，5 分钟透视有效剂量（mSv）分别为：右下腹部 1.37mSv、腹部中央部 2.02mSv、骨盆 3.83mSv（不包含点片摄影）。对于儿童患者，5 分钟透视检查的有效剂量为：右下腹部 0.35mSv、腹部中央部 0.15mSv、骨盆 0.56mSv；若结合 5 分钟透视检查及 3.3 张腹部 X 线影像，平均有效剂量为 1.8 ~ 2.2mSv。鉴于常规腹部 CT 或 CT 小肠造影（CTE）的辐射剂量可达 5 ~ 15mSv，口服小肠 X 线造影检查的辐射暴露量可能更低。然而，不同操作医生和检查之间可能存在较大差异，因此需要尽量缩短透视照射时间，努力减少辐射暴露量。

2. 插管法

插管法包括使用十二指肠探条的双重造影法（探条法），以及在内镜下造影或气囊内镜后进行的经外套管法。这些方法对患者造成的痛苦均不小，因此应在高度怀疑小肠病变存在，或通过其他检查已提示病灶存在的情况下实施。

1）双重造影法（探条法）

该方法是经鼻将十二指肠探条插入至 Treitz 韧带附近，注入钡剂和空气以获得双重造影像。将探条顶端的气囊充气固定后，分次给予浓度为 50 ~ 100*w/v*% 的硫酸钡，总量为 200 ~ 300mL。在手动压迫的同时，通过 X 线观察钡剂的移动情况，并适时进行摄片（图 1a）。当钡剂到达末端回肠时，注入 600 ~ 800mL 的空气，同时摄取上段至中段小肠的双重造影影像。随后，在头低位俯卧位的情况下，尽可能分离并拉伸骨盆内的小肠段，并在适当的时间静脉注射丁溴东莨菪碱等解痉药物，结合体位变换和压迫技术，以拍摄下部小肠为主的影像（图 1b）。随后采用俯卧位头低足高位，尽可能分离并伸展盆腔内小肠袢，适时静脉注射丁溴东莨菪碱等解痉药物，通过体位变换及压迫法重点摄取下段小肠影像（图 1b）。

本方法虽然在探条插入和留置过程中会给患者带来痛苦，但能够显示小肠的广泛病变，并且在微小病变的显影方面表现优异，且检查时间较短。然而，要获得足以进行评估的双重造影像，需要检查实施医生具备熟练的技术。

2）气囊内镜下造影法

气囊内镜下造影法是将气囊内镜插入目标病灶附近或最深部，通过钳道注入胃造影剂 Gastrografin® 等含碘水溶性造影剂，从而获取 X 线造影像。该方法用于评估内镜插入困难病例的深部肠管，或在内镜扩张术前评估狭窄部位（数量、狭窄程度及长度）等。通过在气囊充气状态下进行检查，可以获得良好的充盈影像，但无法显示微小病变。需要注意的是，对碘过敏的患者禁用此方法。

3）经外套管法（福冈大学筑紫医院式插管法）

经外套管法是一种在气囊内镜检查时，将造影导管留置在气囊内镜使用的外套管（overtube）内，并进行双重造影的方法。首先，将气囊内镜插入目标病灶附近，随后在外套管的气囊充气状态下拔出内镜。接着，将造影导管插入外套管的顶端，并通过气囊固定后注入 80 ~ 100*w/v*% 浓度的钡剂 100 ~ 200mL。当钡剂流入病灶部位时，注入空气并静脉注射解痉药物进行摄片。本方法的操作较为复杂，但由于使用了气囊内镜的外套管，因此能够在安全且选择性地进行双重造影方面表现出优势。此外，本检查所用的造影导管由聚氯乙烯制成，具有无须使用导丝即可轻松插入的特点。

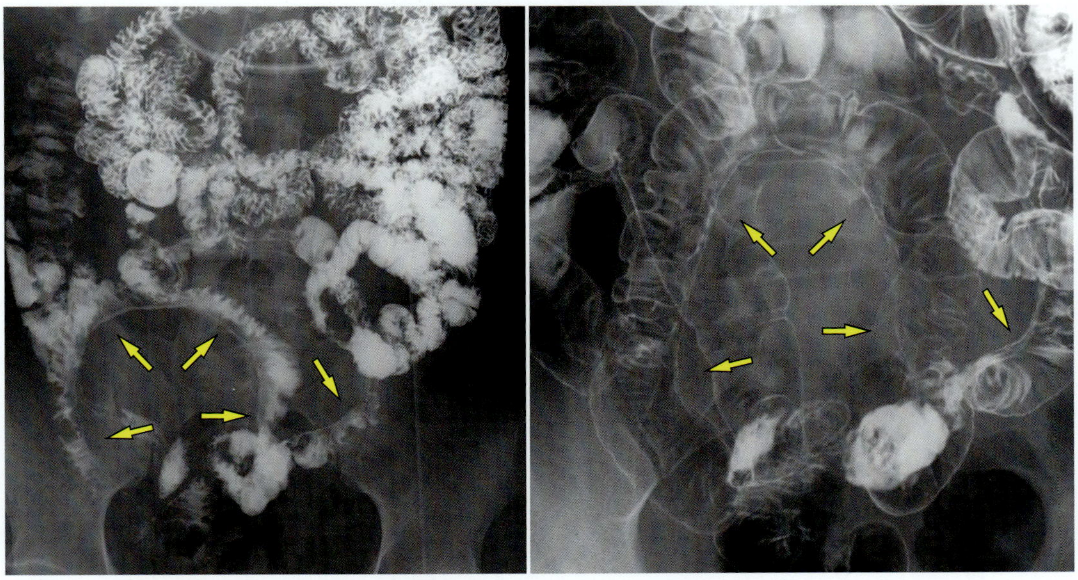

a	b

图1 小肠 X 线造影像（探条法）
a. 注入空气前。可见回肠伴有钡剂积聚的活动期纵行溃疡（黄色箭头）。
b. 双重造影像。纵行溃疡位于肠系膜附着侧（黄色箭头）。

3. 灌肠法

灌肠法是一种在灌肠 X 线造影时，通过人为使钡剂和空气逆流至末端回肠并进行拍摄的方法。该方法操作简便，但通常仅能显示部分下段回肠，并且由于与乙状结肠重叠，往往难以获得清晰的图像。

CD 的小肠 X 线造影表现

在日本的 CD 诊断标准中，主要的表现包括纵行溃疡（longitudinal ulcer）和鹅卵石样改变（cobblestone appearance）。这两种表现来源于 X 线造影检查，并因其注重病变的形态学特征而具有突破性意义。如前所述，在疑似 CD 的病例中，以口服法为代表的 X 线造影检查作为小肠粗大病变的筛查手段非常有用。当存在小肠病变时，不仅可以进行形态学评估，还可以掌握病变的分布情况。通过运用压迫摄影和双重造影技术，还可以检出阿弗他样病变、微小溃疡等细微病变。

1. 纵行溃疡

纵行溃疡被定义为沿肠管长轴方向延伸、长度超过 4～5cm 的溃疡，但在实际临床中，这一术语有时也用于描述约 3cm 的溃疡。虽然需要与缺血性肠病和溃疡性结肠炎进行鉴别诊断，但纵行溃疡能够单独作为 CD 诊断依据的主要特征之一。纵行溃疡多分布于中至下段回肠，并且具有易发于肠系膜侧的特点。在压迫像或双重造影像中，纵行溃疡表现为管腔边缘偏侧分布的细长钡剂积聚（图 1，图 2a），并且其边缘常伴有鹅卵石样改变或炎症性息肉等隆起。活动期的纵行溃疡边缘可见钡剂延伸和毛刺状改变（图 2a），而在非活动期，可观察到一侧边缘硬化，即所谓的偏侧性变形（图 2b、c）。

2. 鹅卵石征

鹅卵石征是指在多发溃疡之间残存的黏膜呈现出玉石状隆起的状态。在 CD 的活动期，纵横交错的溃疡包围的黏膜呈岛状隆起，并集合在一起，外观类似鹅卵石路面，因此得名（图 3）。鹅卵石征与纵行溃疡同为 CD 诊断标准中的主要表现之一，且在其他小肠疾病中较少见，因此可认为是 CD 的特异性表现。鹅卵石征通常是在炎症较重的情况下形成的深溃疡多发后出现的。如果在 X 线造影检查中观察到明显的鹅卵石征，则提示疾病可能会呈现难治性病程，因此在选择治疗方法时需要充分考虑。

3. 不规则形～类圆形溃疡、阿弗他溃疡

在消化道广泛区域出现的不规则形～类圆形溃

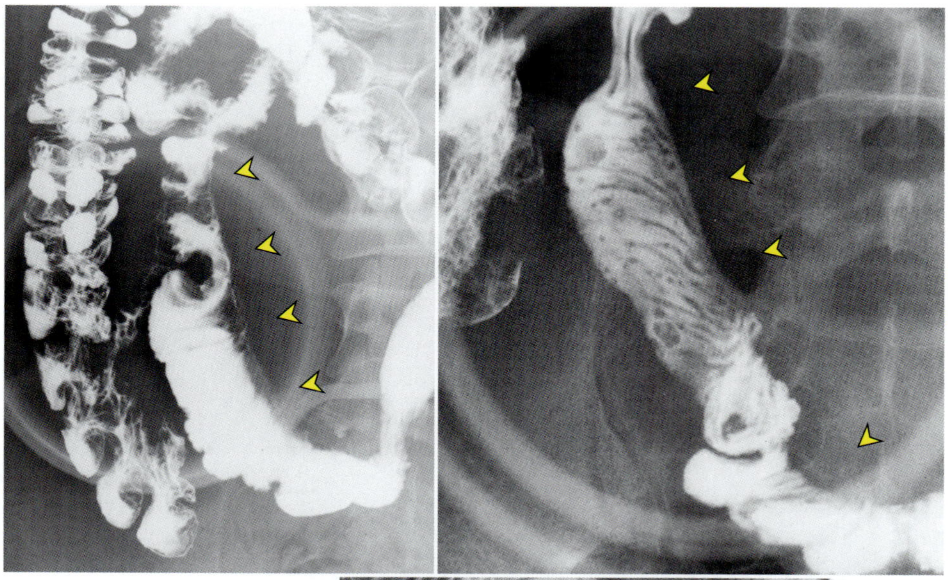

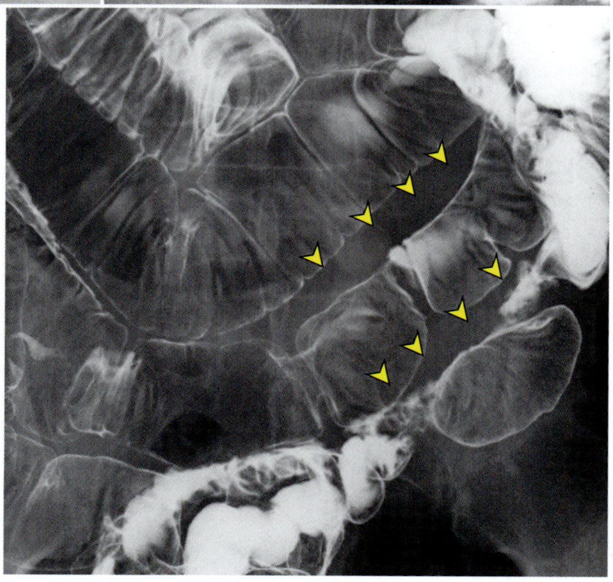

图2 小肠纵行溃疡的口服小肠 X 线造影像

a. 压迫像（活动期）。通过增加压迫，线状钡剂积聚变得更加清晰，并可明确观察到边缘钡剂延伸（黄色箭头）。

b. 压迫像（缓解期）。可见伴有黏膜集中的偏侧性变形，但未观察到钡剂积聚或边缘延伸（黄色箭头）。

c. 双重造影像（缓解期）。可见偏侧性变形（黄色箭头）。

疡或阿弗他溃疡被列为 CD 诊断标准中的次要表现（图 4）。这些溃疡可能是纵行溃疡或鹅卵石样改变的伴随病变，或者是 CD 早期病变，但也可见于多种炎症性疾病，因此诊断特异性较低。但当阿弗他溃疡或微小溃疡呈纵行排列时，应高度怀疑 CD。需要注意的是，通过 X 线造影检查很难准确掌握微小病变的分布，因此对于疑似 CD 但小肠未发现粗大病变的病例，应追加胶囊内镜检查。

4. 狭窄、瘘管

在穿透型 CD 中，高度活动性病变在反复复发与缓解的过程中，常会引发狭窄或瘘管等肠管并发症（图 5）。狭窄性病变在 X 线造影检查中通常表现为伴有偏侧性变形的狭窄，当通过障碍较为严重时，可伴随近端肠管的扩张。在重度小肠狭窄的病例中，胶囊内镜检查是禁忌，即使使用气囊内镜也难以对小肠进行全面观察。对于狭窄病例，气囊内镜下的造影检查或口服法等 X 线造影检查有助于评估狭窄性病变的长度及严重程度。此外，内瘘与外瘘仅凭内镜难以全面评估，需结合 CT、MRI 及 X 线造影检查进行综合判断。

大肠钡剂灌肠造影检查

通常，大肠的 X 线造影检查采用灌肠法进行。本科室采用改良 Brown 法作为术前准备：检查前 2 天给予低渣饮食，并于检查前 1 天让患者服用高渗性肠道清洁剂（如枸橼酸镁制剂）。对于肾功能

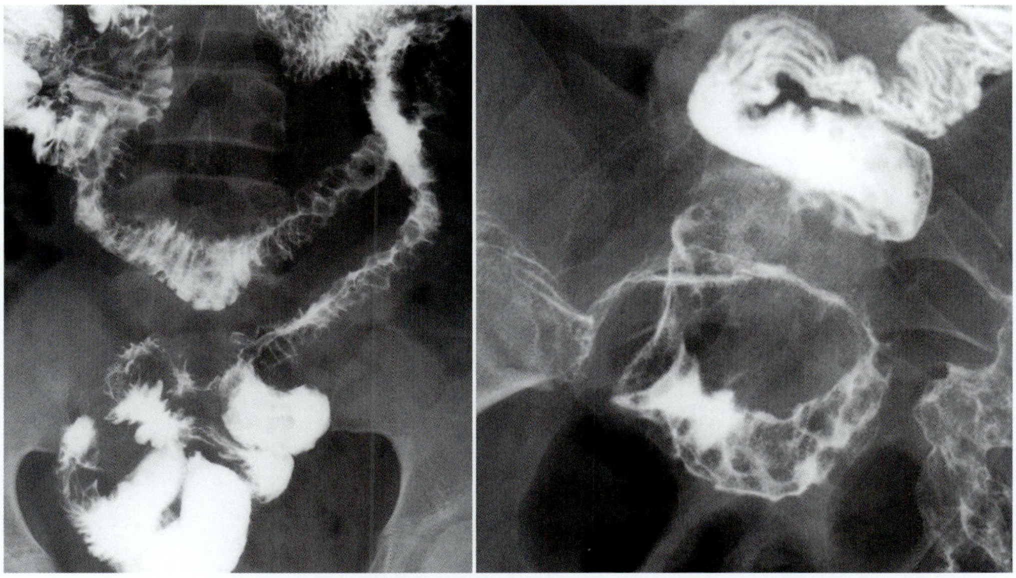

a | b

图3 小肠鹅卵石征的口服小肠 X 线造影影像。可见中部小肠（a）及盆腔内小肠（b）存在伴发鹅卵石征的纵行溃疡。

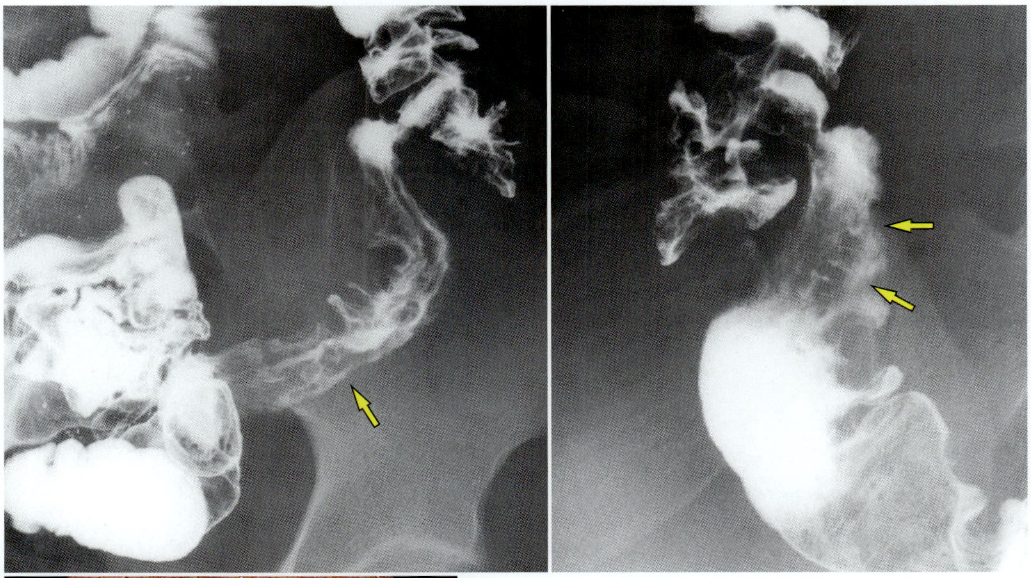

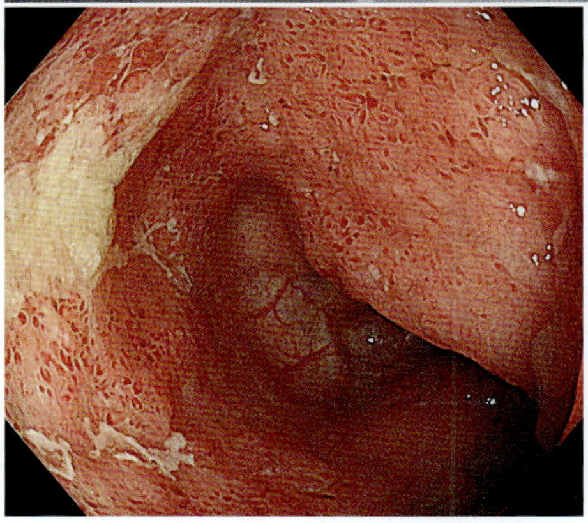

a | b
c

图4 小肠阿弗他溃疡及糜烂

a、b. 口服小肠 X 线造影像。俯卧位（a）及杓形压迫器摄影（b）显示末段回肠可见周围伴黏膜隆起的少量钡剂斑点（黄色箭头）。

c. 结肠镜影像。末段回肠可见伴有白苔的阿弗他溃疡及糜烂。

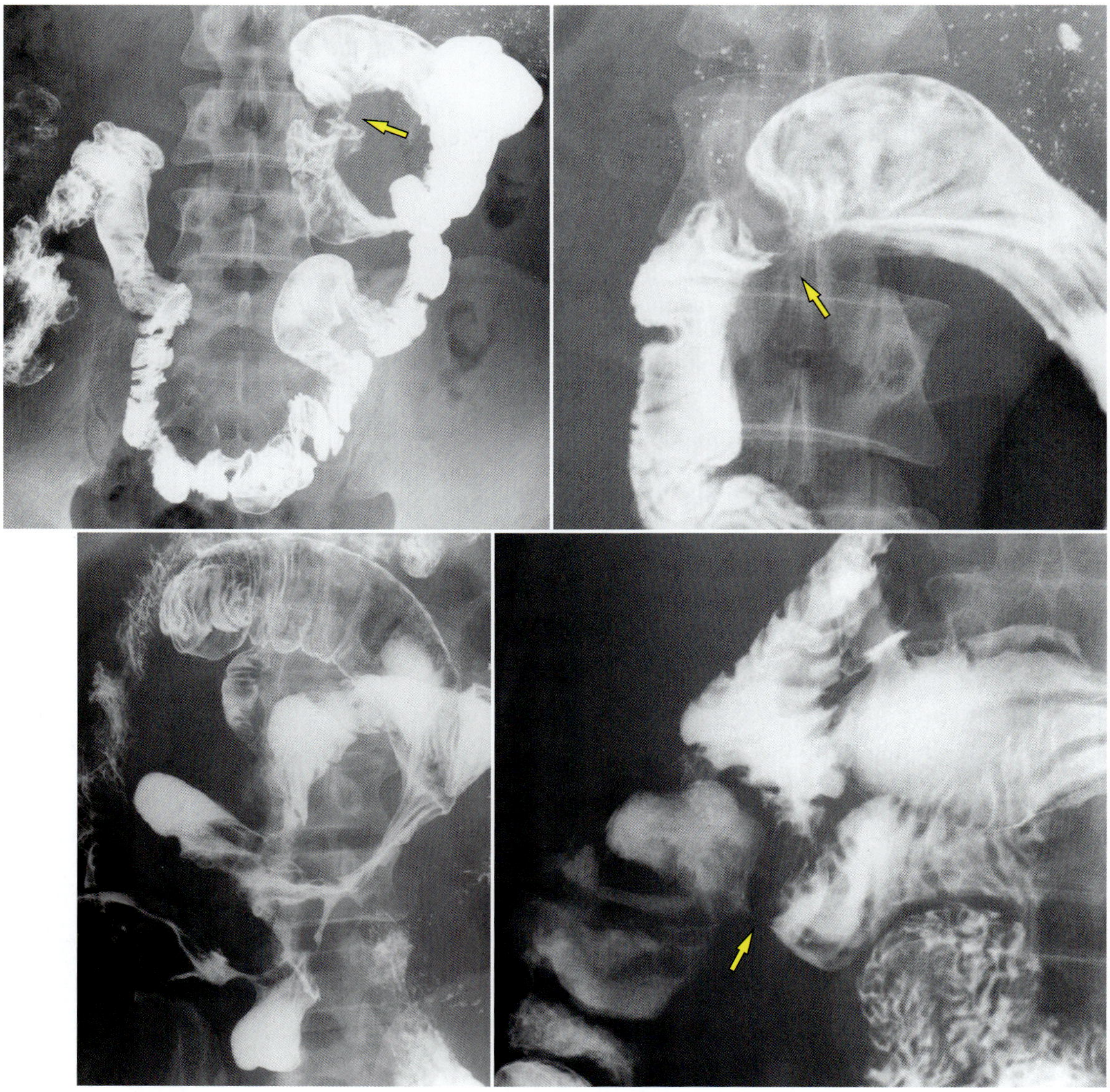

a	b
c	d

图5 小肠狭窄与瘘管的口服小肠 X 线造影像

a、b. 小肠狭窄。回肠可见伴有近端肠管扩张的狭窄（a，黄色箭头）。压迫摄影狭窄部位未见明显钡剂滞留，可判断为非活动期（b，黄色箭头）。

c. 多发内瘘（小肠- 小肠瘘）。下段回肠可见多发内瘘，并伴有多处狭窄。

d. 十二指肠- 横结肠瘘。十二指肠下曲外侧可见钡剂流出，确认与横结肠相通（黄色箭头）。

不全等无法耐受镁制剂的患者，则采用等渗性聚乙二醇制剂进行肠道准备。检查当日清晨，经肛门插入比沙可啶栓剂（Teleminsoft® 栓剂 10mg），确认肠道清洁度后，留置一次性直肠导管（带三管分离逆止阀的 Y 形直肠导管），并用气囊固定。在给予丁溴东莨菪碱溴化物或胰高血糖素作为解痉剂后，将患者置于头低位，并以左侧卧位为主变换体位（俯卧位→左侧卧位→仰卧位，或仰卧位→左侧卧位→俯卧位），使 70～100*w/v*% 的钡剂 150～300mL 流入横结肠脾曲附近。随后，通过少量多次注入空气，将钡剂推向深部大肠，同时根据肠管走向调整体位。由于大量钡剂流入末端回肠后会导致无法观察乙状结肠，因此需要在检查早期对乙状结肠拍摄双重造影像。为避免遗漏，应至少从 3 个方向拍摄整个大肠的双重造影图像。对于病灶部位，可根据需要增加压迫，进行观察和拍摄。

CD 的钡剂灌肠 X 线造影表现

与小肠类似，在 CD 中，大肠也会出现纵行溃疡和鹅卵石样改变。X 线造影检查在掌握病变的整体情况及定位方面优于内镜检查，并且在时间序列动态评估中也具有一定的价值。然而，由于使用内镜可以相对容易且详细地观察整个大肠，因此与小肠相比，X 线造影检查的重要性较低。在实际临床中，X 线造影检查通常仅限于大肠存在狭窄性病变或需要评估瘘管等情况。

1. 纵行溃疡

小肠的纵行溃疡 CD 的特异性表现，在其他疾病中很少见。而大肠的纵行溃疡可见于急性期的缺血性结肠炎、感染性肠炎和溃疡性结肠炎。CD 中大肠纵行溃疡的特征包括：沿结肠带出现多条纵行溃疡、其间黏膜正常、溃疡周围伴有隆起成分，且呈非连续性（图 6a）。通过进行 X 线造影检查，可以明确纵行溃疡的部位和分布，并评估其形态学特征，从而实现一定程度的鉴别诊断。

2. 鹅卵石征

鹅卵石征在大肠中比小肠更常见，尤其多见盲肠、升结肠和降结肠（图 6a、b）。最初，这一术语指的是由纵横交错的活动性溃疡包围的水肿状黏膜的多发隆起，但现在无论是否存在溃疡，炎症性息肉聚集在一起也被称作鹅卵石征。有时会伴随狭窄，严重的大肠鹅卵石征被视为难治性的一个因素。

3. 不规则形 ~ 类圆形溃疡、阿弗他溃疡

在 CD 中，大肠可见沿纵行排列的不规则形 ~ 类圆形溃疡。其他疾病，例如感染性肠炎中也可能出现类似表现，但 CD 的特征在于溃疡间存在正常黏膜间隔，且呈纵行排列（图 6c）。阿弗他结肠炎被认为是 CD 的早期表现之一，在病程进展中可能发展为典型的纵行溃疡。

4. 狭窄、瘘管

相较于小肠，大肠出现导致严重通过障碍的高度狭窄的病例较少。但在存在高度炎症性病变的病例、病程较长的病例或术后吻合口复发的病例中，可能会出现内镜无法通过的狭窄，因此需要通过注肠 X 线造影检查进行评估（图 6b、d ~ f）。通过 X 线造影检查可以掌握狭窄的长度以及近端肠管是否扩张，从而客观评估狭窄的程度，并追踪其随时间的变化（图 6e、f）。此外，在骨盆内小肠与乙状结肠或直肠、十二指肠与横结肠等部位形成内瘘的病例中，X 线造影检查也具有重要作用（图 6g）。

小肠・注肠 X 线的实际应用方法

如前所述，X 线造影检查在微小病变的检测和评估方面逊于内镜检查。然而，在掌握病变分布的整体情况以及评估瘘管等肠道并发症方面，X 线造影检查具有优势。特别是口服法操作简便且成本较低，因此在疑似克罗恩病的初期筛查中非常有用。此外，X 线造影检查的最大优势在于能够客观且随时间变化地评估同一部位的病变，对粗大病变的治疗效果评估也具有重要意义。

结语

近年来，内镜下黏膜愈合已被视为 CD 治疗的重要目标。然而，对于小肠病变的黏膜愈合评估较为困难，因此相关讨论较少。在伴有狭窄或术后粘连的病例中，内镜检查可能难以进行评估，此时应适时采用 X 线造影检查。X 线造影不仅能够评估狭窄性病变的部位和数量，还可以判断近端肠管是否有扩张，这对于考虑手术或内镜下球囊扩张术的适应证非常有帮助。综上所述，X 线造影检查是内镜检查的有效补充。尽管该检查对操作者的熟练程度要求较高，并且存在辐射暴露的问题，但它至今仍是 CD 诊疗中不可或缺的检查手段。

文献

[1] 八尾恒良，櫻井俊弘，竹中國昭，他．診断のための諸検査法．八尾恒良，飯田三雄（编）．小腸疾患の臨床．医学書院，pp 13-32，2004.
[2] 松本主之，飯田三雄，頼岡誠．診断法の進歩—小腸 X 線検査．日内会誌　100: 23-28，2011.
[3] 平井郁仁，松嶋祐，吉澤直之，他．炎症性腸疾患の画像診断— Crohn 病の小腸・注腸 X 線所見．胃と腸　48：619-630，2013.
[4] 梅野淳嗣，鳥巣剛弘．クローン病小腸画像検査—小腸造影検査の実際と有用性．臨消内科　36: 189-195，2021.
[5] Jaffe TA, Gaca AM, Delaney S, et al. Radiation doses from small-bowel follow-through and abdominopelvic MDCT in Crohn's disease. AJR Am J Roentgenol　189: 1015-1022, 2007.
[6] Gaca AM, Jaffe TA, Delaney S, et al. Radiation doses from small-bowel follow-through and abdomen/pelvis MDCT in pediatric Crohn disease. Pediatr Radiol　38: 285-291, 2008.
[7] RadiologyInfo.org．https://www.radiologyinfo.org（2024 年 9 月閲覧）.
[8] Ilangovan R, Burling D, George A, et al. CT enterography: review of

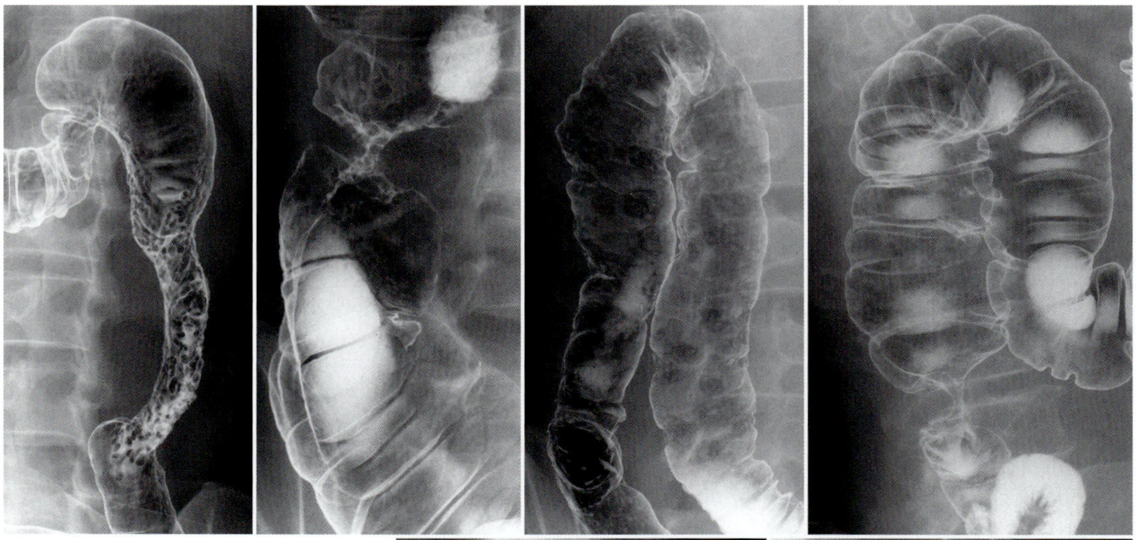

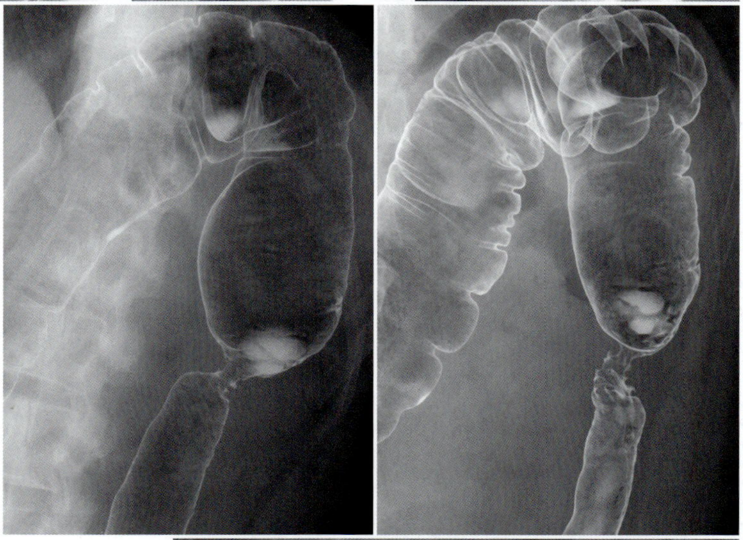

a b c d
e f
g

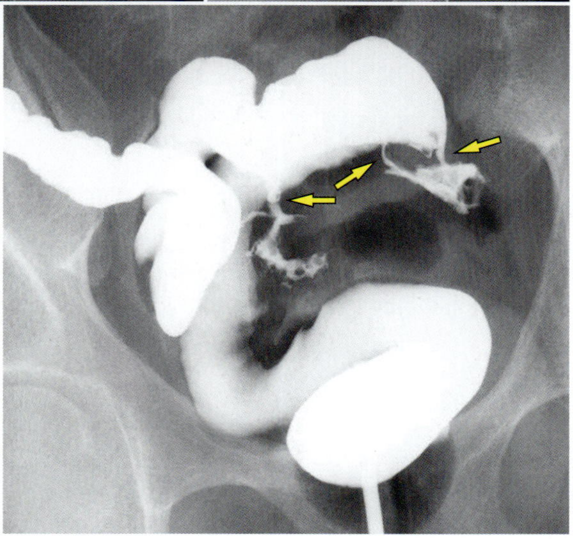

图6 CD 大肠病变的注肠 X 线造影像

a. 纵行溃疡：脾曲至降结肠可见纵行溃疡瘢痕，局部伴有鹅卵石征，并出现狭窄。

b. 鹅卵石征：横结肠可见伴有鹅卵石征的短段狭窄，但近端肠管未见明显扩张。

c. 类圆形溃疡：横结肠至降结肠可见多发类圆形溃疡，部分呈纵行排列。

d. 吻合口狭窄：回盲部切除术后，吻合口可见狭窄，但未见明显的近端肠管扩张。

e、f. 大肠狭窄：降结肠可见短段狭窄，并伴有近端肠管轻度扩张（e）。9 年后复查显示类似表现（f）。

g. 小肠－大肠瘘：乙状结肠至少 3 处钡剂经瘘管外溢至肠外（黄色箭头）。

technique and practical tips. Br J Radiol 85: 876–886, 2012.
[9] 中村裕一，谷啓輔，中村勁，他．経ゾンデ法による小腸 X 線検査—小腸二重造影法．胃と腸 9: 1461–1469, 1974.
[10] 頼岡誠，平井郁仁，八尾恒良，他．小腸内視鏡検査後の小腸 X 線造影用ゾンデ（福大筑紫式）の考案とその使用成績．胃と腸 46: 500–506, 2011.
[11] 厚生労働科学研究費補助金 難治性疾患政策研究事業「難治性炎症性腸管障害に関する調査研究」(久松班)．潰瘍性大腸炎・クローン病診断基準・治療指針，令和 5 年度改訂版．令和 5 年度分担研究報告書，2024.
[12] 八尾恒良．Crohn 病診断基準（案），厚生省特定疾患難治性炎症性腸管障害調査研究班（班長；武藤徹一郎）平成 6 年度業績集．p 4，1995.
[13] 斉藤裕輔，垂石正樹．縦走潰瘍 (longitudinal ulcer)．胃と腸 52: 620–621, 2017.
[14] 山口智子，松本主之．cobblestone appearance．胃と腸 52: 628, 2017.
[15] 入口陽介，小田丈二，水谷勝，他．美麗な二重造影—私のコツすべて教えます—美しい注腸 X 線造影検査を求めて．胃と腸 52: 1136–1144, 2017.
[16] 蔵原晃一，川崎啓祐，浦岡尚平，他．美麗な二重造影—私のコツすべて教えます—注腸 X 線造影検査．胃と腸 52: 1128–1135, 2017.
[17] 平井郁仁．縦走潰瘍．胃と腸 57: 556, 2022.
[18] 平井郁仁，矢野豊，大原次郎，他．アフタ様病変のみから成る Crohn 病の長期経過．胃と腸 40: 895–910, 2005.
[19] 川崎啓祐，梅野淳嗣，蔵原晃一，他．小腸 X 線造影検査の有用性と限界．胃と腸 58: 1470–1482, 2023.
[20] Lichtenstein GR, Loftus EV, Isaacs KL, et al. ACG clinical guideline: management of Crohn's disease in adults. Am J Gastroenterol 113: 481–517, 2018.
[21] Torres J, Bonovas S, Doherty G, et al. ECCO guidelines on therapeutics in Crohn's disease: medical treatment. J Crohns Colitis 14: 4–22, 2020.
[22] Gordon H, Minozzi S, Kopylov U, et al. ECCO guidelines on therapeutics in Crohn's disease: medical treatment. J Crohns Colitis, 2024 doi: 10.1093/ecco-jcc/jjae091 [Epub ahead of print].

总结

克罗恩病的小肠和结肠 X 线表现

Junji Umeno[1], Keisuke Kawasaki,
Shin Fujioka, Yuichi Matsuno,
Tomohiro Nagasue, Takehiro Torisu

X 线胃肠造影在克罗恩病的诊断中非常有用。尽管该方法难以检测微小病变，但在提供整体视图和确定大病变的部位方面优于内镜检查。此外，它在显示粘连和狭窄性病变方面也很有用。X 线胃肠造影还有助于识别瘘管并追踪随时间的变化，使其成为内镜检查的重要补充。

[1] Department of Medicine and Clinical Science, Graduate School of Medical Sciences, Kyushu University, Fukuoka, Japan.

炎症性肠疾病的影像学表现

克罗恩病的小肠和结肠镜表现

渡辺憲治[1, 2]
高嶋祐介[2, 3]
伊藤顕太郎[1, 3, 4]
渡邊かすみ[1, 3, 4]
皆川知洋[2, 5]

摘要●与欧美相比，日本的克罗恩病诊断标准以影像学检查表现为主体，通过主要表现和次要表现的组合，明确区分确诊病例和疑似病例的诊断标准，这是其特点。准确的诊断是治疗的基础，需要通过高精度的内镜检查来学习如何进行诊断。在克罗恩病中，观察小肠和直肠肛门部也很重要，应理解各种内镜检查的特点和注意事项后进行检查。

关键词 克罗恩病 纵行溃疡 鹅卵石征 大范围溃疡 阿弗他溃疡

[1] 富山大学炎症性腸疾患内科 〒930-0194 富山市杉谷 2630
E-mail : kenjiw@med.u-toyama.ac.jp
[2] 富山大学附属病院 IBD センター
[3] 富山大学第三内科
[4] 富山赤十字病院消化器内科
[5] 富山大学消化器・腫瘍・総合外科

前言

克罗恩病（Crohn’s disease，CD）的诊疗始于精准诊断。在日本，CD 的诊断基于厚生劳动省研究小组制定的诊断标准（表 1），其构成要素多为内镜和影像学诊断结果，并通过主要诊断标准和次要诊断标准的组合来界定确诊病例和疑似病例。令人意外的是，像日本这样拥有基于影像学特征明确诊断标准的国家并不多见，可以说这与日本高精度的影像学诊断技术相辅相成。本文将围绕诊断标准中的内镜表现，聚焦除其他文献已阐述的上消化道病变外的内镜表现，结合实际影像学资料进行阐述。此外，笔者还将探讨一些个人认为对 CD 鉴别诊断具有重要价值的内镜特征。

纵行溃疡

CD 以病变呈“线性”分布为特征，而 UC 则以病变呈“片状分布为特征。纵行溃疡是 CD 的核心内镜特征之一（图 1）。随病情的进展，初期散在分布的跳跃性溃疡（skip lesions）沿肠管长轴方向相互融合，形成纵行溃疡（图 2）。传统定义曾将纵行溃疡的长度设为“4～5cm 以上”，但基于早期诊断和改善预后的需求，诊断标准中已补充说明“长度并非必要条件”。尤其在小肠中，纵行溃疡好发于肠系膜附着侧，若内镜插入方向与肠管长轴呈切线位，可能因无法清晰观察溃疡深度而误将内镜插入溃疡底部，存在因外套管尖端或内镜侧壁过度施压导致肠壁穿孔的风险，操作中需高度警惕。此外，即使纵行溃疡已形成瘢痕，由于存在脆弱性，如果内镜或外套器插入时阻力明显，应立即判断停止插入（图 3）。一旦发现纵行溃疡，应注意确认其与肠系膜的位置关系，以评估穿孔风险。此外，结肠部位 CD 的纵行溃疡常沿结肠带分布（图 4）。

鹅卵石征

鹅卵石征为 CD 纵行溃疡的炎症进一步加重后，多条纵行溃疡连接成类似“鬼脚图”的形态，其中“石状”突起由黏膜水肿形成，溃疡与水肿的凹凸交错构成该内镜特征的核心表现（图 5）。由

表1 克罗恩病诊断标准

(1) 主要表现

A. 纵行溃疡[注1]

B. 鹅卵石征

C. 非干酪性上皮样肉芽肿[注2]

(2) 次要表现

a. 在消化管的广泛范围内观察到的不规则形～类圆形溃疡或阿弗他溃疡[注3]

b. 特征性的肛门病变[注4]

c. 特征性的胃、十二指肠病变[注5]

确诊例：

[1] 具有主要表现的“A”或“B”[注6]

[2] 具有主要表现的“C”和次要表现的“a”或“b”

[3] 同时具有次要表现的“a”“b”“c”

疑诊例：

[1] 具有主要表现的“C”和次要表现的“c”

[2] 具有主要表现的“A”或“B”，但无法与溃疡性结肠炎、肠白塞病、单纯性溃疡、缺血性肠病等鉴别

[3] 仅具有主要表现的“C”[注7]

[4] 至少具有两个或一个次要表现

注1：纵行溃疡指沿肠管长轴方向分布的溃疡，小肠病变多见于肠系膜附着侧。典型纵行溃疡长度通常≥4～5 cm，但长度并非诊断必需条件。

注2：病理诊断需通过连续切片提高诊断率。建议由精通消化系统疾病的病理医生进行判定。

注3：“消化道的广泛范围”是指病变分布跨越解剖学上的多个器官，即上消化道（食管、胃、十二指肠）、小肠和大肠中的至少两个器官。典型情况下呈纵列分布，但也有非纵列的情况。此外，病变需要持续存在3个月以上。另外，胶囊内镜检查可见十二指肠及小肠 Kerckring 皱襞表面多发环形溃疡。需要排除肠结核、肠白塞病、单纯性溃疡、非甾体抗炎药（NSAIDs）引起的溃疡以及感染性肠炎。

注4：：包括肛裂、空洞性溃疡、痔瘘、肛周脓肿、水肿性皮赘等。可参考《克罗恩病肛周病变诊疗指南》，建议由熟悉克罗恩病的肛肠专科医师进行判定。

注5：包括竹节样外观、切迹样凹陷等。建议由熟悉克罗恩病的专科医生进行诊断。

注6：如果仅存在纵行溃疡，需要排除缺血性肠病变和溃疡性结肠炎。如果仅存在鹅卵石样改变，则需要排除缺血性肠病变和4型大肠癌。

注7：需要排除具有肉芽肿的炎症性疾病，如肠结核。

[厚生労働科学研究費補助金難治性疾患等政策研究事業「難治性炎症性腸管障害に関する調査研究」(久松班). 潰瘍性大腸炎・クローン病診断基準・治療指針. 令和5年度改訂版. 令和5年度分担研究報告書，2024より改変して転載]

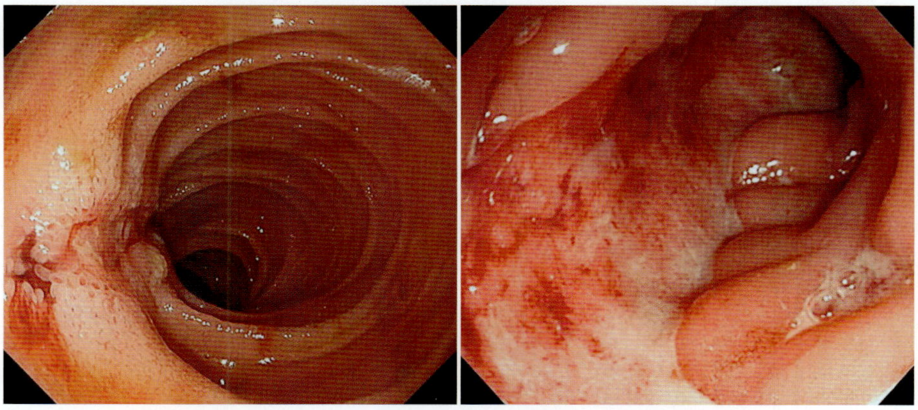

a | b

图1 回肠末端（a）和乙状结肠（b）中CD纵行溃疡的内镜图像

于这是高度炎症的表现，CD 内科治疗的效果往往会下降，同时需警惕附近是否存在瘘管。如果鹅卵石征广泛累及肠管，未来可能发展为需手术治疗的长段狭窄，应予以重视。

消化道广泛范围内可见不规则形～类圆形溃疡或阿弗他溃疡

毋庸置疑，CD 是一种可在口腔至肛门全消化管范围内跳跃式分布消化道病变的疾病。在其诊断标准中，附加说明如下："所谓消化道广泛范围，是指病变分布跨越解剖学上多个器官，即上消化道（食管、胃、十二指肠）、小肠以及大肠中 2 个及以上器官的情况。典型表现为病变呈纵行分布，但也有不呈纵行分布的情况。此外，病变需持续存在 3 个月以上。"关于"2 个及以上器官"的判定，一定程度上也受影像学诊断精准度的影响，因此，必要时不仅需要进行上消化道内镜检查（食管胃十二指肠镜检查；EGD），还需借助胶囊内镜等开展全小肠检查，以努力确认微小病变。当发现上述病变表现时，务必确认是否存在纵行排列的情况（图 6）。此外，必要时进行图像增强内镜检查或色素内镜检查也十分重要（图 7）。

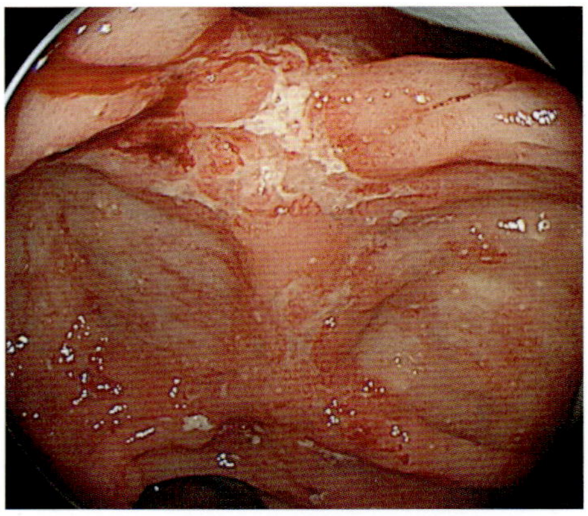

图2 大肠的不规则溃疡和糜烂沿着结肠带分布，呈现出仿佛沿肠管长轴方向相连的影像学表现

其他

在尝试通过内镜检查鉴别 CD 和 UC 时，进行结肠镜检查时应尽可能深入观察回肠，同时，对阑

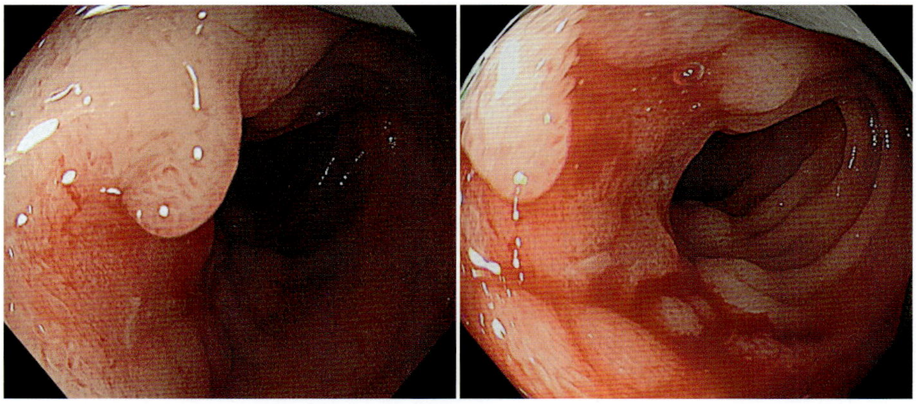

a | b

图3 回肠的纵行溃疡（a）。判断为接近瘢痕，内镜插入深处后，在拔出时发现溃疡边缘有出血（b）

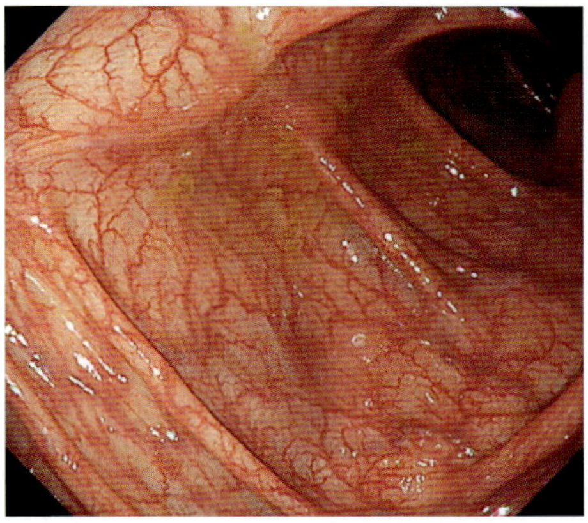

图4 沿升结肠结肠带分布的纵行溃疡瘢痕

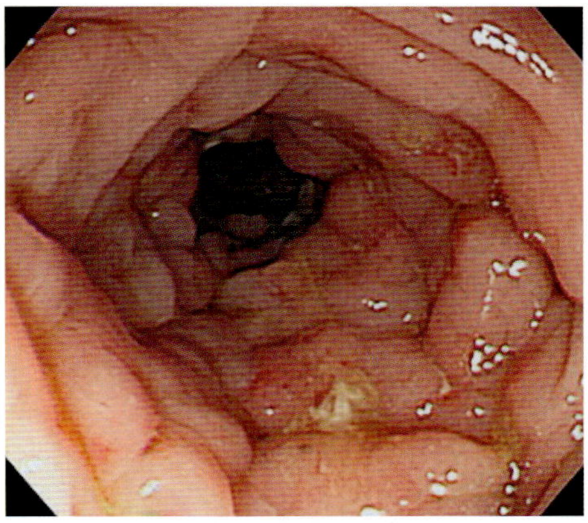

图5 升结肠相对较轻的鹅卵石样改变的内镜图像

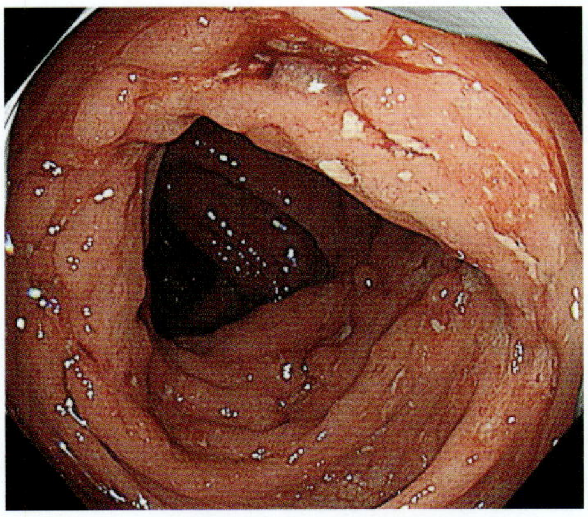

图6 未呈现纵行排列的升结肠糜烂或阿弗他溃疡的内镜图像

结语

本文阐述了 CD 诊断标准中明确记载的包括纵行溃疡、鹅卵石样改变，以及消化道广泛分布的不规则形～类圆形溃疡或阿弗他样病变。同时，也讨论了直肠肛门区域的观察与拍摄。随着新药不断涌现，我们可能过度关注药物治疗而减少 CD 诊断知识的学习机会，这一现状令人忧虑。然而，我们绝不能忽视的是，精准的诊断与全面的病情评估是提升 CD 治疗成功率的关键所在。

尾开口及直肠下部的反转观察也至关重要。如在阑尾开口观察到白斑，则支持 UC 的诊断；如在齿状线附近发现瘘管原发口或糜烂，则支持 CD 的诊断（图 8a）。从监测内镜的角度来看，直肠下部的反转观察以及肛管内的详细观察也意义重大。此外，在内镜检查开始时，可请助手协助展开受检者的检查专用内裤，以便通过内镜拍摄肛门病变部位并留存记录，这一做法也颇具实用性（图 8b）。

文献

[1] 厚生労働科学研究費補助金難治性疾患等政策研究事業「難治性炎症性腸管障害に関する調査研究」(久松班). 潰瘍性大腸炎・クローン病診断基準・治療指針，令和 5 年度改訂版. 令和 5 年度分担研究報告書，2024.

[2] 松本主之，久松理一，江﨑幹宏，他. 炎症性腸疾患内視鏡診療ガイドライン. Gastroenterol Endosc 66: 1387–1426, 2024.

[3] 渡辺憲治，細見周平，野口篤志，他. クローン病におけるカプセル内視鏡の意義と課題—適正使用に向けて. 日消誌 112: 1259–1269, 2015.

[4] 渡辺憲治，樋田信幸，中村志郎. 炎症性腸疾患関連腫瘍サーベイランスの精度向上に向けて. 日消誌 116: 878–890, 2019.

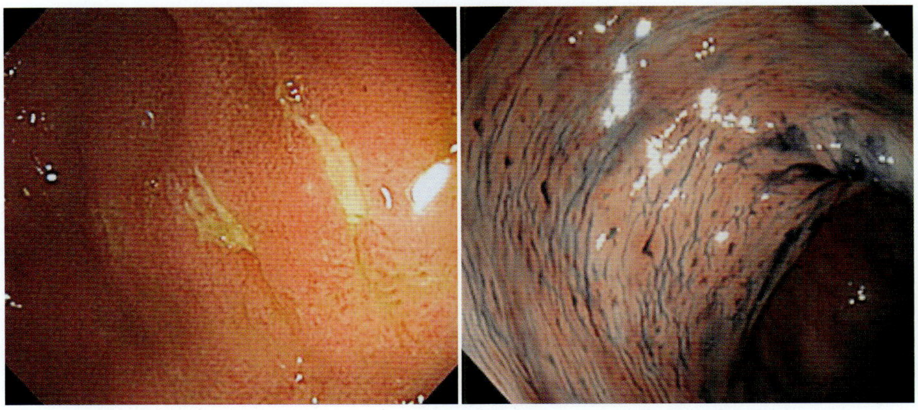

a | b

图7 呈现纵行排列的回肠糜烂（a）和乙状结肠阿弗他溃疡（b）的内镜图像

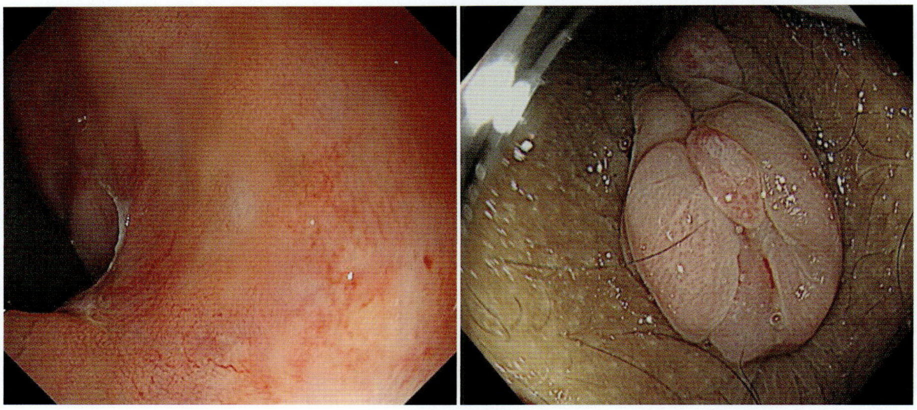

a | b

图8 通过直肠下部反转观察所见的齿状线附近糜烂（a），插入前用内镜拍摄的肛门部皮赘（b）

克罗恩病的小肠和结肠镜表现

Kenji Watanabe[1,2], Yusuke Takashima[2,3],
Kentaro Ito[1,3,4], Kasumi Watanabe[1,3,4],
Tomohiro Minagawa[2,5]

日本的克罗恩病诊断标准强调使用影像学检查，包括内镜评估，以识别主要表现和次要表现。准确且明确的诊断对于克罗恩病的适当临床管理至关重要。医生应具备独立进行诊断的能力。观察小肠和肛门直肠部位对于诊断克罗恩病很重要。每次内镜检查都应在了解其优势和局限性的基础上进行。

[1] Department of Internal Medicine for Inflammatory Bowel Disease, Toyama University, Toyama, Japan.
[2] Center of Inflammatory Bowel Disease, Toyama University Hospital, Toyama, Japan.
[3] The Third Department of Internal Medicine, Toyama University, Toyama, Japan.
[4] Department of Gastroenterology, Toyama Red Cross Hospital, Toyama, Japan.
[5] The Second Department of Surgery, Toyama University, Toyama, Japan.

炎症性肠疾病的影像学表现

炎症性肠疾病的上消化道病变

久部高司 [1~3]
高津典孝 [2]
古賀章浩
安川重義 [1]
武田輝之
三雲博行 [2]
高橋篤史
金光高雄 [1]
小野陽一郎
宮岡正喜 [3]
二村聡 [4]

摘要●克罗恩病（CD）与溃疡性结肠炎（UC）均属于病因不明的炎症性肠疾病。CD 可累及全消化道，其上消化道病变的典型内镜特征如竹节样外观、十二指肠纵行裂隙状凹陷等对疾病诊断具有重要辅助价值，此外患者还可伴发口腔及食管多发性阿弗他溃疡。而 UC 病变通常局限于结肠，呈弥漫性黏膜炎症，但近年研究发现，部分 UC 患者亦可出现上消化道病变，表现为与结肠病变相似的弥漫性、连续性颗粒状黏膜、糜烂、易出血、脆性黏膜及溃疡。尽管临床上不乏 CD 与 UC 难以诊断和鉴别的病例，但上消化道病变可以为诊断提供辅助参考，因此理解其形态学特征及临床演变规律，对于提高诊断准确率及制定治疗方案至关重要。本文将概述 CD 与 UC 上消化道病变的影像学表现及其治疗策略。

关键词　克罗恩病　溃疡性结肠炎　上消化道病变　胃、十二指肠炎　上消化道内镜检查

[1] 福岡大学筑紫病院消化器内科　〒818-8502 筑紫野市俗明院 1 丁目 1-1
E-mail : hisabe@cis.fukuoka-u.ac.jp
[2] 同　炎症性腸疾患センター
[3] 同　内視鏡部
[4] 同　病理部・病理診断科

前言

在炎症性肠疾病（inflammatory bowel disease，IBD）的诊断中，形态学特征是确立诊断的重要依据。进行上消化道内镜检查（esophagogastroduodenoscopy，EGD）不仅可提供疾病诊断的补充信息，还可用于排除其他消化系统疾病。克罗恩病（Crohn's disease，CD）与溃疡性结肠炎（ulcerative colitis，UC）均可累及上消化道，但单纯上消化道病变的存在并不足以鉴别二者。此外，临床实践中常遇到 IBD 未定型（inflammatory bowel disease unclassified，IBDU）病例，其 CD 与 UC 的鉴别极为困难。在此类情况下，深入理解上消化道病变的形态学特征及临床演变规律，对提高诊断准确率及制定个体化治疗方案至关重要。

CD 的上消化道病变

1. 口腔、咽喉及食管

CD 可累及从口腔到肛门的整个消化道，其中阿弗他口腔炎在 CD 中的发生率为 4.6%～10%，而在 UC 中为 0.1%～3.5%，提示其更易与 CD 伴发。一般的阿弗他性口腔炎表现为小而孤立的白色调病变，边界清晰，呈圆形或类圆形，周围常伴有红晕。而与 CD 合并发生的阿弗他溃疡（图 1）则通常较大且多发，持续时间较长，可广泛分布于口腔至中下咽部，包括唇、舌和颊黏膜等部位。由于其具有疼痛性，会影响吞咽和经口进食。

在食管同样可能会发现多发的阿弗他溃疡或

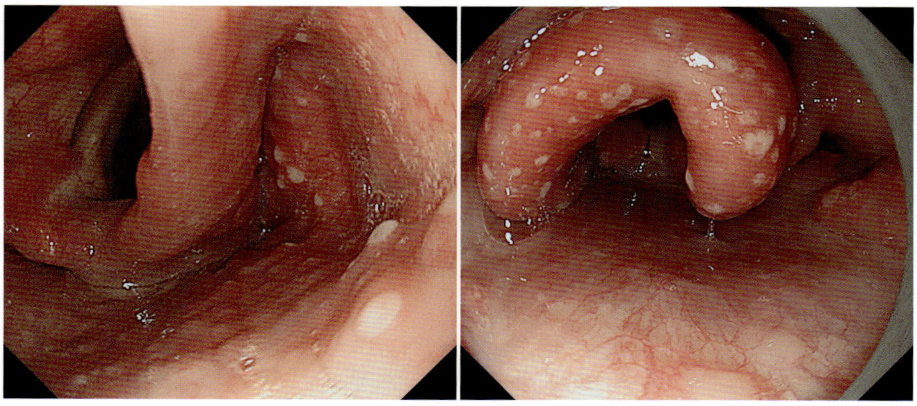

a | b

图1 CD 的口腔及咽喉病变的内镜图像
a. 会厌处可见多发性水肿状类圆形阿弗他溃疡。
b. 右下咽侧壁可见多发性类圆形阿弗他溃疡。

小溃疡。其特征是具有愈合倾向或纵列分布倾向（图 2）。虽然 5mm 以上的溃疡或纵行溃疡较少见，但偶尔也会出现鹅卵石样改变或瘘管形成。单个溃疡的形态边缘通常略显不规则，这一特征可作为与其他疾病（如肠白塞病病的食管病变）进行鉴别诊断的参考依据。食管病变的发生率大约为 5%，且病变好发部位以下段、中段、上段食道的顺序较为常见。通过活检检测非干酪性类上皮细胞肉芽肿的检出率在不同报告中并不一致，但有报告指出可达 30%。因此，如果需要通过肉芽肿证据来确诊 CD，应积极进行活检。

关于这些口腔、咽喉和食管病变的发生是否与 CD 的疾病活动性相关，目前有报告认为并无必然相关性，也有报告认为存在相关性。其中，形成大型糜烂或溃疡的病例，其克罗恩病活动指数（CDAI）显著高于仅表现为阿弗他溃疡等微小黏膜病变的病例。这一发现提示，重度食管病变可能与 CD 的疾病活动性存在关联。

2. 胃与十二指肠

CD 的上消化道病变如果包括阿弗他溃疡和糜烂等微小病变，其发生率高达约 80%。在这些病变中，胃贲门部至胃体部可见的一种横贯皱襞、使皱襞中断的沟状凹陷表现，称为“竹节样外观”（图 3a、b）。此外，Kerckring 皱襞上出现的切口状凹陷表现，即“切迹样凹陷”，被视为 CD 的特征性内镜表现，并纳入其诊断标准的辅助诊断依据之一。

在胃部病变中，竹节样外观也可在健康人群中观察到，但在 CD 患者中的发生率为 39.1%～59.0%，相对较高。在针对 CD 患者与非 CD 患者的对比研究中发现，竹节样外观在 CD 诊断中的准确性、敏感性和特异性分别为 67.9%、38.3% 和 97.5%，其比值比也高于其他内镜表现，因此被认为是 CD 诊断中的高价值辅助指标。此外，在胃窦为中心的区域，35.9%～37.0% 的患者可见阿弗他溃疡和糜烂等病变。其中，呈纵行倾向的阿弗他溃疡或广泛分布的不规则糜烂和溃疡（图 3c、d）等表现则提示 CD 的可能性。同时，已知 CD 患者中幽门螺杆菌（*H. pylori*）感染率较低，为 10%～20%。这表明大多数 CD 的上消化道病变与幽门螺杆菌感染无关，可能是 CD 特异性病理改变。

在十二指肠病变中，可观察到糜烂、溃疡、切迹样凹陷、念珠状隆起、鹅卵石样外观等多种表现，这些病变通常呈多发性，并且往往具有纵行分布的倾向（图 4a～c）。关于病变的发生率，阿弗他溃疡和糜烂最为常见，占 41.3%，切迹样凹陷占 17.4%，鹅卵石样外观占 8.7%，而纵行溃疡仅占 2.2%。因此，小肠或大肠的典型纵行溃疡在十二指肠中相对罕见（图 4d）。

胃或十二指肠活检中，非干酪性类上皮细胞肉芽肿的检出率因活检数量、活检部位等因素而异，与食管病变类似，其检出率波动范围较大，为 0%～50.0%。但与正常黏膜或瘢痕组织相比，糜

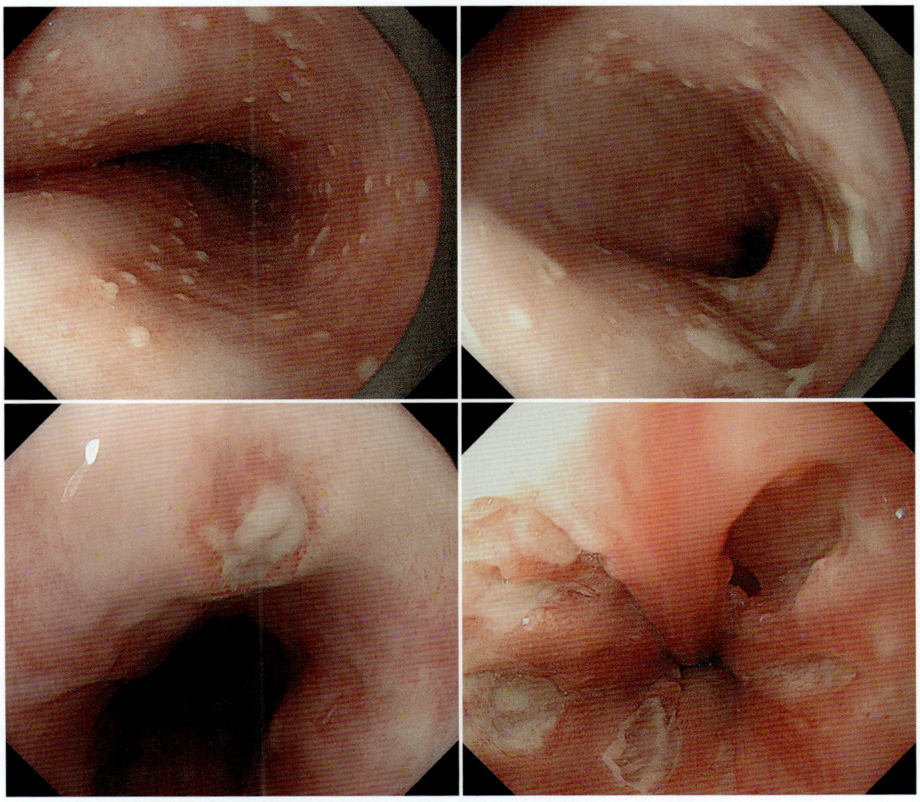

a	b
c	d

图2 CD食管病变的内镜图像
a. 在胸中部食管至胸下部食管可见呈纵列倾向的阿弗他溃疡。
b. 在胸下部食管可见类圆形或有愈合倾向的阿弗他溃疡。
c. 在胸上部食管可见不规则形状的糜烂。
d. 在胸下部食管可见多发边界清晰、伴有白色苔膜的深凿型溃疡。

烂、溃疡等活动期病变部位的肉芽肿检出阳性率更高。

3. 治疗及病程

在治疗方面，通常采用抑制胃酸分泌的药物，并参考克罗恩病（CD）肠道病变的治疗方法，使用5-氨基水杨酸（5-aminosalicylic acid，5-ASA）制剂、类固醇药物或生物制剂进行治疗。对于食管病变，多数病例可取得疗效。然而，竹节样外观、十二指肠溃疡性病变以及结节状或念珠状隆起等克罗恩病典型的上消化道病变则较少出现改善。

据报道，这些上消化道病变与炎症表现或疾病活动性无明显相关性，其病程与小肠、大肠等肠道病变的缓解和恶化无关。一般来说，在病程中，细微的阿弗他溃疡或糜烂很少进展为粗大病变，但偶尔会出现幽门狭窄或十二指肠狭窄（图5)，此时可能需要进行球囊扩张术或手术治疗。对上消化道病变的回顾性研究指出，累计幽门狭窄率在发病5年后为0.8%，10年后为2.7%，并且相较于糜烂或溃疡性病变，高度隆起性病变更容易发展为幽门狭窄。此外，在对阿弗他型CD病变进展组与非进展组的对比研究中，有报告显示，进展组在诊断时合并上消化道病变的病例显著多于非进展组，提示上消化道病变的存在可能是CD进展的风险因素之一。

UC的上消化道病变

1. 口腔、咽喉及食管

UC特征性的口腔黏膜病变为增殖性化脓性口炎（图6)，好发于牙龈及颊黏膜，其并发频率高于CD16)。口腔黏膜上皮内可见直径2～3cm的微小脓疱（粟粒状脓疱)，伴有乳头状隆起，且常为多发性。微小脓疱有时呈鹅卵石样排列，破裂后会形成“蜗牛轨迹样”（snail track）的特征性溃疡。

在病理组织学表现上，其特征是黏膜上皮内或

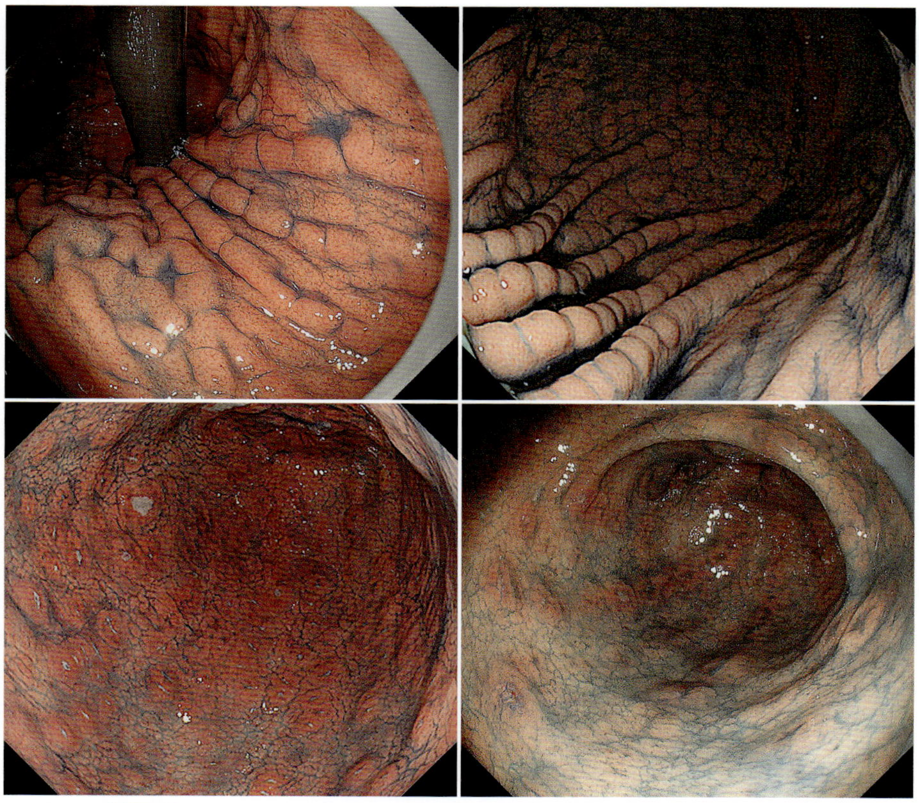

a	b
c	d

图3 CD胃病变的内镜图像（喷洒靛胭脂后）
a. 在胃体上部小弯侧可见竹节样外观。
b. 可见延伸至胃体下部大弯侧的竹节样外观。
c. 在胃窦部可见多发的阿弗他溃疡。
d. 在胃窦部可见呈纵行倾向的糜烂。

上皮下有中性粒细胞、嗜酸性粒细胞、浆细胞和淋巴细胞等炎症性细胞的高度浸润，并在上皮内形成微小脓疱。增殖性化脓性口炎的发病与UC的疾病活动性相关，类固醇药物治疗有效。

关于UC合并的食管溃疡和弥漫性食道炎，欧美已有相关报告，此后虽然非常罕见，但仍有病例被报道。这类病变常伴有胸痛和吞咽困难，其形态多为类似白塞病或巨细胞病毒感染中可见的单发穿凿样溃疡（图7），病变多发生于食管中下段。多数病例为活动期的全结肠炎型或全结肠切除术后的患者，且半数患者伴有其他肠外并发症。在病理组织学上，仅观察到非特异性的炎症性细胞浸润，并未发现UC特有的表现。然而，部分病例对泼尼松龙（prednisolone，PSL）或5-氨基水杨酸（5-ASA）等UC治疗药物有效，提示其与UC可能存在潜在关联，难以完全排除两者之间的因果关系。

2. 胃与十二指肠

关于与溃疡性结肠炎（UC）相关的胃和十二指肠病变，自从有报告指出在全结肠切除术后发生的十二指肠溃疡（ulcerative duodenitis），以及在全结肠炎型UC中发生的胃溃疡（ulcerative gastritis）之后，胃、十二指肠病变以及小肠病变的相关报告逐渐增多。这些研究证实，UC的疾病概念已无法完全涵盖其可能累及的结肠外消化道病变。

内镜表现呈弥漫性、连续性分布，可观察到与结肠病变类似的阿弗他溃疡、溃疡、颗粒状黏膜、脆弱性黏膜、易出血性黏膜以及脓性黏液附着等（图8，图9）。此外，在愈合过程中，可能会观察到十二指肠出现珊瑚礁样或龟甲样的粗糙黏膜。虽然大多数病例在病程中会逐渐改善，但也有少数严重炎症导致十二指肠狭窄的病例被报告。在病理组织学表现方面，可以观察到类似于结肠病变的弥漫性炎症性细胞浸润、隐窝炎、隐窝脓肿以及

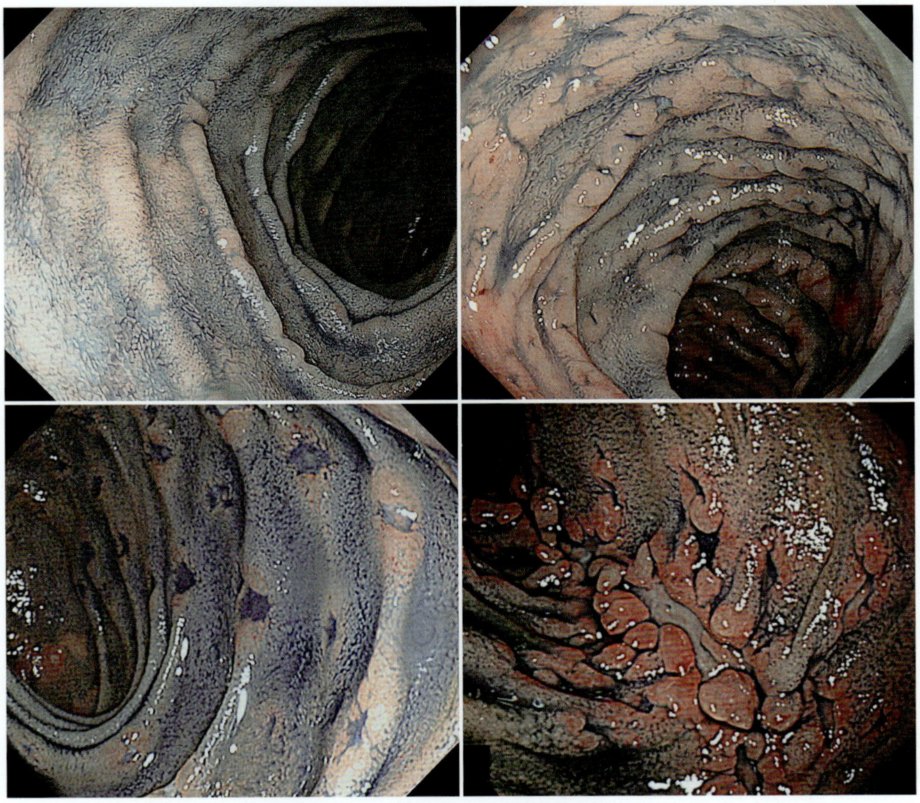

图4 CD 十二指肠病变的内镜图像（喷洒靛胭脂后）
a. 在十二指肠降部的 Kerckring 皱襞上可见切迹样凹陷。
b. 在十二指肠球后部可见多发的阿弗他溃疡。
c. 在十二指肠降部的 Kerckring 皱襞上可见呈纵行倾向的糜烂。
d. 在十二指肠降部可见纵行溃疡。

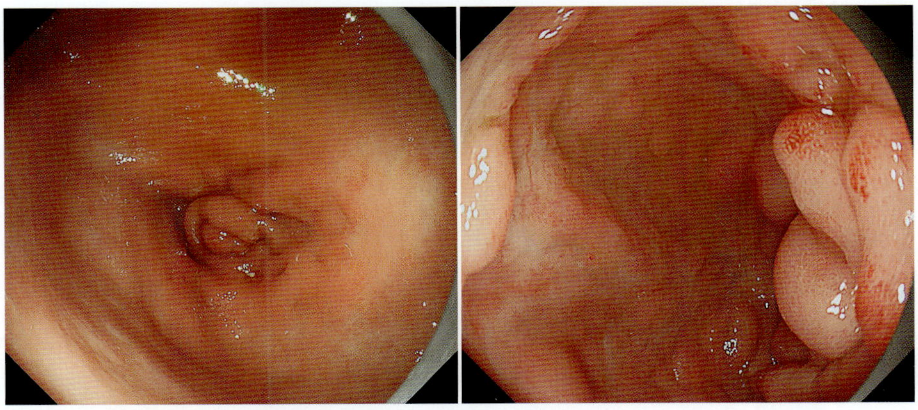

图5 CD 狭窄病变的内镜图像
a. 在幽门处可见伴有结节状隆起的狭窄。
b. 在十二指肠球后部可见伴有多发鹅卵石样外观的狭窄。

杯状细胞减少等表现。然而，在病变活动性较轻的情况下，通常难以观察到具有特异性的病理组织学特征。

与 UC 相关的胃和十二指肠病变的发生率，会受到检查时 UC 的活动程度及疾病类型的影响，据报道其发生率为 4.7%～7.6%。这类胃和十二指肠病变多合并发生于活动期的左半结肠炎型或全结肠炎型 UC 患者，或是已接受结肠全切除术后的病例。当这类病例伴有上腹部疼痛、恶心等症状时，需考虑合并胃和十二指肠病变的可能性。然而，也有部分病例虽炎症程度较重、病变范围广泛，但患者并无明显的自觉症状，仅在检查时才发现存在病变。此外，在既往研究中发现，在结肠全切除术后确诊为胃和十二指肠病变的 6 例病例中，有 4 例同时伴有回肠储袋炎；而在确诊与 UC 相关的小肠病变的 7 例病例中，有 5 例同时伴有胃和十二指肠病变。这些发现提示，胃和十二指肠病变可能与小肠病变及回肠储袋炎的发病存在关联。

在 UC 中，活动期结肠炎或回肠储袋炎的病例常可观察到胃和十二指肠病变，且两者具有一定的相关性。这与 CD 的胃和十二指肠病变不同，后者通常与小肠或大肠病变的疾病活动性无关，而是独立进展的。在难以鉴别 UC 与 CD 的病例中，上述上消化道病变的内镜形态及临床病程可能为诊断提供辅助依据。

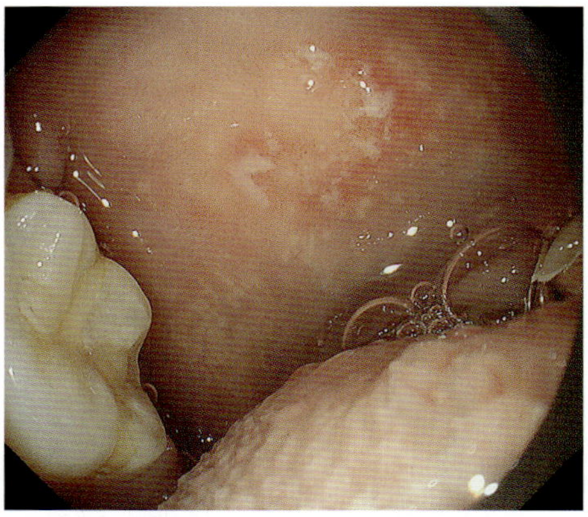

图6 UC 的口腔及咽喉病变的内镜图像。颊黏膜可见多发的黄白色微小乳头状隆起
［小野陽一郎，他．口腔・咽喉頭領域における非腫瘍性病変の内視鏡的特徴—内視鏡医の立場から．胃と腸 58：1145–1155, 2023 より転載］

3. 治疗及病程

在治疗方面，遵循 UC 的治疗方法，使用研磨后的美沙拉嗪（Mesalazine）或泼尼松龙（PSL）被证实是有效的。但对于难治性病变，也有报告采用他克莫司（Tacrolimus）或英夫利西单抗（Infliximab）等生物制剂进行治疗。在关于临床病程的研究中，通过内科治疗后，胃和十二指肠病变在内镜下达到缓解的病例占 73.7%（14/19），病变对内科治疗的反应总体较为良好。此外，在病变的愈合过程中，多数患者可实现无瘢痕愈合，内镜下缓解的维持率在 60 个月及 120 个月时均达 70%，同时 UC 的结肠炎症活动性亦得到有效控制。研究亦发现，在确诊胃或十二指肠病变后，14.3%（3/21）的患者因内科药物治疗 UC 无效，最终接受全结肠切除术。胃或十二指肠病变的存在是否可作为 UC

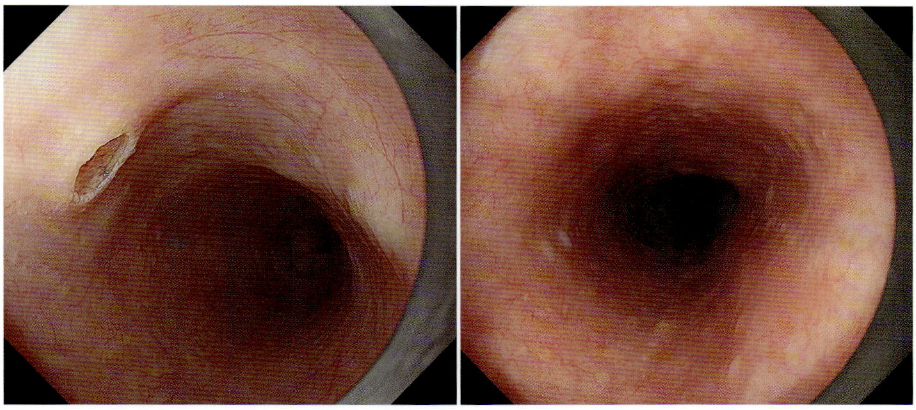

a | b

图7 UC 食管病变的内镜表现
a. 胸部中部食管见单发穿凿样溃疡。
b. 针对 UC 的治疗后 2 个月，溃疡消失。

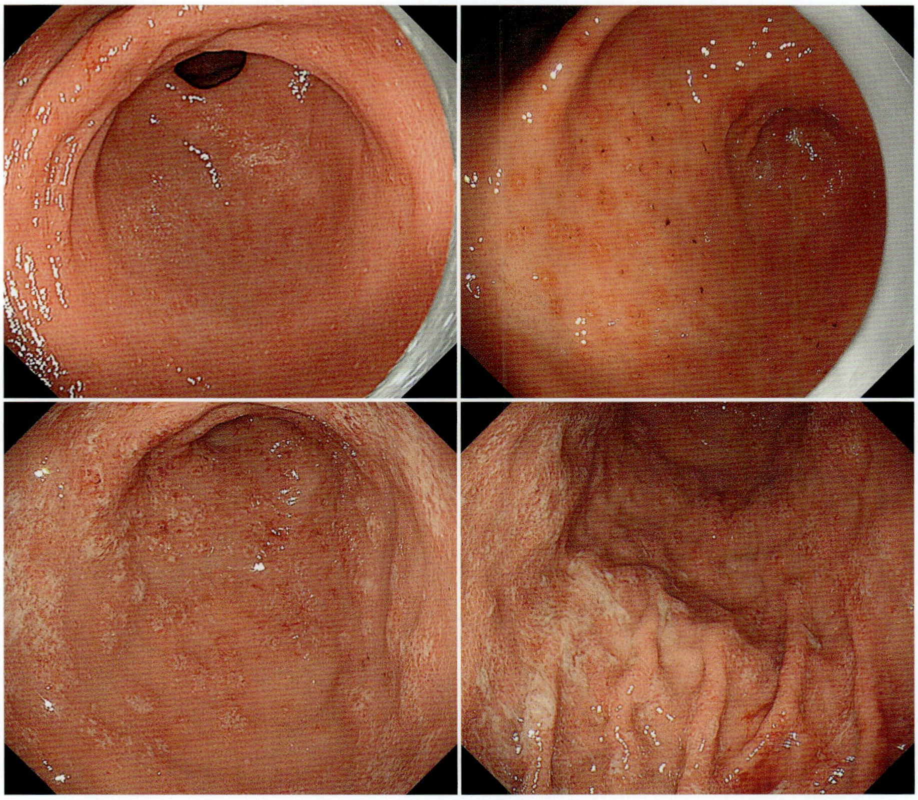

a	b
c	d

图8 UC 胃病变的内镜图像

a. 胃窦部可见多发的阿弗他溃疡。

b. 胃窦部可见多发的糜烂。

c. 胃窦部可见弥漫性白苔覆盖的不规则糜烂。

d. 胃体部可见弥漫性白苔覆盖并伴有自发性出血的糜烂。

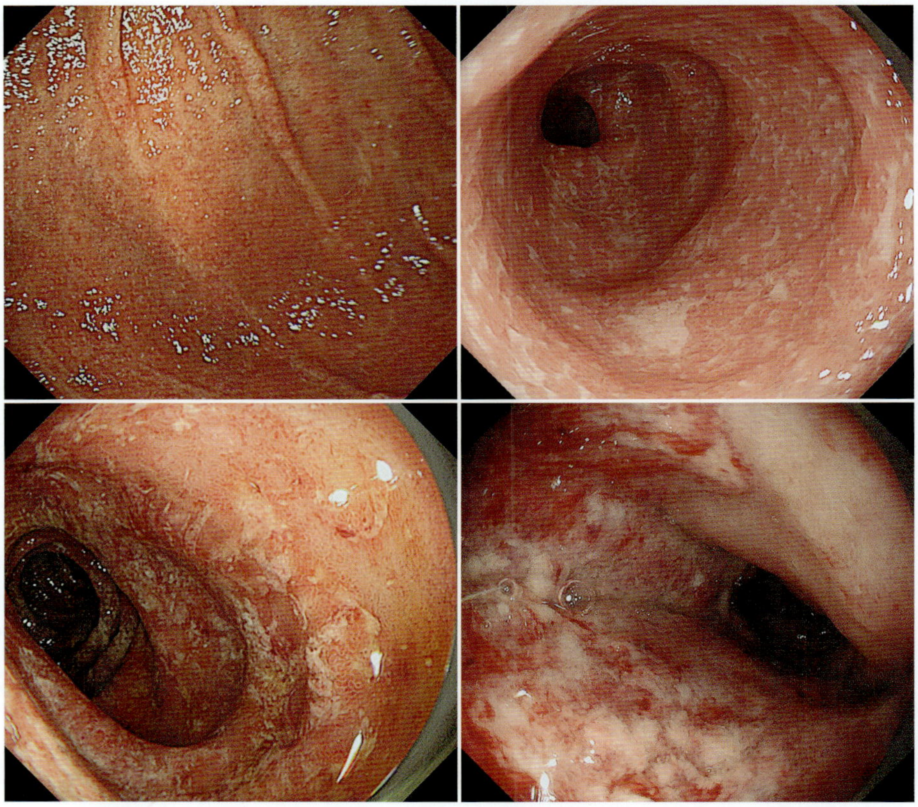

a	b
c	d

图9 UC 十二指肠病变的内镜图像

a. 十二指肠降部可见弥漫性阿弗他溃疡。

b. 十二指肠降部可见弥漫性树枝状糜烂。

c. 十二指肠降部可见弥漫性白苔覆盖并伴有自发性出血的不规则糜烂。

d. 十二指肠球部至球后部可见占据管腔 2/3 周的易出血性白苔覆盖的溃疡。

难治性的预测指标？针对这一问题，尚需进一步扩大病例样本量进行深入探讨。

结语

本文概述了CD和UC的上消化道病变影像学表现及治疗方法。部分病例可通过上消化道病变的形态学表现及病程演变特征，直接确诊CD或UC，因此精准掌握其影像学特征对疾病诊断至关重要。此外，由于上消化道病变可能引发严重并发症，在发现此类病变后，需及时进行动态监测。

文献

[1] 久部高司，宇野駿太郎，三雲博行，他．潰瘍性大腸炎確定診断例にみられる非典型病変とその経過—潰瘍性大腸炎関連の胃十二指腸病変及び小腸病変．胃と腸 58: 735–746, 2023.

[2] 小野陽一郎，高野恵輔，武田輝之，他．口腔・咽喉頭領域における非腫瘍性病変の内視鏡的特徴—内視鏡医の立場から．胃と腸 58: 1145–1155, 2023.

[3] 高木靖寛，平井郁仁，宮岡正喜，他．びらん・潰瘍・陥凹を示す病変の特徴と鑑別．胃と腸 51: 197–205, 2016.

[4] 浜田勉，近藤健司，高添正和，他．Crohn病における食道病変．胃と腸 42: 403–416, 2007.

[5] 平井郁仁，岸昌廣，佐藤祐邦，他．Crohn病の食道病変—その合併頻度，臨床像，内視鏡所見について．胃と腸 46: 1233–1245, 2011.

[6] 安原ひさ恵，国崎玲子，津田早耶，他．びらん・潰瘍を呈する食道病変の内視鏡診断—炎症性腸疾患合併例．胃と腸 50: 151–158, 2015.

[7] 八尾恒良，岩下明德．Crohn病の胃・十二指腸病変．胃と腸 18: 1323–1334, 1983.

[8] Nugent FW, Roy MA. Duodenal Crohn's disease: an analysis of 89 cases. Am J Gastroenterol 84: 249–254, 1989.

[9] 渡二郎，佐藤龍，田邊裕貴，他．Crohn病の上部消化管病変の臨床と経過—胃・十二指腸病変を中心に．胃と腸 42: 417–428, 2007.

[10] 平田一郎，西川貴士，長坂光夫，他．Crohn病の上部消化管病変の臨床的検討—経過を含めて．胃と腸 42: 429–4440, 2007.

[11] Yokota K, Saito Y, Einami K, et al. A bamboo joint- like appearance of the gastric body and cardia: possible association with Crohn's disease. Gastrointest Endosc 46: 268–272, 1997.

[12] Fujiya M, Sakatani A, Dokoshi T, et al. A Bamboo joint-like appearance is a characteristic finding in the upper gastrointestinal tract of Crohn's disease patients: a case-control study. Medicine (Baltimore) 94: e1500, 2015.

[13] Halme L, Kärkkäinen P, Rautelin H, et al. High frequency of helicobacter negative gastritis in patients with Crohn's disease. Gut 38: 379–383, 1996.

[14] 蒲池紫乃，岩下明德，八尾恒良，他．Crohn病の病理診断基準の問題点—病理の立場から生検における非乾酪性類上皮細胞肉芽腫を中心に．胃と腸 36: 175–182, 2001.

[15] 畠山定宗，八尾恒良，松井敏幸，他．Crohn病の胃・十二指腸病変の長期経過—内視鏡所見の定量化による評価．胃と腸 34: 1239–1248, 1999.

[16] Lankarani KB, Sivandzadeh GR, Hassanpour S. Oral manifestation in inflammatory bowel disease: a review. World J Gastroenterol 19: 8571–8579, 2013.

[17] 奈良奈美子，池辺哲郎，蔵原慎一，他．潰瘍性大腸炎に合併した増殖性化膿性口内炎 (pyostomatitis vegetans) の1例．日口腔外会誌 47: 55–57, 2001.

[18] Margoles JS, Wenger J. Stomal ulceration associated with pyoderma gangrenosum and chronic ulcerative colitis. Report of two cases. Gastroenterology 41: 594–598, 1961.

[19] Rosendorff C, GrieveNM. Ulcerative oesophagitis in association with ulcerative colitis. Gut 8: 344–347, 1967.

[20] Asakawa A, Kojima Y, Fuj Ⅱ E, et al. Case of ulcerative colitis associated with oesophageal ulcer. J Int Med Res 28: 191–196, 2000.

[21] Tominaga K, Tsuchiya A, Sato H, et al. Esophageal ulcers associated with ulcerative colitis: a case series and literature review. Intern Med 59: 1983–1989, 2020.

[22] Thompson JW 3rd, Bargen JA. Ulcerative duodenitis and chronic ulcerative colitis: report of two cases. Gastroenterology 38: 452–455, 1960.

[23] Manier JW, Reyes CN, Olsen TG. Ulcerative colitis and ulcerative gastritis. Am J Gastroenterol 58: 502–507, 1972.

[24] 五十嵐正広，広門一孝，鈴木裕，他．興味ある十二指腸病変を合併した潰瘍性大腸炎と思われる1症例．大腸肛門誌 37: 255–260, 1984.

[25] Sasaki M, Okada K, Koyama S, et al. Ulcerative colitis complicated by gastroduodenal lesions. J Gastroenterol 31: 585–589, 1996.

[26] Terashima S, Hoshino Y, Kanzaki N, et al. Ulcerative duodenitis accompanying ulcerative colitis. J Clin Gastroenterol 32: 172–175, 2001.

[27] 天神尊範，中村昌人，清野宗一郎，他．タクロリムスが著効した上部消化管病変を有する重症潰瘍性大腸炎の1例．Gastroenterol Endosc 55: 1655–1660, 2013.

[28] Choi YS, Kim JK, Kim WJ, et al. Remission of diffuse ulcerative duodenitis in a patient with ulcerative colitis after infliximab therapy: a case study and review of the literature. Intest Res 17: 273–277, 2019.

[29] Hisabe T, Ninomiya K, Matsui T, et al. Small bowel lesions detected with wireless capsule endoscopy in patients with active ulcerative colitis and with post-proctocolectomy. Dig Endosc 23: 302–309, 2011.

[30] Hori K, Ikeuchi H, Nakano H, et al. Gastroduodenitis associated with ulcerative colitis. J Gastroenterol 43: 193–201, 2008.

[31] Hisabe T, Matsui T, Miyaoka M, et al. Diagnosis and clinical course of ulcerative gastroduodenal lesion associated with ulcerative colitis: Possible relationship with pouchitis. Dig Endosc 22: 268–274, 2010.

总结

炎症性肠疾病的上消化道病变

Takashi Hisabe[1~3], Noritaka Takatsu[2],
Akihiro Koga, Shigeyoshi Yasukawa[1],
Teruyuki Takeda, Hiroyuki Mikumo[2],
Atsushi Takahashi, Takao Kanemitsu[1],
Yoichiro Ono, Masaki Miyaoka[3],
Satoshi Nimura[4]

克罗恩病（CD）和溃疡性结肠炎（UC）是病因不明的炎症性肠疾病。在 CD 中，病变累及整个胃肠道，其中上消化道病变表现为类似竹节样外观和纵贯十二指肠的切口样凹陷，被认为对诊断具有重要帮助。此外，口腔和食管中可见多个阿弗他溃疡。相反，UC 的基本特征是局限于结肠的弥漫性黏膜炎症。然而，上消化道病变可以是弥漫性或连续性的，包括颗粒状黏膜、糜烂、出血、脆弱黏膜和类似结直肠病变的溃疡。了解这些病变的形态特征和临床过程对于疾病的诊断和治疗至关重要。在本文中，我们回顾了 CD 和 UC 患者上消化道病变的影像学表现和治疗方法。

[1] Department of Gastroenterology, Fukuoka University Chikushi Hospital, Chikushino, Japan.
[2] Center of Inflammatory Bowel Disease, Fukuoka University Chikushi Hospital, Chikushino, Japan.
[3] Department of Endoscopy, Fukuoka University Chikushi Hospital, Chikushino, Japan.
[4] Department of Pathology, Fukuoka University Chikushi Hospital, Chikushino, Japan.

炎症性肠疾病的影像学表现

炎症性肠疾病的胶囊内镜检查

大森鉄平[1, 2]

摘要●炎症性肠疾病包括克罗恩病（CD）和溃疡性结肠炎（UC），两者均需要通过内镜检查对黏膜表面进行评估，这一点非常重要。胶囊内镜检查作为一种低侵袭性黏膜评估工具，已在临床实践中广泛应用。然而，对于克罗恩病（CD），存在胶囊内镜滞留于肠道的风险，因此需要严格评估肠道通畅性后方可实施检查。此外，由于克罗恩病的病理特征是炎症与狭窄并存，这在内镜评分解读方面带来了挑战。对于溃疡性结肠炎（UC），需严格遵循医保覆盖条件，患者选择需谨慎，并且胶囊内镜难以用于炎症相关癌变监测，同时还需要改进术前肠道准备等。尽管如此，胶囊内镜系统作为一种非侵袭性观察黏膜表面的工具仍具有吸引力，未来有望进一步拓展其应用价值。

关键词 小肠胶囊内镜检查（small bowel capsule endoscopy） 结肠胶囊内镜检查（colon capsule endoscopy） 胶囊内镜评分系统（scoring） 肠道通畅性评估胶囊（patency capsule） 胶囊内镜

[1] 杏林大学医学部消化器内科学講座 〒181-8611 東京都三鷹市新川 6 丁目 20-2
E-mail : teppei-omori@ks.kyorin-u.ac.jp
[2] 杏林大学医学部付属杉並病院消化器内科

前言

炎症性肠疾病（inflammatory bowel disease，IBD）主要包括小肠和大肠发生炎症的克罗恩病（Crohn's disease，CD）以及大肠发生炎症的溃疡性结肠炎（ulcerative colitis，UC）。对于这两种疾病，通过内镜检查对黏膜病变进行评估不仅是疾病诊断的核心依据，更是实现疗效判定、疾病监测等“达标治疗（treat-to-target，T2T）”理念的关键环节。另一方面，由于内镜检查具有一定侵入性，因此生物标志物等非侵入性替代检查方法正受到广泛关注。其中，胶囊内镜检查（capsule endoscopy，CE）作为一种低侵袭性工具，已在临床实践中被用于对 CD 和 UC 患者的黏膜病变进行评估。本文将阐述胶囊内镜在 CD 与 UC 中的临床应用现状、诊断价值及其亟待解决的挑战。

CD 中的小肠胶囊内镜检查（CE）

1. 小肠胶囊内镜在 CD 中的定位

克罗恩病是一种慢性进行性破坏性炎症性疾病，主要通过反复在小肠和大肠引发炎症，导致肠道损伤的累积。这种肠道损伤的积累会引起诸如狭窄、脓肿形成等多种并发症，因此在疾病早期进行诊断并实施适当的治疗干预非常重要。已知约 70% ~ 90% 的 CD 患者存在小肠病变，其中 30% 的患者仅表现为小肠病变。此外，约 30% CD 患者通过回结肠镜检查（ileo-colonoscopy，即观察包括末端回肠在内的全结肠的“金标准”检查）无法诊断的深部小肠病变。而深部小肠病变已被证实与疾病预后不良相关。因此，在 CD 诊疗中，对全小肠进行观察非常重要。小肠胶囊内镜检查（small bowel capsule endoscopy，SBCE）因其低侵袭性优

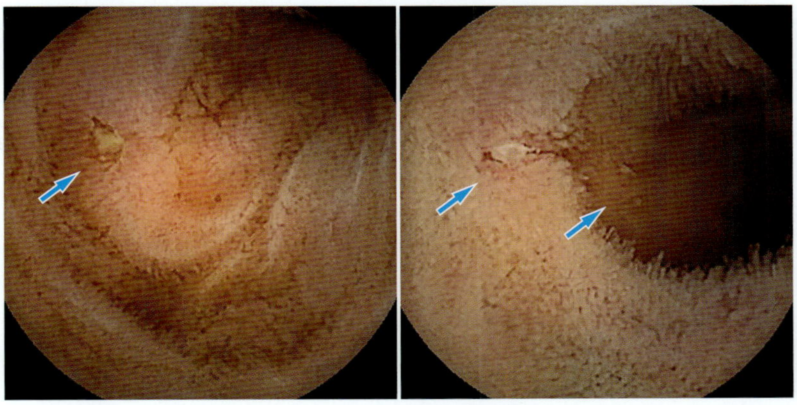

a | b

图1 SBCE 拍摄的微小病变（蓝色箭头）

势，是全小肠筛查的有效工具。

小肠胶囊内镜（SBCE）具有较高的敏感性，但特异性较低，因此有可能检测出传统影像学诊断无法发现的微小病变（图 1）。一项基于 19 项研究的荟萃分析表明，在非狭窄性克罗恩病（CD）中，SBCE 在诊断上优于回结肠镜（ileo-colonoscopy）、X 线造影和 CT 小肠成像（CTE），并与磁共振小肠成像（MRE）的诊断效能相当。在与 CTE 和 MRE 的对比研究中，SBCE 在检测 CD 预后不良的关键因素——近端小肠病变方面表现出显著优势。此外，SBCE 还发现了既往未被识别的病变，为优化治疗策略提供了重要契机。更值得关注的是，有研究报告称，联合应用 SBCE 与 MRE 后，64%（49/76 例）的患者的蒙特利尔疾病分型发生了调整）。Ben-Horin 等在一项以 SBCE 作为疾病监测工具的前瞻性队列研究中，报道了基线 SBCE 评分（Lewis 评分，LS）≥ 350 可预测 CD 患者 24 个月内的疾病复发（自基线起 CD 活动指数 CDAI 增加 ≥ 70、CDAI>150 或需治疗干预）。此外，Ukashi 等人发现，基线 SBCE 评分中，小肠中段区域的 LS ≥ 135 可预测未来临床恶化（定义为复合结局，包括随访期间的肠道手术、内镜扩张、CD 相关住院、糖皮质激素使用或生物制剂/免疫调节剂治疗方案调整）。

Shiga 等在最近的一项研究中报告称，在术后随访中接受小肠胶囊内镜检查（SBCE）的患者组，相较于未接受 SBCE 检查的患者，其住院、再次手术或需要内镜下扩张的风险较低。也就是说，通过 SBCE 对超出传统回结肠镜范围的小肠病变进行监测，可能有助于改善克罗恩病（CD）术后的预后。

基于这些观点，日本的小肠内镜诊疗指南也指出，SBCE 在 CD 的诊断、病情评估及随访中具有重要作用。对于已确诊的 CD 患者，如果无临床症状，且 MRE 或 CTE 未发现明显异常，则不建议常规进行 SBCE。然而，在出现难以用病情解释的贫血或严重营养不良，以及临床症状与其他影像学表现之间存在差异的情况下，可以考虑使用 SBCE。此外，近年来的指南中还提到，依据“达标治疗”（treat-to-target）策略，SBCE 在评估和监测小肠病变进展方面具有重要价值。

另外，SBCE 的严重不良事件之一是“胶囊滞留”，即胶囊在服用后超过 2 周仍未排出体外，持续滞留于小肠内。病程较长的 CD 患者因肠道易形成狭窄，存在 SBCE 滞留的风险。为避免滞留，在实施 SBCE 检查前需预先通过同形状的“肠道探路胶囊”（patency capsule，PC）评估肠道的通畅性；然而，若 PC 检测已提示肠道存在严重狭窄、无法确认通畅性，则此类患者不宜进行 SBCE。因此，小肠胶囊内镜检查（SBCE）对克罗恩病（CD）小肠病变的评估并非适用于所有 CD 患者，其理想适应证主要包括以下情况：CD 诊断阶段的小肠病变筛查、肠道损伤累积较少且以炎症为主的病例，或者术后无狭窄但存在粘连、导致气囊辅助小肠镜（balloon assisted endoscopy，BAE）插入困难的克罗恩病患者。

2. 关于探路胶囊（PC）

为避免 SBCE 滞留，通常会使用探路胶囊（PC）进行肠道通畅性评估。Pasha 等人报告称，在确诊

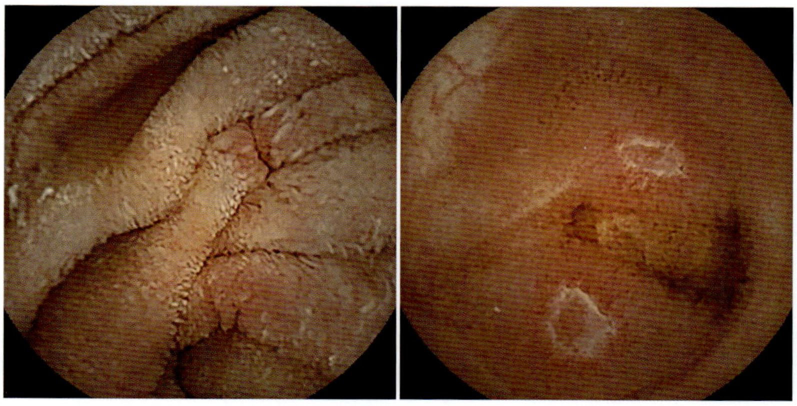

a | b

图2
a. 不规则形～类圆形溃疡。
b. 切迹样凹陷。

的CD患者中，通过PC评估肠道通畅性后，SBCE的滞留率从4.63%(95%置信区间：3.42%～6.25%)下降至2.88%(95%置信区间：1.74%～4.74%)。即便如此，仍有约3%的病例发生SBCE滞留，这仍然是临床实践中的一个重大挑战。为此，为了明确探路胶囊（PC）的规范使用方法，日本进行了一项大规模多中心前瞻性研究——即与日本胶囊内镜导向的通路胶囊适当使用调查（the Japanese Association for Capsule Endoscopy-Oriented Appropriate Use Survey for Patency Capsule，J-POP)。此外，进一步针对PC的安全性开展了多中心回顾性研究。结果显示，在日本，2578例患者中有10例（0.39%）发生了SBCE滞留，这一比例约既往研究的1/10。此外，该研究中所有滞留病例均被证实与PC肠道通畅性评估中的误判相关。因此，PC评估的准确判定有可能避免这一不良事件的发生。

PC评估失败是唯一能显著预测患者需接受外科手术或内镜下扩张治疗的统计学因素。有报告指出，PC评估失败的CD患者，与成功获得评估的患者相比，预后显著较差。

3. SBCE影像在CD中的特征

日本关于CD的诊断标准由厚生劳动省难治性炎症性肠疾病研究班制定。其核心主要基于形态学表现，并通过回结肠镜检查、钡剂灌肠检查或小肠X线造影检查进行诊断。在令和5年（2023年）的诊断标准中，也纳入了基于SBCE的诊断算法。具体原则是，如果通过常规的上、下消化道内镜检查（如回结肠镜）、病理组织学检查以及消化道X线造影检查已确诊为CD，则可以考虑使用SBCE来了解病变范围并评估小肠病变的活动性 。另一方面，对于尚未确诊或疑似CD的病例，可以参考MRE、CTE、肠道超声等横断面影像学检查以及生物标志物等辅助依据，并在此基础上实施SBCE。如果检查结果显示纵行溃疡或鹅卵石样改变等主要特征，则可确诊为CD。此外，如果发现不规则形～类圆形溃疡、阿弗他溃疡、竹节样外观或切迹样凹陷等胃或十二指肠的特征性病变，则结合已知影像学及生物标志物结果进行综合判断，作出确诊结论（图2)。在此情况下，也建议酌情行BAE检查。在SBCE的影像特征中，特别值得关注的是纵行溃疡的判定。纵行溃疡是指沿肠管长轴方向分布的溃疡、典型情况下长度超过4～5cm，但其长度并非诊断的必要条件（图3)。由于SBCE是被动图像采集的，判断长轴的长度往往并不容易，因此这一标准更贴近临床实际。此外，在十二指肠和小肠中，纵行溃疡常呈环状多发于Kerckring皱襞上的特征（图4)。

尽管现行诊断方法中尚未明确纳入相关标准，但已有研究指出，CD在SBCE检查中可能表现出糜烂的纵行排列（图5)，以及小肠病变的进展特征（transition of SB lesions，TSL)，即从空肠到回肠逐渐出现糜烂、溃疡并向纵行溃疡进展的趋势。掌握这些CD在SBCE中的特征性表现，未来可能有助于通过SBCE实现CD的确诊。

4. CD中的SBCE评分

在CD的SBCE评分中，常用的评分系统包括LS（Lewis评分）和CECDAI（胶囊内镜克罗恩病活动指数)。欧洲胃肠道内镜学会（ESGE）推荐使

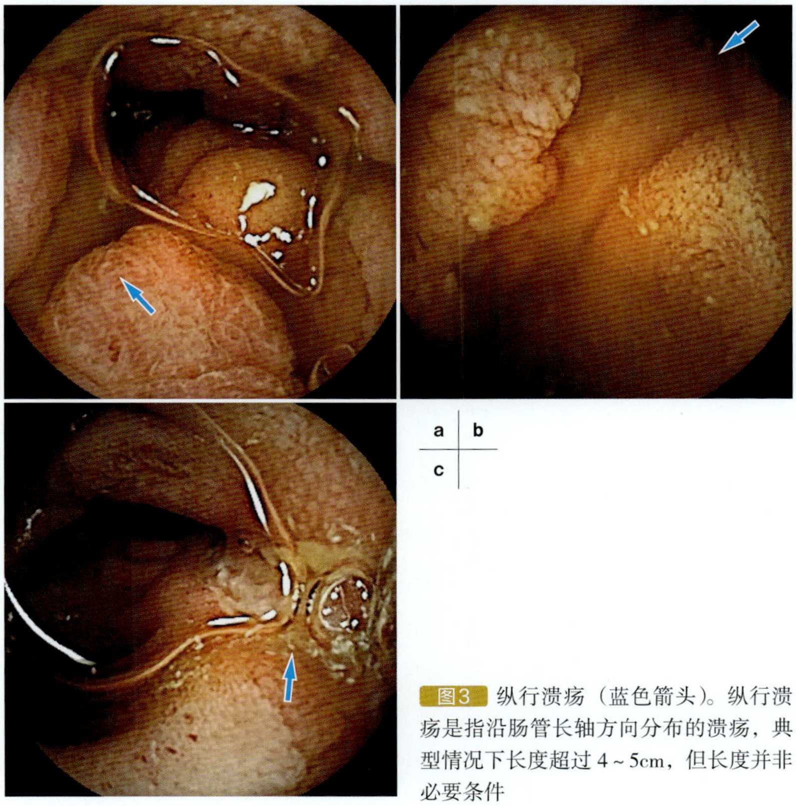

图3 纵行溃疡（蓝色箭头）。纵行溃疡是指沿肠管长轴方向分布的溃疡，典型情况下长度超过 4 ~ 5cm，但长度并非必要条件

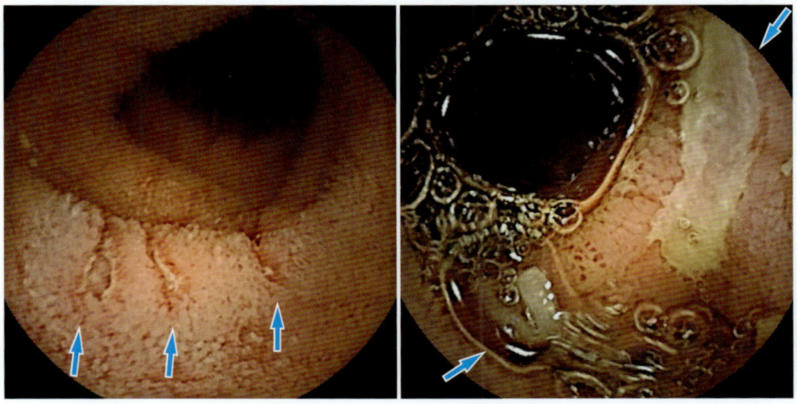

图4 CD 的小肠病变（蓝色箭头）有时会呈现出沿 Kerckring 皱襞环状多发的特征

用 LS 或 CECDAI 等 SBCE 评分工具对克罗恩病的活动性进行长期评估。

LS（Lewis 评分）是一种对小肠黏膜炎症性变化进行评分的系统，最初是为了评估非甾体抗炎药（NSAIDs）等药物引起的小肠黏膜损伤而开发的，并非专门针对 CD。它将绒毛水肿、溃疡和狭窄三项作为参数。每项都有明确的定义：绒毛水肿是指绒毛的宽度等于或大于其高度；溃疡被定义为边缘呈红色或粉色调，并伴有白色或黄色溃疡底部的黏膜破损（mucosal break）；狭窄则根据 SBCE 能否通过、是单发还是多发，以及是否伴有溃疡来定义（图6）。

评分根据小肠通过时间将小肠分为 3 个部分，并结合每个部分中绒毛水肿和溃疡所反映的炎症评分的最大值，以及独立加权的狭窄评分进行计算。溃疡的数量被分为单发、少数（2 ~ 7 个）和多发（8 个以上），而每个部分的范围则定义为短（占肠段的 10% 以下）、长（占肠段的 11% ~ 50%）和全段（占肠段的 50% 以上）。如果 SBCE 未能到达大肠，则以最后获取的图像为准计算通过时间并得出评分。评分范围为 0 ~ 13019，其中低于 135 分被视为正常或临床上无显著炎症性变化，135 ~ 790

分被定义为轻度炎症，790 分及以上则被认为是中度至重度的炎症性变化。

CECDAI 是针对 CD 小肠病变的 SBCE 评分系统。根据小肠通过时间，将小肠分为近端和远端两个部分，并分别对以下 3 项进行评分计算：A：炎症评分（0 ~ 5）；B：范围评分（0 ~ 3）；C：狭窄评分（0 ~ 3)。对近端和远端分别计算（A × B+C），然后将两部分的得分相加得出总分。与 LS（Lewis 评分）类似，如果 SBCE 未能到达大肠，则使用最后获取的图像来计算小肠通过时间。总分范围为 0 ~ 36，数值越高表示黏膜炎症的严重程度越高。炎症评分（inflammation score）定义如下：0：无病变；1：轻度至中度水肿、充血、黏膜脱落；2：重度水肿、充血、黏膜脱落；3：出血、渗出液、阿弗他溃疡、糜烂、小溃疡（ <0.5cm）；4：中等大小的溃疡（0.5 ~ 2cm)、假性息肉；5：大溃疡（≥ 2cm)。在每个分段中选择最显著的炎症表现作为评分依据。范围评分（extent score）根据分段内的病变分布定义如下：0：无病变；1：单个区域受累；2：多发（2 ~ 3 个区域)；3：弥漫性（ >3 个区域)。狭窄评分（stricture score）定义如下：0：无狭窄；1：单发狭窄且可通过；2：多发狭窄且可通过；3：无法通过的狭窄。

也有验证性研究（validation study）报告称，不同阅片者之间的评分相关性良好。此外，有研究表明 CECDAI 的临界值（cut-off value）3.5 分可能作为预测 CD 患者需要治疗干预的阈值。然而，在某些情况下，例如同一小肠分段内存在纵行溃疡但同时该分段内还散在分布着糜烂，这种情况下同一分段内的炎症评分的最大值与范围评分的病变分布可能存在不一致，对此类情况如何处理仍存在讨论空间。

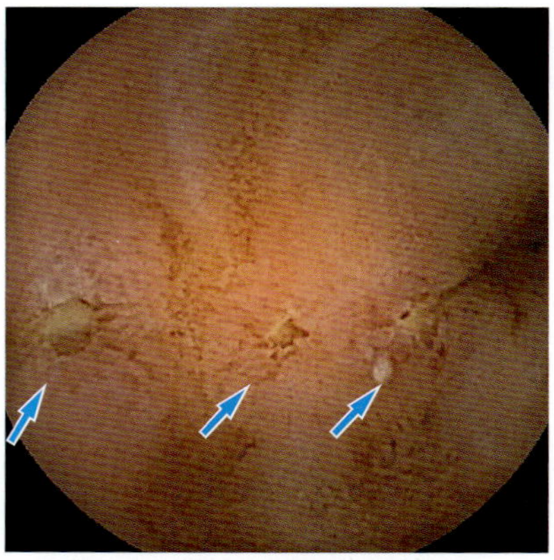

图5 纵行排列的糜烂（蓝色箭头）

关于 LS 与 CECDAI 之间的相关性已有报告，但由于各研究中注册人群的不同，LS 与 CECDAI 对应的评分存在差异。例如，LS 135 对应 CECDAI 3.8 ~ 7.7，而 LS 790 对应 CECDAI 5.8 ~ 10.3。CECDAI 通过将小肠的两部分评分相加进行计算，而 LS 仅将小肠三部分中评分最高的一部分计入总分，因此较难全面反映小肠整体的炎症评估。另一方面，将三部分所有评分相加的累积 LS 显示出与 CECDAI 的相关性有所提高。此外，由于 LS 对狭窄评分的赋值较高，两种评分系统中狭窄所带来的影响存在显著差异。

笔者等人明确了 CD 肠病变的特征，即炎症和狭窄的要素，并开发了一种以炎症为核心关注点的新型评分系统，命名为胶囊内镜克罗

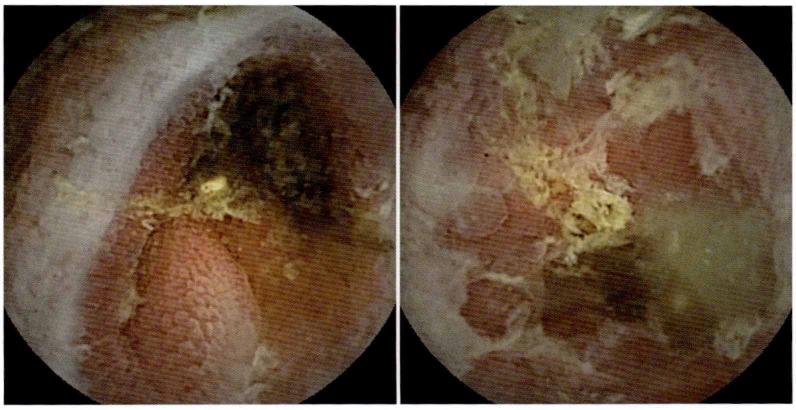

a | b

图6 狭窄性病变

a. SBCE 通过时，纤维性狭窄部位呈现白色带状表现。

b. 伴有溃疡的炎症性水肿性狭窄。

恩病活动指数（Crohn's disease activity in capsule endoscopy，CDACE）。CDACE 由炎症评分（location inflammatory score，Li）、范围评分（range score，R）以及狭窄评分（stenosis score，S）组成，其计算公式为：CDACE=Li 评分 ×100+R 评分 ×10+S 评分（范围为 0～1643）。该评分系统的最大特征在于，其个位数直接反映肠道狭窄的有无，因此可能有助于明确区分 CD 中炎症与器质性狭窄这两种不同病理要素混杂的状态。CDACE 评分与 LS 和 CECDAI）均存在相关性，其中与更易于反映炎症评估的 CECDAI 的相关性尤为显著，相关系数达 ρ=0.915（P<0.0001）。

在使用 SBCE 评估病变时，临床医生常面临"糜烂/阿弗他溃疡"与"溃疡"的区分难题，这一模糊性在计算 LS 评分时尤为棘手。针对 SBCE 中糜烂/溃疡定义的共识声明明确指出以下分类标准：阿弗他糜烂被定义为"周围黏膜正常，中央呈白色，并伴有红色晕圈的上皮层微小缺损"；深溃疡被定义为"与周围肿胀、水肿黏膜相比，具有明显厚实白苔的组织缺失"；介于两者之间的浅表性溃疡则被定义为"伴有白苔的轻度凹陷性组织缺损，且不符合阿弗他糜烂和深溃疡的定义标准"。通常，糜烂和溃疡是根据黏膜缺损的深度来定义的，但在 SBCE 中，直接判断缺损深度极为困难。在 LS 评分的原始文献 22 中，并未提及阿弗他性病变和糜烂，因此不同阅片者对这类病变的处理可能存在差异。也就是说，对于无法明确识别为"溃疡底部"的病变，是否应计入评分并无明确标准。虽然可以考虑将所有病灶均视为溃疡计入评分，但这可能导致过度诊断，因此仍存在争议。

因此，像 CECDAI 和 CDACE 中规定的那样，通过病灶大小来判断可能更具一定的客观性。已有研究表明，存在 5mm 以上的小肠溃疡性病灶会对预后产生影响，因此目前将 5mm 以上的病灶判定为溃疡（图 7），但这一标准仍存在争议，亟须国内达成统一共识。

综合上述背景，当前规定，CD 中的 SBCE 应由熟悉克罗恩病内镜特征并具备传统内镜检查经验的消化内科医生执行。

针对 UC 的胶囊内镜（CE）

1. UC 的内镜检查

UC 是一种反复缓解和复发的特发性慢性炎症性肠疾病（IBD）。实现黏膜愈合不仅能够改善患者的预后，还能减少肠切除手术的次数，并帮助患者达到无须依赖类固醇激素药的临床缓解状态。因此，通过结肠镜检查评估黏膜状态被视为 UC 诊疗中的"金标准"。然而，对于需要镇静的患者来说，这项检查具有一定的侵入性，且可能带来不适感。实际上，在一项评估结肠镜检查接受度的研究中，Vienne 等人报告称，在为期 4 年的观察期内，仅有 54% 的 IBD 患者接受了结肠镜检查。以往的研究也表明，含有大量泻药的肠道准备制剂会降低 UC 患者对结肠镜检查的接受意愿。

因此，在疾病严重程度评估方面，采用侵入性更低的结肠胶囊内镜检查（colon capsule endoscopy，CCE）进行评估，有可能满足这一未被满足的临床需求（图 8）。

2. CCE 与 UC 的研究

Sung 等人比较了第一代 PillCam® Colon（以下简称 CCE-1）与作为金标准的结肠镜检查在评估 UC 黏膜愈合方面的诊断率。结果显示，CCE-1 的敏感性为 89%，特异性为 75%，阳性预测准确率为 93%，阴性预测准确率为 65%。虽然未报告与胶囊相关的不良事件，但由于其性能局限，研究者并未推荐将其作为结肠镜检查的替代手段。Meister 等人也发表了类似的研究，并指出与结肠镜检查相比，由于 CCE-1 的分辨率较低，可能会导致对病变范围的低估。另外，Ye 等人的研究表明，利用 CCE-1 基于 Baron 量表对 UC 严重程度（κ=0.751，P<0.001）及病变范围（κ=0.522，P<0.001）的评估结果，与结肠镜检查具有高度一致性。

Hosoe 等人发表了首个关于第二代 CCE PillCam® Colon（以下简称 CCE-2）在评估 UC 患者黏膜炎症严重程度方面的研究。结果显示，在使用低剂量（2L）聚乙二醇联合促胃肠动力药物（莫沙必利和甲氧氯普胺）的情况下，仅有 69% 的检查能够在 8 小时内完成，且达到良好或优秀肠道清洁度的比例不足 50%。然而，研究显示，在疾病

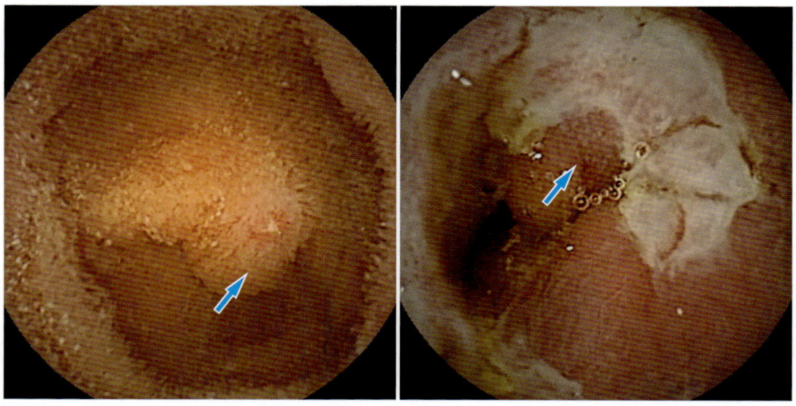

图7 糜烂与溃疡

a. 小于 5mm 且周围伴有发红和白苔的病灶（糜烂，蓝色箭头）。

b. 具有 5mm 以上白苔的病灶（溃疡，蓝色箭头）。

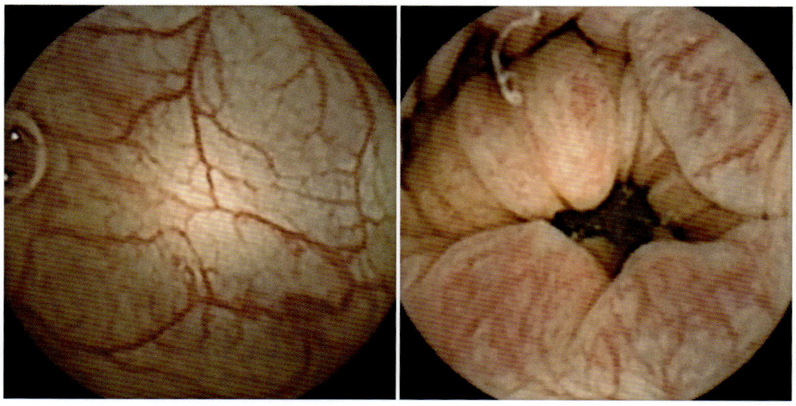

图8 通 CCE 拍摄的正常结肠黏膜图像。可见血管透见性，结肠袋（haustra）也清晰可见

活动性指数（Matts 内镜评分）方面，CCE-2 与传统结肠镜检查之间存在显著的相关性。尤其是在盲肠、升结肠、横结肠以及左侧近端结肠部位，两者呈现显著的相关性，r 值范围为 0.765～0.906；而在左侧远端结肠部分，则表现为中等程度的相关性（r=0.673）。

一项针对 CCE-2 与结肠镜检查在评估 Mayo 内镜评分（Mayo endoscopic subscore，MES）及溃疡性结肠炎内镜下严重程度指数（ulcerative colitis endoscopic index of severity，UCEIS）方面进行比较的前瞻性研究显示，在 MES 评分［组内相关系数（intraclass correlation coefficient，ICC）为 0.69，95% 置信区间（CI）为 0.46～0.81，P<0.001］以及 UCEIS 评分（ICC 为 0.64，95% CI 为 0.38～0.78，P<0.001）上，CCE-2 与结肠镜检查之间均存在强相关性。在该研究的满意度调查中，多数患者（68%）表示在疾病监测方面更倾向于选择 CCE-2 而非结肠镜检查，这可能对患者的长期依从性产生影响。不过，研究也同时指出，在检查费用、耗时以及肠道准备等方面仍存在挑战。在一项针对以临床活动性指数（clinical activity index，CAI）≤ 4 为标准界定的临床缓解期溃疡性结肠炎（UC）的研究显示，通过 CCE-2 评估得出的 MES 及 UCEIS 评分能够用于预测患者后续的疾病预后。这些结果表明，CCE-2 有潜力成为 UC 监测的一种有效工具。然而，目前尚无充分证据支持 CCE-2 可用于检测溃疡性结肠炎相关肿瘤（ulcerative colitis associated neoplasm，UCAN）。

3. 针对 UC 的 CCE 肠道清洁方案

UC 的炎症通常表现为弥漫性，而非斑片状分布。在使用 CCE-2 时，由于可以通过粪便间隙观察到黏膜病变，因此即便清洁效果未达到大肠息肉检测的标准，也足以评估黏膜炎症的严重程度。基于这一特点，Okabayashi 等人提出了一种针对 UC 优化的 CCE-2 肠道准备方案，旨在提高患者的接受度。根据该方案，患者需在服用 CCE 前 2.5 小时饮用 500mL 高渗聚乙二醇溶液和 250mL 水，并在服用 CCE 后的 1 小时、3 小时和 6 小时继续饮用，直至胶囊排出；此外，在第二次饮用时还需添加蓖麻油。即使采用比标准 CCE 前处理（4～6L）

更少的液体摄入方案，依然能够实现高达94%的排泄率。此外，研究还发现，尽管清洁水平可能不足以满足大肠息肉检测的要求，但在使用CCE-2评估黏膜炎症严重程度时，观察者之间仍能达成具有临床实用价值的一致性（κ=0.684)。因此，考虑到泻药用量过高会降低患者的接受度，开发更低剂量的肠道准备方案显得尤为必要。

4. UC的CCE评分系统

在UC的结肠镜检查中，MES和UCEIS常被用于评估病情严重程度，并广泛应用于临床实践。然而，由于CCE与结肠镜检查存在显著差异，如无法进行肠道充气扩张、无法在检查过程中冲洗肠道，以及仅能获取被动拍摄的图像，可能导致观察视野受限，因此专门针对CCE特点开发的UC胶囊评分系统（capsule scoring of ulcerative colitis，CSUC）应运而生。这是目前唯一用于评估UC炎症的CCE评分系统。该评分将结肠以脾曲为界划分为近端区域和远端区域两部分，通过计算“血管透见模式总分（近端区域+远端区域）+出血总分+糜烂与溃疡总分”得出最终评分，总分范围为0~14分。其中，“血管透见模式”评分依据各区域病变最严重部位的血管透见消失程度判定：0分表示血管透见完全正常，1分表示血管透见消失≤30%，2分表示血管透见消失>30%。“出血”评分则利用CCE影像阅读软件中的疑似出血图像标识功能（suspected Blood Indicator，SBI，可疑血液指示器），仅统计自动检测到的出血图像数量（按0分、≤10张、>10张三级计分）。“糜烂与溃疡”部分以5mm为界进行区分糜烂和溃疡，并对边缘清晰且深度较大的溃疡赋予最高分值(图9)。研究结果显示，CSUC评分与临床参数［包括血液检查、粪钙卫蛋白、C反应蛋白（C-reactive protein，CRP)］以及Lichtiger指数之间的相关性，与基于结肠镜评估的UCEIS的相关性高度一致。CSUC在预测临床缓解期UC患者疾病复发方面的价值亦得到验证。Matsubayashi等人的研究显示，在一年内复发的患者中，其CSUC评分显著高于维持缓解状态的29例患者（2.83±1.95 vs 0.72±1.00，$P<0.01$)。研究还指出，缓解后6个月内CSUC<1的患者，均能维持一年以上的临床缓解状态。

结语

本文综述了CE在CD与UC中的应用现状及其临床价值。

对于CD而言，目前并非所有CD患者都适合接受SBCE检查，目前仍存在若干挑战，例如需严格评估肠道通畅性、对评分结果的准确解读等问题。此外，在欧美地区，已开始使用可同时观察小肠和大肠的PillCam® Crohn's胶囊，期待该技术尽快在日本引入并推广应用。而对于UC而言，使用CCE时需充分考虑其医保适应证范围，合理选择适应人群；同时，其在肿瘤监测中的应用存在一定局限，此外，进一步优化肠道准备方案也是亟待解决的问题之一。

尽管如此，胶囊内镜作为一种能够无创评估黏膜状态的影像学工具，具有显著优势，未来在IBD诊疗中的发展前景值得期待。

文献

[1] Turner D, Ricciuto A, Lewis A, et al. STRIDE-Ⅱ: an update on the selecting therapeutic targets in inflammatory bowel disease (STRIDE) initiative of the International Organization for the Study of IBD (IOIBD) : determining therapeutic goals for treat-to-target strategies in IBD. Gastroenterology 160: 1570-1583, 2021.

[2] Schwartz DA, Loftus EV, Tremaine WJ, et al. The natural history of fistulizing Crohn's disease in Olmsted County, Minnesota. Gastroenterology 122: 875-880, 2002.

[3] Gower-Rousseau C, Sarter H, Savoye G, et al ; International Programme to Develop New Indexes for Crohn's Disease (IPNIC) group. Validation of the inflammatory bowel disease disability index in a population-based cohort. Gut 66: 588-596, 2017.

[4] Louis E, Collard A, Oger AF, et al. Behaviour of Crohn's disease according to the Vienna classification: changing pattern over the course of the disease. Gut 49: 777-782, 2001.

[5] Cosnes J, Gower-Rousseau C, Seksik P, et al. Epidemiology and natural history of inflammatory bowel diseases. Gastroenterology 140: 1785-1794, 2011.

[6] Takabayashi K, Hosoe N, Kato M, et al. Significance of endoscopic deep small bowel evaluation using balloon-assisted enteroscopy for Crohn's disease in clinical remission. J Gastroenterol 56: 25-33, 2021.

[7] Yamamoto H, Ogata H, Matsumoto T, et al. Clinical practice guideline for enteroscopy. Dig Endosc 29: 519-546, 2017.

[8] Pennazio M, Rondonotti E, Despott EJ, et al. Small-bowel capsule endoscopy and device-assisted enteroscopy for diagnosis and treatment of small-bowel disorders: European Society of Gastrointestinal Endoscopy (ESGE) guideline - update 2022. Endoscopy 55: 58-95, 2023.

[9] Dionisio PM, Gurudu SR, Leighton JA, et al. Capsule endoscopy has a

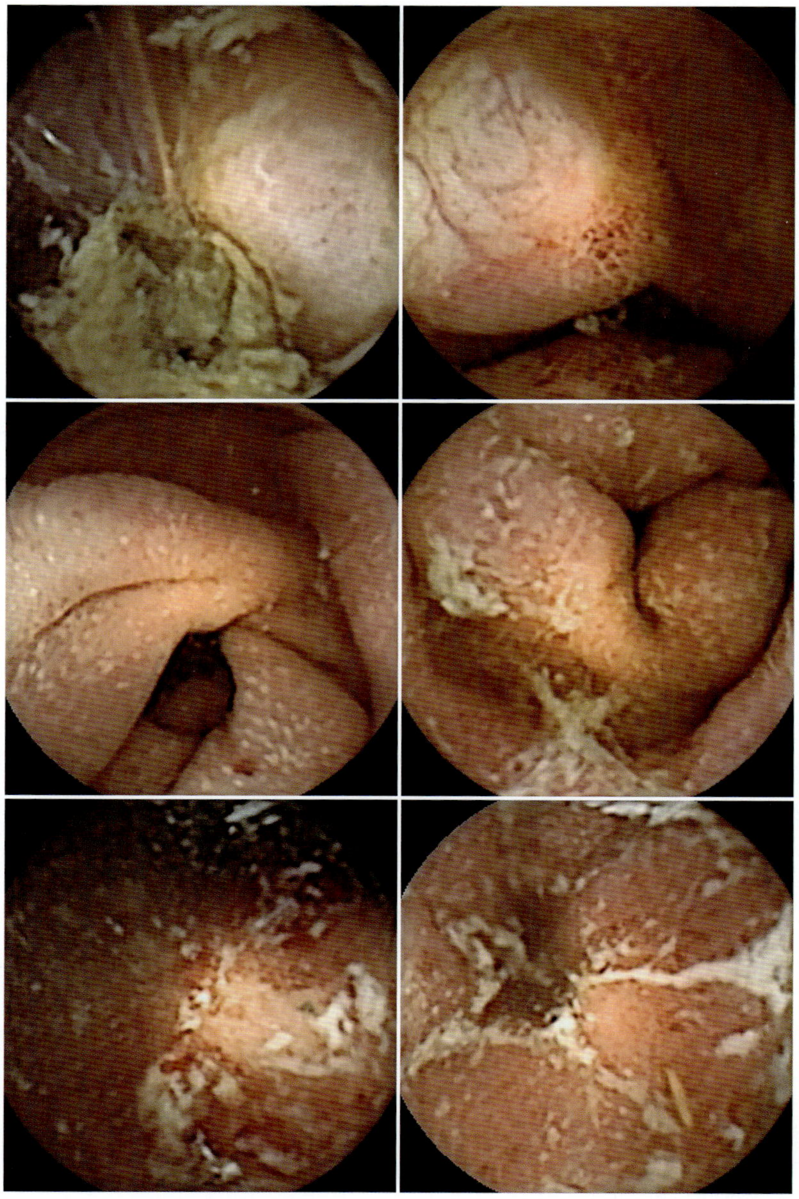

a	b
c	d
e	f

图9 UC 的 CCE 图像
a. 黏膜愈合像：可见白色瘢痕。
b. 与活动性炎症黏膜的分界线。
c. 血管透见性减少，伴有细小黄色斑点。
d. 可见脓性白苔附着及糜烂。
e. 出血表现。
f. 树枝状溃疡。

significantly higher diagnostic yield in patients with suspected and established small-bowel Crohn's disease: a meta- analysis. Am J Gastroenterol 105: 1240–1248, 2010.

[10] Voderholzer WA, Beinhoelzl J, Rogalla P, et al. Small bowel involvement in Crohn's disease: a prospective comparison of wireless capsule endoscopy and computed tomography enteroclysis. Gut 54: 369–373, 2005.

[11] Petruzziello C, Onali S, Calabrese E, et al. Wireless capsule endoscopy and proximal small bowel lesions in Crohn's disease. World J Gastroenterol 16: 3299–3304, 2010.

[12] Greener T, Klang E, Yablecovitch D, et al. The impact of magnetic resonance enterography and capsule endoscopy on the re-classification of disease in patients with known Crohn's disease: a prospective Israeli IBD research nucleus (Ⅱ RN) study. J Crohns Colitis 10: 525–531, 2016.

[13] Ben-Horin S, Lahat A, Amitai MM, et al. Assessment of small bowel mucosal healing by video capsule endoscopy for the prediction of short-term and long-term risk of Crohn's disease flare: a prospective cohort study. Lancet Gastroenterol Hepatol 4: 519–528, 2019.

[14] Ukashi O, Yablecovitch D, Lahat A, et al. Middle small-bowel segment Lewis score may predict long-term outcomes among patients with quiescent Crohn's disease. Therap Adv Gastroenterol 16: 17562848231188587, 2023.

[15] Shiga H, Abe I, Kusaka J, et al. Capsule endoscopy is useful for postoperative tight control management in patients with Crohn's disease. Dig Dis Sci 67: 263–272, 2022.

[16] Ooi CJ, Makharia GK, Hilmi I, et al. Asia Pacific Consensus Statements on Crohn's disease. Part 1: Definition, diagnosis, and epidemiology (Asia Pacific Crohn's Disease Consensus--Part 1) . J

Gastroenterol Hepatol 31: 45–55, 2016.
[17] Pasha SF, Pennazio M, Rondonotti E, et al. Capsule retention in Crohn's disease: a meta-analysis. Inflamm Bowel Dis 26: 33–42, 2020.
[18] Omori T, Ohmiya N, Watanabe K, et al. Nationwide multicenter study on adverse events associated with a patency capsule: additional survey of appropriate use of patency capsule study. J Gastroenterol Hepatol 39: 337–345, 2024.
[19] Ukashi O, Kopylov U, Ungar B, et al ; Israeli IBD Research Nucleus (II RN) . Patency capsule: a novel independent predictor for long-term outcomes among patients with quiescent Crohn's disease. Am J Gastroenterol 118: 1019–1027, 2023.
[20] 厚生労働科学研究費補助金 難治性疾患等政策研究事業「難治性炎症性炎症腸管障害に関する調査研究」(久松班). 潰瘍性大腸炎・クローン病診断基準・治療指針 令和 5 年度改訂版. 令和 5 年度分担研究報告書, 2024.
[21] Watanabe K, Noguchi A, Miyazaki T, et al. Novel diagnostic findings on capsule endoscopy in the small bowel of patients with Crohn's disease. Gastrointestinal Endoscopy 81 (Suppl) : AB473, 2015.
[22] Gralnek IM, Defranchis R, Seidman E, et al. Development of a capsule endoscopy scoring index for small bowel mucosal inflammatory change. Aliment Pharmacol Ther 27: 146–154, 2008.
[23] Gal E, Geller A, Fraser G, et al. Assessment and validation of the new capsule endoscopy Crohn's disease activity index (CECDAI) . Dig Dis Sci 53: 1933–1937, 2008.
[24] Niv Y, Ilani S, Levi Z, et al. Validation of the capsule endoscopy Crohn's disease activity index (CECDAI or Niv score) : a multicenter prospective study. Endoscopy 44: 21–26, 2012.
[25] Ito T, Dai K, Horiuchi M, et al. Monitoring of leucine-rich alpha-2-glycoprotein and assessment by small bowel capsule endoscopy are prognostic for Crohn's disease patients. JGH Open 7: 645–651, 2023.
[26] Yablecovitch D, Lahat A, Neuman S, et al. The Lewis score or the capsule endoscopy Crohn's disease activity index: which one is better for the assessment of small bowel inflammation in established Crohn's disease? Therap Adv Gastroenterol 11: 1756283X17747780, 2018.
[27] Niv Y. Small-bowel mucosal healing assessment by capsule endoscopy as a predictor of long-term clinical remission in patients with Crohn's disease: a systematic review and meta-analysis. Eur J Gastroenterol Hepatol 29: 844–848, 2017.
[28] Koulaouzidis A, Douglas S, Plevris JN. Lewis score correlates more closely with fecal calprotectin than capsule endoscopy Crohn's disease activity index. Dig Dis Sci 57: 987–993, 2012.
[29] Ponte A, Pinho R, Rodrigues A, et al. Evaluation and comparison of capsule endoscopy scores for assessment of inflammatory activity of small-bowel in Crohn's disease. Gastroenterol Hepatol 41: 245–250, 2018.
[30] Omori T, Kambayashi H, Murasugi S, et al. Comparison of Lewis score and capsule endoscopy Crohn's disease activity index in patients with Crohn's disease. Dig Dis Sci 65: 1180–1188, 2020.
[31] Omori T, Matsumoto T, Hara T, et al. A novel capsule endoscopic score for Crohn's disease. Crohns Colitis 360 2: otaa040, 2020.
[32] Leenhardt R, Buisson A, Bourreille A, et al. Nomenclature and semantic descriptions of ulcerative and inflammatory lesions seen in Crohn's disease in small bowel capsule endoscopy: an international Delphi consensus statement. United European Gastroenterol J 8: 99–107, 2020.
[33] Takenaka K, Ohtsuka K, Kitazume Y, et al. Utility of magnetic resonance enterography for small bowel endoscopic healing in patients with Crohn's disease. Am J Gastroenterol 113: 283–294, 2018.
[34] Sturm A, Maaser C, Calabrese E, et al. ECCO-ESGAR guideline for diagnostic assessment in IBD part 2: IBD scores and general principles and technical aspects. J Crohns Colitis 13: 273–284, 2019.
[35] Ordás I, Eckmann L, Talamini M, et al. Ulcerative colitis. Lancet 380: 1606–1619, 2012.
[36] Vienne A, Simon T, Cosnes J, et al. Low prevalence of colonoscopic surveillance of inflammatory bowel disease patients with longstanding extensive colitis: a clinical practice survey nested in the CESAME cohort. Aliment Pharmacol Ther 34: 188–195, 2011.
[37] Manes G, Fontana P, de Nucci G, et al. Colon cleansing for colonoscopy in patients with ulcerative colitis: efficacy and acceptability of a 2-L PEG plus bisacodyl versus 4-L PEG. Inflamm Bowel Dis 21: 2137–2144, 2015.
[38] Sung J, Ho KY, Chiu HM, et al. The use of Pillcam Colon in assessing mucosal inflammation in ulcerative colitis: a multicenter study. Endoscopy 44: 754–758, 2012.
[39] Meister T, Heinzow HS, Domagk D, et al. Colon capsule endoscopy versus standard colonoscopy in assessing disease activity of ulcerative colitis: a prospective trial. Tech Coloproctol 17: 641–646, 2013.
[40] Ye CA, Gao YJ, Ge ZZ, et al. PillCam colon capsule endoscopy versus conventional colonoscopy for the detection of severity and extent of ulcerative colitis. J Dig Dis 14: 117–124, 2013.
[41] Hosoe N, Matsuoka K, Naganuma M, et al. Applicability of second-generation colon capsule endoscope to ulcerative colitis: a clinical feasibility study. J Gastroenterol Hepatol 28: 1174–1179, 2013.
[42] Shi HY, Chan FKL, Higashimori A, et al. A prospective study on second-generation colon capsule endoscopy to detect mucosal lesions and disease activity in ulcerative colitis (with video) . Gastrointest Endosc 86: 1139–1146, e6, 2017.
[43] Takano R, Osawa S, Uotani T, et al. Evaluating mucosal healing using colon capsule endoscopy predicts outcome in patients with ulcerative colitis in clinical remission. World J Clin Cases 6: 952–960, 2018.
[44] Hosoe N, Limpias Kamiya KJL, Hayashi Y, et al. Current status of colon capsule endoscopy. Dig Endosc 33: 529–537, 2021.
[45] Okabayashi S, Kobayashi T, Nakano M, et al. A simple 1-day colon capsule endoscopy procedure demonstrated to be a highly acceptable monitoring tool for ulcerative colitis. Inflamm Bowel Dis 24: 2404–2412, 2018.
[46] Hosoe N, Nakano M, Takeuchi K, et al. Establishment of a novel scoring system for colon capsule endoscopy to assess the severity of ulcerative colitis-capsule scoring of ulcerative colitis. Inflamm Bowel Dis 24: 2641–2647, 2018.
[47] Matsubayashi M, Kobayashi T, Okabayashi S, et al. Determining the usefulness of capsule scoring of ulcerative colitis in predicting relapse of inactive ulcerative colitis. J Gastroenterol Hepatol 36: 943–950, 2021.

总结

炎症性肠疾病的胶囊内镜检查

Teppei Omori[1, 2]

炎症性肠疾病包括克罗恩病（CD）和溃疡性结肠炎（UC），两种疾病都需要对黏膜表面进行内镜评估。胶囊内镜作为一种微创的黏膜评估工具被开展使用。然而，CD 存在滞留风险，因此需要严格进行通畅性评估。此外，CD 的病理生理学是炎症和狭窄的混合体；因此，解释评分时需要考虑炎症和狭窄的双重影响。

关于 UC 的患者选择必须基于保险覆盖范围，但将其用于监测炎症相关肿瘤较为困难，因此需要进一步改进准备方法。然而，能够实现无创黏膜表面观察的胶囊内镜系统是很有前景的，并且对其进一步的发展充满期待。

[1] Department of Gastroenterology and Hepatology, Kyorin University School of Medicine, Tokyo.
[2] Department of Gastroenterology and Hepatology, Kyorin University Suginami Hospital, Tokyo.

炎症性肠疾病的影像学表现

炎症性肠疾病的肠道超声检查

佐上晋太郎[1]
小林拓[1, 2]

摘要●在炎症性肠疾病（IBD）的诊疗中，肠道超声检查（IUS）是一种非侵入性且快速的检查工具，对于判断诱导缓解治疗的效果、维持期的病情监测，以及针对伴有脓肿、狭窄等肠管并发症的患者制定治疗方案具有重要价值。肠壁增厚、肠壁内血流增加及肠壁结构丧失是具有较高诊断准确性的指标，也是IUS评估时的关键参数。此外，IUS在妊娠期女性、儿童及老年等特殊患者群体中也具有良好的安全性。随着技术的推广与标准化的推进，IUS作为IBD诊疗核心工具的重要性有望进一步提升。

关键词 消化道超声检查　肠道超声（intestinal ultrasound）　炎症性肠疾病（inflammatory bowel diseases）　影像学检查（imaging）　诊断准确性（diagnostic accuracy）

[1] 北里大学北里研究所病院炎症性腸疾患先進治療センター
〒108-8642 東京都港区白金5丁目9-1　E-mail : jaken1013@gmail.com
[2] 同　消化器内科

前言

1. 背景

炎症性肠疾病（inflammatory bowel disease，IBD）是一种反复发作与缓解的慢性消化道炎症性疾病。

在过去20年中，尽管已有多种治疗方法获得批准，但目前仍缺乏能够实现完全治愈的治疗手段。

IBD的主要治疗目标是通过实现内镜下的炎症缓解，从而达到长期的临床缓解，并避免出现肠梗阻、瘘管、癌变等并发症。然而，临床缓解与内镜下黏膜愈合并不总是保持一致。此外，频繁进行内镜检查可能会给患者带来较大的身心负担。因此，迫切需要一种非侵入性且客观的替代工具来评估消化道的炎症状态。

粪钙卫蛋白（fecal calprotectin，FC）和C反应蛋白（C-reactive protein，CRP）等炎症性生物标志物常被用作治疗的参考指标，但这些指标无法评估炎症的具体部位和范围。作为横断面影像学检查手段，磁共振小肠造影（magnetic resonance enterography，MRE）和CT小肠造影（CT enterography，CTE）虽然也可用于评估病情，但二者分别存在获取途径受限及辐射暴露等问题，难以频繁开展。

相比之下，肠道超声（intestinal ultrasound，IUS）不仅具有低侵袭性和经济上的优势，还能实现对实际炎症部位的可视化，堪称理想的病情监测工具，有望为炎症性肠疾病（IBD）诊疗带来重大变革。本文将就IUS在IBD领域中的应用价值及其面临的挑战进行阐述。

2. IUS中应评估的参数

在超声检查下，肠壁通常呈现为五层结构：①代表黏膜及黏膜下层的高回声（明亮）层；②代表黏膜层的低回声（暗）层（使用高频探头时，可进一步区分为黏膜固有层与黏膜肌层）；③代表黏

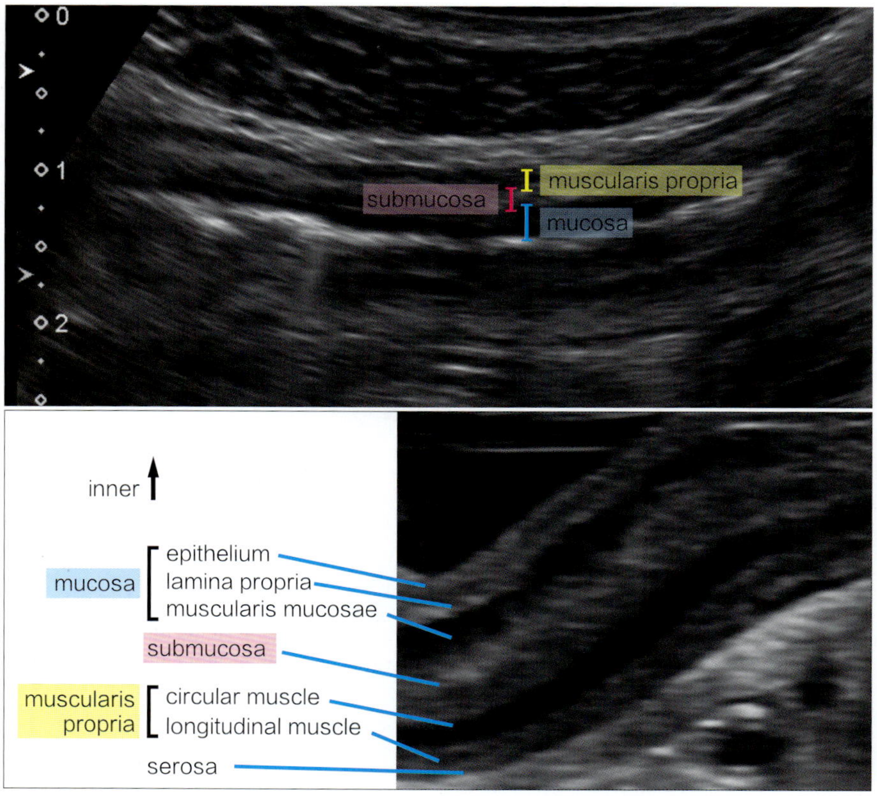

a | b

图1 肠管的层次结构

a. 乙状结肠的 IUS 图像（使用 6MHz 凸阵探头拍摄）。从肠腔侧开始，依次显示以下 5 层结构：边界处的高回声，黏膜层的低回声，黏膜下层的高回声，固有肌层的低回声，浆膜及其边界的高回声。

b. 离体状态下，使用 10MHz 探头观察切除的 CD 小肠标本。当探头频率较高时，可进一步区分出：黏膜层分为黏膜固有层和黏膜肌层，肌层则可分辨为内环肌和外纵肌。

膜下层的高回声层；④代表固有肌层的低回声层（高频探头下可区分出内环肌和外纵肌）；⑤代表浆膜层的高回声层（图 1）。以下将介绍与 IBD（炎症性肠疾病）严重程度相关的评估参数（图 2）。

1）肠壁厚度（bowel wall thickness，BWT）

该参数测量的是前述 5 层结构中的 3 层（②～④）。在 IBD（炎症性肠疾病）中，当肠壁厚度 ≥ 3mm 时，其诊断炎症的敏感度为 86.4%，特异性为 88.3%。然而，在直肠部位的诊断准确性相对较低，当肠壁厚度 ≥ 3mm 来识别炎症时，其敏感度为 74.5%，特异性为 69.5%。

2）肠壁血流增加

临床上常用的是改良 Limberg 评分（modified Limberg score），用于半定量评估肠壁内的血流信号。当肠道内无血流信号时，评分为 0；点状血流信号为 1 分；线状血流信号为 2 分；血流信号延伸至肠壁外则为 3 分。该指标具有较高的特异性。当肠壁厚度 ≥ 3mm 且在肠壁内观察到彩色多普勒信号时，诊断炎症的敏感度为 43.1%，特异性为 98.5%。需要注意的是，该评估结果可能受到探头频率和增益设置的影响。

3）肠壁层次结构的丧失

该表现具有较高的特异性。当肠壁厚度 ≥ 3mm 且肠壁层次结构模糊或完全消失时，诊断炎症的敏感度为 47.3%，特异性为 97.0%。

4）肠系膜脂肪增厚（I–fat）

这一征象在 CD 中尤其具有诊断价值。由于其真阳性比值比较高，且仅在肠道存在炎症时才会出现，因此建议在评估最严重病变部位时将其作为重要参考指标。

5）淋巴结肿大

该征象通常在存在炎症时出现。笔者团队将短径 ≥ 5mm 定义为具有临床意义的淋巴结肿大。然而，由于淋巴结大小可因年龄和部位不同存在个体差异，目前对于评估炎症时的合适临界值（cut–off 值）尚未达成共识。

6）结肠袋（haustra）的消失

由于右半结肠与左半结肠的结肠袋高度存在差异，可能导致结肠袋消失征象的检出阳性率不同，临床观察时需予以注意。

在各个参数的观察者间一致性方面：对于溃疡性结肠炎（ulcerative colitis，UC）：肠壁厚度

<table>
<tr><th>壁厚
bowel wall thickness</th><th>血流多寡
bowel wall flow, increased color Doppler signal</th><th>层结构消失
loss of bowel wall stratification</th></tr>
<tr><td>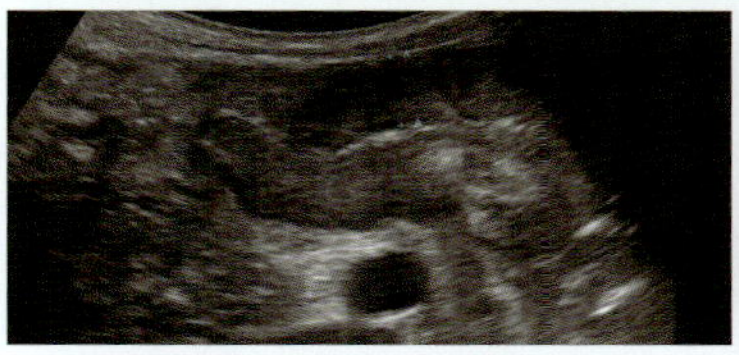</td><td>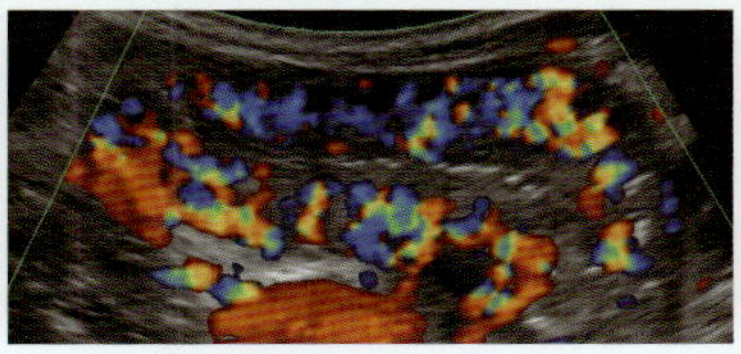</td><td>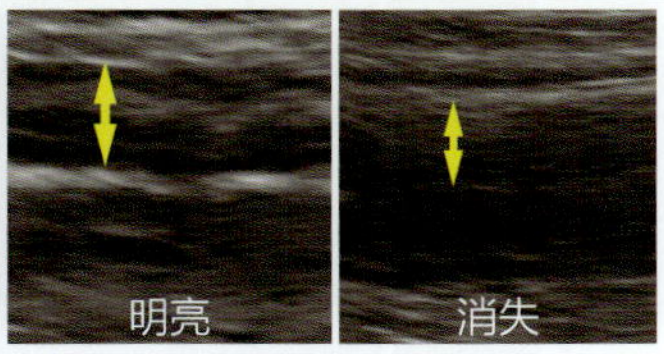</td></tr>
<tr><td>· 使用高频探头（5MHz 以上）进行测量。
· 推荐测量肠前壁。
· 测量时需避开结肠袋及黏膜皱襞。</td><td>· 与炎症相关的高特异性表现。
· 使用彩色或能量多普勒超声进行测量。
· 合适的流速范围（低流速，4 至 7m/s）。</td><td>· 与炎症相关的高特异性表现。
· 对于 CD 中纵行溃疡的诊断，FD 征具有重要意义。</td></tr>
<tr><th>结肠袋消失
loss of haustration</th><th>炎性脂肪
inflammatory fat, ifat</th><th>淋巴结肿大
lymphadenopathy</th></tr>
<tr><td>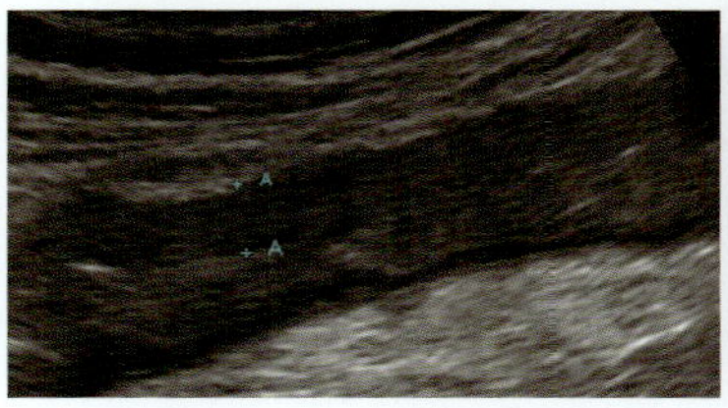</td><td>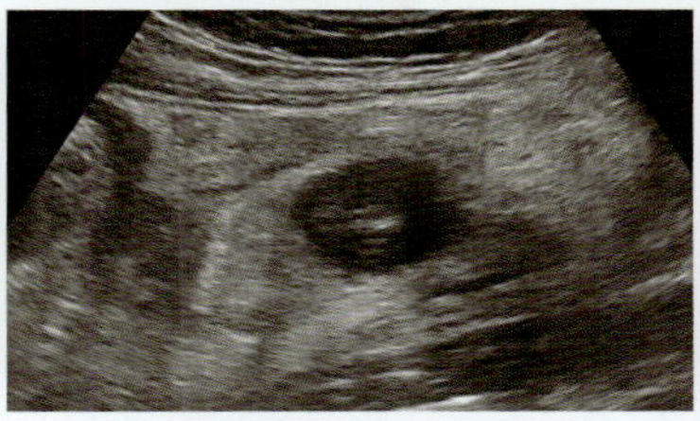</td><td>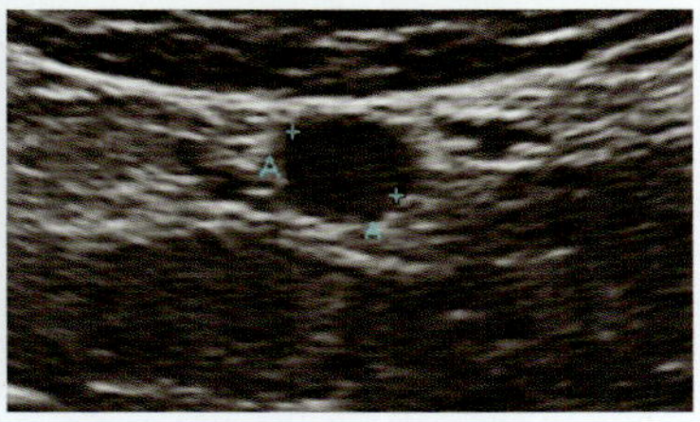</td></tr>
<tr><td>· 主要由于炎症导致结肠壁发生硬化，结构变得模糊或丧失。
· 远端结肠的结肠袋（haustra）较短，导致右半结肠与左半结肠在超声 / 影像学征象的检出频率上存在差异。</td><td>· 肠管周围脂肪组织因炎症反应而发生肥厚或硬化的病理现象。
· UC 此类脂肪组织改变的发生率较低。</td><td>· 伴随炎症或肠道感染而出现。</td></tr>
</table>

图2 IBD 肠道超声的评估项目

UC：ulcerative colitis；CD：Crohn's disease；FD 征：focal disappearance sign.

(BWT) 的一致性几乎为完全一致，[组内相关系数 (intraclass correlation coefficients，ICC) =0.96]；对肠壁血流增加的判断一致性也较高 (κ=0.63)。淋巴结肿大与否的一致性为中等水平 (κ=0.41)；而以下参数的检查者间一致性较低：淋巴结存在与否 (κ=0.41)、I-fat (κ=0.36)、肠壁分层结构丧失 (κ=0.24) 以及结肠袋消失 (κ=0.26)。

在克罗恩病（Crohn's disease，CD）中，肠壁厚度（BWT）的组内相关系数（ICC）也高达 0.96，显示出几乎完全的一致性。对于肠壁血流、肠壁层次结构的丧失以及炎性脂肪（I-fat）等表现，虽然它们具有较高的阳性预测价值，因此在诊断和评估中具有重要意义，但需要注意的是，这些指标在不同观察者之间以及不同设备之间的一致性较低。

溃疡性结肠炎（UC）

1. IUS 对溃疡性结肠炎内镜下严重程度的诊断精度

2003 年的一项报告显示，在 UC 的诊断精度方面，IUS 检测肠道病变的阳性检出率为 84.0%。此后，随着超声设备技术的不断进步，当肠壁厚度 (BWT) ≥ 3mm 时，可轻易预测 Mayo 内镜亚评分 (Mayo endoscopic subscore，MES) ≥ 2 分，且已有研究报道 IUS 具有较高的诊断精度。

2. 重症度评分

目前已有多种用于评估炎症严重程度的评分系统被提出，但在实际临床中已被证实具有实用价值的主要有两个：一个是意大利提出的 MUC（米兰超声标准，最初称为 Humanitas 超声标准，后经更名）；另一个是荷兰提出的 UC ultrasound index（溃疡性结肠炎超声指数）。其中，MUC 评分在预测治疗效果和复发方面也具有实用性，且它是一个结合肠壁厚度（BWT）与血流情况的简单评分系统

[MUC=1.4×BWT（mm）+（无血流：0；有血流：2），当 MUC 值≤ 6.2 时，可预测 Mayo 内镜亚评分为 0、1 分]，所以适合在实际临床中广泛应用。

3. IUS 对直肠炎症的诊断精度

UC ultrasound index 和 MUC 既往报道的评分系统并未针对直肠炎症进行评估。然而，在溃疡性结肠炎患者中，约有六成患者的直肠病变最为严重，约三成患者为直肠炎型，并且在疾病复发时，直肠部位也最容易再发炎症。而 IUS 无法观察到直肠，这是其致命性的局限。为弥补这一缺陷，采用了经会阴超声检查（Transperineal Ultrasound，TPUS），用于评估下段直肠的炎症情况。研究发现，当直肠肠壁厚度（BWT）≤ 4mm 时，能够较好地预测内镜下的愈合（AUC=0.90）以及组织学上的愈合（AUC=0.87～0.89）。在多变量逻辑回归分析中，TPUS 所测得的肠壁厚度是预测直肠在内镜和组织学层面实现愈合的唯一独立且具有统计学意义的预测因子（$P<0.05$）。

4. 诱导缓解治疗后的疗效评估

随着症状的缓解，IUS 检查结果也会随之改善。此外，TPUS 也被提出作为预测 UC 症状改善的一种工具，通过测量直肠肠壁厚度（BWT）的变化，可以对疗效进行评估。研究发现，在治疗的第一周内，肠壁厚度的变化值（ΔBWT），是预测由 Nancy index ≤ 1 所定义的组织学缓解的最准确指标，其 AUC 为 0.80。当 ΔBWT 达到 0.5mm 时，其敏感度为 83.3%，特异性为 67.4%，阳性预测值（positive predictive value，PPV）为 40%，阴性预测值（Negative Predictive Value，NPV）为 93.9%。在缓解诱导治疗的第一周，直肠 BWT 的早期改善，可以可靠地预测先进治疗后 UC 患者的组织学缓解。另一方面，在治疗第 6 周时观察到 BWT 以及肠壁血流的增加，可用于预测治疗随访期（第 8～26 周）中是否达到内镜下缓解或改善。此外，已有研究表明，在治疗开始后第 12 周时 MUC ≤ 6.2 是平均在 9.4 个月后复查时达到内镜下改善（MES ≤ 1）和内镜下缓解（MES=0）的唯一独立预测因子，且 MUC ≤ 6.2 在检测 MES=0 时的阴性预测准确率达 96%，显示出其在治疗反应监测中具有很高的准确性。

5. 缓解期的监测

研究表明，即使是处于临床缓解期的患者，若 MUC 评分超过 6.2，则其复发风险较高。笔者等人还报告指出，MES ≥ 1 以及粪钙卫蛋白（FC）≥ 250μg/g 是增加复发风险的重要指标。此外，在缓解期，当遇到如细菌性肠炎等感染性肠炎而难以判断是否为复发时，此时 IUS 在鉴别诊断中可能具有重要的参考价值。

6. 中毒性巨结肠的诊断

关于中毒性巨结肠的超声检查结果，目前仅在一项包含 4 例病例的研究中有相关报告，其中包括 3 例 UC 患者和 1 例 CD 患者。在所有病例中均观察到以下超声特征：左侧结肠肠壁增厚（＞7mm）及低回声结构模式；横结肠扩张（＞6cm）；在膨胀的结肠段中，结肠袋消失且肠壁变薄（＜2mm）。此外，在 4 例中有 3 例还观察到回肠襻轻度扩张，伴有肠腔内液体和气体增多。

克罗恩病（CD）

1. IUS 对内镜下严重程度的诊断精度与评分

根据 2003 年的报告，在 CD 的诊断中，IUS 对炎症的检出率达到 88.2%。当肠壁厚度（BWT）超过 3mm 时，根据荟萃分析的结果显示，提示存在炎症的敏感度为 72.5%，特异性高达 97.7%。在诊断评分方面，最具代表性的评分系统是 BUS-SAS（国际肠道超声肠段活动性评分，International Bowel Ultrasound Segmental Activity Score）。此外，还有其他一些经过验证的评分系统，且已有对这些评分进行比较的相关报道。

例如，IBUS-SAS 评分可用于预测 SES-CD ≥ 3 或 Rutgeerts 评分≥ i2b。在一项纳入了 73 例 CD 患者的研究中，该评分与内镜下活动性之间表现出高度相关性。特别是在 ROC（受试者工作特征曲线）分析中，AUC（曲线下面积）高达 0.95，敏感度为 82.2%，特异性为 100%。此外，克罗恩病中典型的纵行溃疡在 IUS 中表现为肠壁分层结构局部消失征（focal disappearance of the wall stratification sign，FD sign）。在一项研究中共观察了 80 例存在活动性纵行溃疡的病变（其中 CD 76 例，UC 1 例，缺血性结肠炎 2 例，白塞病 1 例），其中有 73 例病变

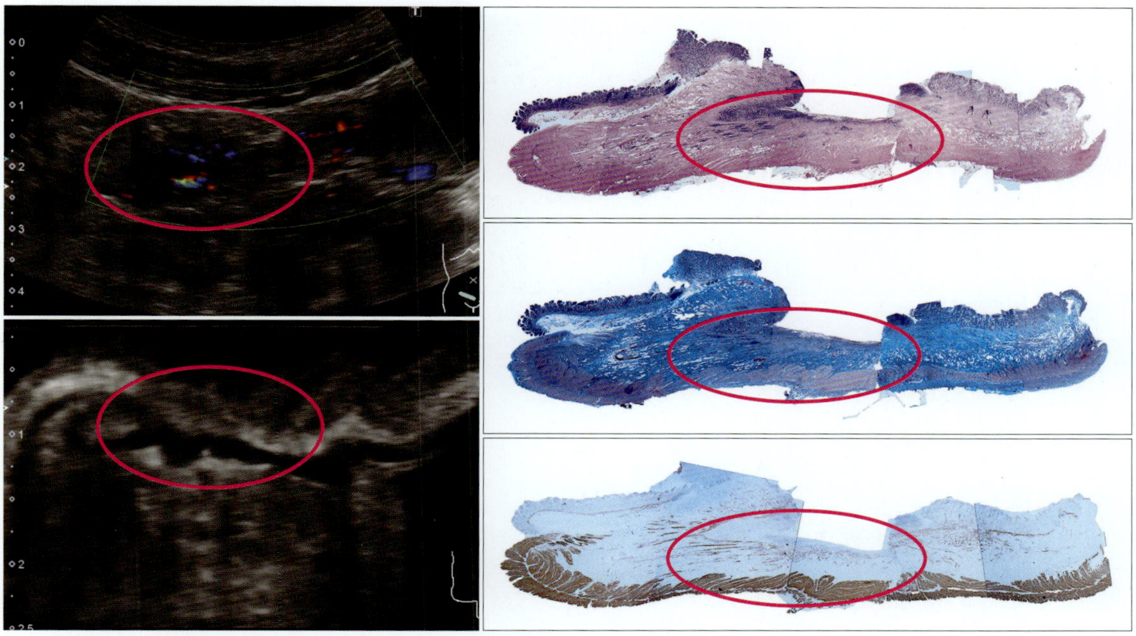

图3 CD 导致的回肠狭窄病例。红色圆圈部分表示同一部位

a. 术前 IUS 图像。可见末端回肠壁增厚，伴有轻度彩色多普勒信号，且肠壁层次结构消失。

b. 术后水充盈状态下 IUS 图像。难以辨认黏膜下层。

c. 狭窄部位的 HE 染色图像。

d. Masson 三色染色图像。可见黏膜下层存在明显纤维化。

e. 结蛋白（desmin）染色图像。显示黏膜肌层呈紊乱排列。

（91.3%）在 IUS 检查中可观察到 FD sign。此外，全层纤维化在某些情况下偶尔可观察到黏膜下层的高回声层转变为低回声，并伴随肠壁层次结构的消失（图 3）。

另外，关于 IUS 与 MRE 或 CTE 在诊断精度上的差异，已有研究证实，在内镜检查中对炎症（SES-CD>2）的检出率方面，IUS 尤其在末端回肠和结肠部位显示出较高的诊断精度，且诊断性能与 MRE 和 CTE 大致相当。

为了提高对深部小肠病变的检出率，有一种改进方法是口服助显剂后立即进行肠道超声检查（IUS），这种方法被称为小肠对比超声（small intestine contrast ultrasound，SICUS）。根据一项荟萃分析结果显示，在检测活动性小肠病变方面，胶囊内镜（CE）的诊断价值与 MRE（磁共振肠道造影）和 SICUS 相当。在疑似 CD 的患者群体和已确诊的患者群体、成人患者群体和儿童患者群体这些亚组中，其诊断效果均相似。在近端小肠克罗恩病中，胶囊内镜（CE）的表现优于 MRE，而与 SICUS 相比则无显著差异。此外，在进行结肠镜检查或气囊辅助小肠镜检查的准备过程中，若同时进行 IUS 检查，有时可以观察到常规 IUS 检查中难以发现的部位。

2. 诱导缓解后的治疗效果评估

关于诱导缓解后治疗成功的预测，研究表明，随着症状的改善，IUS 检查结果也会相应改善。此外，基线时是否存在血流信号可以作为预测脓肿或瘘管等肠道并发症的指标。短期内肠道超声（IUS）检查结果的改善可能成为未来长期改善的预测因子。特别是，在治疗后 4～8 周肠壁厚度（BWT）的改善，可作为预测肿瘤坏死因子-α（TNF-α）拮抗剂疗效的指标。此外，有报告指出，在接受肿瘤坏死因子-α（TNF-α）治疗后，若通过 IUS 检查确认病情已缓解，与通过内镜检查观察到的黏膜愈合相比，IUS 在预测患者达到无激素依赖的临床缓解状态方面表现出更优的能力。笔者所在机构的病例也显示，在接受 CD 诱导缓解后，IUS 检查结果恢复正常的患者中，均达到了内镜下的缓解状态（图 4）。

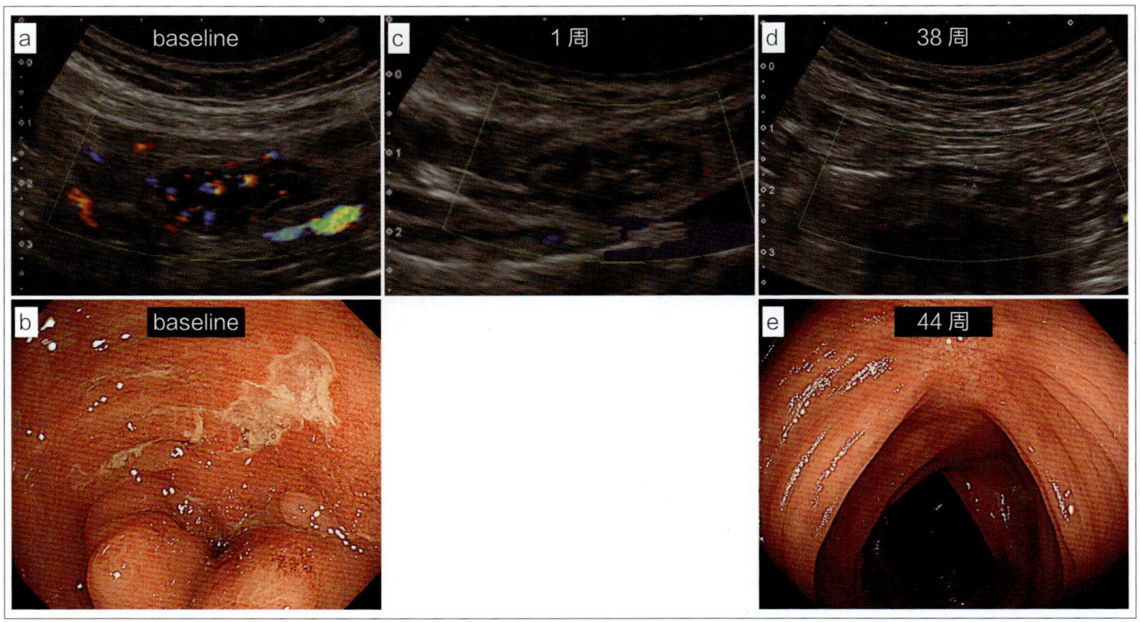

图4 CD 诱导疗法后的监测情况。a：治疗开始时横结肠 IUS 图像。肠壁厚度（BWT）为 4.7mm，IBUS-SAS 为 56.8。b：横结肠的内镜图像。可见溃疡和炎症性狭窄。c：阿达木单抗治疗开始后 1 周的横结肠 IUS 图像。BWT 为 4.0mm，IBUS-SAS 为 54。d：治疗后 38 周，肠壁厚度恢复正常。BWT 为 2.9mm。e：治疗后 44 周的结肠镜图像。溃疡已瘢痕化，达到内镜下缓解

3. 缓解期的监测

在缓解期对疾病复发的预测方面，已有许多研究报道：即使是达到了临床缓解的 CD 患者，如果通过 IUS 仍检测到异常，也常会出现临床复发、需要手术或治疗升级的情况。研究表明，相较于仅实现内镜下黏膜愈合，若同时通过 IUS 确认肠道超声下病情缓解，则有望获得更好的预后。因此，IUS 所示的缓解在未来有可能成为炎症性肠疾病管理中的一个新的治疗目标。

4. 肠道并发症的诊断（脓肿、狭窄、瘘管、肛门病变）

在肠道并发症的检出率方面，已有研究报道，超声检查对于检测如脓肿和瘘管等肠外并发症也具有较高的有效性。在肠腔狭窄的评估中，区分纤维性狭窄与炎症性狭窄尤为重要。通过观察狭窄部位是否存在肠壁层次结构消失以及通过多普勒信号确认是否有血流存在，有助于进行鉴别诊断。此外，SICUS 也有望提高对肠道并发症的诊断准确性。常规 IUS 在诊断狭窄、炎性肿块和瘘管方面的敏感度和特异度分别为：0.81、0.90、0.87（敏感度）和 0.95、0.67、0.97（特异度），而 SICUS 的敏感度和特异度则分别为 0.94、0.91、0.90（敏感度）0.95、0.97、0.94（特异度），由此可见，SICUS 在诊断准确性方面优于常规 IUS。

利用应变弹性成像（strain elastography）或剪切波弹性成像（shearwave elastography）进行肠壁纤维化评估，在未来的临床实践中具有广阔的应用前景。针对吻合口处的纤维性狭窄，在实施球囊扩张术之前进行的剪切波弹性成像检查显示，狭窄部位呈现出高硬度特征。此外，在诊断狭窄部位时，还需注意排除癌变的可能性。

脓肿和炎症性肿块在超声图像上常表现为接近无回声的低回声带，这使得两者在鉴别上存在一定困难。对于两者的鉴别，造影超声检查（contrast-enhanced ultrasound，CEUS）具有较高的诊断价值。以引流或手术作为参考标准时，CEUS 在诊断上的敏感度、特异度和准确度分别高达 97.2%、100% 和 98.2%，显示出极高的诊断准确性。此外，CEUS 在监测脓肿是否消失的过程中也十分有用，能够确认在给予抗生素治疗后脓肿是否消退（图 5）。

对于瘘管的通畅性评估，由于内容物的流动和周围炎症的存在，通过 IUS 进行诊断是可能的。对于回肠-乙状结肠瘘、乙状结肠-膀胱瘘等复杂病

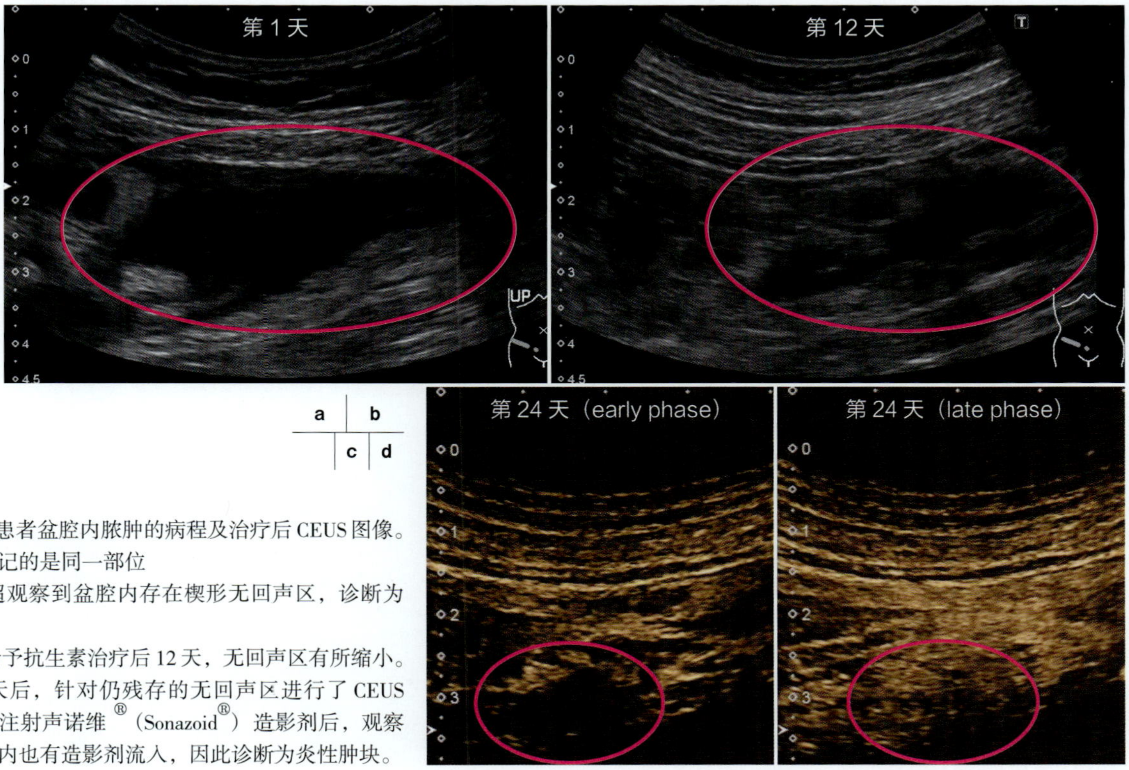

图5 CD 患者盆腔内脓肿的病程及治疗后 CEUS 图像。红色圆圈标记的是同一部位
a. 通过 B 超观察到盆腔内存在楔形无回声区，诊断为盆腔脓肿。
b. 饮食并给予抗生素治疗后 12 天，无回声区有所缩小。
c、d. 24 天后，针对仍残存的无回声区进行了 CEUS 检查。通过注射声诺维®（Sonazoid®）造影剂后，观察到无回声区内也有造影剂流入，因此诊断为炎性肿块。

例，也均能通过 IUS 成功诊断，并可对瘘管的通畅性进行持续监测（图 6，图 7）。

对于肛门病变，TPUS 已成为一种重要的评估工具，在肛瘘和脓肿的检测与分类中表现出高敏感度和高阳性预测值。根据一项荟萃分析的结果，TPUS 在检测肛瘘方面的敏感度为 98%，PPV 为 95%。在检测肛瘘内口方面，其敏感度为 91%，PPV 为 87%；在对肛瘘进行分类时，敏感度为 92%，PPV 同样为 92%。此外，在检测脓肿方面，TPUS 的敏感度为 86%，PPV 为 90%。目前的文献普遍显示，TPUS 具有较好的诊断准确性。然而，许多研究也存在一定的方法学缺陷，因此仍需进一步的研究来验证其临床价值。笔者所在机构也曾通过 TPUS 发现了两处小脓肿，并在盆腔 MRI 中确认到了相同病变（图 7）。

课题

IUS 的主要课题在于其操作者依赖性和客观性保障。研究表明，经过系统的学习，IUS 的掌握难度与上消化道内镜检查相当。尤其是有腹部超声检查经验的操作者能够更快地学会 IUS。即使是没有任何经验的新手，在完成约 100 次检查后，也能达到适用于实际临床的诊断精度。笔者所在的机构也有类似的经验，并且已经开发了相关的学习工具。然而，在日本，能够实施 IUS 的医疗机构仍然有限，指导教师也相对不足。虽然现在也有机会可以在海外进行学习，但由于语言障碍以及出国进行临床进修并不普遍，这并不是一件容易的事情。

由于 IUS 必须将探头直接置于目标区域才能获得图像，因此为保障其诊断的客观性，有必要对检查流程进行标准化。目前，国际上已发布多个关于 IUS 标准化操作的指南。考虑到日本消化科专科医生日常诊疗工作以内镜检查为主、临床任务繁重，要克服上述实施障碍，培养一批熟练掌握 IUS 技术的超声检查技师也显得尤为重要。

结语

本文概述了肠道超声（IUS）在炎症性肠疾病（IBD）中的临床应用。

除此之外，IUS 在 IBD 的早期诊断中也具有重要意义，尤其适用于那些因病情特殊而对内镜检查有所顾虑的患者群体，如孕妇、儿童及老年患者

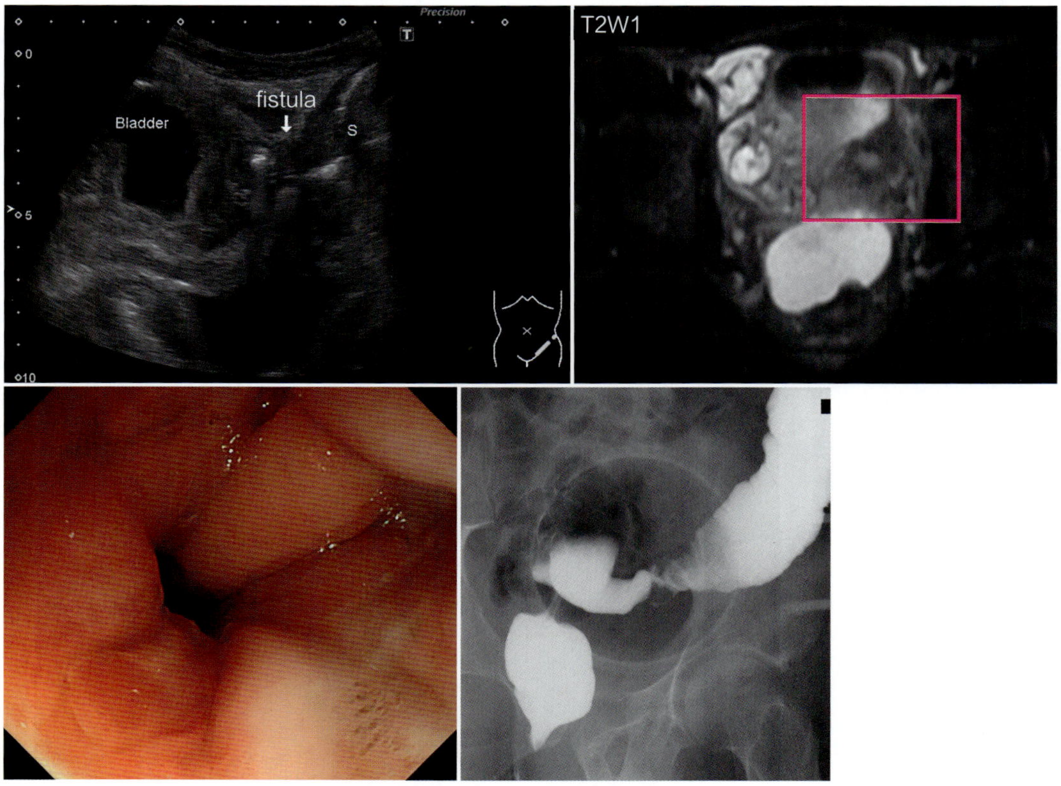

a | b
c | d

图6 CD 患者膀胱乙状结肠瘘病例

a. 在肥厚的乙状结肠区域，可见连续的低回声带，其内部存在线性高回声，提示瘘管，且可观察到粪便在瘘管内移动。

b. 盆腔 MRI 显示疑似乙状结肠膀胱瘘（红色方框标记处）。

c、d. IUS 检查 1 周后，通过大肠内镜下的钡餐造影（使用胃影葡胺，Gastrografin）检查，可见乙状结肠内腔明显狭窄（c），但膀胱内未见造影剂充盈，因此诊断瘘孔已闭合（d）。

等。近年来，IUS 已逐渐被纳入多项临床试验中，作为评估疾病活动性的客观评价工具，预计将在未来的疾病监测中发挥不可或缺的作用。

在日本，尽管目前仍面临一些挑战，但仍期待能够逐步克服这些挑战，并在未来临床实践中得到广泛推广和应用 IUS。

文献

[1] Turner D, Ricciuto A, Lewis A, et al. STRIDE- Ⅱ : an update on the selecting therapeutic targets in inflammatory bowel disease (STRIDE) initiative of the International Organization for the Study of IBD (IOIBD) : determining therapeutic goals for treat-to-target strategies in IBD. Gastroenterology 160: 1570-1583, 2021.

[2] Sagami S, Kobayashi T, Miyatani Y, et al. Accuracy of ultrasound for evaluation of colorectal segments in patients with inflammatory bowel diseases: a systematic review and meta-analysis. Clin Gastroenterol Hepatol 19: 908-921, e6, 2021.

[3] Novak KL, Nylund K, Maaser C, et al. Expert consensus on optimal acquisition and development of the International Bowel Ultrasound Segmental activity score [IBUS-SAS] : a reliability and inter-rater variability study on intestinal ultrasonography in Crohn's disease. J Crohns Colitis 15: 609-616, 2021.

[4] De Voogd F, Wilkens R, Gecse K, et al. A reliability study: strong inter-observer agreement of an expert panel for intestinal ultrasound in ulcerative colitis. J Crohns Colitis 15: 1284-1290, 2021.

[5] Ilvemark JFKF, Hansen T, Goodsall TM, et al. Defining trans-abdominal intestinal ultrasound treatment response and remission in inflammatory bowel disease: systematic review and expert consensus statement. J Crohns Colitis 16: 554-580, 2022.

[6] Parente F, Greco S, Molteni M, et al. Role of early ultrasound in detecting inflammatory intestinal disorders and identifying their anatomical location within the bowel. Aliment Pharmacol Ther 18: 1009-1016, 2003.

[7] Sagami S, Kobayashi T, Aihara K, et al. Transperineal ultrasound predicts endoscopic and histological healing in ulcerative colitis. Aliment Pharmacol Ther 51: 1373-1383, 2020.

[8] Maaser C, Petersen F, Helwig U, et al. Intestinal ultrasound for monitoring therapeutic response in patients with ulcerative colitis: results from the TRUST&UC study. Gut 69: 1629-1636, 2020.

[9] Sagami S, Asonuma K, Nakano M, et al. 1080 Early transperineal ultrasonography as a predictor of histological remission in ulcerative colitis following advanced therapy. Gastroenterology 166: S-256, 2024.

[10] de Voogd FA, Bots SJ, van Wassenaer EA, et al. Early intestinal

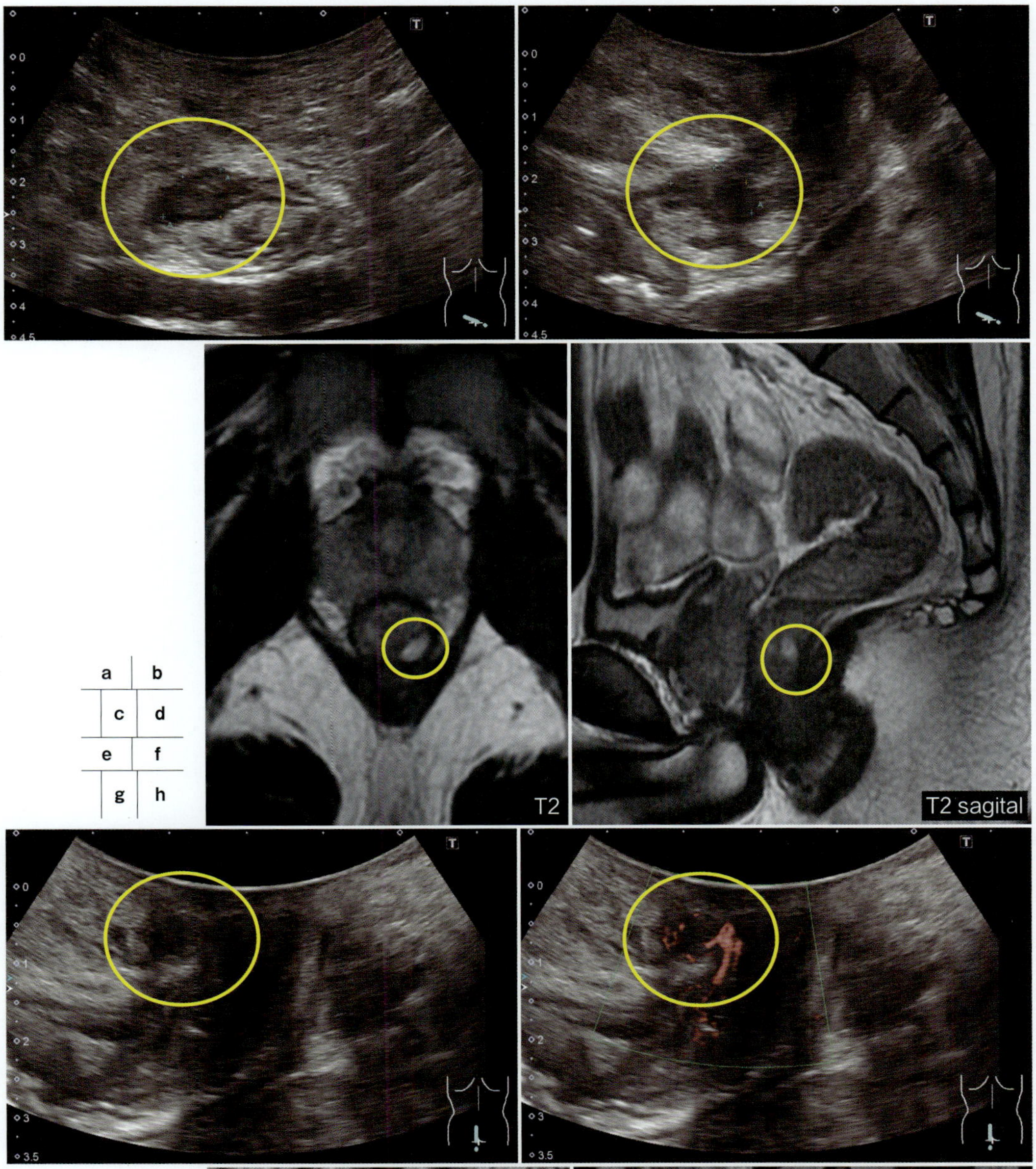

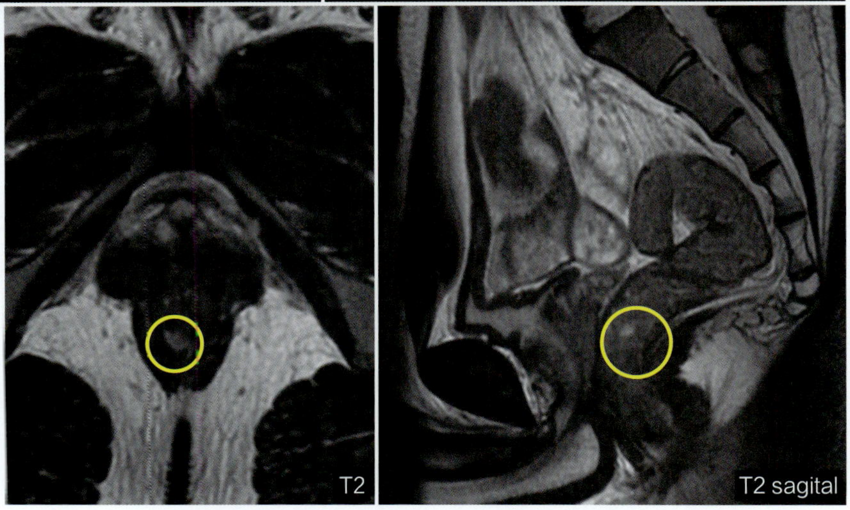

图7 小肠大肠型 CD 的肛周脓肿病例。黄色圆圈标记处为脓肿部位

a、b. TPUS 图像。在冠状切面（a）和矢状切面（b）上，均可见齿状线附近呈现低回声区。

c、d. 骨盆 MRI 图像。

e、f. TPUS 图像。在冠状切面（e）和矢状切面（f）上，同样可见齿状线附近呈现低回声区。

g、h. 骨盆 MRI 图像。

ultrasound predicts clinical and endoscopic treatment response and demonstrates drug-specific kinetics in moderate-to-severe ulcerative colitis. Inflamm Bowel Dis 2023 doi: 10.1093/ibd/izad274 [Epub ahead of print] .

[11] Maeda M, Sagami S, Tashima M, et al. Milan ultrasound criteria predict relapse of ulcerative colitis in remission. Inflamm Intest Dis 8: 95–104, 2023.

[12] Maconi G, Sampietro GM, Ardizzone S, et al. Case report: ultrasonographic detection of toxic megacolon in inflammatory bowel diseases. Dig Dis Sci 49: 138–142, 2004.

[13] Dragoni G, Gottin M, Innocenti T, et al. Correlation of ultrasound scores with endoscopic activity in Crohn's disease: a prospective exploratory study. J Crohns Colitis 17: 1387–1394, 2023.

[14] Kunihiro K, Hata J, Haruma K, et al. Sonographic detection of longitudinal ulcers in Crohn disease. Scand J Gastroenterol 39: 322–326, 2004.

[15] Xu C, Li L, Zhang Y, et al. Diagnostic accuracy of different cross-sectional imaging techniques for disease location and activity in Crohn's disease and external validation and comparison of MARIAs and IBUS-SAS. Abdom Radiol (NY) 48: 821–832, 2023.

[16] Taylor SA, Mallett S, Bhatnagar G, et al. Diagnostic accuracy of magnetic resonance enterography and small bowel ultrasound for the extent and activity of newly diagnosed and relapsed Crohn's disease (METRIC) : a multicentre trial. Lancet Gastroenterol Hepatol 3: 548–558, 2018.

[17] Panés J, Bouzas R, Chaparro M, et al. Systematic review: the use of ultrasonography, computed tomography and magnetic resonance imaging for the diagnosis, assessment of activity and abdominal complications of Crohn's disease. Aliment Pharmacol Ther 34: 125–145, 2011.

[18] Kopylov U, Yung DE, Engel T, et al. Diagnostic yield of capsule endoscopy versus magnetic resonance enterography and small bowel contrast ultrasound in the evaluation of small bowel Crohn's disease: systematic review and meta-analysis. Dig Liver Dis 49: 854–863, 2017.

[19] Ripollés T, Martínez MJ, Barrachina MM. Crohn's disease and color Doppler sonography: response to treatment and its relationship with long-term prognosis. J Clin Ultrasound 36: 267–272, 2008.

[20] Ripollés T, Paredes JM, Martínez-Pérez MJ, et al. Ultrasonographic changes at 12 weeks of anti-TNF drugs predict 1-year sonographic response and clinical outcome in Crohn's disease: a multicenter study. Inflamm Bowel Dis 22: 2465–2473, 2016.

[21] de Voogd F, Bots S, Gecse K, et al. Intestinal ultrasound early on in treatment follow-up predicts endoscopic response to anti-TNF α treatment in Crohn's disease. J Crohns Colitis 16: 1598–1608, 2022.

[22] Castiglione F, Imperatore N, Testa A, et al. One-year clinical outcomes with biologics in Crohn's disease: transmural healing compared with mucosal or no healing. Aliment Pharmacol Ther 49: 1026–1039, 2019.

[23] Fukushima S, Katsurada T, Nishida M, et al. Effectiveness of transabdominal ultrasonography in predicting clinical relapse of Crohn's disease. Intest Res 22: 82–91, 2024.

[24] Maconi G, Carsana L, Fociani P, et al. Small bowel stenosis in Crohn's disease: clinical, biochemical and ultrasonographic evaluation of histological features. Aliment Pharmacol Ther 18: 749–756, 2003.

[25] Rimola J, Capozzi N. Differentiation of fibrotic and inflammatory component of Crohn's disease-associated strictures. Intest Res 18: 144–150, 2020.

[26] Pruijt MJ, de Voogd FAE, Montazeri NSM, et al. Diagnostic accuracy of intestinal ultrasound in the detection of intra-abdominal complications in Crohn's disease: a systematic review and meta-analysis. J Crohns Colitis 18: 958–972, 2024.

[27] Fraquelli M, Branchi F, Cribi ù FM, et al. The role of ultrasound elasticity imaging in predicting ileal fibrosis in Crohn's disease patients. Inflamm Bowel Dis 21: 2605–2612, 2015.

[28] Xu C, Jiang W, Wang L, et al. Intestinal ultrasound for differentiating fibrotic or inflammatory stenosis in Crohn's disease: a systematic review and meta-analysis. J Crohns Colitis 16: 1493–1504, 2022.

[29] Maconi G, Tonolini M, Monteleone M, et al. Transperineal perineal ultrasound versus magnetic resonance imaging in the assessment of perianal Crohn's disease. Inflamm Bowel Dis 19: 2737–2743, 2013.

[30] Maconi G, Greco MT, Asthana AK. Transperineal ultrasound for perianal fistulas and abscesses – a systematic review and meta-analysis. Ultraschall Med 38: 265–272, 2017.

[31] Bezzio C, Saibeni S, Vernero M, et al. The learning curve for using intestinal ultrasonography. Dig Liver Dis 56: 1511–1516, 2024.

总结

炎症性肠疾病的肠道超声检查

Shintaro Sagami[1], Taku Kobayashi[1, 2]

肠道超声（intestinal ultrasound，IUS）在炎症性肠疾病（inflammatory bowel disease，IBD）管理中是一种极具价值的非侵入性工具，可用于快速决策治疗方案。它在评估诱导治疗的效果、监测维持治疗阶段以及处理脓肿和狭窄等并发症方面表现出色。肠壁增厚、肠壁血流增加以及肠壁分层结构消失是评估 IBD 活动性的高度准确指标。此外，IUS 在特定人群中（如孕妇、儿童和老年人）使用安全，随着其广泛应用和标准化，有望成为 IBD 管理中的重要一线工具。

[1] Center for Advanced IBD Research and Treatment, Kitasato University Kitasato Institute Hospital, Tokyo.

[2] Department of Gastroenterology, Kitasato University Kitasato Institute Hospital, Tokyo.

炎症性肠疾病的影像学表现

克罗恩病的 CT 和 MRI 检查

橋本真一[1，2]
松本怜子[3]
浜本果步[4]
大木美穂
児玉愛実
山本美音
吉松祐希
中村克彦
山本一太
青山将司
伊藤駿介
五嶋敦史
浜辺功一
西川潤[5]
高見太郎[1，2，4]

摘要●小肠病变是影响克罗恩病预后的重要因素，因此需要对其进行准确评估。然而，在临床实践中，由于常伴有肠腔狭窄等消化道并发症，单纯依赖内镜检查有时难以实现对整个小肠的全面评估。随着 CT 肠道造影（CT enterography，CTE）和 MRI 肠道造影（MR enterography，MRE）技术的进步，如今已可对肠道炎症及其相关并发症开展整体且全面的影像学评估。CT 和 MRI 由此成为克罗恩病诊疗过程中不可或缺的重要检查手段。本文在综述 CT 与 MRI 在实际临床应用价值的同时，也对其各自的优缺点进行了分析阐述。未来，期望日本国内积累更多关于 CT 和 MRI 在克罗恩病诊疗体系内价值评估的相关证据。

关键词　克罗恩病　CT（计算机断层扫描）　CT 肠道造影　MRI（磁共振成像）　MR enterography（磁共振肠道造影）

[1] 山口大学医学部附属病院光学医療診療部　〒755-8505 宇部市南小串 1 丁目 1-1
E-mail : has-333@yamaguchi-u.ac.jp
[2] 同　IBD センター（炎症性腸疾患センター）
[3] 地域医療機能推進機構下関医療センター
[4] 山口大学大学院医学系研究科消化器内科学
[5] 同　基礎検査学分野

前言

克罗恩病（Crohn's disease，CD）是一种可累及全消化道的慢性炎症性疾病，仅依靠结肠镜检查往往难以全面评估病变情况。因此，在克罗恩病的临床诊疗中，除结肠镜检查外，还需结合上消化道内镜检查（esophagogastroduodenoscopy，EGD）、胶囊内镜、气囊辅助内镜、小肠 X 线造影等多种影像学检查手段。此外，由于克罗恩病常表现为全层性肠道炎症，容易并发肠腔狭窄、瘘管形成及腹腔脓肿等消化道并发症，因此对这些并发症的准确评估对于制定合理的治疗策略具有重要意义。超声检查、CT 和 MRI 统称为横断面影像学检查（cross-sectional imaging，CSI），近年来越来越多的研究证实其在评估克罗恩病肠壁炎症及并发症方面具有较高的诊断价值。其中，超声检查具有无创、可实时评估的优点，而 CT 与 MRI 则更适用于需要进行整体、全面评估的情况，因此，根据各自特性合理选择使用这些检查方法十分重要。

CTE 与 MRE 是什么？

1. CTE 与 MRE 的概念

CT（计算机断层扫描）和 MRI（磁共振成像）在肠道处于塌陷状态时，难以对肠壁及病变进行充分评估，因此需要将肠道均匀地扩张。通过口服造影剂使肠道扩张后进行的 CT 或 MRI 检查，被称为 CT 道造影（CT enterography，CTE）或 MRI 肠道造影（MMR enteroclysis/enterography）。其中，“enteroclysis（灌肠法）”是指通过鼻腔插入导管至十二指肠进行检查；而“enterography（肠

动描记法)”则是指通过口服造影剂的方式进行检查。enteroclysis(小肠插管造影)能够实现空肠的良好扩张。我院在2008年引入CT小肠造影(CTE)时,最初仅开展了CT小肠插管造影(CT enteroclysis)。然而,考虑到导管插入带来的侵袭性以及成本问题,目前我们仅进行CT小肠口服造影(CT enterography)。CTE和MRI小肠造影(MRE)是为了评估小肠而开发的技术,但随着MRE检查方案的改进,还提出了同时评估结肠的磁共振小肠结肠造影(magnetic resonance enterocolonography, MREC)概念。本科室主要以CTE检查为主,而在CTE检查中,许多病例也能够对结肠进行评估。

2. CTE 和 MRE 的成像方法

在口服造影剂方面,欧美地区有可调节X线吸收值和黏度的专用制剂可供使用,但在我国无法使用这些制剂,因此多使用聚乙二醇(PEG)或柠檬酸镁。我院主要使用PEG作为造影剂,同时,也会使用通过9倍稀释调整至等渗的泛影葡胺液(amidotrizoate sodium meglumine, AM)进行CTE检查,具体内容将在下文中进一步介绍。在CTE中,口服造影剂的标准化服用方法尚未完全统一,本院参照梅奥诊所(Mayo Clinic)的方案执行。具体方法是将检查前60分钟的时间分为4个时间段:20分钟、20分钟、10分钟和10分钟,并根据每个病例的情况规定各时段的口服剂量。每位患者所需的总口服剂量会根据其体型、是否存在狭窄并发症及其可能性等因素,在400~1400mL之间进行调整。实际操作中的注意事项是,随着时间推移,口服造影剂会从小肠逐渐流入大肠。因此,即使未能完全服完预定剂量,只要从开始口服起已过去1小时,就应进行CT扫描。

由于CTE存在X线辐射暴露的缺点,因此本院针对CD病例,在使用PEG进行肠道准备时,不进行平扫CT拍摄,仅在静脉注射造影剂后50秒,即肠道黏膜显影最佳时,进行单期扫描;而在使用AM时,则仅行平扫CT。关于辐射剂量方面,Lee等人曾报道指出,即使采用将辐射剂量降低50%的低剂量CT方案,在克罗恩病的诊断中其诊断效能并未下降。因此,我院也在采用降低50%辐射剂量的条件下进行CTE检查。近年来,随着影像设备的不断改进以及人工智能(AI)的降噪功能的发展,图像质量的下降已被控制在最低限度。然而,由于辐射剂量降低可能影响对恶性病变的检出能力,目前尚无明确结论,因此仍需谨慎对待。至少应对放射科医师的图像解读结果进行确认。图1展示了采用50%辐射剂量降低条件下获得的CTE图像。

由于本院开展的MRE的病例尚少,目前尚未确立标准的检查方案,但总体参考竹中等人的报告进行操作。具体流程为:患者在30分钟内口服1L聚乙二醇(PEG)后转移至MRI检查室,在采集动态电影MRI(cine MRI)图像后,静脉注射丁溴东莨菪碱(buthscopolamine),随后进行多种序列的影像采集。本院实施MRE检查的病例情况如下所示(图2)。肠道扩张不良或运动性减退的区域,有时难以对炎症程度进行准确评估。然而,在存在活动性炎症的部位,由于肠管蠕动性降低,因此cine MRI所呈现的运动性减弱表现具有重要的参考价值。关于MRE的拍摄条件及影像解读,调查研究组已发布《克罗恩病磁共振小肠造影(MRE)图谱》,其中进行了详细解说,是引入和开展MRE检查时极具实用价值的重要参考资料。

3. CTE 与 MRE 的适应证选择

2018年,*Gastroenterology*(胃肠病学)杂志发表了关于克罗恩病中CTE与MRE使用方法及读片方面的共识建议。其中对CTE和MRE的适宜病例进行了记载,具体如表1所示。根据该共识,CTE适用于需要考虑菌血症、复杂瘘管等紧急手术情况的病例,以及初次进行小肠造影检查的情况。然而,由于CT检查存在X线辐射暴露,因此对于年轻患者更推荐使用MRE。此外,对于合并肛门病变的病例,也建议选择MRE。MRI的一大优势在于能够通过cine MRI评估肠管蠕动情况。

克罗恩病诊疗中 CT 与 MRI 的地位

2018年,欧洲克罗恩病和结肠炎组织(European Crohn's and Colitis Organisation, ECCO)与欧洲胃肠及腹部放射学会(European Society of Gastrointestinal and Abdominal Radiology, ESGAR)联合发布了针对克罗恩病(CD)和溃疡性结肠炎(ulcerative

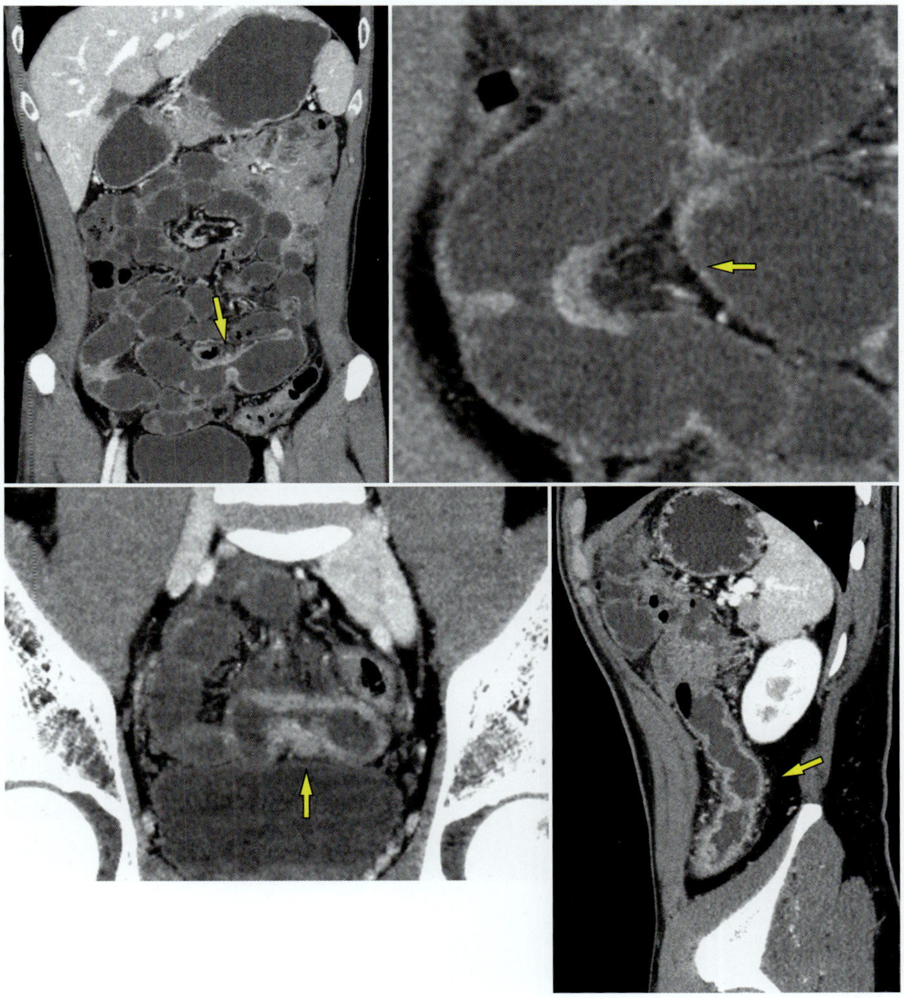

图1 50% 辐射剂量降低条件下的 CTE 图像（造影后 50 秒）
a. 冠状位重建图像。可见单侧性狭窄及其近端肠管扩张（黄色箭头）。
b. 在低剂量辐射条件下，仍可清晰显示肠壁增厚及周围脂肪组织密度升高（黄色箭头）。
c. 可见肠腔形态改变伴肠壁增厚及强化表现（黄色箭头）。
d. 矢状位重建图像。降结肠炎症改变亦显示清晰（黄色箭头）。

colitis，UC）的诊断与评估指南（ECCO-ESGAR 指南）。该指南将内容分为初诊评估、治疗监测以及并发症评估三部分。本文也将依照上述分类，分别阐述 CT 与 MRI 在各阶段中的应用地位。此外，日本也发布了“Japan T2T in CD”声明，详细记述了克罗恩病诊疗指南，同时对 CTE 与 MRE 的应用进行了详细说明。

1. 初期诊断

克罗恩病的诊断单靠某一项检查难以完成，通常需要综合临床表现、血液生化检查、粪便检查、内镜检查、病理组织学检查、X 线造影检查、CSI 等各项检查结果来进行诊断。在此，我想探讨一下 CTE 和 MRE 在其中所处的地位与作用。当患者出现疑似克罗恩病的症状并接受结肠镜检查时，虽然多数情况下能够观察到末端回肠，但 Samuel 等人报告称，即使在结肠镜检查中未发现末端回肠存在炎症性病变的病例中，仍有 53.7% 的病例通过 CTE 检测出了小肠的活动性炎症。由于小肠病变对克罗恩病的预后影响重大，因此准确的诊断至关重要。欧洲克罗恩病和结肠炎组织- 欧洲胃肠与腹部放射学会（ECCO-ESGAR）指南中也明确指出：“对于所有新诊断为克罗恩病的病例，都应进行小肠的详细检查。”此外，在评估小肠病变方面，小肠胶囊内镜检查具有微创且可进行详细评估的优势。然而，由于克罗恩病患者常合并肠管狭窄，因此在检查前必须通过探路胶囊（patency capsule）评估胃肠道的通畅性。在日本开展的一项关于探路胶囊安全性的多中心研究中，观察到非溶解性包衣膜残留的发生率为 0.97%，其中 84% 的残留病例为克罗恩病患者。当根据临床症状和病程怀疑存在肠管狭窄时，应优先考虑进行 CSI 检查。然而，对于出现肠梗阻症状的患者，则不应选择需短时间内

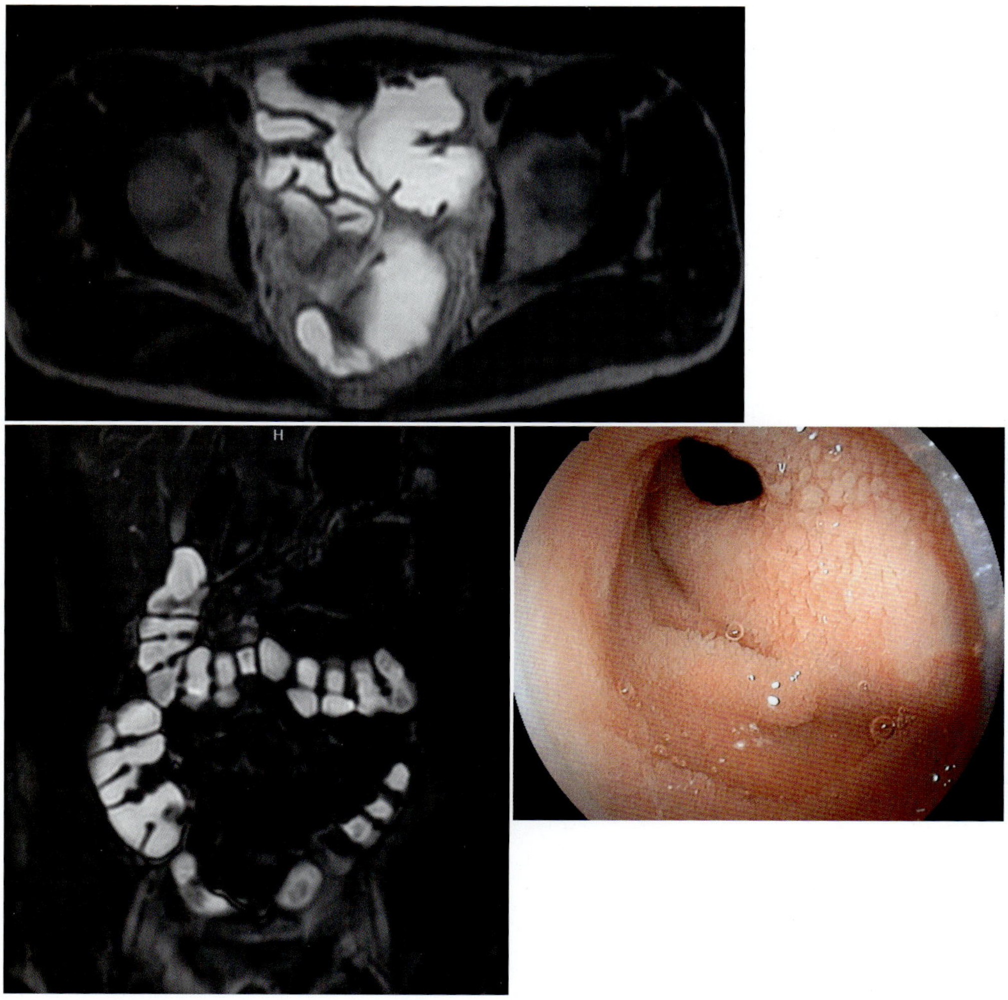

图2 MRE 影像

a. T2 加权图像（轴状位）：未见明显的肠壁增厚或狭窄。

b. T2 加权图像（冠状位）：可观察到大部分结肠的情况。

c. 同一病例的气囊小肠镜图像：虽然可见狭窄，但由于未伴随狭窄前扩张，因此在 MRE 上未能检出。

表1 CTE 和 MRE 的适应证

CTE	MRE
腹腔内脓肿、复杂瘘管的评估	上次已进行 CTE 检查
35 岁以上	35 岁以下
初次进行小肠造影	轻症病例，治疗反应的评估
出现急性症状的情况	痔疮、肛周脓肿
排除其他小肠疾病为目的	妊娠（无须静脉注射造影剂即可进行）
可以进行低剂量 CT 检查的情况	碘造影剂过敏
对钆造影剂有禁忌或幽闭恐惧症	已熟练掌握 MRE 检查操作的情况
已引入并熟练掌握 CTE 检查的情况	

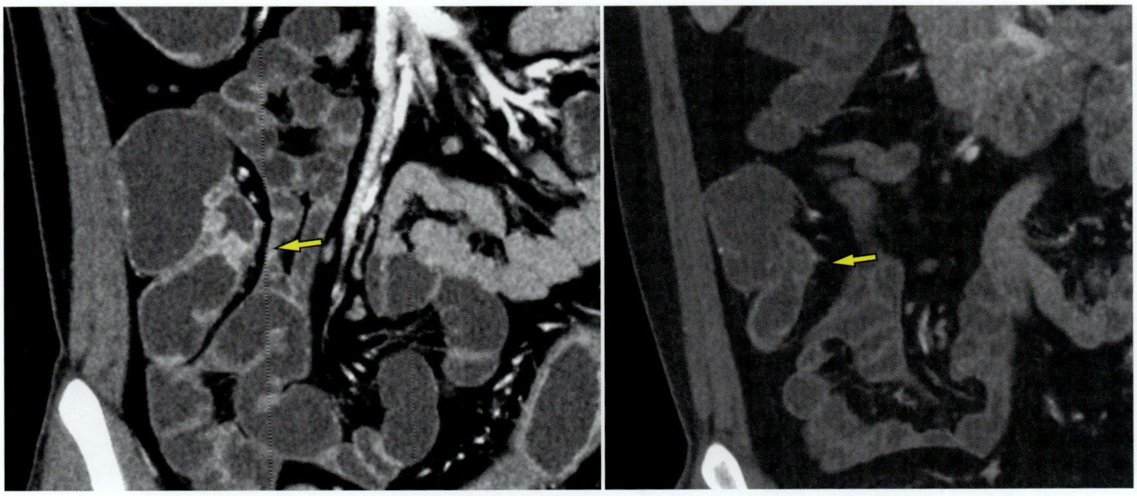

a | b

图3 达成透壁性愈合（TH）病例的辐射剂量减少 50% 的 CTE 影像（造影后 50 秒）。
a. 治疗前。回盲部可见肠壁增厚及明显强化表现（黄色箭头）。
b. 缓解诱导治疗后。回盲部肠壁增厚及强化效应已消失，判定为达到 TH（黄色箭头）。

口服造影剂的 CTE 或 MRE，而应考虑采用常规的 CT、MRI 或超声检查。

关于通过 CTE 对肠管炎症进行评估，我院对部分可将 CTE 影像与黏膜面直接观察结果相对照的病例进行了分析。结果显示，在 CTE 显示存在肠壁强化并伴有肠壁增厚或肠系膜脂肪密度升高的部位，93.6% 的病例发现了活动性溃疡；而针对糜烂病变，CTE 的检出率仅为 33.3%。MRE 对于溃疡性病变也显示出较高的敏感性，但在检测微小病变时敏感性有所下降。在部位对比研究中还发现，直肠病变的敏感性相对较低。综上所述，在使用 CTE 和 MRE 进行检查时，了解其能够有效检出的病变类型以及敏感性较低的部位是非常重要的。

2. 治疗监测

在“达标治疗（treat-to-target）”的理念指导下，《STRIDE（炎症性肠疾病治疗目标选择）-Ⅱ》指南中设定了短期、中期和长期的治疗目标，其中，内镜下缓解（或称内镜治愈）被列为长期治疗目标之一。我们也遇到过因并发症导致难以通过气囊小肠镜或胶囊内镜对整个小肠进行评估的病例。CTE（计算机断层扫描小肠造影）和 MRE（磁共振小肠造影）的一大优势在于，在多数病例中能够全面评估肠道炎症以及消化道并发症。在临床实践中，也会遇到一些因并发症而难以通过气囊小肠镜或胶囊内镜对小肠整体进行评估的病例。CTE（计算机断层小肠造影）和 MRE（磁共振小肠造影）的一大优势在于，能够在多数病例中对肠管炎症及其消化道并发症进行整体、全面的评估。此外，虽然 TH（透壁性愈合）在 STRIDE-Ⅱ中并未被列为正式治疗目标（formal target），但已被提出作为值得重视的潜在治疗目标之一。TH 是指不仅改善黏膜层，还包括整个肠壁炎症缓解的一种治疗概念，通常通过 CSI 进行评估。Takenaka 等人利用 MRE 开展的研究报告显示，相较于仅实现内镜下缓解的病例，同时达到内镜下缓解和 TH 的患者预后显著更佳。在我院开展的研究中，也以 122 例患者为对象，采用辐射剂量降低 50% 的 CTE 检查，对 TH（透壁性愈合）的达成情况进行了评估。我们将 TH 定义为：无 3mm 以上的肠壁增厚、无肠壁强化且无消化道并发症。根据该标准，共有 26 例（21.3%）被判定为达到 TH。目前，我们正在进一步分析 TH 的有无与长期预后之间的关系。已达成 TH 的病例情况见图 3。

CTE 是一种适合用于判断疾病活动性的检查方法。在日本，由于 CT 设备在多数医疗机构中均有配置，其可及性良好。然而，根据 ECCO-ESGAR 指南的建议，考虑到对辐射暴露的担忧，在可以使用磁共振成像（MRI）或肠道超声检查的情况下，应避免将 CT 用于疾病活动性的监测。因此，对于 CTE 的应用，如初次诊断、病情复发或加重等情

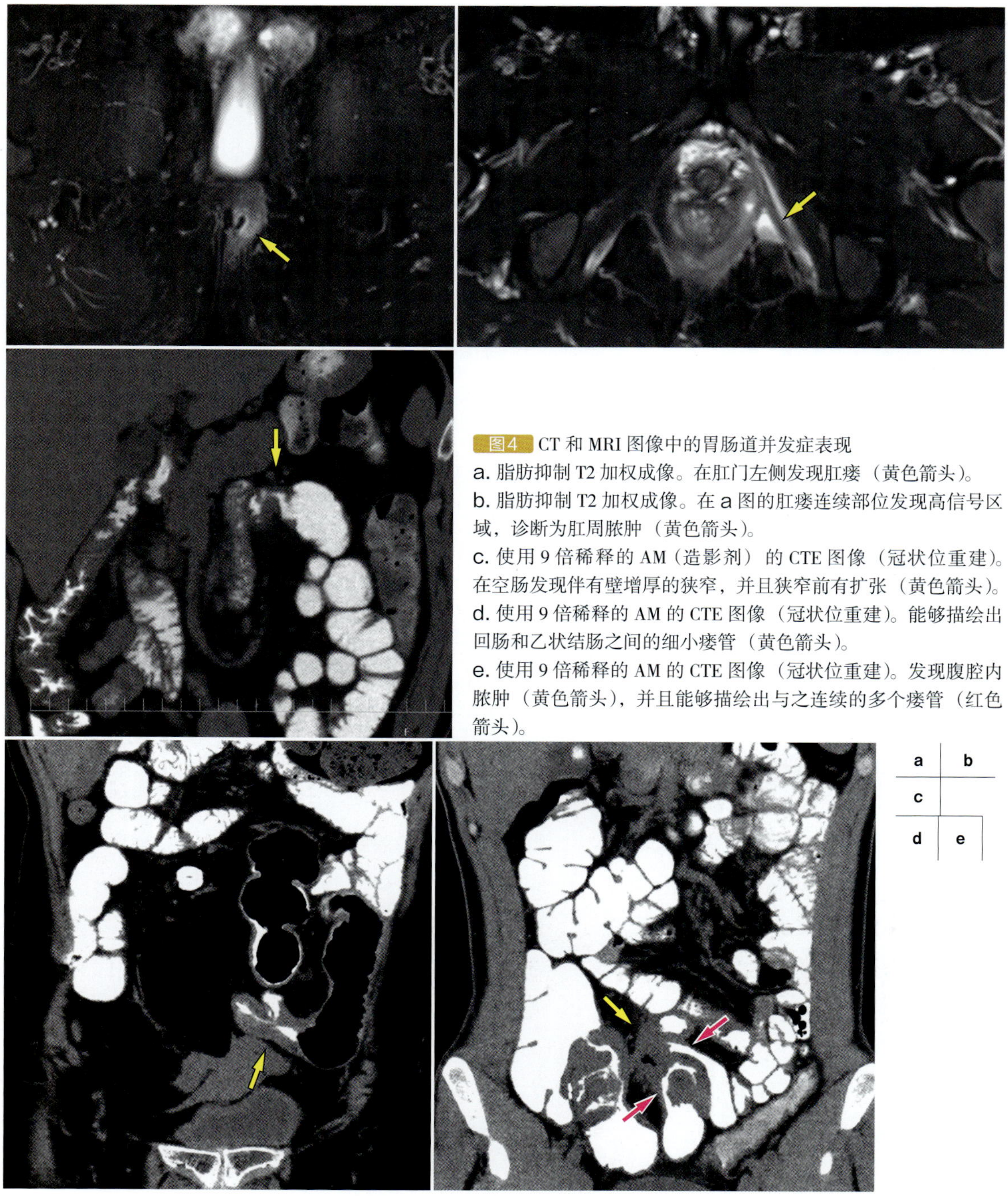

图4 CT 和 MRI 图像中的胃肠道并发症表现

a. 脂肪抑制 T2 加权成像。在肛门左侧发现肛瘘（黄色箭头）。

b. 脂肪抑制 T2 加权成像。在 a 图的肛瘘连续部位发现高信号区域，诊断为肛周脓肿（黄色箭头）。

c. 使用 9 倍稀释的 AM（造影剂）的 CTE 图像（冠状位重建）。在空肠发现伴有壁增厚的狭窄，并且狭窄前有扩张（黄色箭头）。

d. 使用 9 倍稀释的 AM 的 CTE 图像（冠状位重建）。能够描绘出回肠和乙状结肠之间的细小瘘管（黄色箭头）。

e. 使用 9 倍稀释的 AM 的 CTE 图像（冠状位重建）。发现腹腔内脓肿（黄色箭头），并且能够描绘出与之连续的多个瘘管（红色箭头）。

a	b
c	
d	e

况下，应进行充分评估和慎重考虑。

3. 并发症评估

CTE 和 MRE 的一大优势在于，不仅可以评估肠道炎症，还能同时检测诸如肛门病变、狭窄、瘘管以及腹腔内脓肿等消化道并发症。CT 和 MRI 下的消化道并发症表现如图 4 所示。在克罗恩病（CD）中，常合并出现肛门病变。但相较于 CT 检查，采用 MRI 进行肛门病变评估的报道更多。由于 MRI 具有较高的组织分辨率，能够对肛瘘和肛周脓肿进行详细评估。

肛瘘在 T2 加权像上表现为高信号，由于脂肪组织同样呈高信号，因此脂肪抑制 T2 加权像对肛瘘的检出尤其有效。MRE 的成像范围包括腹部和盆腔，可能导致肛门区域的空间分辨率降低，若术前需要获取详细信息，建议另行单独实施盆腔 MRI 检查。

关于狭窄的诊断，已有研究报告指出 CTE 的敏感度为 89%、特异性为 99%，MRE 的敏感度为

89%、特异性为94%，两者均表现出较高的诊断性能。但可以推测，这些数据主要针对的是需要手术治疗的严重狭窄病例。实际上，Takenaka等人的研究显示，与气囊内镜相比，MRE对狭窄的敏感度较低。这可能是因为CTE和MRE均根据肠管扩张来识别狭窄，而对于不影响口服造影剂通过的轻度狭窄，这两种检查方法难以有效检出。笔者所在团队认为，如术前评估等以检测消化道并发症为主要目的时，应采用9倍稀释AM进行CT小肠CTE而非PEG。这是由于AM相较于PEG具有更高黏度，有望提升对轻度狭窄的诊断能力，未来我们也将继续对此进行深入研究和探讨。

即使同为狭窄，若能够通过影像学手段区分是由于炎症引起的水肿性狭窄，还是瘢痕收缩导致的纤维性狭窄，将对制定治疗策略提供重要的参考依据。目前，“影像组学（radiomics）”这一概念正受到关注，该方法并非仅将CTE作为普通图像进行观察，而是通过对信号模式的定量分析，提取不同病理状态下的特征信息。已有研究报告指出，结合人工智能（AI）技术，有望实现对这两种狭窄类型的准确区分。

关于对瘘管的检出能力，有报告显示CTE对内瘘的敏感度为70%、特异性为97%，而MRE的敏感度为76%、特异性为96%。与狭窄相似，瘘管的粗细及周围炎症程度可能影响检测率，但采用9倍稀释AM的CTE可增强瘘管与周围组织的对比度，从而更易检测到细小瘘管，对复杂瘘管的诊断也具有较高价值。

关于腹腔内脓肿的诊断，有报告显示CTE的敏感度为84%、特异性为97%，而MRE的敏感度为86%、特异性为93%，两者均表现出较高的诊断能力。对于腹腔内脓肿，采用9倍稀释AM的CT小肠造影也具有诊断价值，因为肠道被AM充分填充后，可清晰观察到脓肿被肠道环绕的影像学特征。

CTE和MRE的局限性

为了更有效地应用这些检查手段，必须充分了解各项检查技术的短板。根据日本共识声明，CTE和MRE的局限性包括：由于需要扩张肠道，对于高度狭窄病例存在一定风险；此外，还需静脉注射造影剂。CTE的特有问题包括存在辐射暴露、缺乏类似MaRIA（磁共振活动指数）这样的经过充分验证的标准化评分系统，以及关于小肠狭窄检出能力的相关数据尚不充分。而MRE的局限性则涉及检查费用较高、检查时间相对较长，对小肠狭窄的检测敏感度相对较低，且检测结果受小肠扩张程度的影响较大。此外，“iCREST-CD”作为日本国内针对新诊断为克罗恩病患者的登记研究，报告显示仅有11.1%的患者接受了CTE检查，6.8%接受了MRE检查，因此未来亟须进一步推动这两种检查技术的普及应用。

结语

CTE和MRE不仅可以全面评估消化道炎症，还能同时观察消化道并发症，无疑是制定克罗恩病治疗策略时极具价值的检查手段。然而，由于其存在一定的侵袭性以及较高的检查成本，并不适合对所有患者进行定期检查。未来，通过与生物标志物、超声检查等进行对比研究，积累关于CTE和MRE最佳实施时机及适应证选择的证据，这一点将显得尤为重要。

文献

[1] Hyun SB, Kitazume Y, Nagahori M, et al. Magnetic resonance entero-colonography is useful for simultaneous evaluation of small and large intestinal lesions in Crohn's disease. Inflamm Bowel Dis 17: 1063-1072, 2011.

[2] Huprich JE, Fletcher JG. CT enterography: principles, technique and utility in Crohn's disease. Eur J Radiol 69: 393-397, 2009.

[3] Lee SJ, Park SH, Kim AY, et al. A prospective comparison of standard-dose CT enterography and 50% reduced-dose CT enterography with and without noise reduction for evaluating Crohn disease. AJR Am J Roentgenol 197: 50-57, 2011.

[4] 竹中健人，藤井俊光，大塚和朗，他．MR enterography．胃と腸 58: 1491-1498, 2023.

[5] 厚生労働科学研究費補助金難治性疾患等政策研究事業「難治性炎症性腸管障害に関する調査研究」（鈴木班）．クローン病 MR enterography (MRE) アトラス．2017.

[6] Bruining DH, Zimmermann EM, Loftus EV Jr, et al. Consensus recommendations for evaluation, interpretation, and utilization of computed tomography and magnetic resonance enterography in patients with small bowel Crohn's disease. Gastroenterology 154: 1172-1194, 2018.

[7] Maaser C, Sturm A, Vavricka SR, et al. ECCO-ESGAR guideline for diagnostic assessment in IBD part 1: Initial diagnosis, monitoring of known IBD, detection of complications. J Crohns Colitis 13: 144-

164, 2019.

[8] Nakase H, Esaki M, Hirai F, et al. Treatment escalation and de-escalation decisions in Crohn's disease: Delphi consensus recommendations from Japan, 2021. J Gastroenterol 58: 313–345, 2023.

[9] Samuel S, Bruining DH, Loftus EV Jr, et al. Endoscopic skipping of the distal terminal ileum in Crohn's disease can lead to negative results from ileocolonoscopy. Clin Gastroenterol Hepatol 10: 1253–1259, 2012.

[10] Omori T, Ohmiya N, Watanabe K, et al. Nationwide multicenter study on adverse events associated with a patency capsule: Additional survey of appropriate use of patency capsule study. J Gastroenterol Hepatol 39: 337–345, 2024.

[11] Hashimoto S, Shimizu K, Shibata H, et al. Utility of computed tomographic enteroclysis/enterography for the assessment of mucosal healing in Crohn's disease. Gastroenterol Res Pract 2013: 984916, 2013.

[12] Takenaka K, Ohtsuka K, Kitazume Y, et al. Comparison of magnetic resonance and balloon enteroscopic examination of the small intestine in patients with Crohn's disease. Gastroenterology 147: 334–342, e3, 2014.

[13] Turner D, Ricciuto A, Lewis A, et al. STRIDE- Ⅱ : an update on the selecting therapeutic targets in inflammatory bowel disease (STRIDE) initiative of the International Organization for the Study of IBD (IOIBD) : determining therapeutic goals for treat-to-target strategies in IBD. Gastroenterology 160: 1570–1583, 2021.

[14] Takenaka K, Kawamoto A, Kitazume Y, et al. Transmural remission characterized by high biologic concentrations demonstrates better prognosis in Crohn's disease. J Crohns Colitis 17: 855–862, 2023.

[15] Fujimura H, Hashimoto S, Shimizu K, et al. The evaluation of transmural healing by low-dose computed tomography enterography in patients with Crohn's disease. Intern Med 61: 2999–3007, 2022.

[16] Panés J, Bouzas R, Chaparro M, et al. Systematic review: the use of ultrasonography, computed tomography and magnetic resonance imaging for the diagnosis, assessment of activity and abdominal complications of Crohn's disease. Aliment Pharmacol Ther 34: 125–145, 2011.

[17] 橋本真一，松本怜子，大木美穂，他．CT enterography．胃と腸 58: 1483–1489, 2023.

[18] Li X, Liang D, Meng J, et al. Development and validation of a novel computed-tomography enterography radiomic approach for characterization of intestinal fibrosis in Crohn's disease. Gastroenterology 160: 2303–2316, e11, 2021.

[19] Matsuoka K, Fuj Ⅱ T, Okamoto R, et al. Characteristics of adult patients newly diagnosed with Crohn's disease: interim analysis of the nation-wide inception cohort registry study of patients with Crohn's disease in Japan (iCREST-CD) . J Gastroenterol 57: 867–878, 2022.

总结

克罗恩病的 CT 和 MRI 检查

Shinichi Hashimoto[1、2], Satoko Matsumoto[3], Kaho Hamamoto[4], Miho Ooki, Manami Kodama, Mion Yamamoto, Yuki Yoshimatsu, Katsuhiko Nakamura, Kazuhiro Yamamoto, Masashi Aoyama, Shunsuke Ito, Atsushi Goto, Koichi Hamabe, Jun Nishikawa[5], Taro Takami[1、2、4]

计算机断层扫描（CT）/ 磁共振（MR）肠造影技术的发展，使得我们能够全面地了解肠道炎症和胃肠道并发症。CT/MR 成像（MRI）是克罗恩病治疗中一种重要的检查方法。在本文中，我们不仅描述了 CT 和 MRI 的有用性，还介绍了它们的缺点，以确保这些检查方法在临床实践中能够被有效使用。我们希望未来在日本能够积累更多关于 CT 和 MRI 检查中适当体位摆放的证据。

[1] Division of endoscopy, Yamaguchi University Hospital, Ube, Japan.

[2] IBD Center, Yamaguchi University Hospital, Ube, Japan.

[3] Japan Community Health care Organization Shimonoseki Medical Center, Shimonoseki, Japan.

[4] Department of Gastroenterology and Hepatology, Yamaguchi University Graduate School of Medicine, Ube, Japan.

[5] Faculty of Laboratory Science, Yamaguchi University Graduate School of Medicine, Ube, Japan.

炎症性肠疾病的内科治疗

基础治疗药物（5-ASA 制剂、肾上腺糖皮质激素、硫嘌呤类药物）

平岡佐規子[1]
石黒美佳子[2]
豊澤惇希
青山祐樹
井川翔子
竹内桂子
山崎泰史
井口俊博
衣笠秀明
髙原政宏
大塚基之
金谷信彦[3]
近藤喜太
田中健大[4]

摘要●近年来，以分子靶向药物为代表的新药不断增多，但炎症性肠疾病（IBD）的基本治疗药物仍然以 5- 氨基水杨酸（5-ASA）制剂、肾上腺糖皮质激素和硫嘌呤类药物为主。5-ASA 制剂安全性较高，是轻度至中度 IBD 患者的首选药物，但其副作用之一“5-ASA 不耐受”在临床表现上与 IBD 恶化相似，鉴别较为困难，因此需特别注意。肾上腺糖皮质激素是 IBD 治疗中诱导缓解效果最显著的药物之一，且起效迅速。硫嘌呤类药物虽然起效缓慢，但不仅可用于难治性 IBD 的缓解维持治疗，还可与抗体药物联合使用，提高疗效。尽管肾上腺糖皮质激素和硫嘌呤类药物的副作用相对较多，但仍需要充分理解并正确使用这些药物。

关键词 炎症性肠疾病 溃疡性结肠炎 5-ASA 制剂 肾上腺糖皮质激素 硫嘌呤类药物

[1] 岡山大学病院炎症性腸疾患センター 〒700-8558 岡山市北区鹿田町 2 丁目 5-1
E-mail : sakikoh@cc.okayama-u.ac.jp
[2] 同 消化器内科
[3] 同 消化管外科
[4] 同 病理診断科

前言

5- 氨基水杨酸（5-aminosalicylic acid，5-ASA）制剂（以下简称为 5-ASA）、肾上腺糖皮质激素和硫嘌呤类药物，长期以来一直作为炎症性肠疾病（inflammatory bowel disease，IBD）的基本治疗药物使用。本文将介绍这些治疗药物的特点，并结合最新进展，通过具体病例的治疗经过及影像学变化进行概述。由于篇幅有限，关于各类治疗的总体论述以及详细的用法用量等内容，请参考相关专著。

5-ASA

5- 氨基水杨酸（5-ASA）主要用于轻度至中度的所有类型溃疡性结肠炎（ulcerative colitis，UC），以及克罗恩病（Crohn's disease，CD）中的轻度至中度病变，尤其是累及结肠的病例。其对诱导缓解和维持缓解均具有疗效，尤其在 UC 中疗效显著。因此，几乎所有 UC 患者在治疗过程中的某个阶段都会接受该药物治疗。

1. 5-ASA 的特征与给药方法

关于 5-ASA 的作用机制，已有研究报道指出其可抑制由花生四烯酸生成前列腺素和白三烯的过程，清除活性氧，并通过激活过氧化物酶体增殖物激活受体 γ（PPARγ）抑制活化的 B 淋巴细胞的活性，以及促使炎症性 M1 型巨噬细胞向调节性 M2 型巨噬细胞分化。然而，其具体机制尚有许多不明之处。5-ASA 是通过直接附着在黏膜上发挥作用的，研究表明其在炎症部位的浓度越高，治疗效果就越显著。因此，为了使 5-ASA 能够高效地到达肠道炎症部位，目前已开发出多种药物递送系统（drug delivery system）。目前在日本，可以使用的 5-ASA 制剂包括柳氮磺吡啶（Salazopyrin®）、时间依赖型制剂（Pentasa®）、pH 依赖型制剂（Asacol®，仅适用于 UC）、pH 依赖型 MMX（多基质递送系统）制剂（Lialda®，仅适用于 UC），以及这些药物的仿制药（Generic drugs）。

诱导缓解治疗时，对于轻至中度 UC 患者通常经口给予 5-ASA，起始剂量可从标准剂量（2～3g/d）开始，逐步增加至高剂量（最大耐受剂量）。有报告指出，仅限于中度 UC，高剂量可能比标准剂量疗效更高，因此需选择合适的给药剂量。联合局部治疗（灌肠、栓剂）可提高有效率。需要注意的是，在排便次数较多、便意紧迫感较强的时期进行局部治疗（如灌肠或栓剂），反而可能加重患者痛苦。因此，建议在口服药物后症状得到缓解、并希望进一步增强疗效时追加局部治疗，根据病情选择合适的开始时机。通常在 5-ASA 治疗开始后 2～4 周可见疗效。

2. 5-ASA 的副作用及不耐受（过敏）情况

5-ASA 类药物总体而言是安全性较高的药物。然而，有一定比例的患者会出现副作用，尤其是近年来备受关注的“5-ASA 不耐受”现象。在相关的治疗指南中也提到：“若在开始使用 5-ASA 制剂后早期（多数情况下为两周内），患者突然出现发热、腹痛或腹泻等腹部症状加重，以及关节痛、头痛等症状时，应考虑可能是由 5-ASA 制剂引起的症状恶化（即 5-ASA 不耐受），并应评估是否需要停药。”有研究报告指出，表现出 5-ASA 不耐受的患者数量正在增加，出于警示和提高警惕的目的，我们也将在下文中介绍一些本院所遇到的相关病例。

［病例 1］ 40 多岁女性。治疗经过及内镜图像见图 1、图 2。

确诊 UC 后，患者开始服用柳氮磺吡啶（Sulfasalazine）。排便次数和血便有所减少，但出现头痛症状，遂更换为其他 5-ASA 制剂。此前已改善的腹部症状复发，加量后症状进一步恶化并出现高热，故转诊至我院就诊。内镜图像变化显示：发病初期及更换 5-ASA 前病情为轻度（图 2a）；更换 5-ASA 后发展为中度病变（图 2b）；在加量使用 5-ASA 后，直肠乙状结肠上段（Rs）至脾曲部位出现深凿样溃疡（图 2c），临床症状也明显加重。结合病情进展怀疑与 5-ASA 相关，遂停用 5-ASA 药物，之后症状呈改善趋势。因疑似存在糖耐量异常，未采用糖皮质激素治疗，仅进行观察随访。停用 5-ASA 一个月后，临床症状达到缓解，但内镜检查（图 2d）仍可见溃疡及黏膜充血，因此开始选择性白细胞吸附治疗（G-CAP）及硫唑嘌呤（Azathioprine）治疗。然而，病情再次复发，内镜下也观察到溃疡性结肠炎恶化（图 2e），随后开始使用维得利珠（Vedolizumab）治疗。此后病情稳定好转，大便潜血试验转阴，内镜下也达到缓解状态（图 2f）。

［病例 2］ 40 岁出头女性。内镜图像变化见图 3。

确诊为 UC（图 3a、b），开始给予 5-ASA 制剂治疗。然而症状未见改善，遂增加 5-ASA 剂量，但病情进一步加重而入院。入院时表现为持续 39℃以上高热、每日 8 次的血性腹泻、剧烈腹痛，C 反应蛋白（CRP）升高至 30.7mg/dL，CT 显示全结肠壁增厚，乙状结肠镜检查可见溃疡形成（图 3c、d）。更换 5-ASA 制剂种类，并按重症 UC 给予泼尼松龙 1.5mg/(kg · d）治疗，但观察 3 日后症状仍持续恶化。考虑可能与 5-ASA 相关，遂停用该药，并转至我院。转入我院时（停用 5-ASA 第 2 天），高热及腹部症状已缓解，仅下腹部有轻度压痛。然而，胸部 X 线检查发现游离气体（free air），结合肠道超声（图 4）及 CT 表现，考虑肝曲部位发生微小穿孔。经外科会诊评估手术指征后，决定暂行保守治疗并密切观察，择期行手术治疗。此后，通过糖皮质激素和抗生素治疗，游离气体消失，发热未再反复，C 反应蛋白（CRP）转阴，腹部症状也完全消失。此次病情加重确由 5-ASA 引起，不存在矛盾，故认为继续糖皮质激素治疗有望实现病情缓解，遂调整治疗策略为持续内科保守治疗。患者逐步恢复经口进食，泼尼松龙开始减量，并开始使用硫唑嘌呤治疗，最终顺利出院。出院后随访

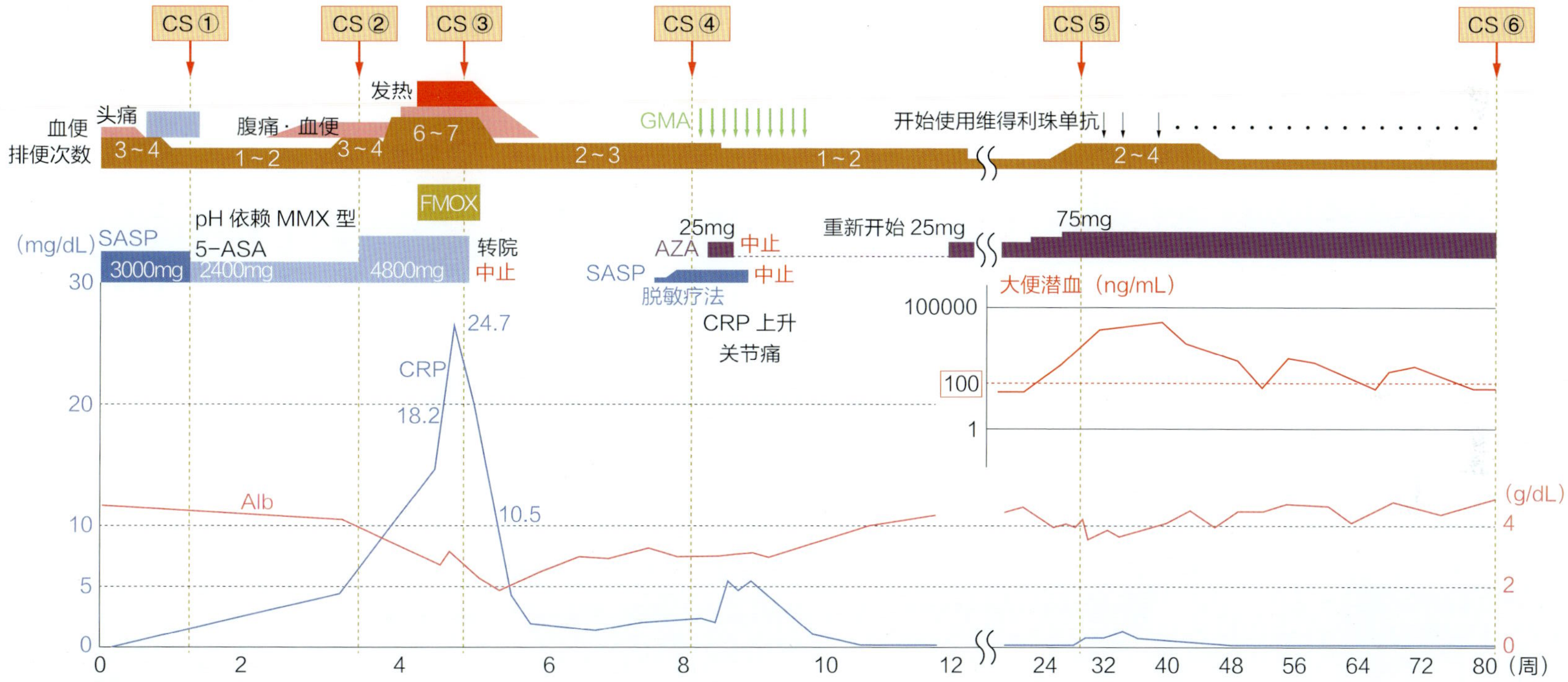

图1 [病例1]治疗经过（5-ASA 不耐受病例）

CS：结肠内镜检查；SASP：柳氮磺吡啶；GMA：粒细胞吸附疗法；AZA：硫唑嘌呤

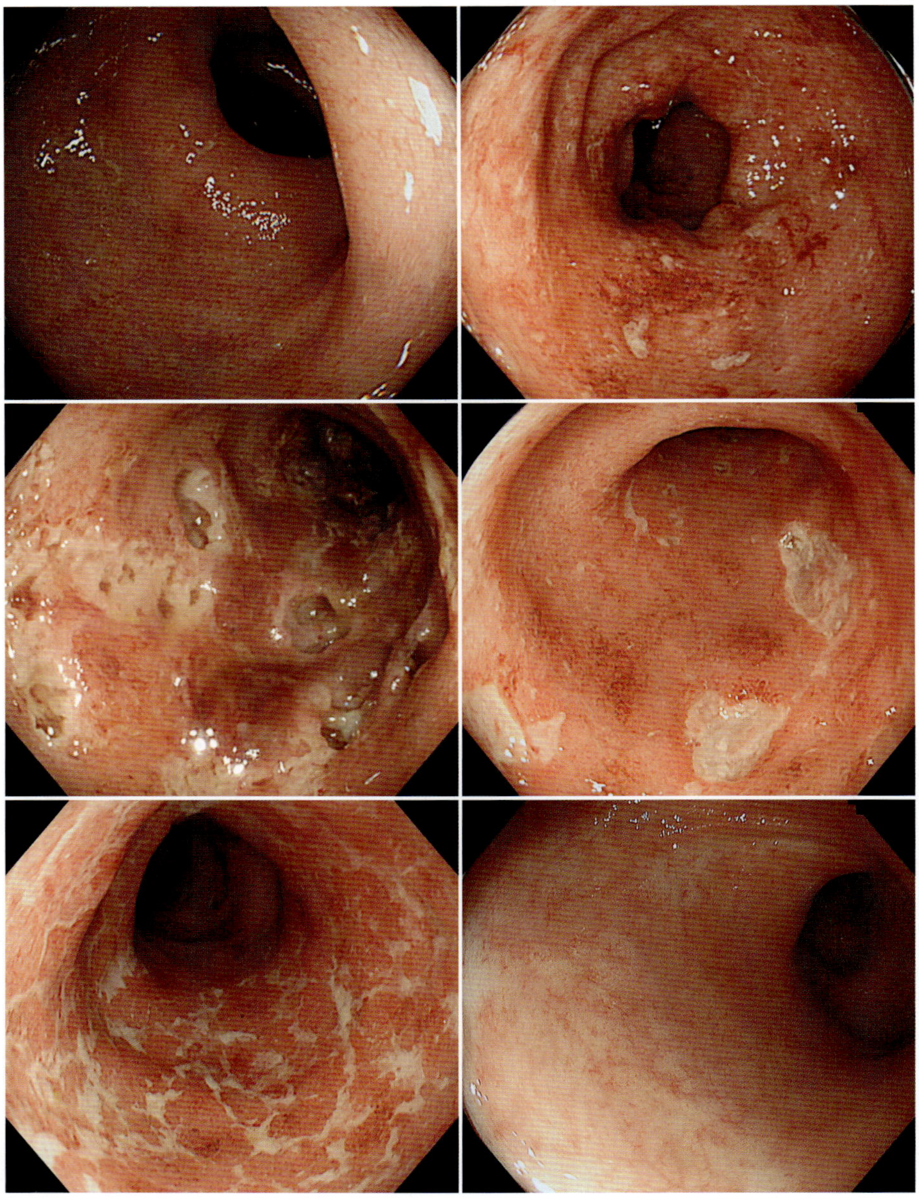

a	b
c	d
e	f

图2 ［**病例 1**］内镜图像变化（5-ASA 不耐受病例）。展示图 1 中 CS ①～⑥乙状结肠的内镜图像变化
a. 5-ASA 更换前（CS ①）。
b. 5-ASA 加量前（CS ②）。
c. 5-ASA 停药前（CS ③）。
d. 5-ASA 停药后约 1 个月（CS ④）。
e. 症状复发时（CS ⑤）。
f. 缓解时（CS ⑥）。

约 2 年，目前仅靠硫唑嘌呤即可维持病情缓解状态（图 3e、f）。

5-ASA 仍然是 IBD 治疗的重要药物，尤其对于轻度至中度的 UC，其仍被作为首选药物。然而，在开始使用 5-ASA 时，尽管发生率较低，也应向患者说明存在出现不耐受症状的可能性，并告知如出现相关症状应及早就医和处理，这一点尤为重要。在实际临床工作中，判断是否为 5-ASA 不耐受往往较为困难。虽然可以参考药物淋巴细胞刺激试验等检查手段，但该检查特异性虽高，灵敏度却较低，且检测结果无法在短时间内得出，在需要快速判断的情况下应用价值有限。因此，当怀疑患者存在 5-ASA 不耐受时，建议先停用 5-ASA，待症状稳定后，仍可考虑再次尝试使用该药物。笔者团队重新使用 5-ASA 时，通常会选择脱敏疗法或更换为其他未被怀疑导致不耐受的制剂，并从小剂量开始逐步加量。对于已明确因 5-ASA 使用引发肠炎加重或器官功能障碍的患者，则不再考虑重新给药。若选择再次给药，需提前向患者充分说明：一旦出现不良反应应立即停药并及时咨询主治医师，同时确认患者已充分理解上述注意事项。

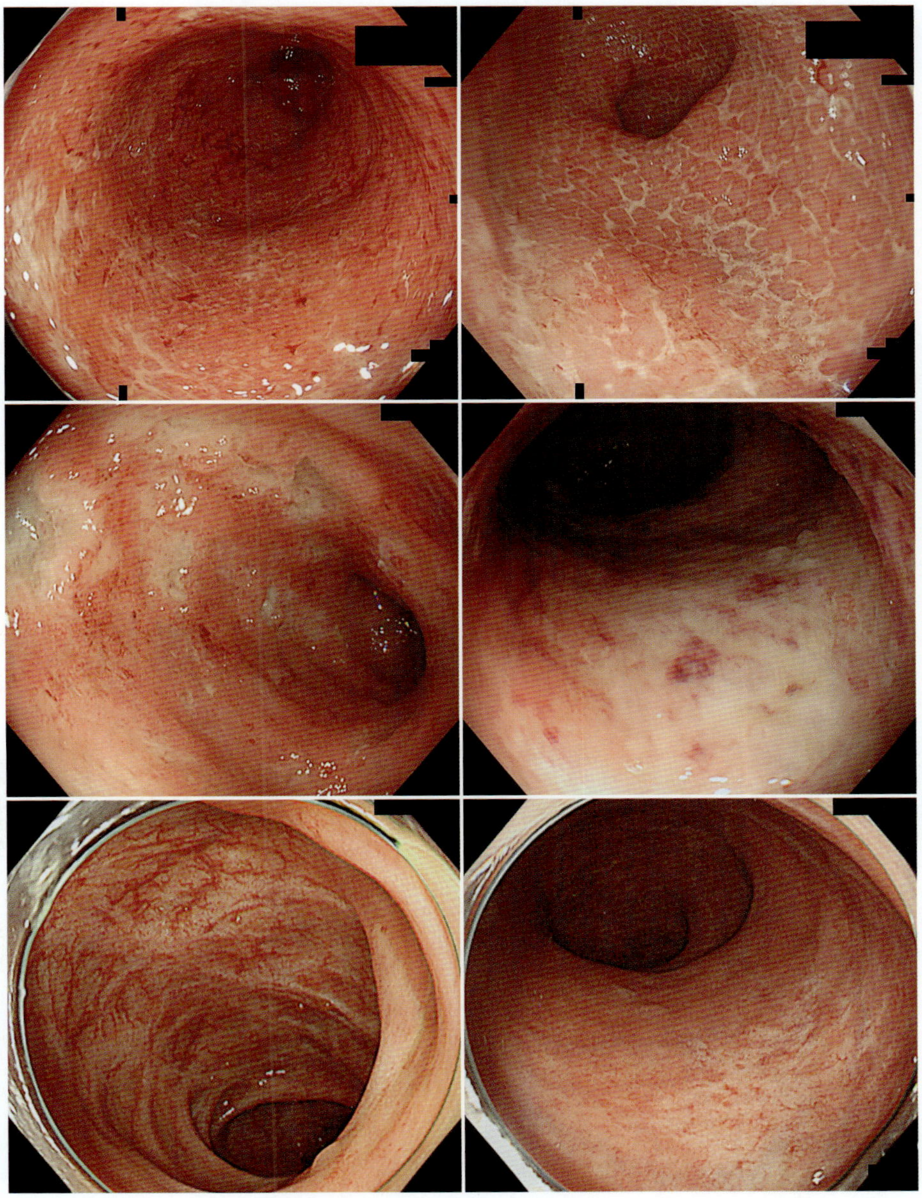

a	b
c	d
e	f

图3 ［病例2］内镜图像变化（5-ASA不耐受病例）
a、b. 确诊UC时（5-ASA开始前）的乙状结肠（a）和直肠下段（b）。
c、d. 开始使用5-ASA约3周后的乙状结肠（c）和直肠下段（d）。
e、f. 仅靠硫唑嘌呤维持缓解状态（出院后约2年）的乙状结肠（e）和直肠下段（f）。

肾上腺糖皮质激素

在IBD治疗药物不断增多的今天，肾上腺糖质激素（以下简称类固醇或激素）仍然是疗效最为确切的重要药物之一。然而，正因为其疗效显著，往往容易陷入长期使用的陷阱。虽然某些胶原性疾病的确需要长期维持激素治疗，但对于IBD而言，并没有证据表明类固醇激素能够维持缓解状态。相反，长期使用激素所带来的副作用反而成为临床上需要注意的问题。

1. 类固醇的特征

类固醇通过与全身广泛存在的糖皮质激素受体结合而发挥作用。其作用机制是参与抑制花生四烯酸代谢、白细胞功能以及细胞因子产生，最终表现出强大的抗炎和免疫抑制作用。目前用于IBD治疗的类固醇药物中，全身给药（静脉或口服）主要包括泼尼松（Prednisolone），此外还有布地奈德的口服制剂，如Cortiment®（仅适用于UC），以及Zentacort®（仅适用于CD）。在UC治疗中，局部给药的类固醇药物包括泼尼松龙制剂（如Predonema®灌肠液）、地塞米松制剂（如Rinderon®栓剂、Steronema®灌肠液）、布地奈德（Rectabul®灌肠剂）。

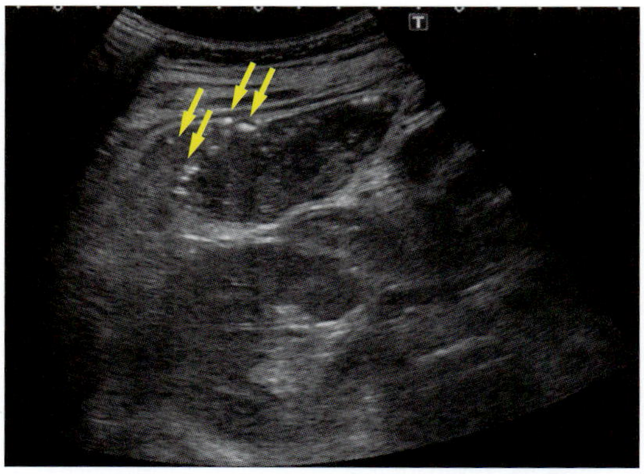

图4 [病例2] 肠道超声图像（5-ASA 不耐受病例）。在结肠肝曲部位发现肠壁结构不清，还检测到肠管外气体（黄色箭头部分）

2. 类固醇的合理使用与注意事项

在类固醇药物中，全身作用的泼尼松龙与口服后主要发挥局部作用的布地奈德，其治疗效果存在差异。对于轻度至中度的 CD，有时会选择布地奈德并结合营养和饮食疗法；但对于中度以上的 UC 或伴有全身症状的 IBD 患者，若选择口服类固醇治疗，应优先考虑泼尼松龙而非布地奈德制剂。

溃疡性结肠炎患者使用泼尼松龙的初始剂量为：中度患者 30～40mg，重度患者 40～80mg（成人参考剂量为 1～1.5mg/kg，每日最大剂量约 80mg）。克罗恩病的剂量大致相同：中度患者约 40mg/d，重度患者 40～60mg/d。一旦观察到明确疗效，应逐步减量至 40mg 以下，之后每 1～2 周减量一次，目标是在开始给药后约 3 个月内停药。虽然根据病情可能需要超过 3 个月，但必须最终停药（剂量减至 0）。

即使进行了适当的类固醇治疗，如果在 1～2 周内没有明显改善，则称为类固醇抵抗性；如果症状有明显改善，但减少类固醇剂量后症状复发，则称为类固醇依赖性，此时应视为难治性 IBD，并进入下一步治疗。类固醇抵抗性中包括前文提到的 5-ASA 不耐受和巨细胞病毒（CMV）肠炎合并症（图 5），需引起注意。

巯嘌呤制剂

在 IBD 的治疗中，常用的巯嘌呤类药物包括硫唑嘌呤（商品名：依木兰®、Azanin®）和 6- 巯基嘌呤（商品名：LEUKERIN®，但该药不在医保范围内）。这类药物通过其代谢产物被整合到 DNA 和 RNA 中，从而抑制核酸和蛋白质的合成，进一步阻止活化淋巴细胞的增殖并控制巨噬细胞的活性，从而发挥免疫抑制作用。在使用时需牢记其治疗效果起效较缓慢，但已有研究证实其具有以下疗效：①维持缓解作用；②预防 CD 术后复发；③与抗肿瘤坏死因子-α（TNF-α）抗体并用可产生协同效应及预防继发性失效。常见的副作用包括消化道症状、倦怠感、肝功能障碍等。其中最令人担忧的是，约 1% 的亚洲人会出现严重的白细胞减少和严重脱发，但通过进行 NUDT15 基因多态性检测，可以识别出高风险的 Cys/Cys［指的是 NUDT15 基因中特定的突变位点（c.415C>T，导致氨基酸从精

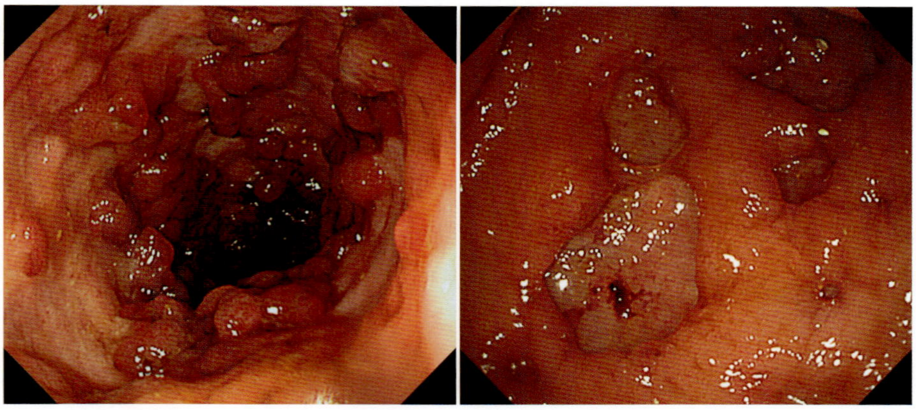

a | b

图5 CMV 参与的类固醇抵抗性 UC 的内镜图像。横结肠（a）有纵行、地图状溃疡，乙状结肠（b）有穿凿样溃疡。这些表现虽然是 CMV 感染所致消化道病变的内镜特点，但也可以在无 CMV 参与的重症 UC 病例中出现。本病例有长期使用类固醇史，有 CMV 抗原血症和病理组织中 CMV 免疫组织化学染色阳性

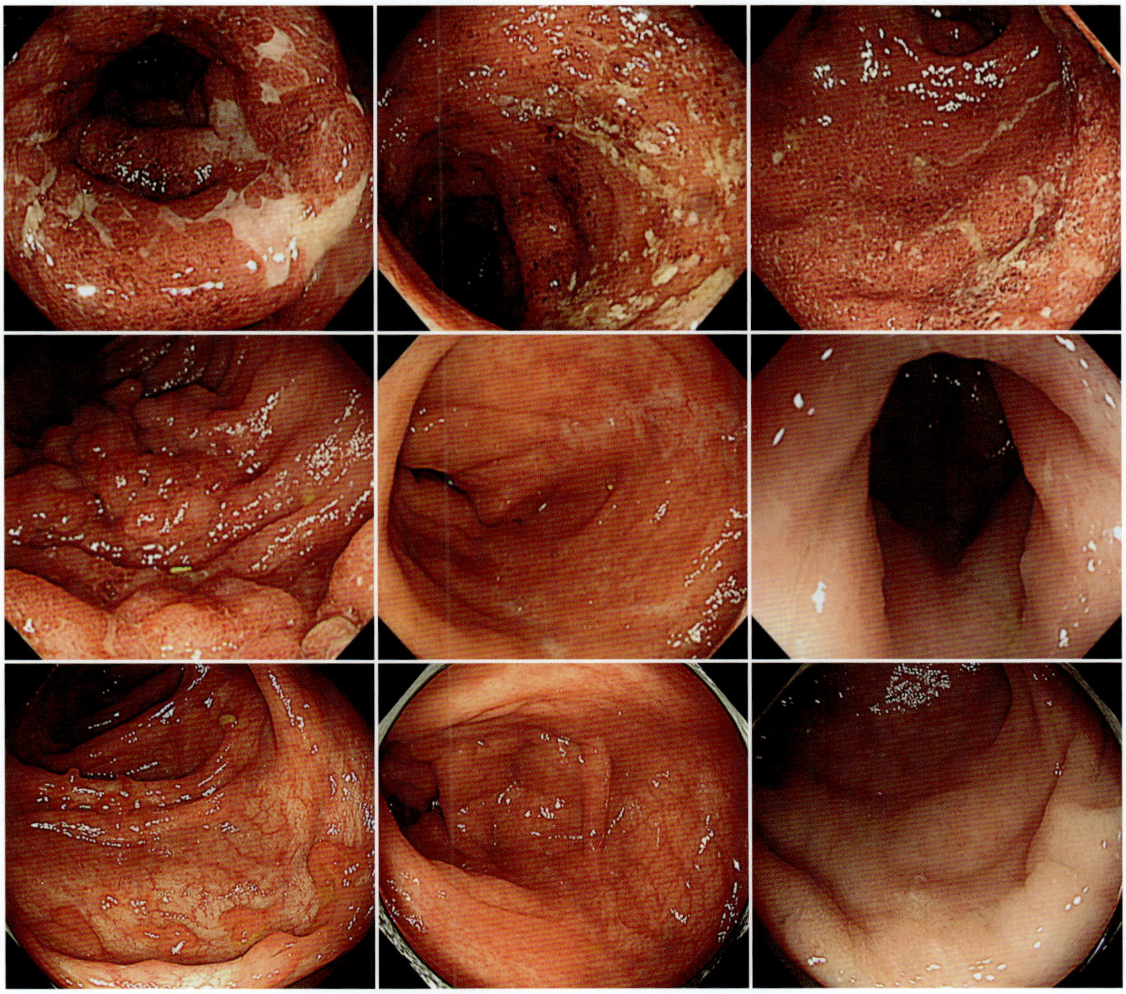

a	b	c
d	e	f
g	h	i

图6 ［病例 3］内镜图像随访过程

a～c. 诊断时（开始使用类固醇前）的横结肠（a）、乙状结肠（b）及直肠下段（Rb）(c)。

d～f. 泼尼松龙减量至 10mg/d 时的横结肠（d）、乙状结肠（e）及直肠下段（f)。

g～i. 停用泼尼松龙一年后的横结肠（g）、乙状结肠（h）及直肠下段（i)。

氨酸 Arg 变为半胱氨酸 Cys）的纯合子状态］患者并避免给药，从而预防这些副作用的发生。

［病例 3］ UC 使用硫唑嘌呤类制剂的治疗案例。患者为男性，30 多岁。

该病例为初发的重症全结肠炎型 UC（图 6a～c)。初始采用泼尼松龙 1mg/（kg・d）进行诱导缓解治疗，效果良好，达到临床缓解。随后开始使用 5-ASA，同时逐渐减少泼尼松龙剂量。当剂量减至 10mg/d 时，临床症状仍处于缓解状态，但原本转为阴性的便潜血免疫学检测（作为黏膜愈合的生物标志物）再次转为阳性。因此进行了结肠镜检查，结果显示横结肠存在活动性病变（图 6d～f)。基于上述表现，判断患者已进入激素依赖状态，遂在维持泼尼松龙 10mg/d 的基础上加用硫唑嘌呤治疗。约两个月后，便潜血检测结果再次转为阴性。随后重新开始逐步减少泼尼松龙剂量，并在总计使用 6 个月后停药。此后仅继续使用 5-ASA 和硫唑嘌呤，患者仍维持缓解状态（图 6g～i)。通常情况下，在激素减量过程中若出现临床复发，多会选择将泼尼松龙剂量重新增加至诱导缓解时的水平，同时开始加用硫唑嘌呤类制剂。本例患者虽然年龄只有 30 多岁，但同时患有糖尿病。由于病情较重，因此在开始泼尼松龙治疗后尽早进行了 NUDT15 基因多态性检测，结果确认为 Arg/Arg 型。此外，还结合了生物标志物的监测结果，避免了再次增加泼尼松龙剂量。

结语

主要围绕 UC 病例概述了 IBD 的基础药物，包括 5- 氨基水杨酸（5-ASA）制剂、肾上腺糖皮质激素和硫唑嘌呤类药物，并结合具体病例进行了说明。近年来，5-ASA 不耐受的报告有所增加，本文展示了其中两例病情恶化的病例。关于 5-ASA 不耐受，其定义和诊断标准仍不够明确，今后有必要积累更多病例并进行系统整理。对于肾上腺糖皮质激素，虽然需要高度重视其副作用，但若因顾虑副作用而轻易回避使用，有时反而可能使病情复杂化。硫唑嘌呤类药物虽然副作用较多，看似难以处理，但有些患者仅需添加少量口服药物即可获得非常良好的维持缓解的效果。即使在分子靶向药物治疗过程中出现复发，有时通过调整基础药物也能取得良好效果，因此今后也应继续重视这些基础药物的使用。

文献

[1] 厚生労働科学研究費補助金難治性疾患政策研究事業「難治性腸疾患障害に関する調査研究」(久松班). 潰瘍性大腸炎・クローン病診断基準・治療指針 令和 5 年度改訂版. 令和 5 年度分担研究報告書，2024.

[2] Murray A, Nguyen TM, Parker CE, et al. Oral 5-aminosalicylic acid for induction of remission in ulcerative colitis. Cochrane Database Syst Rev 8: CD000543, 2020.

[3] Murray A, Nguyen TM, Parker CE, et al. Oral 5-aminosalicylic acid for maintenance of remission in ulcerative colitis. Cochrane Database Syst Rev 8: CD000544, 2020.

[4] Naganuma M. Solving the questions regarding 5-aminosalitylate formulation in the treatment of ulcerative colitis. J Gastroenterol 55: 1013-1022, 2020.

[5] Singh S, Feuerstein JD, Binion DG, et al. AGA technical review on the management of mild-to-moderate ulcerative colitis. Gastroenterology 156: 769-808, 2019.

[6] Hiraoka S, Fujiwara A, Toyokawa T, et al. Multicenter survey on mesalamine intolerance in patients with ulcerative colitis. J Gastroenterol Hepatol 36: 137-143, 2021.

[7] Saito D, Hayashida M, Sato T, et al. Evaluation of the drug-induced lymphocyte stimulation test for diagnosing mesalazine allergy. Intest Res 16: 273-281, 2018.

[8] Ford AC, Bernstein CN, Khan KJ, et al. Glucocorticosteroid therapy in inflammatory bowel disease: systematic review and meta-analysis. Am J Gastroenterol 106: 590-599, 2011.

[9] Okabayashi S, Yamazaki H, Tominaga K, et al. Lower effectiveness of intravenous steroid treatment for moderate-to-severe ulcerative colitis in hospitalised patients with older onset: a multicentre cohort study. Aliment Pharmacol Ther 55: 1569-1580, 2022.

[10] Thia KT, Li M, Ling KL, et al. Azathioprine is effective in corticosteroid-dependent Asian inflammatory bowel disease patients. Inflamm Bowel Dis 17: 809-815, 2011.

[11] Löwenberg M, Volkers A, van Gennep S, et al. Mercaptopurine for the treatment of ulcerative colitis: a randomized placebo-controlled trial. J Crohns Colitis 17: 1055-1065, 2023.

[12] Qiu Y, Mao R, Chen BL, et al. Effects of combination therapy with immunomodulators on trough levels and antibodies against tumor necrosis factor antagonists in patients with inflammatory bowel disease: a meta-analysis. Clin Gastroenterol Hepatol 15: 1359-1372, 2017.

[13] Panaccione R, Ghosh S, Middleton S, et al. Combination therapy with infliximab and azathioprine is superior to monotherapy with either agent in ulcerative colitis. Gastroenterology 146: 392-400, 2014.

[14] Kakuta Y, Kawai Y, Okamoto D, et al. NUDT15 codon 139 is the best pharmacogenetic marker for predicting thiopurine-induced severe adverse events in Japanese patients with inflammatory bowel disease: a multicenter study. J Gastroenterol 53: 1065-1078, 2018.

总结

基础治疗药物

（5-ASA 制剂、肾上腺糖皮质激素、硫嘌呤类药物）

Sakiko Hiraoka[1], Mikako Ishiguro[2],
Junki Toyosawa, Yuki Aoyama,
Shoko Igawa, Keiko Takeuchi,
Yasushi Yamasaki, Toshihiro Inokuchi,
Hideaki Kinugasa, Masahiro Takahara,
Motoyuki Otsuka, Nobuhiko Kanaya[3],
Yoshitaka Kondo, Takehiro Tanaka[4]

尽管最近引入了主要为分子靶向药物的新药，炎症性肠疾病（IBD）的治疗仍包括 5- 氨基水杨酸（5-ASA）、皮质类固醇和硫嘌呤类药物。5-ASA 安全性良好，可能是轻至中度活动性 IBD 患者的首选治疗方案，但需注意所谓的“5-ASA 不耐受”，这很难与 IBD 病情加重区分开来。皮质类固醇是诱导中度或重度活动性 IBD 患者缓解的最有效药物之一。硫嘌呤类药物起效较慢，但不仅被用于单药维持难治性 IBD 患者的缓解，还被用于与生物制剂［尤其是抗肿瘤坏死因子（抗 TNF）药物］联合使用以提高治疗效果。皮质类固醇和硫嘌呤类药物的副作用发生率相对较高，因此应合理使用。

[1] Department of Gastroenterology and Hepatology, Okayama University Graduate School of Medicine, Dentistry, and Pharmaceutical Sciences, Okayama, Japan.

[2] Department of Gastroenterological Surgery, Okayama University Graduate School of Medicine, Dentistry, and Pharmaceutical Sciences, Okayama, Japan.

[3] Department of Pathology, Okayama University Graduate School of Medicine, Dentistry, and Pharmaceutical Sciences, Okayama, Japan.

炎症性肠疾病的内科治疗

血细胞成分吸附分离疗法

長沼誠[1, 2]

摘要●血细胞成分吸附分离疗法主要用于引起糖皮质激素抵抗或依赖的炎症性肠疾病病例。近年来，随着生物制剂的不断开发和应用，此疗法在临床中应用的病例逐渐减少。然而，与其他治疗手段类似，该治疗方法同样能够达到内镜下缓解与黏膜愈合的效果。在实际临床选择治疗方案时，作者主要参考患者的内镜下病变活动度及临床背景因素来决定治疗策略。作者认为血细胞成分吸附分离疗法较为适合以下病例：内镜评估为中度病症、不伴广泛黏膜脱落性溃疡、高龄患者以及伴有感染等并发症，需要优先考虑治疗安全性的患者。

关键词 溃疡性结肠炎 血细胞成分吸附分离疗法 内镜下缓解

[1] 関西医科大学内科学第三講座 〒573-1010 枚方市新町 2 丁目 5-1
E-mail : naganuma@hirakata.kmu.ac.jp
[2] 慶應義塾大学医学部内科学（消化器内科）

前言

炎症性肠疾病（inflammatory bowel disease，IBD）通常在年轻时发病，且进展缓慢。近年来，随着早期发病患者的逐渐高龄化，以及越来越多的高龄首发案例因而愈发受到关注。在药物治疗方面，基本治疗药物包括 5- 氨基水杨酸（5-aminosali cylic acid，5-ASA）制剂和糖皮质激素；对于克罗恩病（Crohn's disease，CD），除了药物治疗外，营养疗法也显得尤为重要。然而，上述治疗方法在临床实践中仍存在一定比例的难治性病例，难以达到有效缓解。因此，临床中开发了钙调节神经磷酸酶抑制剂、抗肿瘤坏死因子-α（tumour necrosis factor α，TNF-α）抗体、Janus 激酶（Janus kinase，JAK）抑制剂、抗整合素抗体、抗白介素（interleukin，IL）12/23p40 抗体，以及抗 IL-23p19 抗体等多种新型治疗手段。然而，日本国内，除上述疗法之外，已经较早将用于治疗难治性 IBD 的重要疗法之一，单采术（血细胞成分吸附分离疗法）应用于临床。

血细胞成分吸附分离疗法的作用机制如下：IBD 的发病机制涉及白细胞（淋巴细胞、单核细胞）等免疫细胞及其所分泌的细胞因子和趋化因子，导致肠道持续性炎症反应。血细胞成分吸附分离疗法通过静脉抽取患者部分血液，吸附并去除炎症性细胞，从而抑制炎症。治疗具体过程为：分别建立患者双侧上肢静脉通路，一侧静脉抽取血液，经抗凝处理后进入体外吸附柱，通过选择性吸附并移除血细胞中的致炎成分后，再由另一侧静脉将血液回输体内。尽管该方法作为一种体外血液循环治疗手段，相较口服药物或注射剂而言程序较为复杂，但其优势在于，与其他治疗方法相比，引起感染等严重不良反应的风险明显较低。其主要不良反应仅限于血管穿刺相关并发症或抗凝剂相关问题，因此特别适合于高龄患者的治疗。

此前，日本的血细胞成分吸附分离疗法主要有列入医保范围并被应用于临床的粒细胞和单核细胞吸附疗法（Adacolumn®，JIMRO 公司生产）以及

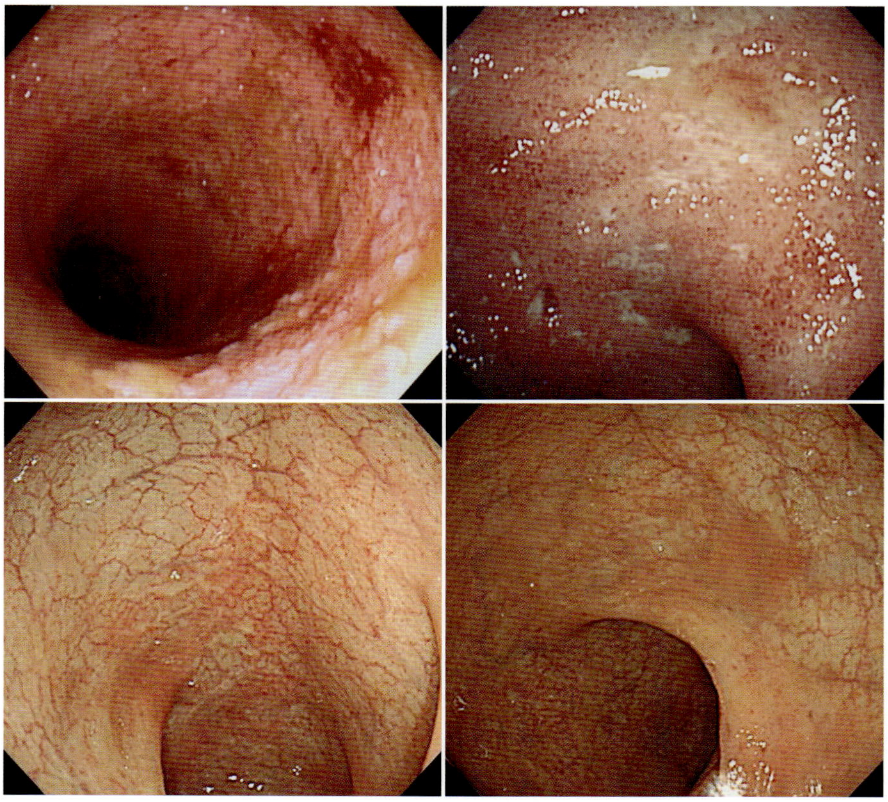

a | b
c | d

图1 [病例1]内镜检查影像
a、b. a：乙状结肠表现为颗粒状黏膜伴出血及糜烂，但无明显溃疡病变。b：上段直肠（Ra）可见浅表性溃疡病变，周围黏膜发红，轻度充血。
c、d. 使用血细胞成分吸附分离疗法一年后的内镜检查影像。黏膜下血管清晰可见，未见充血、颗粒状黏膜等炎症表现，符合内镜下缓解表现。c：乙状结肠；d：直肠。

白细胞分离疗法（Cellsorba®，旭化成医疗公司生产）。而目前临床上可供使用的，则为上述以粒细胞和单核细胞为主要吸附目标的 Adacolumn®，以及 2020 年进入医保适用范围的 Immunopure®（日机装公司生产）。Immunopure® 是一种选择性吸附白细胞及血小板的治疗方法。相较于 Adacolumn® 主要适用于中度至重度患者，Immunopure® 则适用于中度患者。

在 IBD 研究小组中指定的治疗指南中指出，血细胞成分吸附分离疗法适用于溃疡性结肠炎（ulcerative colitis，UC）中糖皮质激素抵抗或依赖的难治病例；而对于 CD，则适用于营养治疗及既往药物治疗无效或无法使用时，伴有明显由结肠病变所导致的临床症状的中度至重度病例，目的是实现诱导缓解。此外，对于溃疡性结肠炎病例，也已获准使用 Adacolumn® 长达 52 周的维持治疗。

本文将呈现选择接受血细胞成分吸附分离疗法的病例的临床病程和内镜检查结果，并就作者认为的适合血细胞成分吸附分离疗法的适应证进行探讨。需要特别说明的是，本文中的部分病例所采用的是现已停产的 Cellsorba®，因此，下文中凡使用 Adacolumn® 或 Cellsorba® 进行治疗的病例，均统一称作血细胞成分吸附分离疗法（单采术）病例。

病例介绍

1. 针对糖皮质激素抵抗病例，血细胞成分吸附分离疗法疗效良好

［病例 1］ 患者为 30 多岁男性，病程 5 年。

患者因每日腹泻超过 10 次，伴随血便及腹痛，在外院住院后接受糖皮质激素强化静脉注射治疗（80mg/d），但症状未改善，随后转入我院治疗。转院时的检查结果显示，Hb 值为 8.8g/dL，显示贫血；Lichtiger 指数评分为 15 分，但腹痛可自行缓解或可耐受；CRP 为 1.35mg/mL，轻度升高。转院后实施的乙状结肠镜检查发现，乙状结肠黏膜呈现水肿性颗粒状改变，黏膜脆弱且容易出血（图 1a），上段直肠（Ra 段）黏膜则表现为轻度充血、附着黏液，并存在糜烂表现，但仅见较浅的小型溃疡（图 1b）。针对糖皮质激素抵抗的病例，曾考虑采用血细胞成分吸附分离疗法、他克莫司（或使用不在医保范围内的环孢素）以及英夫利西单抗进行治疗。但鉴于该患者腹痛尚可耐受，且在观察范

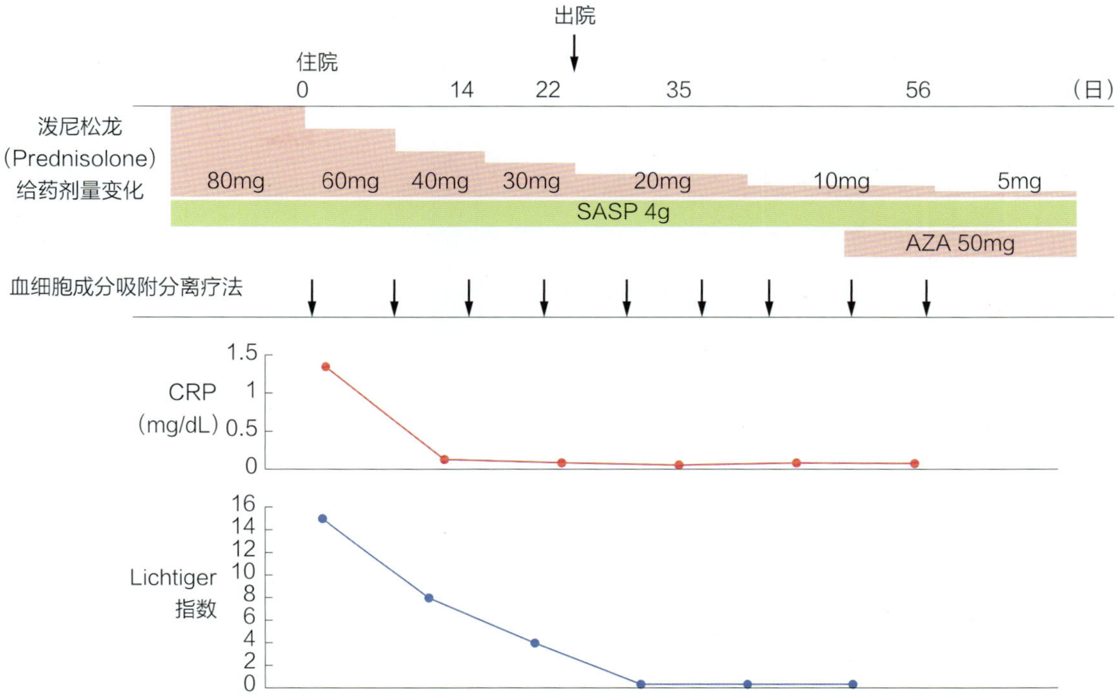

图2 ［病例 1］临床病程图
SASP：柳氮磺胺吡啶；AZA：硫唑嘌呤。

围内未见明显溃疡性病变，因此最终选择了血细胞成分吸附分离疗法。治疗开始约 2 次后症状逐渐改善，Lichtiger 指数从 15 分降至 4 分，CRP 也转阴性，于入院第 22 天出院。此后继续每周 1 次的血细胞成分吸附分离疗法，共进行了 9 次治疗，成功实现疾病缓解（图 2）。第 8 次治疗后开始使用硫唑嘌呤（Azathioprine）作为维持治疗，治疗约 1 年后复查肠镜，确认已达内镜下缓解（图 1c、d）。

本病例尽管为糖皮质激素抵抗病例，但转入我院时病情已有改善趋势，因此选择血细胞成分吸附分离疗法进行治疗。虽然截至 2024 年，对于糖皮质激素抵抗病例，在考虑长期维持治疗的前提下，也可选择具有良好维持效果的生物制剂，但本病例选择了血细胞成分吸附分离疗法，随后采用硫唑嘌呤维持治疗。根据治疗指南，初次糖皮质激素抵抗病例若通过血细胞成分吸附分离疗法实现缓解，可选择血细胞成分吸附分离疗法、硫唑嘌呤或 5-ASA 制剂单药进行维持治疗。本病例目前已采用硫唑嘌呤维持治疗至少 3 年，临床及内镜检查均保持缓解状态。

2. 希望避免使用糖皮质激素，通过血细胞成分吸附分离疗法实现缓解

［病例 2］ 患者为 40 多岁男性，病程 27 年。

该患者长期服用 5-ASA 口服制剂，复发时通过 5-ASA 灌肠制剂实现缓解。然而，停止灌肠治疗后多在 1 年内多次复发。尽管灌肠治疗有效，但因操作烦琐难以长期维持。20XX 年再次复发后，虽尝试重新使用 5-ASA 灌肠制剂，但因排便次数频繁导致药物注入不充分，改用柳氮磺胺吡啶（Salazosulfapyridine, SASP）治疗，但症状未见改善。内镜检查发现乙状结肠黏膜呈现轻度的管状水肿，并伴有黏液附着及颗粒状改变（图 3a），直肠则存在易出血性浅表性溃疡（图 3b）。患者因频繁腹泻入院，由于此前无使用糖皮质激素的病史，故而曾考虑使用糖皮质激素治疗，但患者出于对副作用的担忧而拒绝。因此，每周进行 2 次血细胞成分吸附分离疗法。入院时 Lichtiger 指数为 10 分，接受 4 次治疗后降至 4 分，CRP 也转为阴性，之后出院。患者出院后未接受肠镜复查（患者个人意愿），仅靠临床使用 5-ASA 制剂即保持了 Lichtiger 指数在 0～1 分之间。出院 9 个月后再次

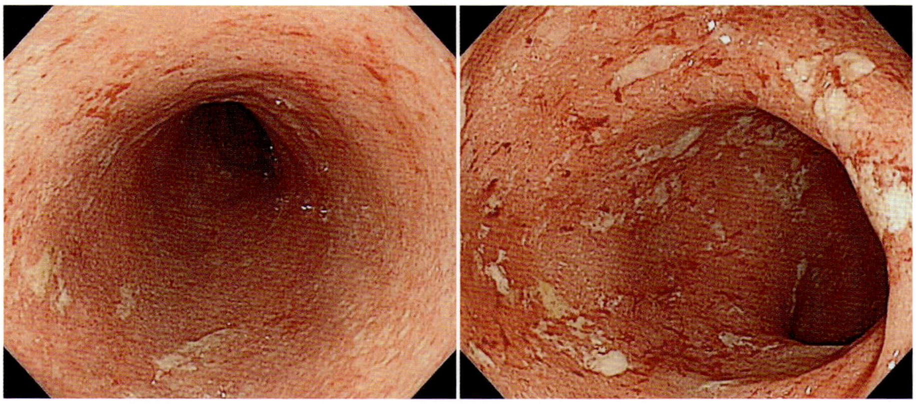

a | b 图3 ［病例 2］治疗前内镜图像

a. 乙状结肠黏膜呈现轻度的管状水肿伴有黏液附着及颗粒状改变，但无明显溃疡病变。

b. 直肠可见浅表性易出血的溃疡病变，间隔黏膜呈充血状态。

复发（Lichtiger 指数 9 分），门诊再次使用血细胞成分吸附分离疗法治疗，症状得到改善。

该病例入院时曾考虑使用糖皮质激素，但为了避免激素的副作用，最终选择了血细胞成分吸附分离疗法。治疗选择时依据之一是内镜检查未发现深部溃疡病变。尽管原则上复发时应再次进行内镜检查评估，但由于患者意愿和诊疗情况等因素，未能实施。当时尚无粪钙卫蛋白或血清富亮氨酸 α2 糖蛋白等生物标志物，但目前认为对于已进入缓解期的患者应定期监测这些生物标志物。与【病例 1】不同，本病例未在缓解导入后使用硫唑嘌呤。一些患者为了避免糖皮质激素，甚至拒绝药物治疗。对于此类患者，可在复发时再次实施血细胞成分吸附分离疗法，或考虑每月 2 次的维持治疗。

3. 免疫抑制药物出现副作用后，通过血细胞成分吸附分离疗法达到缓解

［病例 3］ 患者为 30 多岁男性，病程 17 年。

患者自发病以来除首次使用糖皮质激素诱导缓解外，主要依靠 5-ASA 制剂维持缓解状态。患者在此前接诊医院出现频繁腹泻及血便，排除感染因素后，开始接受糖皮质激素强化静脉注射治疗（60mg/d），但症状无改善，后转入我院。入院后实施大肠内镜检查发现乙状结肠远端出现水肿并伴部分溃疡，因水肿导致管腔狭窄，无法深入插入（图 4a）。患者 Lichtiger 指数为 14 分，CRP 高于 1.0mg/mL，因此选择了环孢素持续静脉输注治疗（图 5）。治疗第 3 天 Lichtiger 指数从 14 分降至 7 分，但第 7 天患者上腹出现严重疼痛，CRP 再次升高，经 CT 检查诊断为急性胰腺炎。考虑到溃疡性结肠炎伴发胰腺炎在日本罕见，故判断为药物性胰腺炎，遂停用环孢素并快速减少糖皮质激素用量。然而在第 17 天左右病情再次恶化（Lichtiger 指数 12 分），因此于第 20 天开始以每周 2 ~ 3 次的频率实施血细胞成分吸附分离疗法。治疗后症状迅速改善，第 32 天 Lichtiger 指数降至 4 分，随后出院。出院后又在门诊接受了 2 次血细胞成分吸附分离疗法，最终 Lichtiger 指数降至 2 分。此后患者依靠 5-ASA 制剂病情稳定，但出院约 1 年后临床及内镜检查再次出现复发（图 4b）。患者再次先后接受每周 2 次持续 3 周和每周 1 次持续 4 周的血细胞成分吸附分离疗法治疗，并再次实现缓解。治疗后的内镜检查显示炎症明显改善，可见黏膜下血管纹理，符合内镜下缓解标准（图 4c）。

4. 复发时因潜在性结核无法使用生物制剂，故而采用血细胞成分吸附分离疗法实现缓解

［病例 4］ 患者为 40 多岁男性，病程 4 年。

患者长期使用 5-ASA 制剂治疗，病情稳定。20XX 年复发时，采用糖皮质激素（50mg/d，门诊治疗）实现缓解。约 2.5 个月后逐渐减量并最终停用激素，但停药后即刻出现腹痛及血便症状。肠镜检查显示直肠与乙状结肠交界部明显水肿性炎症（图 6a），便培养阴性，诊断为溃疡性结肠炎复发。鉴于停用激素后即刻复发，诊断为激素依赖病例，考虑使用抗 TNF-α 抗体制剂治疗。但患者

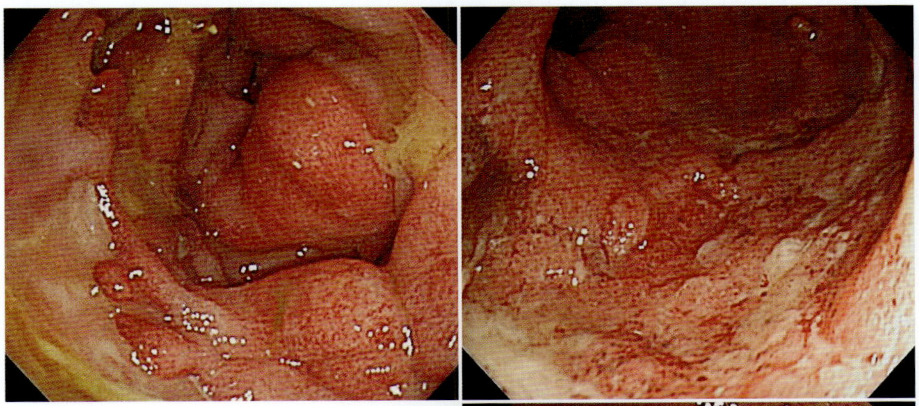

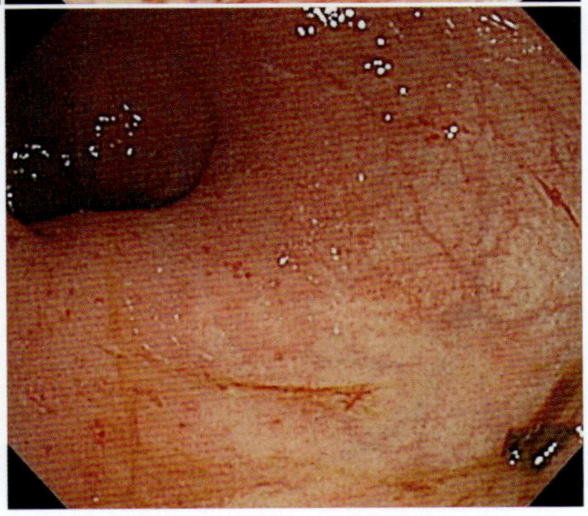

a	b
	c

图4 [病例3]大肠内镜图像
a. 入院后马上做的乙状结肠图像。黏膜呈现水肿并伴有溃疡，内镜无法深入。
b. 出院后1年复发时的乙状结肠黏膜图像。黏膜呈现明显凹凸不平及水肿，并伴有溃疡病变。
c. 再次接受血细胞成分吸附分离疗法后的乙状结肠图像。炎症明显改善，可见黏膜下血管纹理，达到内镜下缓解。

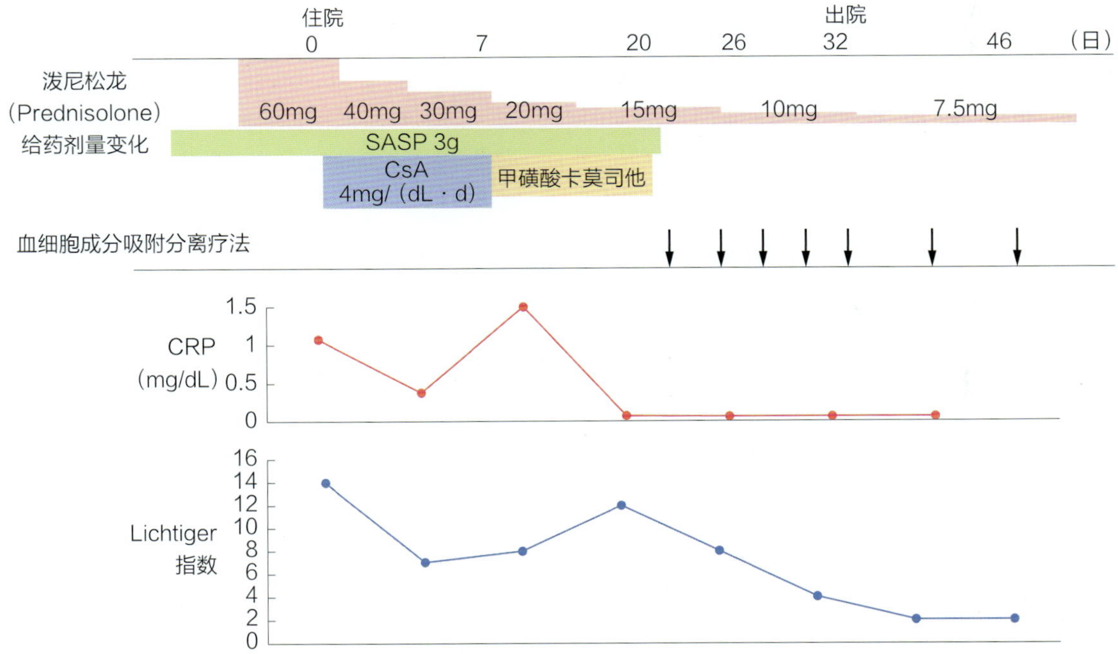

图5 [病例3]临床病程图
SASP：柳氮磺胺吡啶；CsA：环孢素。

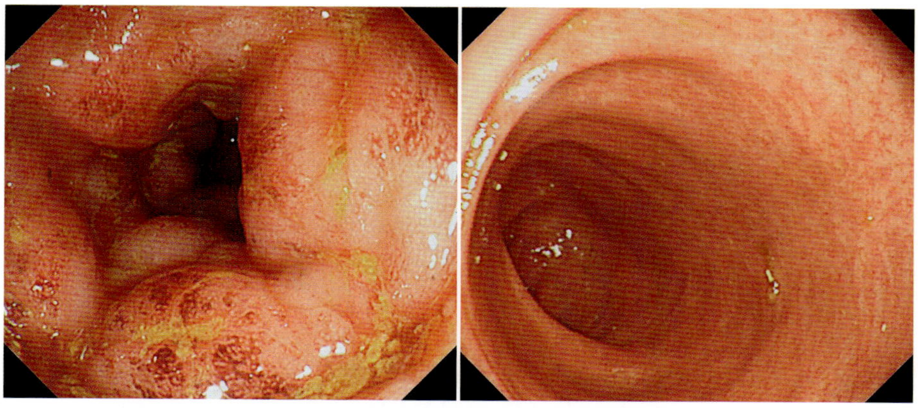

a | b

图6 ［病例4］内镜检查图像

a. 治疗前直肠乙状结肠交界部图像。黏膜显著水肿致管腔狭窄，发红明显，炎症分布略不均匀，几乎难以发现黏膜损伤。

b. 治疗后直肠乙状结肠交界部图像。炎症明显改善，原有的炎症区域部分出现瘢痕化表现。

QuantiFERON 试验阳性，提示可能有合并潜伏性结核感染，因此选择了免疫抑制作用较轻的血细胞成分吸附分离疗法。治疗后临床症状及内镜表现均明显改善（图6b）。

本病例在首次使用糖皮质激素时未进行潜伏性结核检测，因此难以确定患者是否在激素治疗前即感染结核，或因激素治疗导致感染。但考虑到从使用激素到 QuantiFERON 试验阳性的时间较短，前者可能性更高。临床实践中需注意，潜伏性结核或潜在乙肝的筛查不仅适用于生物制剂治疗前，也同样适用于激素治疗开始时。此外，回顾本病例治疗前内镜表现（图6a），黏膜损伤轻微，仅存在部分充血性明显发红的黏膜，亦不能排除合并感染的可能性。不论是否存在感染性肠炎，对于可能合并潜伏性结核等感染风险的病例，血细胞成分吸附分离疗法都是值得考虑的治疗选择。

5. 巨细胞病毒（cytomegalovirus，CMV）再激活导致溃疡性结肠炎（UC）恶化，同时接受抗病毒治疗及血细胞成分吸附分离疗法但未见改善

［病例5］ 患者为50多岁女性，病程10年。

患者过去曾4次复发，均使用糖皮质激素诱导缓解。入院后，4年前开始使用硫唑嘌呤制剂，此后未再明显复发。前2周开始出现血便及腹泻症状，肠镜检查显示炎症范围达乙状结肠，因此使用5-ASA灌肠制剂治疗，但症状未改善，反而出现夜间腹泻、大便失禁等症状，排便次数增加并伴腹痛，无法正常生活，因此转诊至我院并入院治疗。入院后立即进行大肠镜检查，镜身插入降结肠，检查发现最远端黏膜存在伴炎症的圆形溃疡（图7a），乙状结肠近端出现溃疡及黏膜脱落（图7b）。乙状结肠远端炎症较轻（图7c），尽管此前进行灌肠治疗，但直肠仍有水肿、发红及颗粒状黏膜表现，治疗无效（图7d）。患者 Hb 值 11.3g/dL，血清白蛋白（Alb）值 3.3mg/dL，CRP 2.1mg/dL，血沉 58mm/hr，综合临床症状及内镜表现判断疾病活动度高（日本厚生劳动省标准为中度，但 Lichtiger 指数达 17 分）。因此考虑使用糖皮质激素、他克莫司或环孢素等药物治疗。然而，入院时 CMV 抗原检查（C7HRP）为5个/50000，因此开始抗病毒药物治疗的同时，每周进行两次血细胞成分吸附分离疗法治疗。治疗第7天 CMV 抗原转阴，但患者血便及频繁腹泻未改善，体温由入院时的36℃左右升高至37.5℃左右。CRP 从 2.1mg/dL 上升至 3.3mg/dL，血清白蛋白（Alb）也从 3.3mg/dL 降至 2.6mg/dL。为重新评估治疗策略，第8天再次进行乙状结肠镜检查，发现黏膜水肿及地图状溃疡仍持续存在（图8）。特别是下部直肠（Rb）表现出的明显水肿及黏膜凹凸，表明黏膜下层更深处存在严重炎症。此外，由于未观察到的降结肠炎症可能在1周内导致白蛋白显著降低，提示溃疡病变可能恶化。因此，不适合再继续该疗法。随后患者接受环孢素治疗无效，最终实施了全结肠切除术。

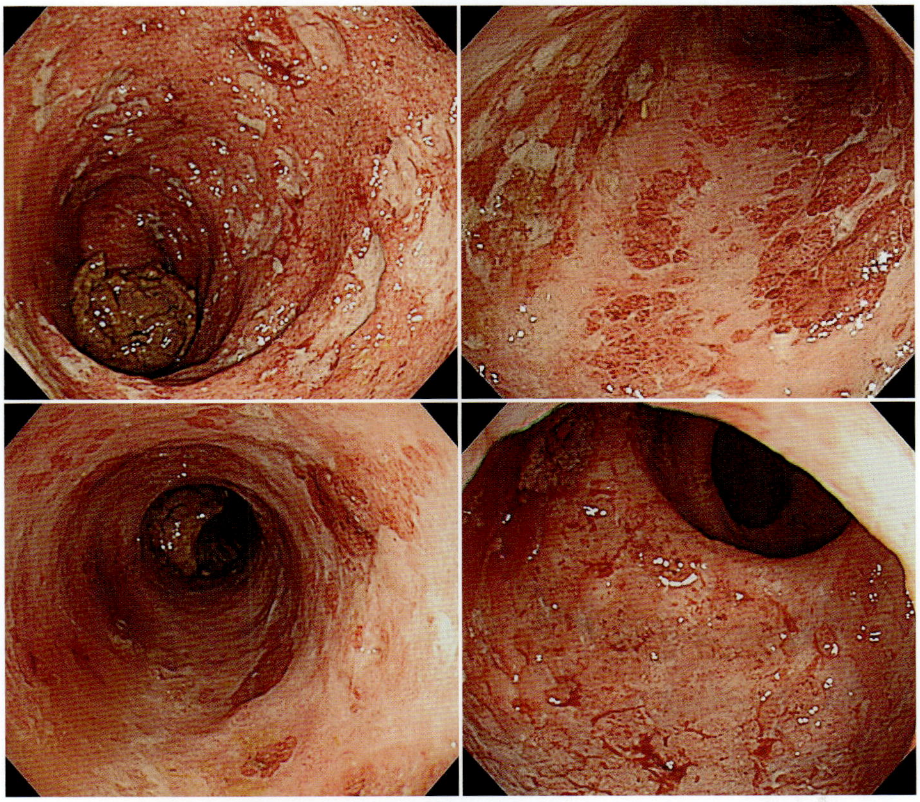

a	b
c	d

图7 ［病例 5］治疗前内镜检查图像

a. 降结肠多发圆形溃疡，周围黏膜伴水肿及糜烂表现。但从该部位活检未发现提示CMV 再激活的包涵体，免疫组织化学染色也呈阴性。

b. 乙状结肠近端黏膜脱落明显，残存黏膜严重发红。

c. 乙状结肠远端未见溃疡，但存在糜烂及颗粒状黏膜。

d. 直肠可见明显易出血的严重炎症。

6. 血细胞成分吸附分离疗法在缓解期维持治疗中的有效性

为验证血细胞成分吸附分离疗法的在缓解期的维持效果，进行了一项由医生主导的多中心随机对照临床试验。试验结果证实，使用 Adacolumn® 进行缓解导入治疗后能实现缓解或有效控制。目前，对于常规药物治疗无效、不充分或不适用的难治病例，原则上可以每两周进行一次治疗，持续 48 周以维持缓解状态。临床试验中缓解期维持治疗成功病例的内镜影像如图 9 所示。

［病例 6］ 60 多岁男性，病程 9 年，糖皮质激素依赖。

患者临床及内镜复发时［Mayo 评分 9 分，MES（Mayo endoscopic subscore）2 分，图 9a］接受血细胞成分吸附分离疗法后实现缓解。治疗后内镜检查直肠显示黏膜下血管纹理清晰，提示内镜下缓解（图 9b），因此被纳入维持治疗研究。每月进行两次血细胞成分吸附分离疗法，12 个月后再次确认临床及内镜下缓解状态（图 9c）。

结语

本文报告了包含内镜表现的多个血细胞成分吸附分离疗法治疗病例。然而，这些病例多数是在除血细胞成分吸附分离疗法外，仅有他克莫司和抗 TNF-α 抗体制剂可用时期的病例。目前，约有 10 种生物制剂及 JAK 抑制剂可用于难治性病例，2024 年适用血细胞成分吸附分离疗法的病例较过去明显减少，因此最近病例报告变得更加困难。

难治性溃疡性结肠炎使用血细胞成分吸附分离疗法的适应证，如本研究病例所示，一般适用于内镜下表现为中度炎症（MES 2 或虽有溃疡但无明显黏膜脱落）的病例，临床上无须紧急手术的病例，以及虽然接受包括糖皮质激素在内的其他治疗后症状有所改善但未达到缓解的病例。此外，对于高龄

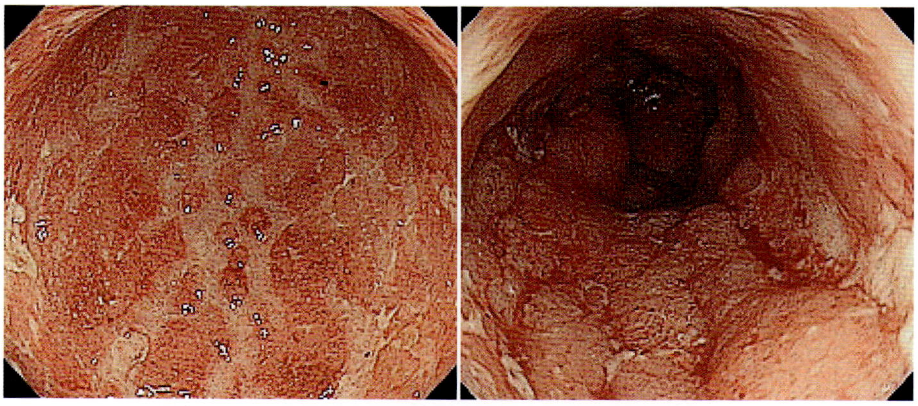

a | b

图8 [病例5]进行两次血细胞成分吸附分离疗法后的内镜检查图像
a. 前次检查中发现圆形溃疡的降结肠无法插入，乙状结肠黏膜脱落依然存在。
b. 直肠溃疡病变持续存在，伴随明显水肿及黏膜凹凸不平。

患者或合并感染等选择治疗方案时更注重安全性的病例也可以考虑该疗法。目前，维持治疗已纳入医保适用范围，对于过去曾通过血细胞成分吸附分离疗法实现缓解导入，但对硫唑嘌呤等药物使用有所顾虑，希望仅通过5-ASA制剂维持治疗的患者，可以考虑再次使用血细胞成分吸附分离疗法进行缓解导入并持续至维持治疗。在由缓解转入维持治疗前，建议通过内镜检查确认患者已达到内镜下缓解或轻度活动状态后再实施维持治疗。

文献

[1] Endo Y, Yonekawa M, Kukita K, et al. Novel adsorptive type apheresis device Immunopure for ulcerative colitis from clinical perspectives based on clinical trials: Japan and Europe. Ther Apher Dial 25: 432-436, 2021.

[2] Naganuma M, Yokoyama Y, Motoya S, et al. Efficacy of apheresis as maintenance therapy for patients with ulcerative colitis in an open-label prospective multicenter randomized controlled trial. J Gastroenterol 55: 390-400, 2020.

总结

血细胞成分吸附分离疗法

Makoto Naganuma[1、2]

细胞分离术（Cytoapheresis）是一种用于治疗溃疡性结肠炎（UC）患者的血液净化技术，尤其适用于对糖皮质激素耐药或依赖的患者。近年来，随着多种生物制剂的开发和应用，细胞分离术的使用范围有所限制。然而，细胞分离术仍具有实现内镜下缓解和黏膜愈合的潜力。在本研究中，根据患者的内镜严重程度和临床背景，为活动性UC患者选择了相应的治疗方案。适合细胞分离术的病例包括：内镜下严重程度中等、黏膜缺损范围有限、老年患者或合并感染的患者。如果安全性对患者至关重要，细胞分离术可能是一个合适的选择。

[1] Third Department of Internal Medicine, Kansai Medical University, Tokyo.

[2] Division of Gastroenterology and Hepatology, Department of Internal Medicine, Keio University School of Medicine, Tokyo.

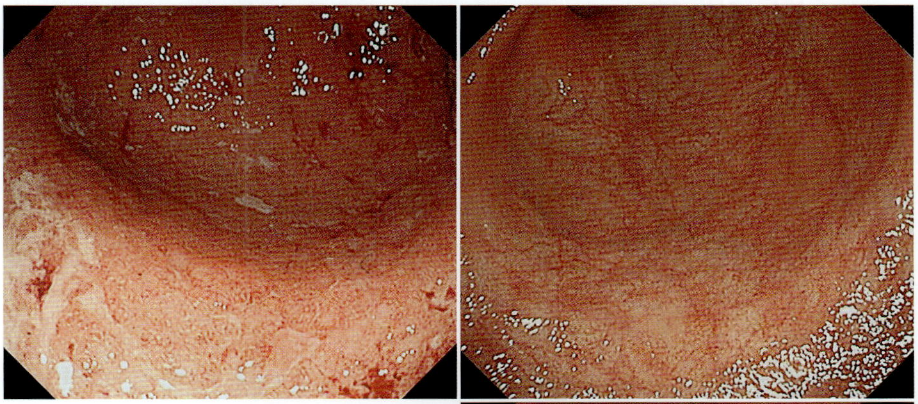

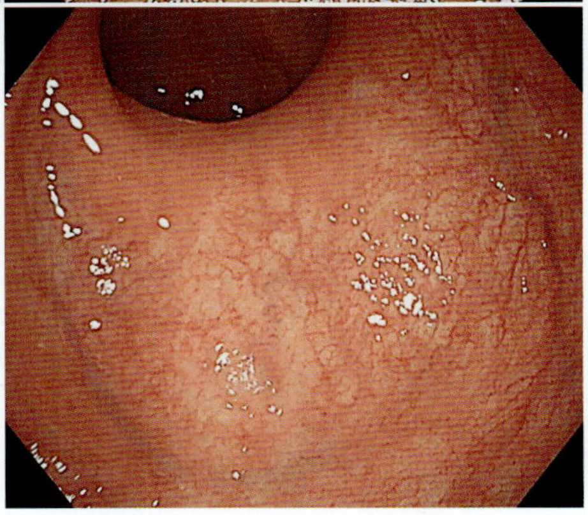

a	b
	c

图9 ［病例 6］直肠内镜检查图像

a. 血细胞成分吸附分离疗法治疗前，黏膜表面附着黏液和血液。

b. 维持治疗前的内镜图像。经 7 次血细胞成分吸附分离疗法治疗后实现缓解，未发现发红、颗粒状黏膜及糜烂，达内镜下缓解状态。

c. 维持治疗后 12 个月的内镜图像。肉眼未见明显炎症，黏膜保持缓解状态。

炎症性肠疾病的内科治疗

生物制剂

杉本健[1]

摘要●近年来，越来越多的生物制剂被开发用于治疗难治性炎症性肠疾病（inflammatory bowel disease，IBD）。治疗 IBD 的生物制剂主要有两种：靶向炎症性细胞因子生物制剂和靶向整合素的生物制剂。以细胞因子为靶点的生物制剂可以大致分为 3 类：抗 TNF-α 抗体制剂、抗 IL-12/IL-23p40 抗体制剂及抗 IL-23p19 抗体制剂。目前用于 IBD 的抗整合素制剂只有抗 $\alpha_4\beta_7$ 整合素抗体制剂——维得利珠单抗（Vedolizumab）。由于抗整合素抗体制剂与抗细胞因子抗体制剂的作用机制存在显著差异，因此在临床实践中，医生需结合患者的细胞因子表达谱关键词及具体病情特征来选择合适的生物制剂进行治疗。

关键词 炎症性肠疾病 分子靶向治疗 生物制剂 细胞因子表达谱 整合素

[1] 浜松医科大学内科学第一講座 〒431-3192 浜松市東区半田山 1 丁目 20-1
E-mail : sugimken@hama-med.ac.jp

前言

炎症性肠疾病（inflammatory bowel disease，IBD）是一种病因尚不明确的疾病。研究认为，其发病可能与遗传因素、环境因素以及肠道菌群的生态失调（dysbiosis）等多种因素相互作用，最终导致肠道黏膜免疫调节机制失衡。目前，医学界尚未明确 IBD 病因，因此治疗的基本策略主要是控制这些免疫异常。至于如何控制免疫异常，关键在于既要调控免疫细胞所产生的炎症性细胞因子，也要阻止这些细胞从血管迁移并聚集到炎症部位。

本文旨在结合作者自身观点，讨论在 IBD 治疗中何时以及如何合理使用生物制剂。

生物制剂的作用机制

用火灾作比，可以很好地解释 IBD 中由免疫异常引起炎症的发病机制。以结肠黏膜的炎症为例，这场“火灾”之所以难以熄灭，是因为像辅助性 T 细胞（helper T cell，Th 细胞）这样携带细胞因子“火种”的免疫细胞源源不断地来到“火灾现场”。为了便于理解，本文将免疫细胞比作“鼹鼠”，这些“鼹鼠”原本栖息于名为血管的“地下通道”内，却不断地在地表开凿通道，涌入“火灾发生地”（图 1）。

治疗炎症性肠疾病的生物制剂所针对的 3 种细胞因子表达谱

在人类肠道黏膜的免疫细胞中，Th 细胞发挥核心作用。当肠道腔内丰富的食物抗原或细菌抗原侵入黏膜后，首先被抗原呈递细胞（如巨噬细胞、树突状细胞）识别。这些细胞通过细胞因子分泌及细胞间接触，激活尚未具备细胞因子产生能力的初始 T 细胞（Th0 细胞），诱导其分化为具备不同细胞因子产能的 Th 细胞亚群。根据主要产生的细胞因子类型，Th 细胞分为多个亚群。其中，与 IBD 病理关系最为密切的是 Th1、Th17 和 Th2 这三种。

首先介绍 Th1 亚群。当黏膜中的抗原呈递细胞

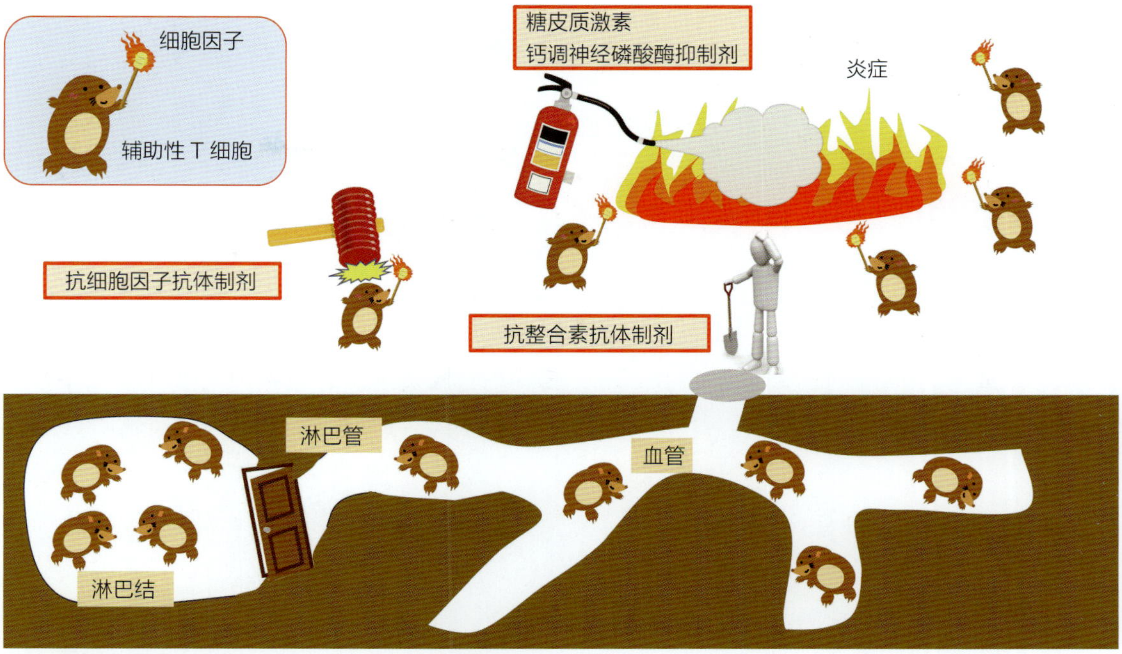

图1 各种药物对免疫细胞和细胞因子的作用机制示意图

识别到抗原后，会分泌 IL-12，将 Th0 细胞诱导分化为能够产生干扰素-γ（interferon γ，IFN-γ）和肿瘤坏死因子-α（tumour necrosis factor α，TNF-α 的 Th1 细胞），其中与 IBD 病理密切相关的是 TNF-α（图 2a）。值得注意的是，动物实验表明，使用抗 IFN-γ 抗体中和 IFN-γ 或用于 IFN-γ 缺失，并不能改善小鼠的肠炎症状。这提示 IBD 中 IFN-γ 仅为反应性升高，并未直接参与病理过程。然而，TNF-α 的抑制无论在动物实验还是临床实践中均能有效改善肠炎症状。有关 IL-12 的动物实验显示，抑制 IL-12 结构蛋白 p35，无法完全控制肠炎症状。然而，IL-12 不仅在炎症的初始阶段（initiation）至关重要，其对于缓解期复发预防的意义更加重大。因此，控制 Th1 细胞因子表达谱的生物制剂主要为抗 TNF-α 抗体制剂以及针对 IL-12/IL-23p40 亚单位的乌司奴单抗。

其次是 Th17 亚群。当抗原呈递细胞识别抗原后，会分泌 IL-6，进而诱导 IL-23 的产生。IL-23 使 Th0 细胞分化为产生 IL-17 的 Th17 细胞。IL-17 主要招募中性粒细胞并增强黏膜防御作用（图 2b）。然而动物实验及全球临床研究均证实，直接中和 IL-17 反而可能加重肠炎。因此，IBD 治疗中 Th17 谱系的关键靶点是 IL-23。IL-23 由 p40 和 p19 两个亚单位组成，目前用于 IBD 治疗的生物制剂包括针对 p40 的乌司奴单抗和针对 p19 的利生奇珠单抗（Rrisankizumab）与米吉珠单抗（Mirikizumab）。

最后是 Th2 亚群。Th2 介导的免疫机制类似于哮喘等气道疾病。当大肠上皮受损时，细胞内的 IL-33 逸出，激活 2 型固有淋巴细胞（ILC2），促进 IL-5 和粒细胞-巨噬细胞集落刺激因子（GM-CSF）的产生。IL-5 与 GM-CSF 招募嗜酸性粒细胞至炎症局部，加剧炎症，形成恶性循环（图 2c）。然而，目前尚无针对 IL-5 或 GM-CSF 的生物制剂治疗 IBD。虽然皮质醇激素可控制嗜酸性粒细胞，但仅适用于诱导缓解阶段，长期维持治疗不适用。这是现有生物制剂治疗的不足之处。然而，由于嗜酸性粒细胞表面表达 $\alpha_4\beta_7$ 整合素，因此在使用类固醇激素诱导缓解的同时联合应用维得利珠单抗，可能成为应对 Th2 型慢性炎症的一种治疗策略。

抗 TNF-α 抗体制剂（英夫利西单抗、阿达木单抗、戈利木单抗）

如前所述，TNF-α 主要与 Th1 型病理相关，但也间接参与 IL-23 的诱导过程，因此也具备一定的 Th17 型细胞因子调控作用。抗 TNF-α 抗体

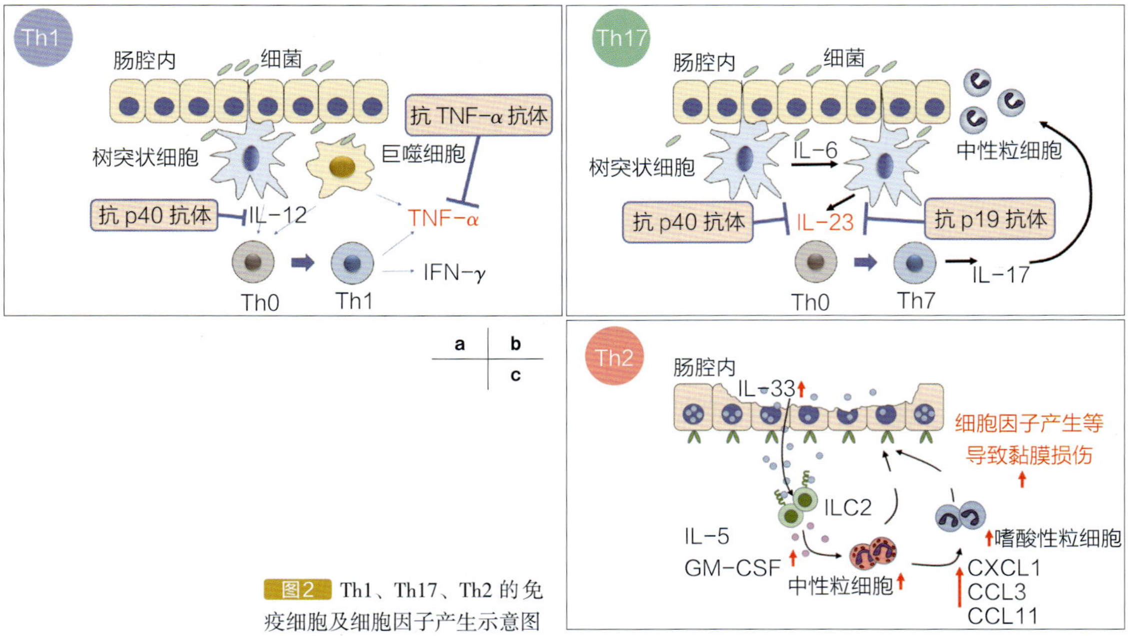

图2 Th1、Th17、Th2 的免疫细胞及细胞因子产生示意图

制剂的作用机制推测为：①直接中和血液中游离的 TNF-α；②与巨噬细胞表面的膜结合型 TNF-α 结合，诱导巨噬细胞发生凋亡，从而不仅抑制 TNF-α 的产生，还同时抑制其他由巨噬细胞产生的炎症性细胞因子。英夫利西单抗是一种嵌合型抗体，其中结合 TNF-α 的可变区源自小鼠蛋白，其余恒定区为人类蛋白。因此，在输注过程中或输注结束后 2 小时内，偶见类似过敏反应的输注反应。英夫利西单抗以静脉输注方式给药，初始剂量为 5mg/kg，第 2 周和第 6 周再次输注，如有效则继续每 8 周给药维持治疗。CD 患者在疗效减弱时，可增加至 10mg/kg 或以 5mg/kg 剂量缩短为每月给药一次；而 UC 患者目前尚不允许增量或缩短给药间隔。阿达木单抗和戈利木单抗为完全人源化抗体，几乎不存在输注后过敏反应。阿达木单抗首次剂量为 160mg 皮下注射，2 周后再次注射 80mg，此后每 2 周皮下注射 40mg 维持缓解期治疗。疗效减弱时，CD 患者可增加至 80mg；UC 患者则可增加至 80mg 或 40mg（每周注射）。戈利木单抗初始剂量为 300mg 皮下注射，2 周后注射 100mg，此后每 4 周注射 100mg。在维持治疗阶段，戈利木单抗目前未获批增量或缩短间隔。然而，在欧美国家，维持治疗剂量为基本 50mg，仅体重超过 80kg 者允许使用 100mg 剂量。因此，鉴于日本人大多体重不足 80kg，日本患者可能在维持治疗方面较欧美患者更具优势。阿达木单抗和戈利木单抗均可由患者自行皮下注射，利于患者在不影响工作或学习的情况下，灵活安排治疗。

关于抗 TNF-α 抗体制剂诱导缓解和维持缓解的疗效，目前已有大量临床试验数据支持。但在临床试验期间，有致死性结核病例报道。因此，治疗前必须进行详细的病史检查、胸部 X 线检查，以及 IFN-γ 释放试验或结核菌素试验，必要时还需胸部 CT 检查。如筛查提示潜伏结核感染，应在生物制剂治疗开始前三周启动异烟肼治疗（通常为 300mg/d），疗程持续 6～9 个月。

抗 IL-12/IL-23p40 抗体制剂（乌司奴单抗）

乌司奴单抗是一种靶向 p40 蛋白的抗体制剂，能够同时抑制以 p40 蛋白为共同亚单位的 IL-12 和 IL-23。动物实验发现，仅使用针对 IL-12 特异性亚单位 p35 的抗体并不能充分抑制肠炎。然而，IL-12 能促使 Th0 细胞向 Th1 细胞分化，后者为 TNF-α 的重要来源，因此通过抑制 IL-12 可间接抑制 Th1。此外，基础研究证实，IL-12 在慢性炎症的启动过程中发挥重要作用，而 IL-23 则在炎症的持续阶段发挥重要作用。因此，在临床缓解期严密控制 IL-12，有可能降低肠炎复发风险。因为已有病例显示，即使是内镜下已达到缓解状态的大肠黏膜，如果其 IL-12 的 RNA 水平升高，也会有较高的复发风险。全球临床试验的长期观察也表明，乌司奴单抗诱导缓解后，无论是在溃疡性结肠炎（UC）还是克罗恩病（CD）中均可长期维持缓解。因此，在缓解维持期严格控制 IL-12 具有重要临床意义。

另外，IL-23 是 Th17 型炎症的重要细胞因子，乌司奴单抗对 Th17 型主导的炎症也具有足够的药效。基础实验中研究了小鼠肠道免疫细胞的分布，结果表明 Th1 细胞在小肠和大肠的分布较为均衡，而 Th17 细胞在小肠分布明显多于大肠，因此乌司奴单抗对 Th17 主导的 CD 小肠病变的疗效值得期待。在一项 UNITI-2 三期临床试验的亚组分析中，研究者通过电子显微镜观察发现，CD 患者小肠黏膜微绒毛的长度明显短于健康人体且形态不规则，但乌司奴单抗治疗组微绒毛长度较安慰剂组显著增加。这表明乌司奴单抗能改善小肠黏膜细胞的微观结构。我们此前也报道，乌司奴单抗治疗 CD 时，相较于回结肠型 CD，回肠型 CD 患者的血清白蛋白（Alb）水平改善更为显著，这进一步印证了上述研究结果。

乌司奴单抗在 UC 和 CD 治疗中均已纳入医保，剂量和用法相同。剂型包括 130mg 静脉输注制剂和 90mg 皮下注射制剂。静脉输注制剂用于中度至重度活动期 CD 诱导治疗以及中重度 UC 缓解诱导治疗；皮下注射制剂用于中度至重度活动期 CD 和 UC 的维持治疗（均限于传统疗法效果不佳时）。首次给药剂量根据患者体重确定（≤ 55kg 为 260mg，55 ~ 85kg 为 390mg，>85kg 为 520mg），静脉输注给药。8 周后开始 90mg 皮下注射，此后每 12 周 90mg 皮下注射，以帮助持续控制病情。如疗效减弱，可将注射间隔缩短为 8 周。乌司奴单抗在 UC 治疗中的适应证为类固醇依赖型且硫唑嘌呤或 6-巯基嘌呤治疗（目前未列入医保范围）无效的患者（中度至重度活动期），类固醇抵抗型及维持缓解期难治病例。在 CD 治疗中的适应证则为中至重度活动期 CD 经类固醇或营养疗法无效或不能耐受者，以及乌司奴单抗诱导缓解后用于维持缓解治疗。此外，它还是肛瘘或肛周脓肿内科治疗方法之一。然而，IBD 诊疗指南指出，乌司奴单抗对 CD 肛门病变的疗效尚需更多临床证据。

长期临床试验已充分显示，乌司奴单抗在抗 TNF-α 治疗无效患者中的有效性、缓解维持率和安全性方面表现出色。其维持治疗阶段皮下注射间隔为 3 个月，明显长于其他生物制剂，更适合难以频繁请假的学生或工作繁忙人士。此外，乌司奴单抗需在医疗机构由医务人员进行皮下注射，因此也适用于治疗依从性较差的患者。

抗 IL-23p19 抗体制剂［利生奇珠单抗（Risankizumab）、米吉珠单抗（Mirikizumab）］

利生奇珠单抗和米吉珠单抗是针对 IL-23 的特异性亚单位 p19 的抗体制剂。目前利生奇珠单抗获批用于 CD，米吉珠单抗获批用于 UC 治疗。乌司奴单抗的靶点 p40 蛋白同时存在于 IL-12 和 IL-23，因此能同时抑制这两种细胞因子；而因为 p19 仅存在于 p23，所以利生奇珠单抗和米吉珠单抗的靶向细胞因子只有 IL-23。理论上，同时中和两种炎症性细胞因子似乎比仅中和一种因子更具疗效，但在实际临床中，常常可见乌司奴单抗继发失效的 CD 患者对利生奇珠单抗反应良好。这一现象可能的解释为：若炎症程度较重、趋向 Th17 反应、IL-23 产生过多时，利生奇珠单抗可专一性靶向 IL-23；而乌司奴单抗同时靶向 IL-12，可能导致其对 IL-23 的抑制效力不足。然而，利生奇珠单抗和米吉珠单抗并不抑制 IL-12，而 IL-12 正是缓解维持期再燃的关键触发因素，因此长期维持缓解期使用此类药物是否会增加再燃风险，仍需依赖后续实际数据的进一步观察。

在溃疡性结肠炎（UC）缓解诱导治疗中，米吉珠单抗的用法为：每 4 周一次静脉输注，每次 300mg，共 3 次（第 1、4、8 周）。若至第 12 周疗效仍不理想，可再给予 3 次每次 300mg（第 12、16、20 周）静脉输注。从第 12 周起开始维持治疗，每 4 周一次，皮下注射 200mg。若维持治疗期间疗效减弱，可再次静脉输注 300mg，每 4 周 1 次，共 3 次。

此外，从免疫机制角度来看，IL-23 下游的 IL-17 已被基础研究证实具有促进肠道纤维化的作用。在动物实验中，通过抑制乌司奴单抗的靶点 p40 蛋白（IL-23 的组成亚单位），可明显抑制实验性肠炎相关的肠道黏膜纤维化反应。实际上，我们曾遇到 1 例克罗恩病患者在回盲部切除术后吻合部发生高度狭窄，使用利生奇珠单抗治疗后狭窄显著改善（图 3）。考虑到 Th17 细胞在小肠中的分布密度较高，未来临床数据有望证实以 p19 为靶点的治疗能否成为狭窄性病变的有效手段。

抗 $\alpha_4\beta_7$ 整合素抗体（维得利珠单抗）

免疫细胞表面的 $\alpha_4\beta_7$ 整合素会与特异性表达于肠道血管内皮细胞上的 MAdCAM-1（mucosal addressin cell adhesion molecule-1）结合，从而被激活，并穿越毛细血管间隙，迁移至肠道黏膜，引发局部炎症反应。维得利珠单抗作为 $\alpha_4\beta_7$ 整合素抑制剂，可阻断免疫细胞向肠道炎症部位的迁移。正如图 1 所示，维得利珠单抗如同封堵鼹鼠洞口的药物，可防止携带火种的免疫细胞进入火灾现场。通常要扑灭强烈的免疫异常引发的火灾需要糖皮质激素或他克莫司等免疫抑制剂，但即使暂时扑灭火焰，如果“鼹鼠”仍不断运送火种，炎症仍将持续。因此，从理论上讲，只有同时使用类固醇等消炎药物控制炎症、并使用维得利珠单抗阻止炎症细胞迁入，才能真正扑灭炎症，实现黏膜愈合（deep remission）。值得一提的是，在 Pellet 等人之前的研究中，对 39 例难治性 UC 患者在缓解诱导治疗中联合使用钙调神经磷酸酶抑制剂和维得利珠珠单抗，其结果显示中位随访期 11 个月内有 25 例（64%）达缓解，11 例（28%）接受手术治疗。12 个月的累计手术回避率为 68%，其中 44% 患者维持使用维得利珠单抗。此外，在炎症不剧烈的情况下，仅依靠调节性 T 细胞的免疫抑制功能，维得利珠单抗单药亦可能实现炎症控制。

维得利珠单抗用于 UC 和 CD 的用法用量为：缓解诱导期，第 1、2、6 周每次静脉滴注 300mg，之后每 8 周一次静脉滴注输注。若 3 次治疗无效，建议重新评估治疗方案。若第 2 周后出现临床应答，第 6 周起可改为每 2 周皮下注射 108mg。

结语

近年来，针对难治性炎症性肠疾病（IBD）相继推出多种新型治疗药物，预计未来将有更多药物问世，而这些药物大多以细胞因子为靶点。然而，目前尚缺乏方法判断患者的细胞因子表达谱，导致难以精准匹配药物与病患个体。虽然目前出现了粪钙卫蛋白、LRG、以及 PGE-MUM（用于 UC）等生物标志物，但它们只能反映内镜下病变严重程度或临床活动水平，无法评估细胞因子表达谱。因此，今后研究的关键在于开发能判定患者细胞因子表达谱的生物标志物，如此便有望进一步简化流畅，优化药物选择策略。

文献

[1] 杉本健. 患者背景とサイトカインプロファイルから導く IBD 治療薬 処方の最適解. 南江堂，2023.

[2] Tozawa K, Hanai H, Sugimoto K, et al. Evidence for the critical role of interleukin-12 but not interferon-gamma in the pathogenesis of experimental colitis in mice. J Gastroenterol Hepatol 18: 578-587, 2003.

[3] Uhlig HH, McKenzie BS, Hue S, et al. Differential activity of IL-12 and IL-23 in mucosal and systemic innate immune pathology. Immunity 25: 309-318, 2006.

[4] Eftychi C, Schwarzer R, Vlantis K, et al. Temporally distinct functions of the cytokines IL-12 and IL-23 drive chronic colon inflammation in response to intestinal barrier impairment. Immunity 51: 367-380, 2019.

[5] Rubino SJ, Geddes K, Girardin SE. Innate IL-17 and IL-22 responses to enteric bacterial pathogens. Trends Immunol 33: 112-118, 2012.

[6] Griseri T, Arnold IC, Pearson C, et al. Granulocyte macrophage colony-stimulating factor-activated eosinophils promote interleukin-23 driven chronic colitis. Immunity 43: 187-199, 2015.

[7] Wyant T, Fedyk E, Abhyankar B, et al. An overview of the mechanism of action of the monoclonal antibody vedolizumab. J Crohns Colitis 10: 1437-1444, 2016.

[8] Liu H, Liang Z, Wang F, et al. Intestinal CD14 + macrophages protect CD4+ T cells from activation-induced cell death via exosomal membrane TNF in Crohn's disease. J Crohns Colitis 14: 1619-1631, 2020.

[9] Siegel SA, Shealy DJ, Nakada MT, et al. The mouse/human chimeric monoclonal antibody cA2 neutralizes TNF *in vitro* and protects transgenic mice from cachexia and TNF lethality *in vivo*. Cytokine 7: 15-25, 1995.

[10] Scallon BJ, Moore MA, Trinh H, et al. Chimeric anti-TNF-alpha monoclonal antibody cA2 binds recombinant transmembrane TNF-alpha and activates immune effector functions. Cytokine 7: 251-

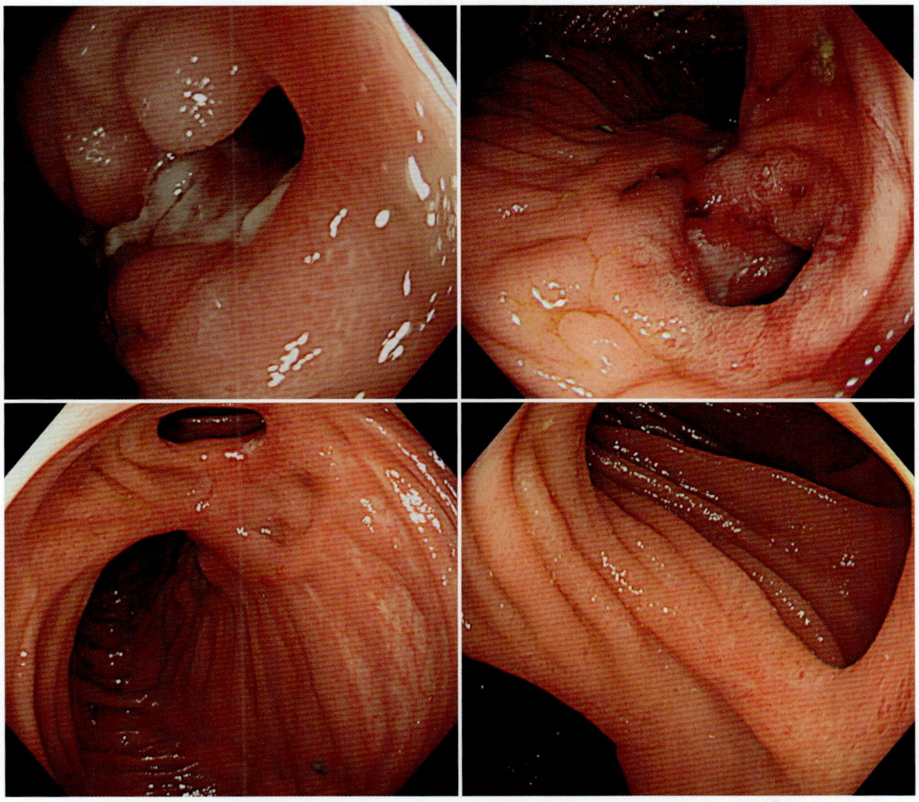

a	b
c	d

图3 针对 CD 回盲部术后吻合口高度狭窄，利生奇珠单抗治疗疗效显著的病例
a. 利生奇珠单抗治疗前
b. 治疗后 7 个月
c. 治疗后 7 个月
d. 治疗后 1 年半

259, 1995.

[11] Uchiyama K, Takagi T, Mizushima K, et al. Increased mucosal IL-12 expression is associated with relapse of ulcerative colitis. BMC Gastroenterol 21: 122, 2021.

[12] Mowat AM, Agace WW. Regional specialization within the intestinal immune system. Nat Rev Immunol 14: 667–685, 2014.

[13] VanDussen KL, Stojmirović A, Li K, et al. Abnormal small intestinal epithelial microvilli in patients with Crohn's disease. Gastroenterology 155: 815–828, 2018.

[14] Tamura S, Asai Y, Ishida N, et al. Ustekinumab effectiveness in Crohn's disease with lesions in the intestines. Medicine (Baltimore) 103: e35647, 2024.

[15] 厚生労働省科学研究費補助金 難治性疾患政策研究事業「難治性炎症性腸管障害に関する調査研究」(久松班). 潰瘍性大腸炎・クローン病診断基準・治療指針 令和 5 年度改訂版. 令和 5 年度分担研究報告書，2024.

[16] 日本消化器病学会（編）. 炎症性腸疾患（IBD）診療ガイドライン 2020，改訂第 2 版. 南江堂，2020.

[17] Guan Q, Weiss CR, Wang S, et al. Reversing ongoing chronic intestinal inflammation and fibrosis by sustained block of IL-12 and IL-23 using a vaccine in mice. Inflamm Bowel Dis 24: 1941–1952, 2018.

[18] Pellet G, Stefanescu C, Carbonnel F, et al. Efficacy and safety of induction therapy with calcineurin inhibitors in combination with vedolizumab in patients with refractory ulcerative colitis. Clin Gastroenterol Hepatol 17: 494–501, 2019.

总结

生物制剂

Ken Sugimoto[1]

近年来，众多生物制剂作为炎症性肠疾病（IBD）难治性病例的治疗选择纷纷涌现。IBD 的生物制剂分为针对炎症细胞因子和整合素的两类。细胞因子靶向制剂进一步细分为抗肿瘤坏死因子-α（TNF-α）抗体、抗白介素（IL）-12/IL-23p40 抗体以及抗 IL-23p19 抗体。维得利珠单抗作为一种抗 $\alpha_4\beta_7$ 整合素抗体，属于整合素靶向制剂，可用于 IBD 治疗。鉴于细胞因子靶向抗体与整合素靶向抗体的作用机制存在显著差异，根据患者的细胞因子表达谱和疾病具体病理情况选择治疗方案至关重要。

[1] First Department of Medicine, Hamamatsu University School of Medicine, Hamamatsu, Japan.

炎症性肠疾病的内科治疗

小分子化合物（聚焦JAK抑制剂和口服整合素抑制剂）

中村志郎[1]
柿本一城
宫嵜孝子
平田有基
﨑山直邦[2]
原あずさ[3]
小柴良司[1]
中沢啓
水田昇
西川浩樹

摘要● 自2000年以来，炎症性肠疾病领域引入了多种生物制剂，显著改善了内科治疗的效果。近年来，以JAK抑制剂为首的口服小分子药物作为新的治疗选择引起了广泛关注。这些药物因其与生物制剂不同的作用机制和药物特性而备受期待。本文将重点介绍这些小分子药物，特别是JAK抑制剂和口服整合素抑制剂，讨论它们的基本作用机制和药物特性，并基于临床试验及近期实际应用情况，评价其临床有效性和安全性，探讨这些药物在炎症性肠疾病治疗中的应用定位。

关键词 炎症性肠疾病 小分子化合物 JAK抑制剂 口服 α_4 整合素抑制剂

[1] 大阪医科薬科大学第二内科 〒569-8686 高槻市大学町 2-7
E-mail : saab460@gmail.com
[2] 北摂総合病院消化器内科
[3] 葛城病院消化器内科

前言

回顾日本2000年以前对炎症性肠疾病（inflammatory bowel disease，IBD）的内科治疗，主要使用的治疗方法包括5-氨基水杨酸（5-aminosalicy acid，5-ASA）制剂、皮质类固醇和肠内营养治疗。2000年之后，尤其是从2002年开始，首先对克罗恩病（Crohn's disease，CD）批准了抗肿瘤坏死因子-α（tumour necrosis factor α，TNF-α）抗体制剂英夫利西（Infliximab，IFX），标志着生物制剂时代的开始。自2017年起，以除TNF-α之外的靶点为目标的生物制剂，如抗IL-12/23p40抗体、抗 $\alpha_4\beta_7$ 抗体、抗IL-23p19抗体等相继出现，成为炎症性肠疾病难治病例的主要治疗手段。

在这一生物制剂盛行的背景下，在针对溃疡性结肠炎（ulcerate colitis，UC）的治疗过程中，口服小分子药物逐渐显现其重要作用。2018年，Janus激酶（Janus kinase，JAK）抑制剂托法替尼（Tofacitinib，TOF）最先获批。其后，菲戈替尼（Filgotinib，FIL）和乌帕替尼（Upadacitinib，UPA）于2022年获得批准，UPA在2023年也获准用于克罗恩病的治疗。此外，α_4 整合素抑制剂AJM300（carotegrast methyl，CGM）也已获准使用。预计在未来，鞘氨醇-1-磷酸（sphingosine-1-phosphate，S1P）受体调节剂也将问世，为炎症性肠疾病治疗提供更多小分子药物的选择。近年来，考虑到小分子药物的便利性以及对治疗过程中各种负担的减轻，小分子口服药物正重新受到关注。本文将围绕JAK抑制剂和 α_4 整合素抑制剂，讨论其作用机制以及有效性和安全性。

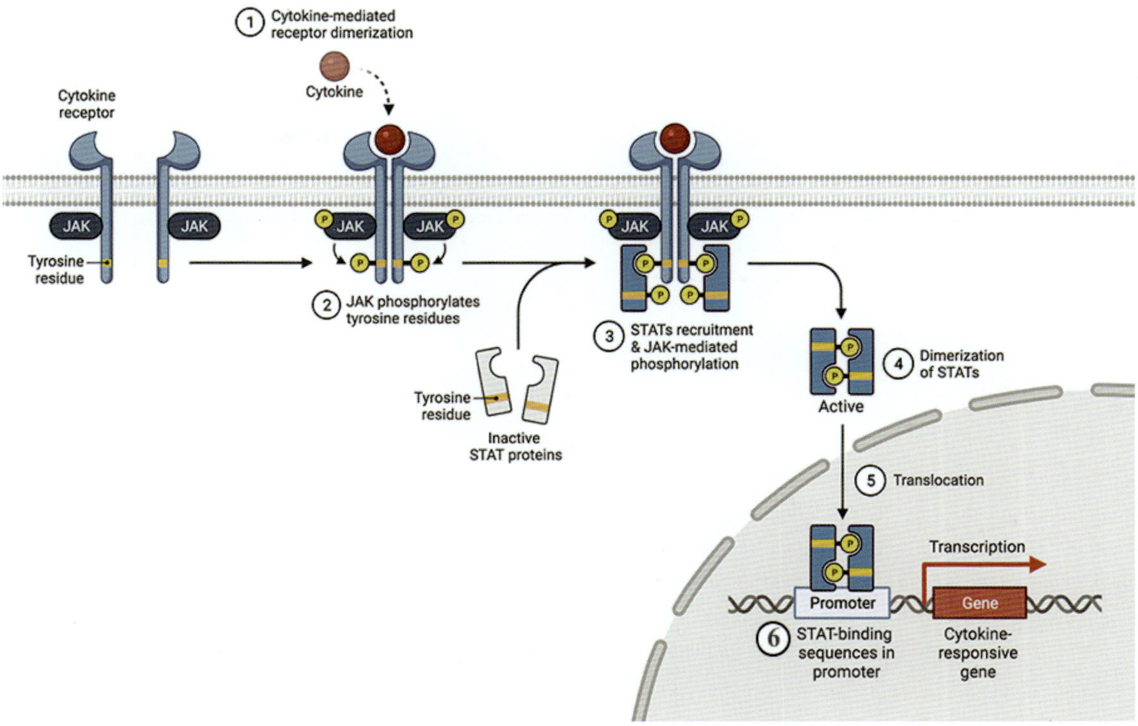

图1 JAK-STAT 信号传导途径

①受体的细胞因子诱导二聚体化，②JAK 通过磷酸化酪氨酸残基，③STAT 的补充和 JAK 磷酸化，④STAT 二聚体化，⑤进入细胞核，⑥STAT 与细胞因子基因的启动子结合。

（调整自 https://www.biorender.com/template/cytokine-signaling-through-the-jak-stat-pathway）

JAK 抑制剂

1. JAK 抑制剂基础

1）JAK 抑制剂基本信息：作用机制与副作用

JAK-STAT 信号传导过程如图 1 所示，从细胞膜表面的受体与细胞因子结合开始，经过简单的反应途径，最终通过二聚体 STATs 响应该信号，即产生炎症性细胞因子等。这一过程的简便性与 JAK 抑制剂治疗所经历的快速效应有关。JAK-STAT 主要调控的是Ⅰ类和Ⅱ类细胞因子，图 2 详细展示了各类细胞因子对应的受体和 JAK 分子。JAK-STAT 途径在免疫系统中极为重要，存在于 T 细胞、B 细胞等淋巴细胞，巨噬细胞、树突状细胞、自然杀伤细胞、中性粒细胞、嗜酸粒细胞、嗜碱粒细胞以及骨髓干细胞和前体细胞等血细胞中。此外，还存在于血管内皮细胞、血管平滑肌细胞以及上皮细胞和许多癌细胞中。常见副作用包括带状疱疹（Herpes zoster，HZ）、机会性感染、血细胞减少、血管栓塞事件、LDL 和 HDL、转氨酶、血清肌酐、肌酸激酶的升高以及可能的致畸性等不良反应。由于 JAK 抑制剂根据不同的 JAK 分子具有不同的选择性和抑制性，因此它们的副作用风险也各有不同，有必要了解其各自特点。

2）JAK 抑制剂的药物特性

JAK 作为关键的酪氨酸激酶，扮演着在细胞因子信号传递中的重要角色。JAK 结构包括 7 个同源结构域（JH1～JH7），其中 JH1 结构域对于 JAK 分子的活性化至关重要，并且是 JAK 抑制剂的主要作用靶点。虽然 JAK 抑制剂可以对各 JAK 显示出一定的选择性，但各 JAK 的 JH1 结构域具有高达 80%～90% 的相似性，因此很难实现特异性。

目前在炎症性肠疾病中已批准的 3 种 JAK 抑制剂分别是 TOF、FIL 和 UPA。在 1mM 的 ATP 条件下通过酶测定发现，其各自对 JAK1 的选择性，FIL 最高，其次是 UPA，而 TOF 则表现为广谱 JAK 抑制。然而，由于细胞表面的细胞因子受体以二聚体形式存在，因此通过受体介导的信号会由不同的 JAK 分子组对进行传递，最终由 STAT 承接。

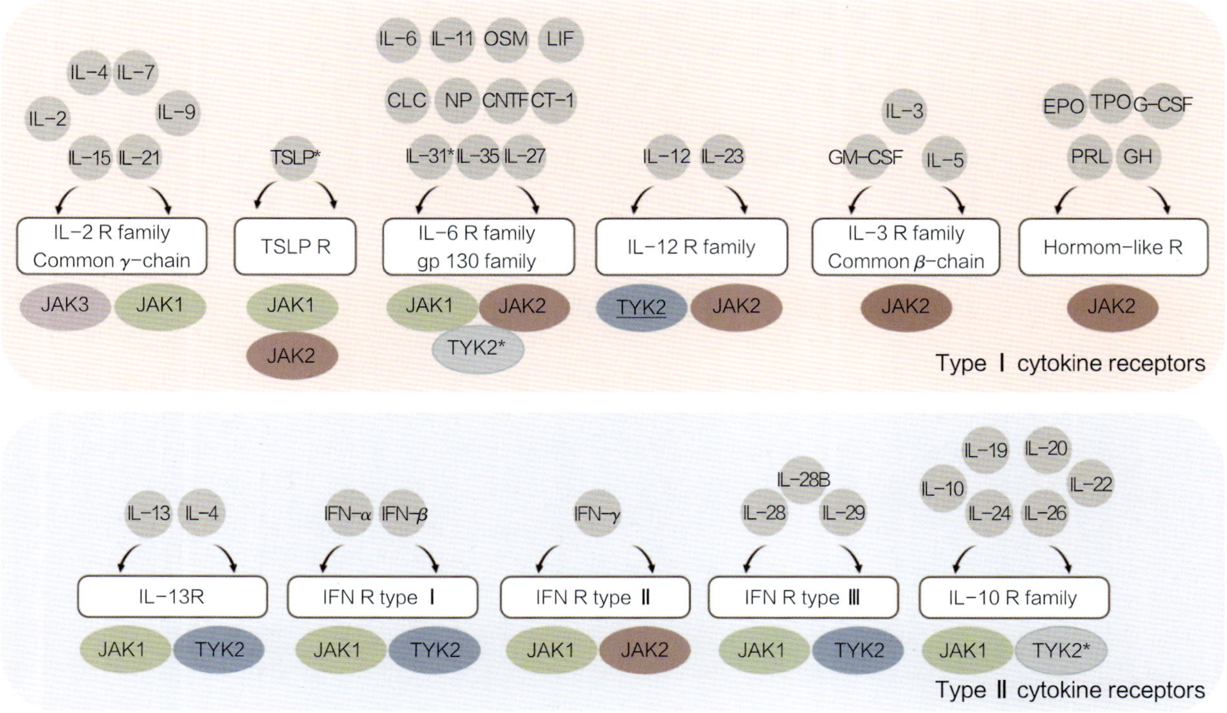

图2 类Ⅰ和类Ⅱ细胞因子的细胞因子受体和JAK

GH：growth hormone；CLC：cardiothropin-like cytokine；GM-CSF：granulocyte-macrophage colony-stimulating factor；CNTF：cytokine ciliary neurotrophic factor；CT-1：cardiothropin 1；EPO：erythropoietin；G-CSF：granulocyte colony-stimulating factor；IFN：interferon；LIF：leukemia inhibitory factor；NP：neuropoetin；OSM：oncostatin M；PRL：prolactin；TPO：thrombopoietin；TSLP：thymic stromal lymphopoietin.

[Garrido-Trigo A, et al. Molecular structure and function of Janus kinase：implications for the development of inhibitors. J Crohns Colitis 14 (Suppl 2)：S713-724, 2020 转载自]

例如，在JAK2的情况下，存在JAK2与JAK2的组合，但在其他情况下，JAK分子会与不同的JAK分子组合，导致各JAK抑制剂的抑制效果各不相同。因此，在细胞水平上评估各JAK抑制剂对活性化的抑制程度或对JAK分子的选择性及其最终抑制效果的过程非常复杂。

Traves等人通过研究两种JAK分子的信号汇聚在STAT的磷酸化抑制，详细评估了各种JAK抑制剂对由不同细胞因子信号引起的活性化的抑制程度。研究表明，尽管FIL在200mg的剂量下对JAK1的选择性高于TOF的10mg和UPA的30mg，但它在多种免疫相关细胞上的平均抑制效果并不高，且50%以上的抑制时间也较短。相比之下，同样具有JAK1选择性的UPA，与具有广谱JAK抑制特性的TOF相比，在多种免疫相关细胞上显示出更高的平均抑制效果和更长的50%以上的抑制时间。这些结果表明，仅根据JAK的选择性来判断JAK抑制剂的有效性和安全性是困难的。

图3显示了IBD的病理特点及其形成与JAK-STAT信号传导系统的关系。在IBD的病理特点中，通常认为相对于CD的Th1/Th17优势，UC表现为Th2优势。主要诱导各效应T细胞（如Th1、Th2、Th17）的细胞因子（如IL-4、IL-6、IL-12、IL-23等），以及Th1、Th2、Th17产生的效应细胞因子（如IL-5、IL-6、IL-13、IL-21、IFN-γ等）的信号是由JAK分子控制的，其中JAK1的参与最为广泛，其次是JAK2和Tyk2。目前，针对IBD批准的JAK抑制剂在JAK分子的选择性上，TOF显示为广谱JAK（主要是JAK1和JAK3），而FIL和UPA则主要针对JAK1。这与IBD病理状态形成中的细胞因子和JAK分子的构成相吻合，合理且无任何矛盾。

Hindmarch等人使用手术中获取的肠系膜淋巴结样本，通过机械分解和过滤处理得到单个细胞，利用单个细胞对TOF、FIL和UPA 3种JAK抑制剂在免疫学作用上的差异进行了详细研究（图4）。

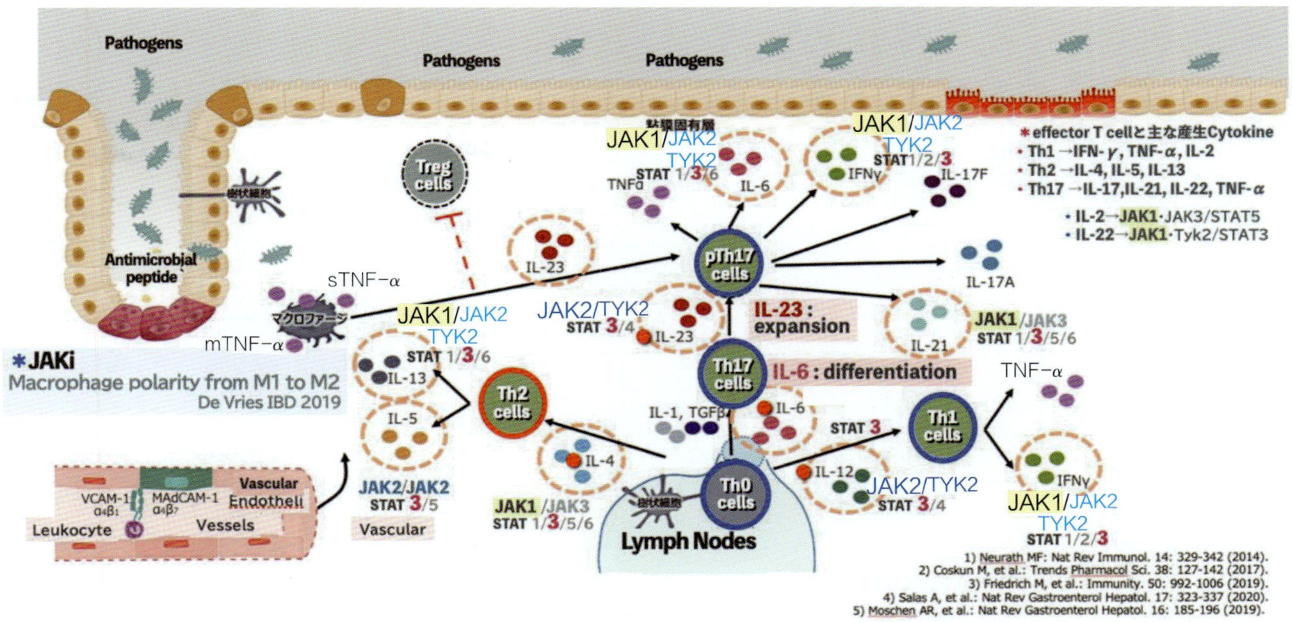

图3 IBD 病理状态与 JAK-STAT 信号传导的关系
[调整自 Abbvie スライド JP-RNQG-230249-1.0 #67 JAK シグナルに関連するサイトカイン経路）

研究表明，UPA 在抑制 JAK3 依赖的细胞因子（即由 JAK1/JAK3 共同调控的细胞因子）方面，相比 TOF 和 FIL 表现出更强的抑制效果，同时对 IL-6 等 JAK3 非依赖的细胞因子也显示出良好的抑制效果，这可能是 UPA 在治疗 CD 中表现出较高效果的原因之一（图 4b、c）。此外，研究还发现，相对于 TOF 和 UPA，FIL 在抑制主要由 JAK1/TYK2 控制的、JAK3 非依赖性细胞因子，特别是对 IL-6 的抑制效果更为显著，这与 FIL 在 CD 治疗的第Ⅱ期和第Ⅲ期临床试验中显示出的有效性结果有一定的关联。

Atreya 等人对 TNF 抑制剂失效病例的免疫病理状态进行了总结，从以往的报告中提出了以下特点：①巨噬细胞介导的成纤维细胞等间质细胞的活化；②通过 IL-23 介导的病原性 Th17 的活化；③ Oncostatin M（OSM）的高表达；④ IL-22 结合蛋白的产生抑制降低；⑤ IL-7 及其受体信号的增强。其中，IL-23 和 Th17 的效应器细胞因子、OSM、IL-7 均由 JAK-STAT 信号通路调控，因此，JAK 抑制剂有可能成为 TNF 抑制剂失效和多药抵抗性的难治病例（difficult-to-treat，D2T）的新型救治药物。

2. JAK 抑制剂的临床应用

1）TOF、FIL、UPA 在第Ⅲ期临床试验的表现

在针对 UC 的 TOF、FIL、UPA 第Ⅲ期临床试验中，参试患者的基线特征大致如下：年龄平均 40～45 岁，疾病活动性按 Mayo 评分大约是 9.0 分，C 反应蛋白（C-reactive protein，CRP）平均值及中位数分别为 0.5mg/dL 和 1.2mg/dL，约 30%～50% 的患者同时使用了糖皮质激素，接受过硫唑嘌呤治疗的患者比例为 30%～70%。此外，大约一半的患者曾经接受过 1～2 种生物制剂的治疗，如 TNF 抑制剂，与使用糖皮质激素和硫唑嘌呤的患者具有相似性。然而，即使联合使用 1～2 种生物制剂，仍存在门诊中症复发病例未能达到缓解的情况。

图 5 展示了各个临床试验的短期和长期成绩。由于这些试验在定义缓解率以及 52 周或 58 周时的无糖皮质激素缓解率上存在差异，因此不可以简单通过数值来比较其有效性。然而，从长期成绩的有无生物制剂治疗史的分层分析来看，在 bio-naive 与 bio-failure 之间的缓解率差异中，FIL 的差异最大，其次是 TOF，而 UPA 的差异最小。这些发现为临床上的药物选择提供了有益的启示。

图 6 展示了针对 CD 的 UPA 第Ⅲ期临床试验的成绩。无论短期还是长期，与安慰剂相比，均显

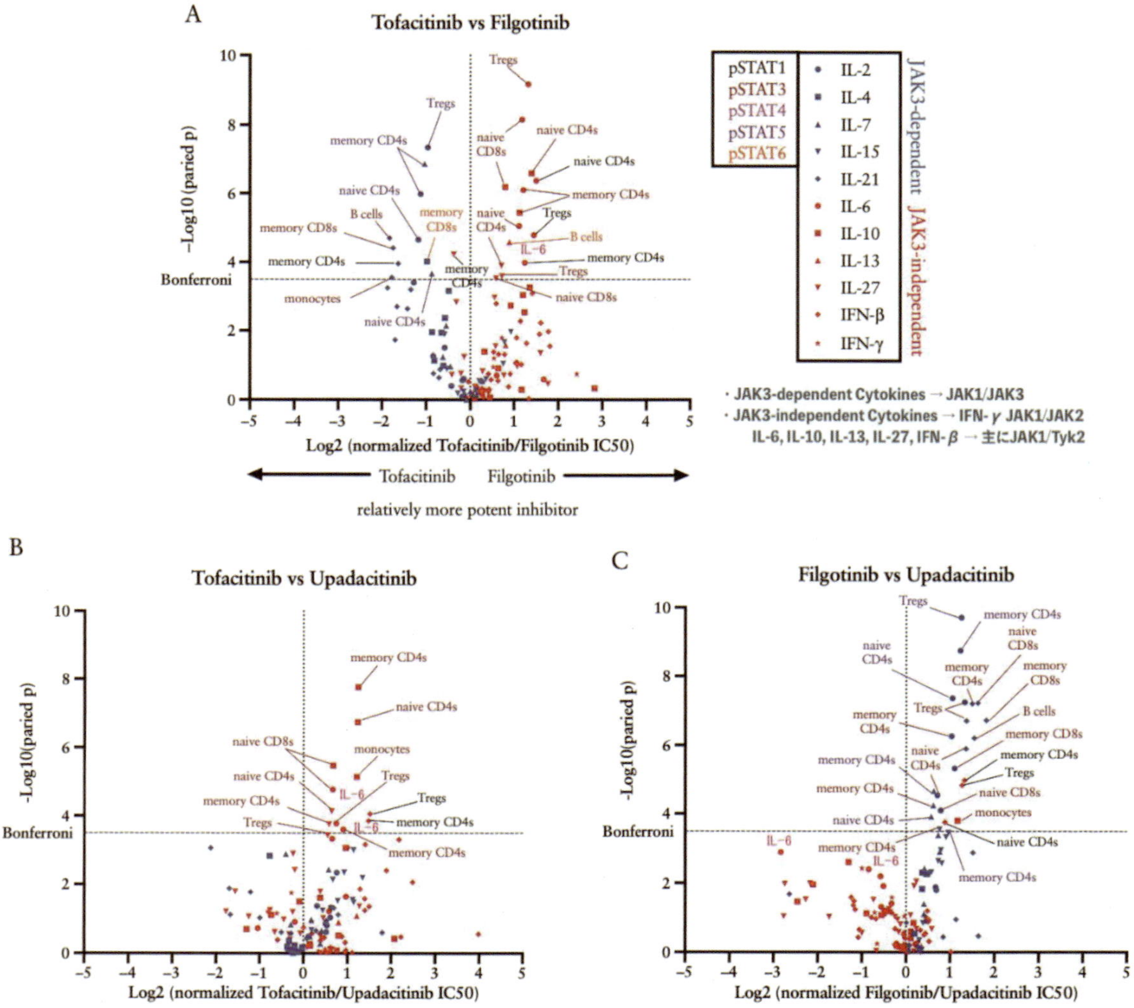

图4 TOF、FIL、UPA 对 JAK3 依赖性/非依赖性细胞因子的抑制效果比较（Volcano plots）
（调整自 Hindmarch DC, et al. Janus kinase inhibitors differentially inhibit specific cytokine signals in the mesenteric lymph node cells of inflammatory bowel disease patients. J Crohns Colitis 18：628-637, 2024）

著达到了临床和内镜下缓解，这表明非糖皮质激素的口服小分子药物的出现可能开辟了全新的治疗策略。

在针对 UC 的 3 种 JAK 抑制剂的临床试验中，关于安全性，UPA 15mg 和 30mg 维持治疗的带状疱疹发生率均为 4%，相比之下，TOF 的 HZ 整体发生率为 2.3%，FIL 200mg 仅为 0.6%。重大不良心血管事件（major adverse cardiovascular events，MACE）、深静脉血栓症（deep vein thrombosis，DVT）和肺栓塞（pulmonary embolism，PE）的发生率较低，与安慰剂组没有显著差异。在针对类风湿性关节炎患者的研究中，特别关注了 ACE 和恶性肿瘤的发生情况。一项长期研究——ORAL Survey，比较了相对于 TNF，使用 TOF 抑制剂的风险。研究结果显示，托法替尼长期使用与 MACE 的发生相关，其风险比率（95% 信心区间）为 1.33（0.91 ~ 1.94），而与恶性肿瘤的关联则更明显，其风险比率为 1.48（1.04 ~ 2.09）。基于这些发现，FDA 和 EMA（the european medicines agency）已经针对这些潜在风险发出了警告。进一步的研究表明，重要的不良事件与患者的年龄和吸烟历史有显著关系。在 65 岁以下不吸烟且无吸烟史的类风湿性关节炎患者群体中，TOF 与 TNF 抑制剂各自的风险比没有差异。实际上，ORAL Surveillance 试验的患者背景平均年龄约 60 岁，65 岁以上占约 30%，吸烟及有吸烟史者约占一半，烟龄 35 ~ 40 年，体质指数（BMI）也约为 30kg/m²，这与 IBD 患者的背景有很大差异。

关于TOF进入日本市场后的监测，约2000例UC患者的数据显示，虽然观察期不同，但带状疱疹的年发病率为5.81/100，所有重要不良事件中，恶性肿瘤的发生率为1.12，其他重要不良事件的发生率均低于0.5。这一结果被认为支持了类风性湿关节炎患者与IBD患者在背景因素上存在差异的观点。因此，在使用JAK抑制剂时，考虑患者的年龄、吸烟历史、带状疱疹或机会性感染、血栓症、恶性肿瘤等历史至关重要。通过评估风险因素并谨慎决定治疗适应证，才能尽可能避免严重并发症的发生。

2）TOF、FIL、UPA的真实世界数据

针对TOF、FIL、UPA 3种主要的JAK抑制剂的真实世界数据，此前已有相关研究。在加拿大开展的REMIT-UC（real-world effectiveness and safety of tofacitinib for moderate-to-severely active ulcerative colitis）研究中，共纳入334例中重度活动性溃疡性结肠炎患者并对其使用TOF，实地评估了TOF的效果和安全性。其中未接受过生物制剂治疗（bio-naive）的患者仅占17.6%，而接受过2种以上药物治疗的高度难治性病例占67.2%。结果显示，12周时的临床改善率为64%，缓解率为35.3%；1年后缓解率分别为35.2%和45.1%；150周的长期随访中，44.5%患者出现疗效减弱，但总体疗效仍较理想。日本Kojima等人的研究（纳入111例患者）也报告了类似结果。此外，研究指出，疗效减弱与维持剂量为10mg或治疗时存在全层炎症表现的病例显著相关，提示在减量时需通过生物标志物或内镜评估黏膜愈合情况，谨慎决策。

他克莫司（tacrolimus，TAC）是一种分子量为822.03的中分子药物，虽与JAK抑制剂不同类别，但同为口服制剂，通过抑制转录因子NFAT(nuclear factor of activated T cell）的脱磷酸化，从而强力抑制T细胞活化的钙调磷酸酶抑制剂。其对重症住院病例亦显示出高效性，但需采用快速饱和疗法，即要求治疗当日即可监测血药浓度。由于具备相关检测条件的医疗机构有限，其实际应用受到制约。而JAK抑制剂无须监测血药浓度，因此能否替代TAC成为重要的临床课题。Berinstein等人针对使用甲基泼尼松龙（methylprednisolone，mPSL）15mg每6小时一次（每日4次）后，产生耐药性的急性重症溃疡性结肠炎（acute severe UC，ASUC）住院病例进行了一项研究。研究中，他们比较了40例TOF治疗患者与主要使用IFX治疗的113例患者的短期（约80天）治疗效果。两组基线血液检查结果为CRP 6.3～7.71mg/dL、Alb 33～34mg/dL、Hb 11.7～12g/dL。既往治疗药物方面，TOF组中67.5%患者接受过≥2种生物制剂治疗，而对照组约70%为未接受过生物制剂治疗（bio-naive）患者。数据分析表明，这些患者可能对应于日本的中度重症住院病例。非结肠切除率在TOF每日30mg组显著高于对照组，但每日20mg组无显著差异。尽管他克莫司（TAC）可能成为替代疗法，但当前医保批准剂量下的可行性仍存疑。

关于FIL，Akiyama等人在日本进行的一项多中心回顾性研究，共纳入了238例患者。患者基线CRP中位数为0.25mg/dL，SCCAI（simple clinical colitis activity index）中位数为4，结合Hb与Alb值判断，主要为轻至中度病例且全身状态影响较小。临床缓解率（仅按完成治疗病例计算）在10周时为47%，26周时为56.6%，58周时为64.6%，中位观察时间为28周（IQR 10～54周）。带状疱疹发生率为1.3%，未报告严重不良反应。此外，研究显示既往生物制剂及JAK抑制剂用药史较少的患者有效率和治疗持续率显著更高。

关于UPA，Friedberg等人首先评估了44例高度难治性UC患者（约20%为bio-naive，37%接受过2种生物制剂，45%接受过≥3种生物制剂）的短期疗效（使用SCCAI评分）。结果显示，有效率和临床缓解率在2周时为60%和36%，4周时为69.2%，8周时为85.2%和81.5%，提示其具有快速起效和高疗效的特点。这可能是Ⅲ期试验中UPA对bio-failure的高效性在真实世界中的体现，但也需考虑患者基线特征的影响：SCCAI平均5.3，CRP中位数0.3mg/dL，Alb 42mg/dL，Hb 13.0g/dL，粪钙卫蛋白中位数454mg/kg，表明症状活动度与黏膜损伤程度较低。近期一项多中心回顾性队列研究比较了UPA（81例）与TOF（74例）治疗52周后的结局，结果显示两者在内镜反应和SCCAI临床缓解方面无显著差异，但无糖皮质激素

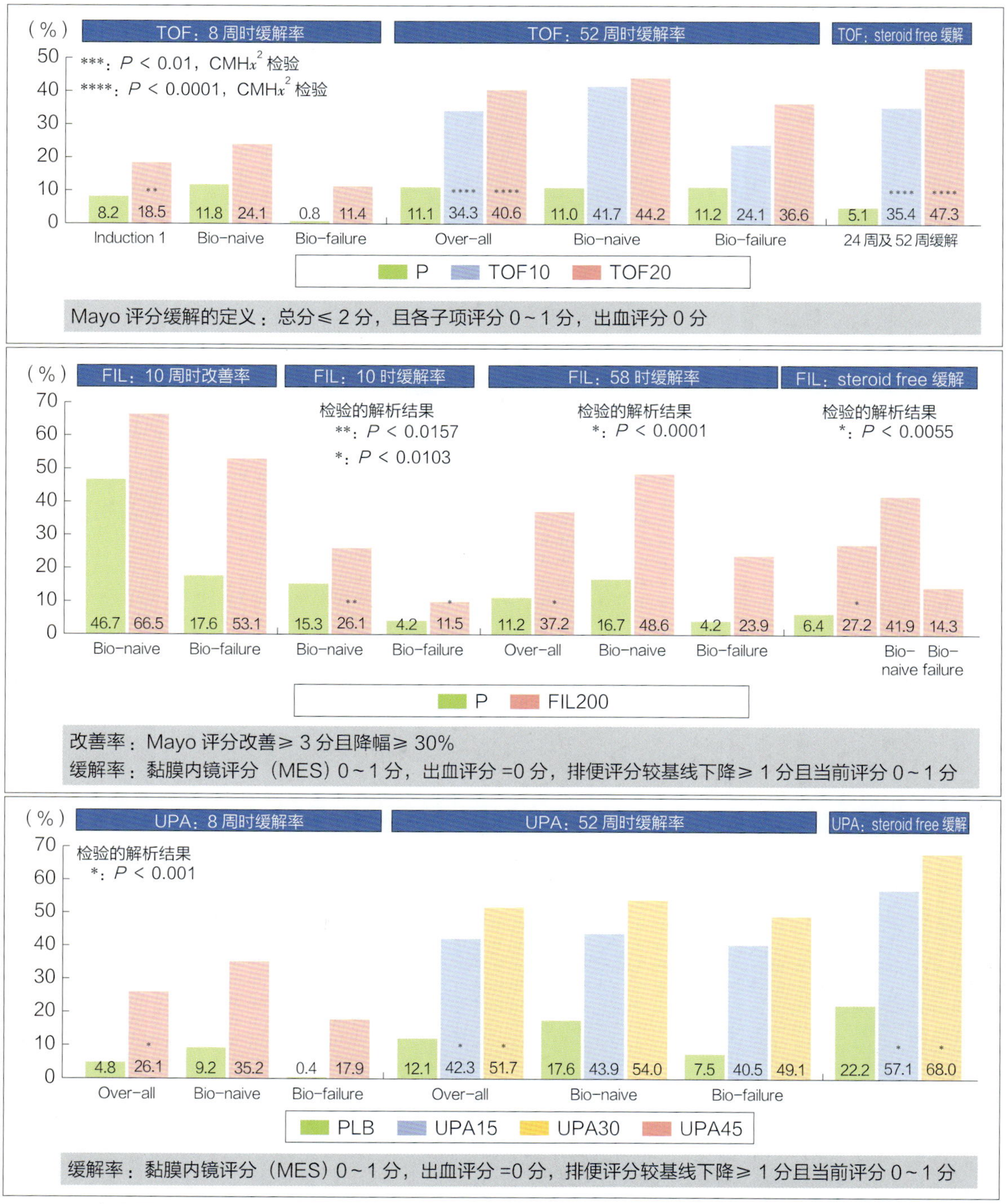

a
b
c

图5 TOF 第Ⅲ阶段试验、FIL 第Ⅱ b/Ⅲ阶段试验、UPA 第Ⅲ阶段试验的短期与长期成绩

a. TOF UC 阶段 3 的 OCTAVE 研究。

b. FIL UC 阶段 2b/3 的 SELECTION 研究。

c. UPA UC 阶段 3 的 ACHIEVE 研究。

［数据来源 a：Atreya R, et al. Personalizing treatment in IBD：Hype or reality in 2020? Can we predict response to anti-TNF? Front Med（Lausanne） 7：517, 2020；b：Sandborn WJ, et al. Tofacitinib as induction and maintenance therapy for ulcerative colitis. N Engl J Med 376：1723-1736, 2017；c：Feagan BG, et al. Filgotinib as induction and maintenance therapy for ulcerative colitis（SELECTION）：a phase 2b/3 double-blind, randomised, placebo-controlled trial. Lancet 397：2372-2384, 2021］

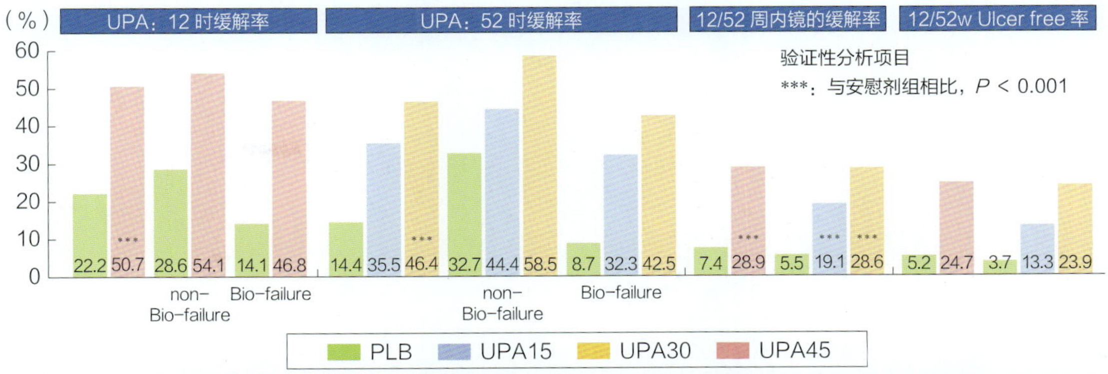

基于 SF/AP 评分的临床缓解：定义为每日平均 SF 评分≤ 2.8 分且每日平均 AP 评分≤ 1.0 分，均未超过基线值。
内镜下缓解：定义为 SES-CD 评分≤ 4 分且较基线减少≥ 2 分，且所有子评分项均≤ 1 分。
Utest-free（完全黏膜愈合）：基线时 SES-CD 溃疡子评分≥ 1 分的患者治疗后溃疡子评分降至 0。

图6 针对 CD 的 UPA Ⅲ期试验的短期与长期结果

［数据来源 Loftus E, et al. Upadacitinib Induction and maintenance therapy for Crohn's disease. N Engl J Med 388：1966–1980, 2023］

缓解率 UPA 72%，TOF 48%（基线 PSL 使用率分别为 UPA 56%，TOF 53%）及治疗持续率 UPA 86%，TOF 64%，均存在显著差异。此外，病例系列研究报告，UPA 对既往 TOF 或 FIL 治疗无效或不耐受的患者亦显示高效性。

如前所述，基于对既往接受过生物制剂治疗患者的各 JAK 抑制剂疗效报告，以及从 TOF 或 FIL 转换为 UPA 或再次治疗的疗效数据，目前临床倾向于根据治疗时疾病活动度及既往治疗负荷选择性使用 3 种 JAK 抑制剂。

3）JAK 抑制剂治疗病例

［病例］ 40 多岁，男性，溃疡性结肠炎（左半结肠型），复发缓解型，难治性病例（泼尼松龙 PSL 依赖）。

2001 年发病，接受 5-ASA 制剂及局部药物治疗。

2013 年出现中度复发，口服 PSL 诱导缓解后加用硫嘌呤类药物，但仍呈 PSL 依赖。后联合阿达木单抗治疗，因未达缓解转为 IFX。转换后成功缓解并停用 PSL，此后维持缓解约 10 年。

2022 年 6 月，IFX 治疗第 5 周时出现中度复发，联合硫嘌呤类药物检测 IFX 血药浓度降至 13μg/mL。遂转换为戈利木单抗（皮下注射 4 次），仍无效，于 2023 年 1 月停用硫嘌呤类药物并转为 UPA。

药物转换时 Mayo 评分为 9 分，实验室抽血检查 CRP 0.58mg/dL、Hb 12.1g/dL、Alb 3.6g/dL，大肠内镜（图 7a～c）显示降结肠以下散在浅表性不规则溃疡伴弥漫性炎症复发。UPA 治疗 4 周后获临床缓解，12 周时因出现带状疱疹将剂量从 45mg 减至 30mg。2024 年 2 月检测 LRG（leucine rich α 2 glycoprotien）8.3μg/mL 后进一步减量至 15mg，目前维持缓解。治疗约 1 年后复查大肠内镜（图 7d～f），显示黏膜愈合良好。

α_4 整合素抑制剂

1. Carotegrast Methyl（AJM300，CGM）的基础

1）CGM 的作用机制与安全性管理

CGM 是全球首个小分子（分子量 569.4）口服 α_4 整合素抑制剂，于 2022 年 3 月在日本获批上市。CGM 是一种经酯化修饰的前药，旨在提高胃肠道吸收效率，其在肝脏中通过细胞色素 P4503A4（cytochrome P4503A4，CYP3A4）代谢为活性形式的 Carotegrast Methyl。在炎症性肠疾病（IBD）治疗领域，生物制剂维得利珠单抗（安吉优®）已于 2018 年投入使用。二者的核心差异（除分子量外）在于作用机制：维得利珠单抗通过与淋巴细胞表面的 α_4 和 β_7 整合素结合，阻断其与血管内皮细胞上的黏膜地址素 MAdCAM-1 的相互作用，从而选

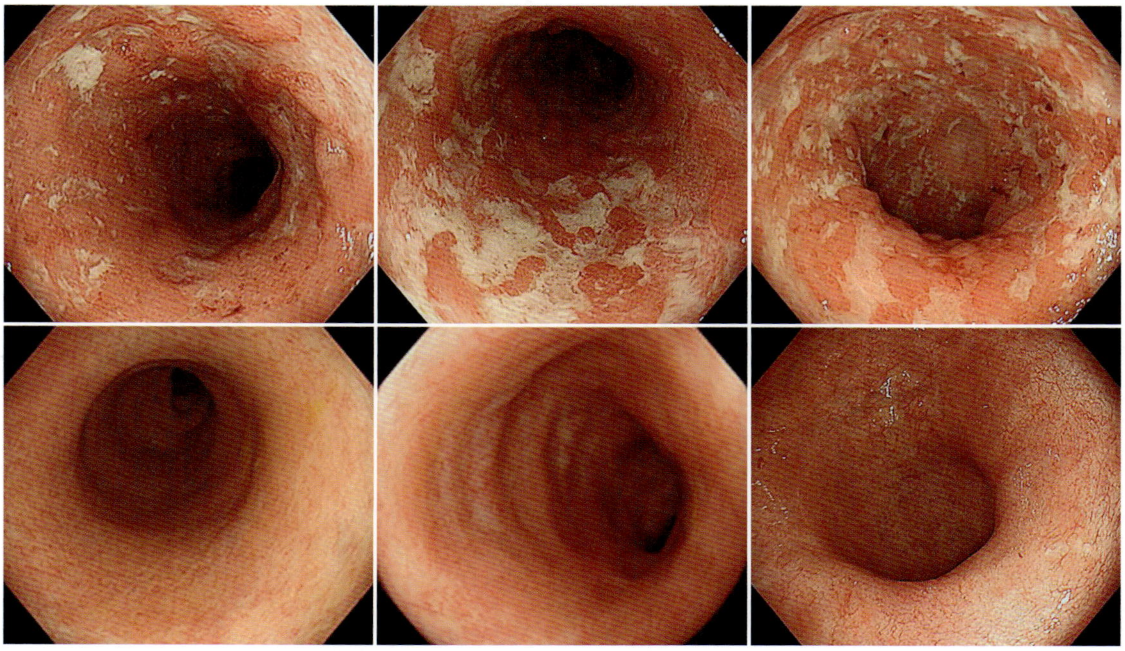

a	b	c
d	e	f

图7 ［病例］大肠内镜检查
a～c. 复发时。a：降结肠，b：乙状结肠，c：直肠。
d～f. 缓解后。d：降结肠，e：乙状结肠，f：直肠。

择性抑制肠道淋巴细胞归巢（即肠管选择性）。而 CGM 通过结合活性 α_4 整合素的末端结构域，同时抑制 $\alpha_4\beta_7$ 整合素与 MAdCAM-1（mucosal vascular addressin cell adhesion molecule 1）以及 $\alpha_4\beta_7$ 整合素与 VCAM-1（vascular cell adhesion protein 1）的相互作用。

由于 VCAM-1 在中枢神经系统小静脉内皮细胞上持续表达，长期使用 CGM 可能导致脑实质中浸润的 CD4/CD8 淋巴细胞减少，从而引发免疫抑制效应的累积。此过程中，潜伏于 B 细胞内的 JC 病毒（John Cunningham virus，JCV）可能因再激活增殖引发神经病变性变异，最终诱发进行性多灶性白质脑病（progressive multifocal leukoencephalopathy，PML）。JCV 为人类多瘤病毒，幼年时期通过扁桃体 B 细胞隐性感染后潜伏于骨髓或脑组织。据研究，日本成人中约 70% 血清抗体呈阳性。为规避 PML 风险，CGM 的持续给药周期被限制为 6 个月，若需再治疗（有效病例的再治疗效果与初始治疗相当），需间隔至少 8 周。若需再治疗（有效病例的再治疗效果与初始治疗相当），需间隔至少 8 周。此间隔设定基于人源化抗 α_4 整合素单抗那他珠单抗（Natalizumab）的研究：停药后外周血淋巴细胞增殖效应消失，且脑脊液中 CD4/CD8 比值恢复需 2 个月，故将给药间隔设定为至少 8 周。严格遵循此规则后，日本溃疡性结肠炎（UC）的临床试验及实际应用中尚未报告 PML 病例。除 PML 外，CGM 的严重不良反应罕见，与安慰剂无显著差异，仅低概率出现上呼吸道感染、头痛、恶心、皮疹及肝损伤。

2. CGM 临床试验

日本Ⅲ期临床试验（CT3）的入组标准包括：经口 5-ASA 制剂疗效不足（具体剂量为美沙拉嗪速释剂≥ 4g/d、pH 依赖型≥ 3.6g/d、MMX（multi matrix system）型≥ 4.8g/d、柳氮磺吡啶（Salazosulfapyridine，SASP）≥ 4g/d，持续 4 周以上无剂量调整仍无效）或不耐受；且 Mayo 评分 6～10 分（中度活动），内镜子评分≥ 2 分、血便子评分≥ 1 分。也就是说，CGM 作为一种新型口服药物，其定位与传统治疗路径不同：在 UC 内科治疗中，当一线药物（各 5-ASA 制剂）以常规诱导缓解的最大剂量（SASP ≤ 8g/d）。持续使用 4 周以上仍疗效不足或不耐受时，CGM 可作为升级至二线治疗（如糖皮质激素治疗）前的替代选择。

需特别注意的是，其药品说明书上明确标注，其适应证仅限诱导缓解，不可用于维持治疗。临床试验中，患者连续服用 CGM 8 周，达到临床缓解后停药。累计缓解·改善率数据如图 8 所示，多数患者于 8～12 周停药，约半数获缓解。停药后黏膜愈合［MES（Mayo endoscopic subscore）0］患者的累计无复发率在半年时为 80%、1 年时为 70%；而仅达到临床缓解的患者停药后复发率在 2 个月时为 10%、半年时为 40%、1 年时为 50%。基于上述治疗数据，CGM 的停药时机可考虑以下两种情况：其一为达到临床缓解时；其二为在规定的半年疗程内继续服药，并在临床缓解基础上，通过血清富亮氨酸 α2 糖蛋白（leucine-rich α-2-glycoprotein，LRG）或大肠内镜检查确认黏膜愈合（MES 0）时终止给药。

在溃疡性结肠炎（UC）的内科治疗中，无论疾病分型如何，首选治疗方案均为 5- 氨基水杨酸（5-ASA）口服制剂和/或灌肠剂、栓剂。若疗效不足，则作为二线治疗选择糖皮质激素治疗。但若病变局限于左半结肠，建议在全身性激素治疗前优先使用 5-ASA 或皮质类固醇栓剂/灌肠剂。然而，局部制剂的接受度和疗效并非绝对理想，因此 CGM 的引入为无法耐受灌肠治疗或局部治疗无效的患者提供了重要替代方案，其临床意义显著。此外，CGM 诱导临床缓解后停药的患者，在短期内（3～4 个月内）的复发率约为 30%，提示其可作为一种类似于局部制剂的按需口服治疗方案应用于临床实践。

结语

本文针对近年来日本批准上市的口服小分子药物（如 JAK 抑制剂与 α 整合素抑制剂），围绕其作用机制、药物特性、临床有效性与安全性，以及各自在治疗中的定位进行了基本说明。与传统的生物制剂不同，JAK 抑制剂通过独特的作用机制为溃疡性结肠炎（UC）患者提供快速病情改善，并可能成为针对包括 TNF 抑制剂在内的多种现有治疗均无效的病例，即难治性病例（difficult-to-treat，D2T）的新型挽救治疗选择。此外，CGM 的引入为规避全身性糖皮质激素治疗提供了新途径，未来可能会因此减少需接受高复发风险的全身性 PSL 治疗的患者比例，降低难治性疾病数量和复发率。

文献

[1] Garrido-Trigo A, Salas A. Molecular structure and function of Janus kinase: implications for the development of inhibitors. J Crohns Colitis 14 (Suppl 2) : S713-724, 2020.

[2] Salas A, Hermandez-Rocha C, Duijvestein M, et al. JAK-STAT pathway targeting for the treatment of inflammatory bowel disease. Nat Rev Gastroenterol Hepatol 17: 323-337, 2020.

[3] Hu X, Li J, Fu M, et al. The JAK/STAT signaling pathway: from bench to clinic. Signal Transduct Target Ther 6: 402, 2021.

[4] Danese S, Argollo M, Le Berre C, et al. JAK selectivity for inflammatory bowel disease treatment: does it clinically matter? Gut 68: 1893-1899, 2019.

[5] Traves PG, Murray B, Campigotto F, et al. JAK selectivity and the implications for clinical inhibition of pharmacodynamic cytokine signalling by filgotinib, upadacitinib, tofacitinib and baricitinib. Ann Rheum Dis 80: 865-876, 2021.

[6] Hindmarch DC, Malashanka S, Shows DM, et al. Janus kinase inhibitors differentially inhibit specific cytokine signals in the mesenteric lymph node cells of inflammatory bowel disease patients. J Crohns Colitis 18: 628-637, 2024.

[7] Veremeire S, Schreiber S, Petryka R, et al. Clinical remission in patients with moderate-to-severe Crohn's disease treated with filgotinib (the FITZROY study) : results from a phase 2, double-blind, randomised, placebo-controlled trial. Lancet 389: 266-275, 2017.

[8] Vermeire S, Rubin DT, Watanabe M, et al. Safety of filgotinib in Crohn's disease compared with ulcerative colitis: data from the phase 3 DIVERSITY1 and phase 2b/3 SELECTION studies. Abstract P0737. Presented at: ACG 2023 Annual Scientific Meeting ; October 20-25, 2023 ; Vancouver, Canada.

[9] Atreya R, Neurath MF, Siegmund B. Personalizing treatment in IBD: Hype or reality in 2020? Can we predict response to anti-TNF? Front Med (Lausanne) 7: 517, 2020.

[10] Sandborn WJ, Su C, Sands BE, et al. Tofacitinib as induction and maintenance therapy for ulcerative colitis. N Engl J Med 376: 1723-1736, 2017.

[11] Feagan BG, Danese S, Loftus Jr EV, et al. Filgotinib as induction and maintenance therapy for ulcerative colitis (SELECTION) : a phase 2b/3 double-blind, randomised, placebo-controlled trial. Lancet 397: 2372-2384, 2021.

[12] Danese S, Vermeire S, Zhou W, et al. Upadacitinib as induction and maintenance therapy for moderately to severely active ulcerative colitis: results from three phase 3, multicentre, double-blind, randomised trials. Lancet 399: 2113-2128, 2022.

[13] Loftus Jr EV, Panés J, Lacerda AP, et al. Upadacitinib Induction and maintenance therapy for Crohn's disease. N Engl J Med 388: 1966-1980, 2023.

[14] Nakase H. Understanding the efficacy of individual Janus kinase inhibitors in the treatment of ulcerative colitis for future positioning in inflammatory bowel disease treatment. Immunol Med 46: 121-130, 2023.

[15] Yttenberg SR, Bhatt DL, Mikuls TR, et al. Cardiovascular and cancer risk with tofacitinib in rheumatoid arthritis. N Engl J Med 386: 316-326, 2022.

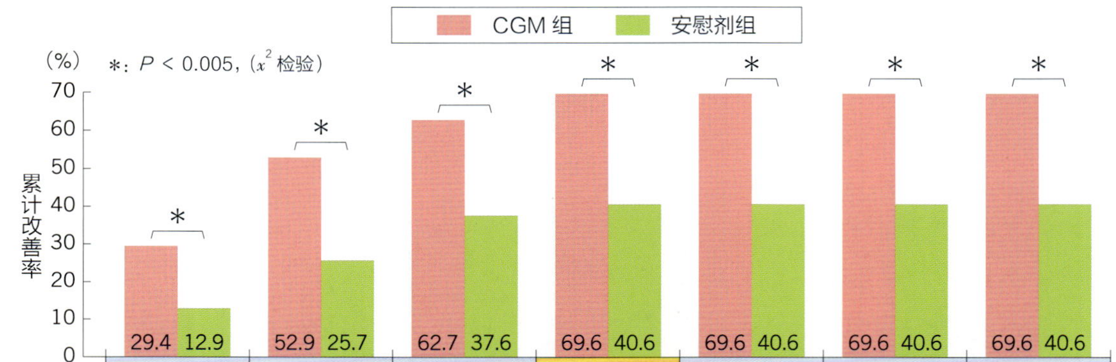

	2 周		4 周		8 周		12 周		16 周		20 周		24 周	
	CGM 组	安慰剂组	CGM 组	安慰剂组	CGM 组	安慰剂组	CGM 组	安慰剂组	CGM 组	安慰剂组	CGM 组	安慰剂组	CGM 组	安慰剂组
分析病例数	102	101	102	101	102	101	102	101	102	101	102	101	102	101
累计改善病例数	30	13	54	26	64	38	71	41	71	41	71	41	71	41
累计改善率	29.4	12.9	52.9	25.7	62.7	37.6	69.6	40.6	69.6	40.6	69.6	40.6	69.6	40.6
p 值（x^2 检验）	0.0039		< 0.0001		0.0003		< 0.0001		< 0.0001		< 0.0001		< 0.0001	
8 周后各评估时间点的给药病例数					91	85	52	50	4	10	3	3	2	3

※ 部分 Mayo 评分（PMS）改善定义：①较基线 PMS 减少≥ 25% 且≥ 2 分，②血便子评分较基线减少≥ 1 分或≤ 1 分

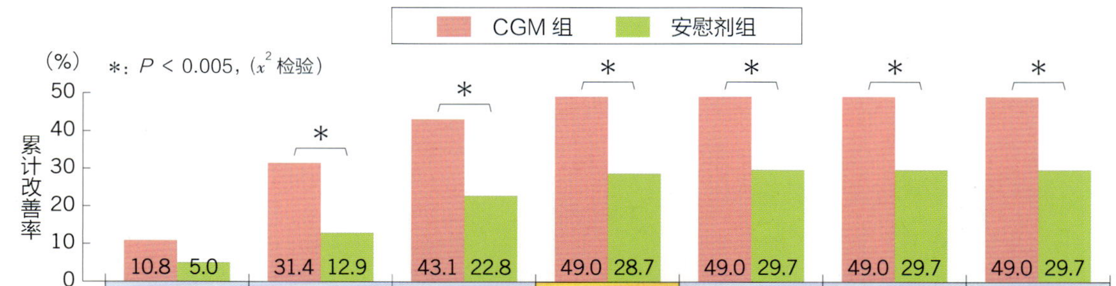

	2 周		4 周		8 周		12 周		16 周		20 周		24 周	
	CGM 组	安慰剂组	CGM 组	安慰剂组	CGM 组	安慰剂组	CGM 组	安慰剂组	CGM 组	安慰剂组	CGM 组	安慰剂组	CGM 组	安慰剂组
分析病例数	102	101	102	101	102	101	102	101	102	101	102	101	102	101
累计改善病例数	11	5	32	13	44	23	50	29	50	30	50	30	50	30
累计改善率	10.8	5.0	31.4	12.9	43.1	22.8	49.0	28.7	49.0	29.7	49.0	29.7	49.0	29.7
p 值（x^2 检验）	0.123		0.0015		0.002		0.003		0.0049		0.0049		0.0049	
8 周后各评估时间点的给药病例数					91	85	52	50	4	10	3	3	2	3

※ 部分 Mayo 评分（PMS）缓解定义：① PMS ≤ 2 分，②所有子评分项≤ 1 分

图8 CGM 诱导缓解治疗的疗效数据。CGM: Carotegrast Methyl

a. 初始治疗持续期（0 ~ 24 周）的有效性：累计改善率。

b. 初始治疗持续期（0 ~ 24 周）的有效性：累计缓解率。

[16] Kristensen LE, Danese S, Yndestad A, et al. Identification of two tofacitinib subpopulations with different relative risk versus TNF inhibitors: an analysis of the open label, randomised controlled study ORAL Surveillance. Ann Rheum Dis 82: 901–910, 2023.

[17] ファイザー株式会社. ゼルヤンツ® 錠 5mg 適正使用情報—潰瘍性大腸炎を対象とした特定使用成績調査（全例調査）の報告（2024 年 5 月作成資材）.

[18] Ma C, Panaccione R, Xiao Y, et al. REMIT–UC: real–world effectiveness and safety of tofacitinib for moderate–to–severely active ulcerative colitis: A Canadian IBD Research Consortium Multicenter National Cohort Study. Am J Gastroenterol 118: 861–871, 2023.

[19] Kojima K, Watanabe K, Kawai M, et al. Real–world efficacy and safety of tofacitinib treatment in Asian patients with ulcerative colitis. World J Gastroenterol 30: 1871–1886, 2024.

[20] Kawakami K, Inoue T, Murano M, et al. Effects of oral tacrolimus as a rapid induction therapy in ulcerative colitis. World J Gastroenterol 21: 1880–1886, 2015.

[21] Berinstein JA, Sheehan J, Dias M, et al. Tofacitinib for biologic–experienced hospitalized patients with acute severe ulcerative colitis: a retrospective case–control study. Clin Gastroenterol Hepatol 19: 2112–2120, 2021.

[22] Akiyama S, Yokoyama K, Yagi S, et al. Efficacy and safety of filgotinib for ulcerative colitis: a real–world multicenter retrospective study in Japan. Aliment Pharmacol Ther 59: 1413–1424, 2024.

[23] Friedberg S, Choi D, Hunold T, et al. Upadacitinib is effective and safe in both ulcerative colitis and Crohn's disease: prospective real–world experience. Clin Gastroenterol Hepatol 21: 1913–1923, 2023.

[24] Dalai RS, Kallumkal G, Cabral HJ, et al. One–year comparative

effectiveness of upadacitinib vs tofacitinib for ulcerative colitis: a multicenter cohort study. Am J Gastroenterol 119: 1628–1631, 2024.

[25] Hosomi S, Nishida Y, Fujiwara Y. Efficacy of upadacitinib as a second–line JAK inhibitor in ulcerative colitis: a case series. Intern Med 63: 1882–1885, 2024.

[26] Fiorucci S, Biagioli M, Distrutti E. Immunephenotype predicts response to vedolizumab: integrating clinical and biochemical biomarkers in the treatment of inflammatory bowel diseases. Dig Dis Sci 63: 2168–2171, 2018.

[27] Pavlovic D, Pate MA, Patera AC. T cell deficiencies as a common risk factor for drug associated progressive multifocal leukoencephalopathy. Immunobiology 223: 508–517, 2018.

[28] 久冨木原健二，中原仁．インテグリン阻害剤—“natalizumab と vedolizumab”．血栓止血誌 30: 603–609, 2019.

[29] EA ファーマ株式会社，キッセイ薬品工業株式会社．カログラ錠 120mg 医薬品インタビューフォーム，2023 年 6 月改訂（第 4 版）．日本標準商品分類番号 872399，2023.

[30] 中村志郎，柿本一城，宮嵜孝子，他．潰瘍性大腸炎新規治療薬カロテグラストの実診療における位置付け．新薬と臨 73: 129–136, 2024.

总结

小分子化合物（聚焦 JAK 抑制剂和口服整合素抑制剂）

Shiro Nakamura[1], Kazuki Kakimoto,
Takako Miyazaki, Yuki Hirata,
Naokuni Sakiyama[2], Azusa Hara[3],
Ryoji Koshiba[1], Kei Nakazawa,
Noboru Mizuta, Hiroki Nishikawa

自 2000 年以来，许多生物制剂已被批准用于炎症性肠疾病（IBD），从而显著改善了治疗结果。近年来，口服小分子化合物，尤其是 Janus 激酶（JAK）抑制剂，作为新的治疗选择已经出现。这些药物与生物制剂相比具有不同的作用机制和药物特性，引起了相当大的关注。本文首先概述了小分子在 IBD 治疗中的基本作用机制和特性，重点是 JAK 抑制剂和口服整合素抑制剂。然后，基于临床试验和最近的真实世界报告，回顾了它们的临床疗效和安全性，并讨论了每种药物的定位。

[1] Second Department of Internal Medicine, Osaka Medical and Pharmaceutical University.

[2] Department of Gastroenterology, Hokusetsu General Hospital, Takatsuki, Japan.

[3] Department of Gastroenterology, Katsuragi Hospital, Kishiwada, Japan.

炎症性肠疾病的内科治疗

克罗恩病的内镜下球囊扩张术

林宏樹[1]
矢野智則
坂本博次
小黒邦彦
大和田潤
小野友輔
小林卓真
宮原晶子
田丸智子
木下翼
水田優実
山本博徳

摘要 克罗恩病常因反复复发与缓解，导致肠道狭窄进而发展为难治性病变。尽管通过肠管切除术或狭窄成形术可消除狭窄区域，但术后仍可能复发。这种情况下，规避手术风险的内镜下球囊扩张术（endoscopic balloon dilation，EBD）的价值便凸显了出来。尤其对于有明显症状的狭窄或伴近端肠管扩张的狭窄，EBD 是理想的治疗选择。实施内镜下球囊扩张术的理想时间为疾病缓解期，术前需通过血液学及影像学检查明确病变活动度及范围。若内镜下发现残留炎症，可通过强化治疗预防再狭窄。本文结合实际病例，探讨本中心 EBD 的操作技巧与临床经验。

关键词 克罗恩病 球囊内镜 内镜下球囊扩张术 Cast Hood 水交换法

[1] 自治医科大学内科学講座消化器内科学部門 〒329-0498 下野市薬師寺 3311-1

内镜下球囊扩张术的意义

克罗恩病（Crohn's disease，CD）是一种累及消化道全层的慢性炎症性肠疾病，以非连续性深溃疡为特征。其反复复发与缓解可导致狭窄及瘘管形成，最终发展为难治性病变。重度狭窄可引发肠梗阻，导致经口进食困难。

对于狭窄引起的通过障碍，通过实施肠管切除术或狭窄成形术可暂时改善症状。然而，术后克罗恩病本身并未治愈，残留肠管仍可能发生炎症。反复手术将导致肠管长度缩短，水分及营养吸收不足，最终引发短肠综合征。为避免短肠综合征，内镜下球囊扩张术（endpscopic balloon dilation，EBD）是有效的替代治疗方案。

2021 年日本发布的《克罗恩病小肠狭窄内镜下球囊扩张术指南（小肠内镜诊疗指南补编）》指出，EBD 可通过改善肠梗阻进而抑制小肠细菌过度增长（small intestinal bacterial overgrowth，SIBO），并可能抑制疾病复发。

EBD 适应证

有症状的狭窄或伴近端肠管扩张的狭窄是 EBD 的明确适应证。对于无症状且无近端肠管扩张但内镜无法通过的狭窄，EBD 的临床应用尚需进一步研究（指南列为待解决课题）。然而，若通过 EBD 实现内镜通过，则可评估深部小肠。此外，狭窄导致的肠梗阻可能提高 SIBO 的风险（比值比 3.83，95% 置信区间 1.54～6.75，P=0.025）。由此看来，抑制肠道细菌异常增殖可能有助于改善炎症。

EBD 的禁忌证包括：合并深部溃疡的狭窄、合并脓肿或瘘管的狭窄、伴有严重粘连性弯曲的狭窄与恶性肿瘤导致的狭窄。长段狭窄的 EBD 疗效较差，但并非不可使用（参考指南）。超过 5cm 的狭窄多合并纤维性狭窄与炎症狭窄。若通过诱导缓解治疗减轻肠壁水肿及炎症狭窄，常可转化为短段纤维性狭窄。由于小肠管腔较窄，肠壁水肿对其影响尤为显著（图 1）。

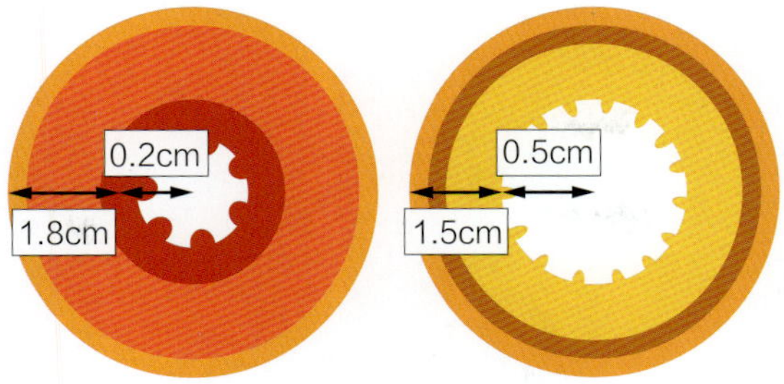

图1 炎症对小肠管腔面积的影响
炎症改善后肠壁厚度减少17%，管腔面积从0.04增至0.25，扩大6.25倍。

对于形态复杂的狭窄或与临床病程不符的狭窄，需警惕恶性肿瘤可能。恶性狭窄性病变的治疗EBD存在穿孔及肿瘤播散风险。CD合并小肠腺癌的肉眼特征中，超过半数表现为狭窄或瘘管，因此实施EBD前需严格鉴别。若疑似恶性肿瘤，应在活检确诊后评估EBD可行性。

吻合口狭窄的 EBD 治疗

吻合口狭窄的EBD的疗效与安全性被认为与非吻合口狭窄基本相当。关于术后再狭窄发生率，有研究表明不同术式间无显著差异，但该研究未包含专为预防克罗恩病（CD）术后再狭窄而设计的Kono-S吻合术。常规功能性端端吻合的狭窄通常不位于缝合线处，而在吻合口前后两处高发。内镜插入时需在较大空间内翻转并通过急剧弯曲，因此常阻碍深部插入。相比之下，Kono-S吻合的Meta分析结果显示，其术后5年外科再狭窄率显著低于常规吻合方法，且允许内镜直线插入，在术后病情评估及EBD治疗中更具优势。

EBD 的时机选择

应在诱导缓解治疗完成且至少达成血清学缓解后施行EBD。内镜下缓解为理想状态，但若仅存在浅表溃疡，需权衡风险与获益。本中心通常在诱导缓解治疗后4～6个月实行EBD。

术前检查

通过血液学检查评估炎症、贫血及营养状态，并结合病史推断疾病活动度。肠道准备期间进行CT或MR肠道成像，获取病变范围、瘘管或脓肿情况、狭窄部位及数量等信息，辅助选择入路、器械及预估治疗时间。首次小肠精细检查十分必要，定期随访患者可视情况省略。

球囊内镜的插入路径

球囊辅助内镜（balloon-assisted endoscopy，BAE）的插入路径需综合既往检查及CT/MR肠道成像结果，优先选择距狭窄较近的路径。由于回肠病变多见，通常选择经肛门插入。若回肠病变因粘连或解剖变形导致经肛门入路困难，可考虑经口插入。

肠道准备

即使经口插入，狭窄近端仍易残留食物残渣。建议术前1～2天开始流质饮食，仅使用成分营养剂。由于缓释型5-氨基水杨酸（5-aminosalicylic acid，5-ASA）制剂容易滞留于肠腔内，因此应从术前3日开始停药。

作为经肛门插入操作前的预处理措施，由于担心口服肠道清洁剂可能诱发狭窄症状，推荐于前日下午服用1L、当天早晨再服用1L。若需进行上述所述的CT或MR肠道造影，则应安排在前日1L口服之后的时间点进行。

设备选择

针对球囊辅助内镜（Balloon-assisted enteroscopy，BAE）的使用，双球囊内镜（double-balloon endoscopy，DBE）相较于单球囊内镜（single-balloon endoscopy，SBE），具有可在镜头前端扩张球囊后进行造影的优点。此举可抑制造影剂的逆流，并可跨越狭窄部位进行造影，有利于获取深部肠管的信息。此外，通过镜头前端的球囊把持并推动肠管，可以调整肠管的形态。若使用DBE附带的橡皮圈固定镜头前端的球囊，橡皮圈形成的段差可能妨碍其通过狭窄部位，因此我院采取使用塑料胶带来固定球囊的方式。

在考虑插入用于EBD的球囊导管时，器械通道的最小口径需为2.8mm。使用3.2mm的器械通道，即便在插入球囊导管的过程中也可进行吸引操作。作为内镜的器械通道阀门，我院使用配有冲洗

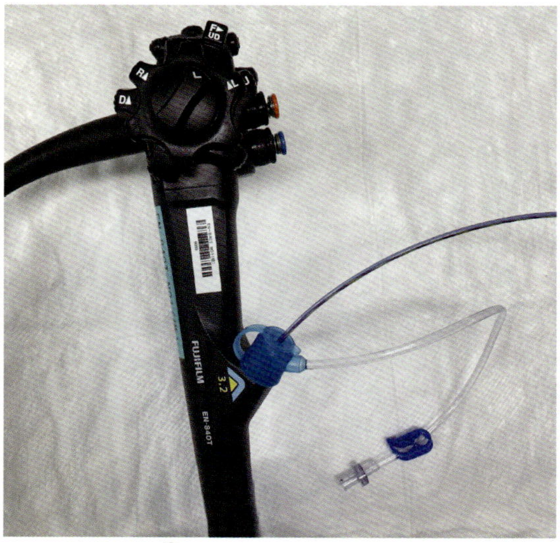

图2 BioShield® irrigator［US Endoscopy（STERIS） 公司生产］。即使器械已插入器械通道，仍可进行额外液体注入

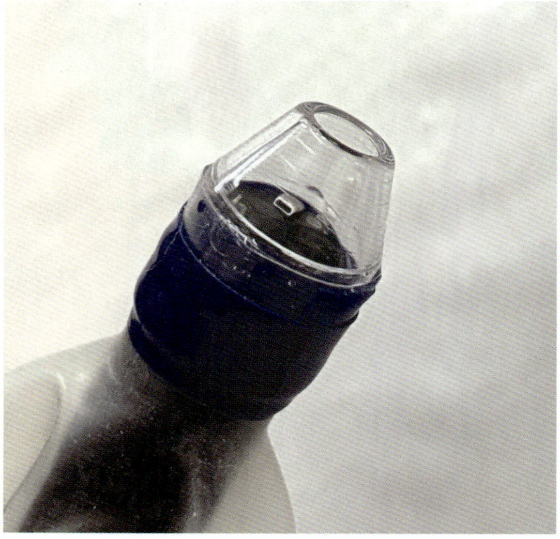

图3 Cast Hood（TOP 公司生产）。为避免镜头外径变粗，帽体以塑料胶带固定。可通过帽体刻度对狭窄直径进行评估

功能的 BioShield® irrigator［US Endoscopy（STERIS）公司生产，图 2］。该装置即便在插入球囊导管的状态下，也可注入含有消泡剂的水或切换为凝胶浸润内镜检查（gel immersion endoscopy），从而在视野因肠液混浊或出血而变差时依然能确保清晰视野，也可用于造影剂的注入。

作为前端帽，TOP 公司生产的 Cast Hood（图 3）被广泛使用。其尖端逐渐变细的构造可楔入狭窄部位，稳定镜头前端。帽侧的刻度线可通过确认楔入时显示的白色环圈，客观评估狭窄的直径。在插入气囊导管时，可引导导管位于画面中央，使其更易进入狭窄处。在水下视野中也可透过前端帽的侧面进行观察，不会遮挡视野。

所使用的球囊导管为 CRE™ PRO GI Wireguided（波士顿科学公司生产），其球囊两端为球形结构，能根据压力变化实现三段式扩张直径。所附带的导丝较短且较硬，不适用于弯曲较多的小肠，因此我院将其更换为适用于胆胰操作的导丝（Jagwire ™ Plus，波士顿科学公司生产）。

水交换法

进行送气操作时，肠管会被扩张，导致插入效率下降。即便进行缩短操作，因气体使肠管扩张，缩短效率也会降低，同时球囊的把持力也会减弱。为了提高插入效率，宜在无送气或水浸条件下使内镜在低压状态下插入。我院采用将肠液与残余气体吸出并以水置换的 WE（water exchange）法。

若在送气下进行内镜检查，水与气体混杂时视野会变差。若完全排除残余气体，则在水浸状态下，镜面反光减少，不易发生晃光现象，相比在送气状态下，可以保持更好的视野。在进行选择性造影时，造影剂可在液体中扩散，无须中断即可造影更广泛的小肠区域，甚至能跨越弯曲或狭窄部位。我院在镜头前端通过肛门或幽门后，直至操作结束期间，小肠及大肠均在无送气水浸状态下完成操作。

注水方法上，我院采用了使用镜头镜片清洗功能的 minimal WE 法。在按下内镜注水按钮时，若按住按钮中央小孔则会转为送气模式，因此需避免按住小孔，即使用边缘按压法（pushing the edge method，图 4）或快速完全按下按钮的方式，以维持无送气状态下的注水操作。与器械通道注水不同，此法在注水的同时也可通过器械通道进行吸引，因而更有利于视野的维持与杂物的清除。然而富士胶片公司生产的新型 DBE（型号 EN-840T），也可使用 water jet 进行注水。其注水量较 minimal WE 法更多，对于术前准备不充分或扩张过程中出血的情况可能更有帮助。然而，如果注入水量过多，可能导致肠腔内压升高，因此需注意使用水量。另外，在需要将 Cast Hood 内的小气泡推出镜

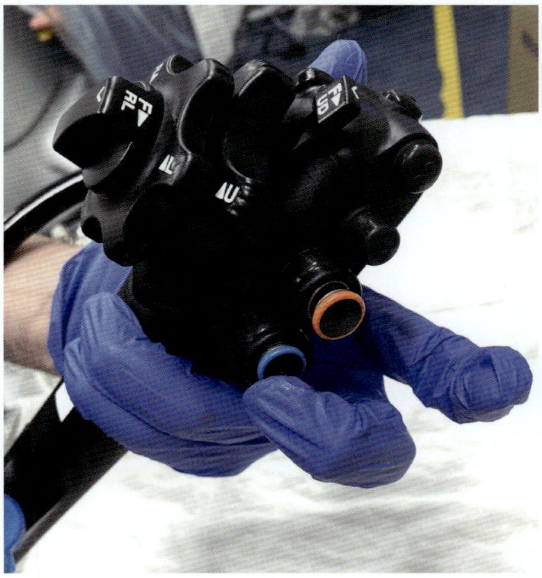

图4 pushing the edge method. 只要不堵住送气按钮中央的小孔，即可在不送气的状态下注水

外，或仅需将肠液更换为清水的情况下，使用传统的 minimal WE 法更不易造成水量过剩，更为高效。

BAE 的插入

对于 CD 患者，其慢性炎症部位可能出现肠系膜缩短、肠道粘连或畸形，插入内镜时易形成"手杖状"。若内镜操作用力过大，压力会集中于伴随肠系膜缩短与粘连的脆弱区域，这些区域常为过去曾发生深溃疡的部位，其肠壁亦往往较为脆弱，可能导致穿孔。因此，包括套管的使用在内，所有的内镜操作都必须格外慎重。

狭窄部位的评估

到达狭窄部位时，应评估该处是否合并溃疡或炎症表现。如前所述，可将 Cast Hood 贴靠于狭窄部位，并在出现白色环圈的位置处测量内径。狭窄长度及口侧肠管的扩张情况可通过注入 2 倍稀释的水溶性造影剂来评估，但造影剂的刺激有时会引发肠蠕动，妨碍操作。若已知存在更深层的狭窄，且计划对多处狭窄连续实施 EBD 时，可省略造影步骤或仅进行最小限度的造影。

扩张的目标直径

应综合考虑狭窄内径、狭窄长度、是否存在溃疡、前次 EBD 时的最大扩张直径及狭窄数量来判断目标扩张直径。当狭窄内径为 4mm 以下时，目标扩张为 8～10mm；内径为 5～7mm 时，目标为 10～12mm；而内径在 7mm 以上者，则以 12～15mm 为目标扩张直径，以确保操作的安全性。

若能扩张至 12mm，许多病例中便可通过镜头前端，且有望改善相关症状。因此，若安全性允许，初次治疗的目标应为扩张至 12mm 以上。

若存在多个狭窄，需通过套管实现深部插入时，至少需扩张至 13.5mm。若明确需通行套管时，应在评估风险与获益后，考虑扩张至 13.5mm。

具体建议可参照相关指南，我院根据扩张维持效果与并发症风险评估，在维持治疗期将 15mm 设为目标扩张直径。

EBD 内镜通过

如能扩张至 12mm，通常可通过装有 Cast Hood 的内镜，但由于肠管形态或角度，仍可能难以顺利通过。此时，若将 EBD 所用的扩张球囊导管或导丝保留在狭窄部位，可能有助于通过该处。然而，如其头端对准狭窄口反而可能阻碍推进，建议在插入过程中逐步回撤导管，引导镜头推进。

若扩张后出现明显撕裂并暴露出肌层，则不宜强行通过。若需通过导管至狭窄处，该过程属于盲操作，如遇明显阻力，应回撤观察或再次扩张后再做判断，也可选择放弃插入。

EBD 中多处连续狭窄的情况

若 EBD 中存在多处连续狭窄，扩张后的球囊导管应保留在器械通道内，不需完全拔出。由于已扩张过的球囊在操作时阻力较大，在初次插入前应先于器械通道中注入 0.5mL 橄榄油作为润滑剂。

当狭窄分布较广时，需通过导管完成深部插入。若预测某处狭窄可能难以通行，应在插入时预先将其扩张至 13.5mm。如果扩张至 15mm，球囊会过度拉伸，难以将其拉回钳子口内，因此在插入过程中通常仅扩张至必要的最小直径 13.5mm。

最深部位的选择性造影

当到达预定部位或认为已达插入极限后，为了进行深部评估，可通过器械通道注入2倍稀释的水溶性造影剂实施选择性造影。在使用DBE时，可通过扩张镜头前端的球囊抑制造影剂的逆流。若以WE法插入，深部肠腔充满水，造影剂将均匀扩散并易于到达深部区域。透视影像中肠管被造影剂充满后可能出现影像重叠，此时可能视野变差。可通过适量补注清水稀释造影剂，使背侧肠管显影更清晰，便于观察评估。

但需注意，若深部存在严重狭窄，则狭窄至镜头前端球囊之间将形成半封闭空间。若此时造影剂未能顺利向前流动，过度注入可能导致腔内压上升，易在脆弱部位引发穿孔。因此，若观察到造影剂未能扩散至深部，应怀疑存在显著狭窄，并在变换体位或轻度手压下确认造影剂是否能够顺利通过，再决定是否注入。

EBD的退镜过程

在插入内镜过程中，可能未察觉已通过轻度狭窄区域。在从最深部撤出时，可通过内镜前端送出带有较长导丝的球囊导管，在15mm扩张状态下缓慢撤镜。若球囊卡住某处狭窄，则可轻微放气以调整位置后，再次将其扩张至15mm。如球囊卡在伴随粘连的高度屈曲处，若强行通过可能引发球囊回弹并造成穿孔，此时应将球囊完全放气后再通过该处。

EBD术后随访

有研究报道，狭窄部伴有溃疡的患者其外科手术率显著高于无溃疡者（31.7% vs 11.4%，=0.029），此外，在后续的BAE随访中，在原狭窄部上方也常可观察到微小溃疡，因此即便术后症状改善，其再狭窄风险也会显著升高（比值比11.5，95%置信区间1.07～123.4，P=0.03）。因此，若在球囊辅助内镜（BAE）中发现存在溃疡，应考虑强化治疗方案。

如仍残存需行EBD的狭窄部位，应继续实行饮食限制，2～6个月再次检查。若所有狭窄均已成功扩张至15mm，则安排1年后复查；若仍有未达15mm者，应提前进行DBE复查，并根据需要重复EBD操作。

即便进行了包括EBD在内的内科治疗，但若在6个月以内仍反复出现需EBD处理的再狭窄病例，则应考虑外科切除。术前应通过经口与经肛门双路径BAE，对拟切除范围进行标记（点墨），并通过插入长度预测术后残存小肠长度。

如果进行外科切除并采用传统功能性端端吻合方式，往往如前所述难以进行内镜插入，吻合口狭窄也较为常见。采用Kono-S吻合术的话，内镜插入更为容易，吻合口狭窄发生率也显著降低，已有Meta（荟萃）分析支持此观点，因此，本院也已采纳该方式。

实际病例

［病例1］ 30多岁男性。12年前年确诊为克罗恩病。起初接受缓释型5-ASA制剂与硫唑嘌呤治疗，病情得到控制。5年前起开始出现腹泻与食欲减退，4年前接受经肛门DBE检查，发现6处狭窄。对这6处狭窄实施了EBD，但镜头口侧仍残存2处狭窄，无法抵达。2年前因搬迁而转诊至本科。再次行经肛门DBE检查，发现存在合并溃疡的多发性狭窄，遂加强治疗方案，启用英夫利西单抗。1年前进行了3处内镜下EBD和4处透视引导下EBD，但最口侧的第8狭窄无法扩张。本次因需行DBE评估病情并实施EBD而入院。

入院时血液检查结果如下：WBC 5,100/mL，Hb 15.1g/dL，Plt 17.1 万/mL，ESR 2mm/hr，LRG 8.5mg/mL，CRP 0.01mg/dL，Alb 4.8g/dL.

经肛门插入：使用EN-840T型号内镜并配备Cast Hood前端帽，从肛门使用WE法插入，成功抵达回盲瓣。自回盲瓣起，向口侧插入35cm处见到第1狭窄，继续插入至95cm时达到第7狭窄，上述狭窄均成功扩张至13.5mm并顺利通过（图5）。从第7狭窄再插入5cm后即出现插入困难，判断为最深插入处100cm，并在此实施造影。结果在其口侧10cm发现第8狭窄，遂在透视引导下实施EBD（图6）。第8狭窄口侧未发现其他狭窄或肠管扩张，判定所有狭窄部位均已成功接受EBD处理。在撤出内镜过程中，将所有狭窄扩张至15mm后结束操作。次日未见腹痛或腹部异常体征，血液指标未见炎症反应上升，遂于当日顺利出

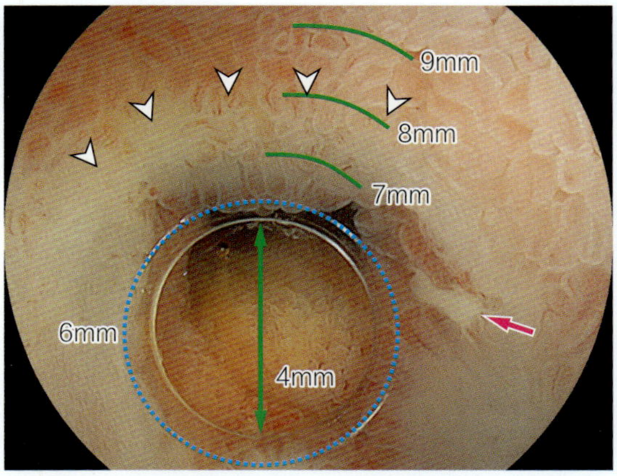

图5 ［病例1］第4狭窄。可见白色环圈（白色箭头），配合 Cast Hood 上的刻度判断为 8mm 狭窄。在水下视野中无眩光干扰，可透过 Cast Hood 观察到浅表溃疡（红色箭头）

院。因部分狭窄部位内镜下可见微小溃疡，正在考虑缩短英夫利西单抗的给药间隔。

结语

EBD 是一种安全且疗效良好的治疗手段，可有效延缓甚至避免外科干预。对于克罗恩病所致小肠狭窄，无论有无症状，只要狭窄程度显著，均应考虑其为 EBD 的适应证。本文介绍了我院在实施 EBD 时的一些具体操作策略，期望可为临床提供参考。此外，若在 BAE 中发现活动性炎症表现，应与患者充分沟通，并考虑包括强化治疗在内的治疗调整策略。

文献

[1] Sunada K, Shinozaki S, Nagayama M, et al. Long-term outcomes in patients with small intestinal strictures secondary to Crohn's disease after double-balloon endoscopy-assisted balloon dilation. Inflamm Bowel Dis 22: 380–386, 2016.
[2] 山本博徳，矢野智則，荒木昭博，他．クローン病小腸狭窄に対する内視鏡的バルーン拡張術ガイドライン（小腸内視鏡診療ガイドライン追補）. Gastroenterol Endosc 63: 2253–2275, 2021.
[3] Ricci JER Júnior, Chebli LA, Ribeiro TCDR, et al. Small-intestinal bacterial overgrowth is associated with concurrent intestinal inflammation but not with systemic inflammation in Crohn's disease patients. J Clin Gastroenterol 52: 530–536, 2018.
[4] Cohen-Mekelburg S, Tafesh Z, Coburn E, et al. Testing and treating small intestinal bacterial overgrowth reduces symptoms in patients with inflammatory bowel disease. Dig Dis Sci 63: 2439–2444, 2018.
[5] Rieder F, Zimmermann EM, Remzi FH, et al. Crohn's disease complicated by strictures: a systematic review. Gut 62: 1072–1084, 2013.
[6] Liao X, Li G, McBride R, et al. Clinicopathological and molecular characterisation of Crohn's disease-associated small bowel adenocarcinomas. J Crohns Colitis 14: 287–294, 2020.
[7] Hirai F, Andoh A, Ueno F, et al. Efficacy of endoscopic balloon dilation for small bowel strictures in patients with Crohn's disease: a nationwide, multi-centre, open-label, prospective cohort study. J Crohns Colitis 12: 394–401, 2018.
[8] Bachour SP, Khan MZ, Shah RS, et al. Anastomotic configuration and temporary diverting ileostomy do not increase risk of anastomotic stricture in postoperative Crohn's disease. Am J Gastroenterol 118: 2212–2219, 2023.
[9] Kono T, Ashida T, Ebisawa Y, et al. A new antimesenteric functional end-to-end handsewn anastomosis: surgical prevention of anastomotic recurrence in Crohn's disease. Dis Colon Rectum 54: 586–592, 2011.
[10] Ng CH, Chin YH, Lin SY, et al. Kono-S anastomosis for Crohn's disease: a systemic review, meta-analysis, and meta-regression. Surg Today 51: 493–501, 2021.
[11] Hibiya S, Ohtsuka K, Takenaka K, et al. Mucosal healing of small intestinal stricture is associated with improved prognosis post-dilation in Crohn's disease. BMC Gastroenterol 22: 218, 2022.
[12] Dashnyam U, Nagayama M, Yano T, et al. Maintenance of complete mucosal healing is associated with avoiding restenosis after endoscopic balloon dilation of Crohn's disease-related small intestinal strictures. DEN Open 3: e239, 2023.

总结

克罗恩病的内镜下球囊扩张术

Hiroki Hayashi[1], Tomonori Yano,
Hirotsugu Sakamoto, Kunihiko Oguro,
Jun Owada, Yusuke Ono,
Takuma Kobayashi, Shoko Miyahara,
Tomoko Tamaru, Tsubasa Kinoshita,
Yuumi Mizuta, Hironori Yamamoto

克罗恩病在反复发作和缓解后往往会变得难以控制，导致胃肠道出现狭窄。内镜下球囊扩张术（EBD）是一种避免手术的有用方法。EBD 效果极佳，尤其是对于有症状的狭窄或口侧肠管扩张的狭窄。在缓解期进行 EBD 时，应结合术前血液检查和影像学检查，以确定疾病的严重程度和范围。如果内镜检查发现炎症，应考虑加强治疗，以防止再次狭窄。这里有一些关于实际内镜治疗的建议，同时将通过实际病例来讨论我们机构的 EBD 情况。

[1] Department of Medicine, Division of Gastroenterology, Jichi Medical University, Shimotsuke, Japan.

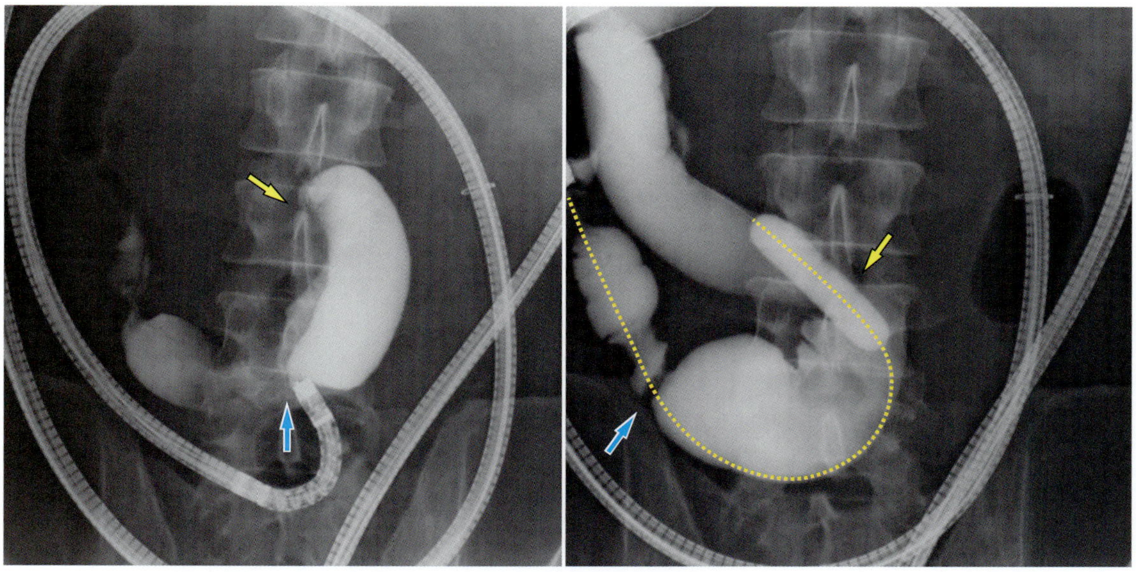

a	b

图6 ［病例1］第8狭窄

a. 通过第7狭窄（蓝箭头）进行造影，可确认存在第8狭窄（黄色箭头）。

b. 内镜难以到达狭窄部位，遂在透视引导下实施EBD操作（黄色点线：球囊导管）。

炎症性肠疾病的外科治疗

溃疡性结肠炎的外科治疗

板橋道朗[1]
谷公孝[2]
二木了
小川真平

摘要●针对溃疡性结肠炎（UC）的标准术式为保留肛门功能的结肠全切除回肠袋肛门吻合术（IPAA）及结肠全切除回肠袋肛管吻合术（IACA）。在具有手术适应证的病例中，癌变比例呈上升趋势。尽管腹腔镜手术的短期疗效与开腹手术相当，但应综合考虑患者的整体状况、营养状态以及合并疾病等多种病理因素，选择是否实施腹腔镜或分期手术。需特别注意的是，急诊手术的死亡率较高，老年首次发病患者的手术率较高。因此必须与内科医生保持密切协作，合理把握手术时机并作出决策。通过随访可以发现，术后超过5年的患者，储袋功能障碍的发生率为7.7%；而术后超过10年的患者为10.3%。因此，尽管手术疗效显著，患者的生活质量也得以维持，但仍需重视长期随访管理。

关键词 溃疡性结肠炎（UC） 回肠袋肛门吻合术（IPAA） 回肠袋肛管吻合术（IACA） 手术适应证 回肠袋功能障碍

[1] 埼玉県済生会加須病院 〒347-0101 加須市上高柳1680番地
E-mail : itabashi@saikzo.org
[2] 東京女子医科大学外科学講座炎症性腸疾患外科

前言

日本国内溃疡性结肠炎（ulcerative colitis，UC）患病率，已由2010年的5人/10万人，上升至2019年的98人/10万人，增长趋势显著。以10万人为单位的日本不同性别及年龄层的发病率同样呈显著上升趋势。另一方面，有研究报告显示，2003—2004年间初发UC患者在发病5年内的手术率为10.1%；而近年来一项日本多中心协作研究则显示，5年内的累计非手术率为98.5%。由此可推测随着生物制剂等内科治疗手段的发展，外科手术率已有所下降。

然而，在针对日本全国3801例UC手术患者的多中心研究中，术中发现癌变或上皮内瘤变（dysplasia）的比例由2007年的20.2%上升至2017年的34.8%。这可能与UC患者病程延长导致炎症相关癌变病例增多有关。因此，本文将就UC的外科治疗方法、术后并发症以及长期随访管理等方面进行论述。

手术适应证

UC的标准外科术式为保留自然肛门的结肠全切除回肠袋肛门吻合术（ileal pouch-an al anastomosis，IPAA）与结肠全切除回肠袋肛管吻合术（ileo-anal canal anastomosis，IACA）。在以往，也曾在儿童及老年患者中采用全结肠切除回肠直肠吻合术（ileo-rectal anastomosis，IRA），但由于残存直肠黏膜容易发生炎症复发或癌变，近年来已基本不再施行。对于不保留自然肛门的全结肠直肠切除（total proctocolectomy，TPC）肠造口术（**表1**）。

溃疡性结肠炎（UC）的手术适应证包括难治性、癌变、出血、穿孔和中毒性巨结肠（toxic

表1 针对溃疡性结肠炎的手术术式分类

1. 保留自然肛门的术式
1）结肠全切除回肠储袋肛门吻合术（IPAA）
2）结肠全切除回肠肛管吻合术（IACA）
3）结肠全切除回肠直肠吻合术（IRA）
2. 造口术
全结肠直肠切除肠造口术（TPC）

mega colon，TMC）。其中以难治性病例最为常见，近年来因癌变而需手术者也有所增加。难治性与癌变病例通常为择期手术的适应证，根据情况亦可适用腹腔镜手术。

出血、穿孔和TMC为紧急手术的适应证，其首要目的为挽救生命（图1）。TMC的诊断依据是腹部单纯X线片显示横结肠扩张超过6cm，此时大肠已显著变薄，肠壁极易破裂（图2）。在此类情况下，应先行减压肠腔内压力，快速施行结肠次全切除术并回肠造口，以期稳定全身状况，后续再行分期手术。另一方面，若因大出血而行手术，如保留病变直肠，则术后可能再次发生大出血，因此通常施行回肠袋肛门吻合术（IPAA）或回肠袋肛管吻合术（IACA），同时保护性造口。

手术术式

1. 保留自然肛门的术式

1）IPAA与IACA

目前尚无明确证据表明，经肛门剥除直肠黏膜后将回肠袋与肛门黏膜手工缝合的回肠袋肛门吻合术（IPAA），与通过腹腔入路采用吻合器将回肠袋与肛管进行吻合的回肠袋肛管吻合术（IACA）二者孰优（图3）。一项纳入4183例患者的荟萃分析（IPAA 2699例，IACA 1484例）显示，IPAA与IACA在术后并发症发生率方面无显著差异。在大便失禁和护垫使用率方面，IACA具有更好的表现；而IPAA患者则观察到静息收缩压与自主收缩压均有所下降，提示IACA在肛门功能方面更优。然而，IACA会保留1~2cm的直肠黏膜。据报道，相较IPAA，IACA术后肛管内上皮内瘤变（dysplasia）发生率更高［OR（odds ratio）0.42，P=0.080］。因此，各术式的选择应十分慎重。对于因癌变或

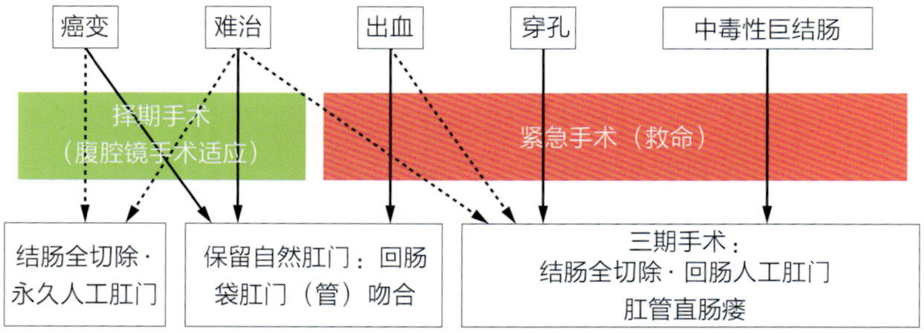

图1 UC的手术适应证与术式选择

UC：ulcerative colitis.

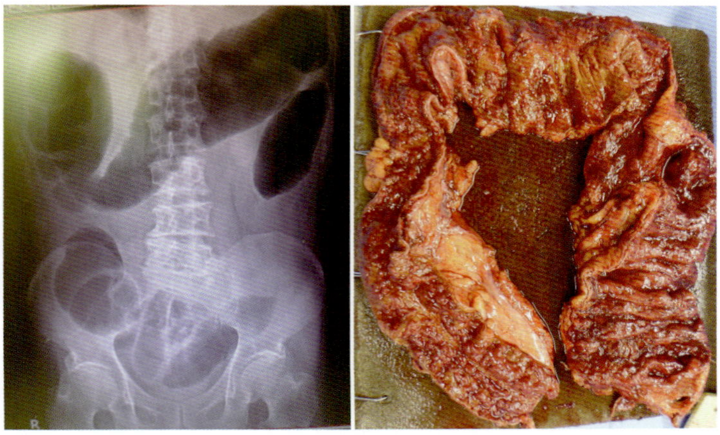

图2 70岁初发UC患者的中毒性巨结肠（toxic mega colon，TMC）

a. 腹部X线平片可见横结肠显著扩张。

b. 切除标本显示炎症累及整个大肠，横结肠部分可见肠壁变薄。

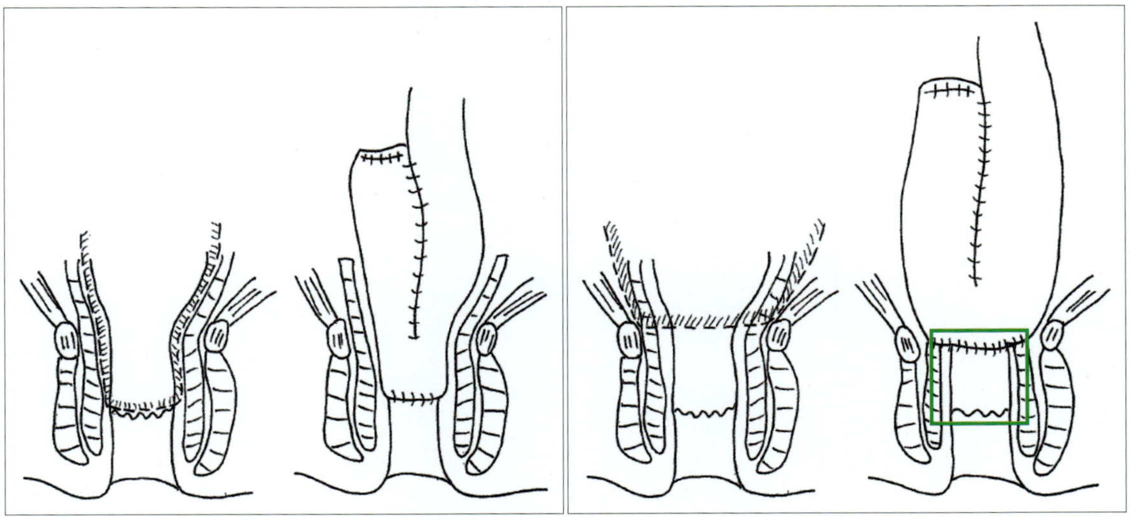

a | b

图3 回肠袋与吻合方式：IPAA 与 IACA
a. IPAA。
b. IACA。

dysplasia 而需手术的病例，即使目前肛管黏膜尚未检出癌或 dysplasia，也应避免选择保留直肠黏膜的 IACA。

2) IPAA 的分期手术中

溃疡性结肠炎患者术前的营养状态以及使用糖皮质激素或生物制剂等药物的治疗背景差异较大，因而必须根据个体术前状况合理选择术式。当前的标准术式为二期手术：第一期进行 IPAA+DS（diverting ileostomy）造口，待术后 3 个月左右患者全身状况稳定后再行第二期手术，以关闭 DS 造口（图 4）。部分专业医疗机构也可在不进行 DS 造口的前提下，直接进行一期 IPAA。在一项针对某单一医疗机构 1997—2017 年间所行 300 例一期 IPAA 手术的回顾性研究中，术后共 18 例出现 Clavien-Dindo Ⅲ级以上的并发症，13 例出现吻合口瘘，15 例需要造口。

此外，也有部分机构在 IACA 术式中采用一期手术方式。对于营养不良、贫血等伴发病情复杂或生命体征不稳定的紧急手术患者，或在非专科医院进行手术者，也可考虑先行结肠次全切除术，待患者状态稳定后再行回肠袋重建术的三期分割手术作为有效选择。但若在急诊手术中施行结肠次全切除术及回肠造口术，术中需明确处理保留直肠断端的方式：是造瘘制作直肠黏膜瘘，还是在腹腔内行断端缝合关闭？此类问题至今尚无统一意见。将直肠断端留置于腹腔内可能引发残端瘘并导致盆腔脓肿。不同研究对此有分歧：一项研究显示，在 147 例中仅 2 例（1.4%）出现残端瘘，提示此操作较安全；而另一项研究则在 61 例中发现 4 例（6.6%）残端瘘，提示存在显著风险。因此，这一议题仍具有争议性。

若首次手术为急诊，且术中对肠黏膜状态判断不充分，则在实施根治术前应妥善处理残留直肠的炎症，并完成癌变筛查。

2. 腹腔镜手术

1）手术操作方法

在东京女子医科大学医院（以下简称“本院”）中，我们制定并共享了腹腔镜手术的操作流程，使其标准化并规范执行（表 2）。术中采用六孔位布置方式，设置双显示屏，并配备 12mm 柔性腹腔镜与超声凝固切割装置（图 5）。根据游离区域的不同，适时变换患者体位以确保术野清晰。手术的关键在于：首先对右侧结肠进行剥离和游离处理，然后于脐部行一小切口，将末端回肠与右侧结肠牵出体外，在直视下确认末端回肠能否顺利到达盆底部位，从而在术式实施初期即明确最终手术方式（图 6）。

对于需行回肠袋肛门吻合术（IPAA）的病例，需确认回肠末端能否抵达耻骨联合下缘再向下约 2cm 处；对于回肠袋肛管吻合术（IACA）病例，

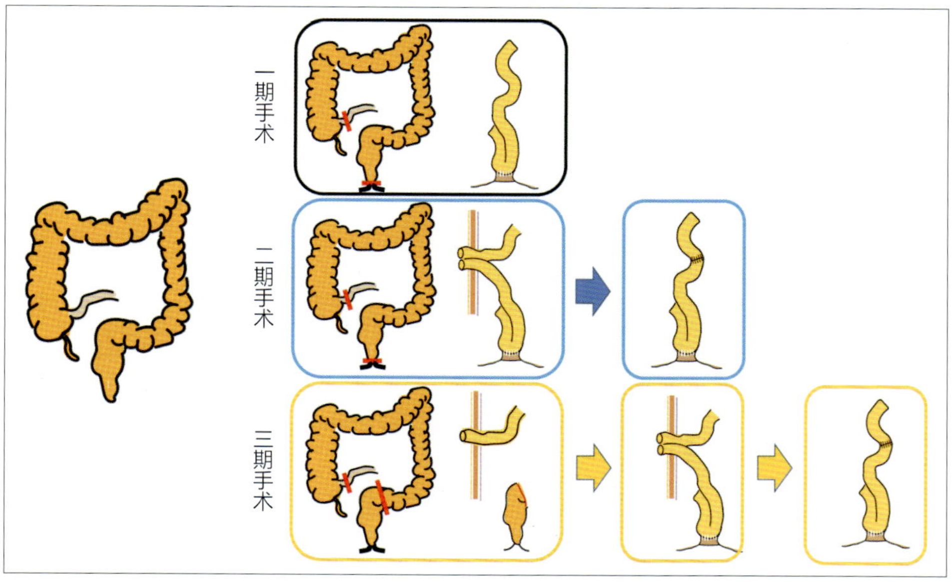

图4 IPAA 分期手术

表2 腹腔镜下结肠全切除术的标准步骤

Step 1：	右侧结肠牵出体外，确认末端回肠的到达性
Step 2：	左侧结肠牵出体外
Step 3：	切除直肠
Step 4：	施行 IPAA 剥除直肠黏膜
Step 5：	制作回肠袋（pouch）
Step 6：	实施回肠袋肛门（或肛管）吻合术
Step 7：	造口（人工肛门）

则需确认是否能够达到耻骨联合下缘。在确认回肠末端能够达到预定位置后，继续进行直肠和左侧结肠的剥离及游离操作。接着切离肠系膜下动脉，此过程需注意保留盆腔自主神经丛（图 7）。为顺利实施后续的脾曲部游离操作，需在术前适当程度地从后腹膜面松解左侧结肠（图 8）。在进行直肠剥离及游离时，应注意保护盆神经功能，沿骨盆底方向推进，在前方切开至前列腺下缘，后方则切离至 hiatal ligament（图 9）。

完成游离后，使用线性切割吻合器（linear stapler）于肛管内完成切断（图 10）。若行回肠储袋肛门吻合术（IPAA），此时需经肛门途径进行直

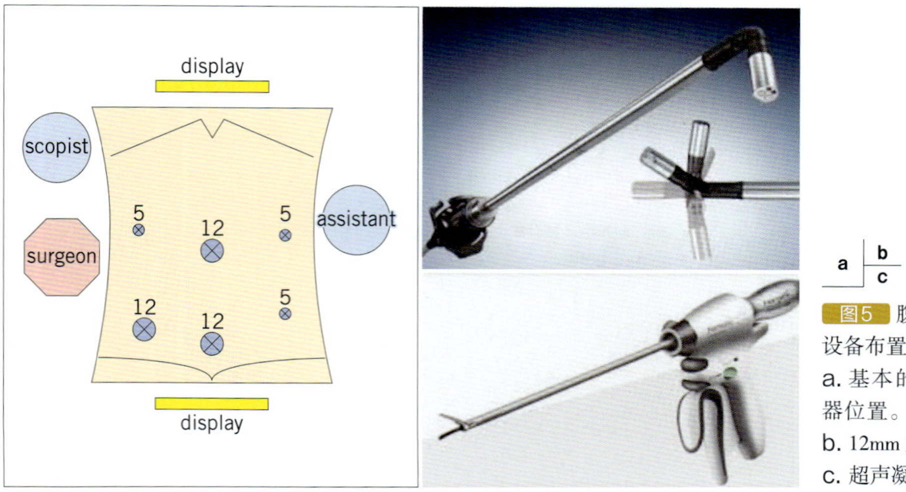

图5 腹腔镜下结肠全切除术的术中设备布置

a. 基本的气腹穿刺孔位布局与显示器位置。

b. 12mm 柔性腹腔镜（Flexible Scope）

c. 超声凝固切割装置。

肠黏膜剥除。直肠切除完成后，逆时针方向切断残留的结肠侧向附着部位，并通过小切口牵出整个大肠，处理肠系膜血管后，制作J形回肠袋。回肠袋肛管吻合术（IACA）在腹腔镜下的吻合视野明显优于开腹手术（图11）。此时必须确保吻合前回肠袋处于无张力状态，肠管未发生扭转，且近口段肠管未嵌入上肠系膜动脉背侧（图12）。吻合完成后，置入引流管，建立DS造口，手术结束（图13）。

2）手术效果

近年来，腹腔镜手术逐步成为溃疡性结肠炎外科治疗的标准术式。其优势包括缩短住院时间、减轻术后疼痛、降低肠梗阻和切口相关并发症的发生率，并有助于患者更早地回归社会。

在本院关于术后短期疗效的时间序列观察中，手术初期确曾采用辅助手法腹腔镜手术（hand-assisted laparoscopic surgery，HALS），并存在部分病例中转开腹的情况，但近年来已无此类经历

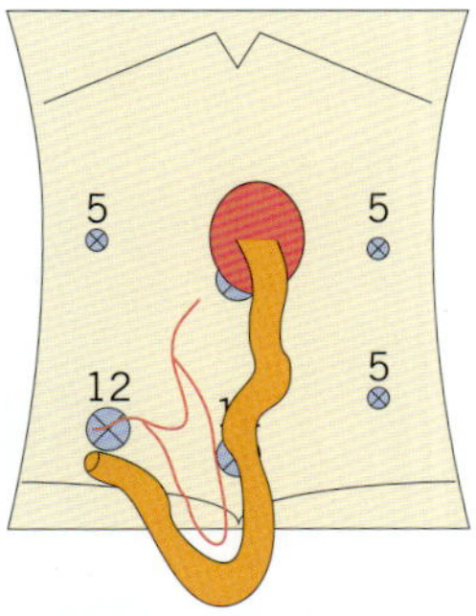

图6 确认末端回肠到达性

（表3）。此外，随着围手术期管理的持续改进和术中视野的显著改善，吻合口瘘的发生率亦保持在较低水平。

有研究将ERAS（enhanced recovery after surgery）用于开腹手术与腹腔镜手术进行对比，结果显示腹腔镜手术在严重并发症发生率方面显著低于开腹手术［OR 0.42（0.26–0.66），Z=3.73，P=0.006］。然

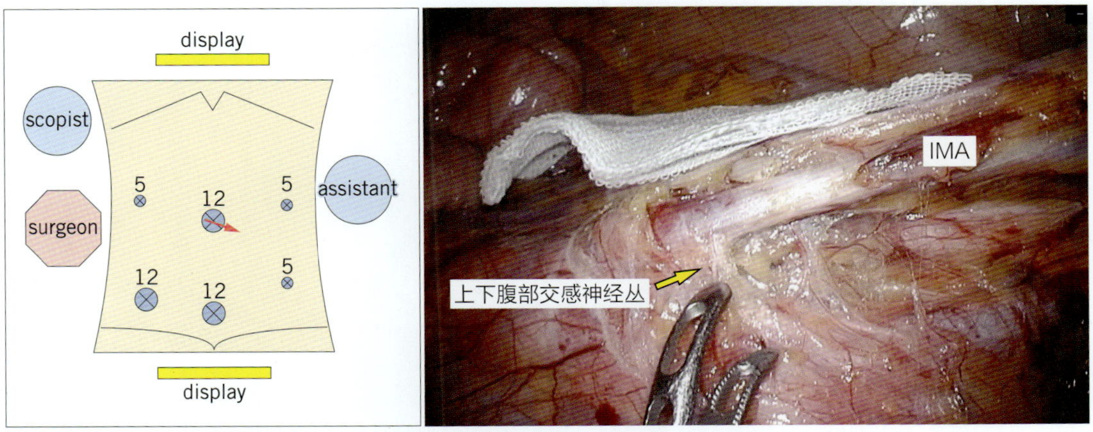

a | b
图7 左侧结肠游离·肠系膜下动脉切断。IMA：肠系膜下动脉

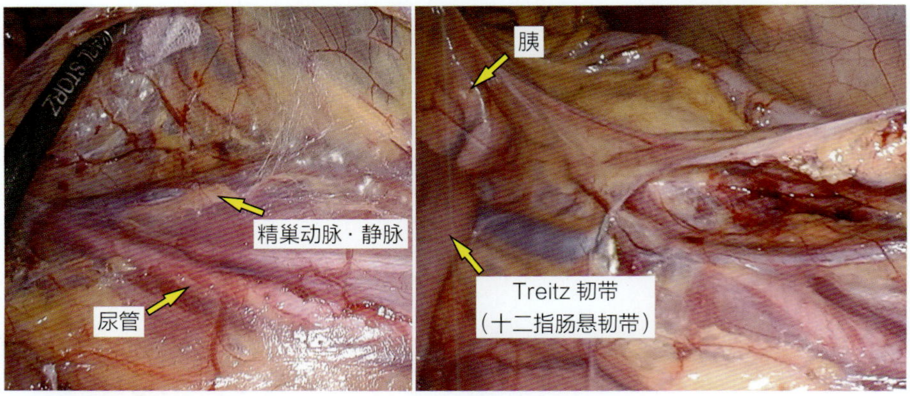

a | b
图8 脾曲部游离

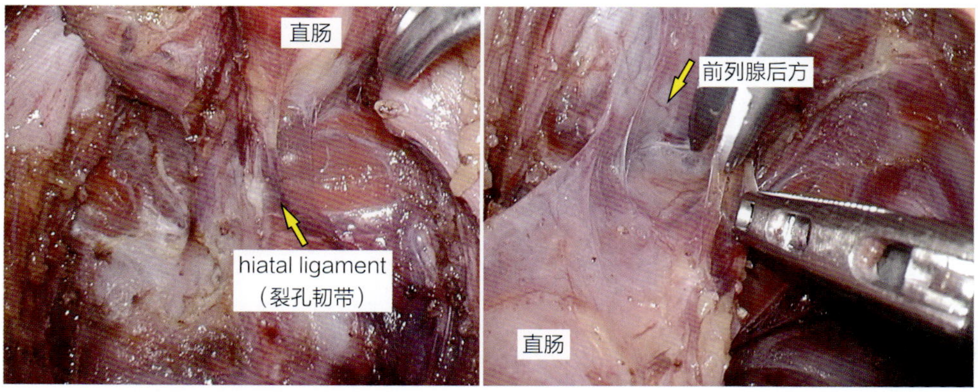

a | b 图9 直肠切除线

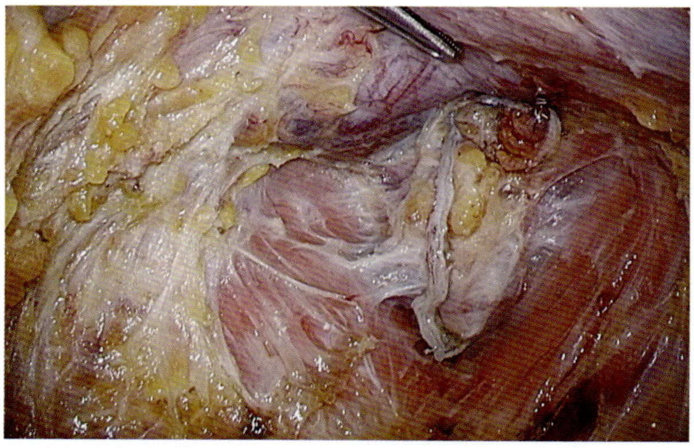

图10 肛管内直肠断端的闭合（男性病例）

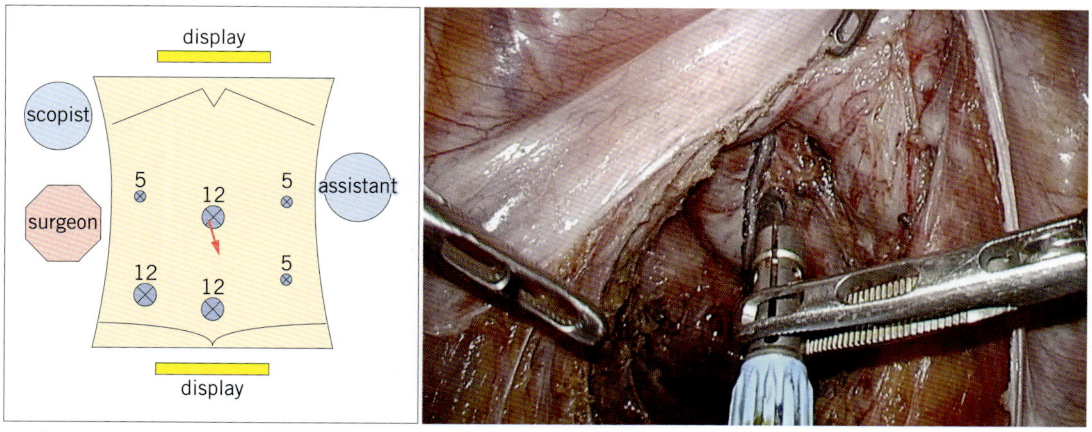

a | b 图11 IACA 的机械吻合操作

而，当出现中毒性巨结肠（TMC）或肠穿孔等需急诊手术的情况，或患者生命体征不稳定时，仍可能需要开腹手术。另有单中心、样本量较少的研究报告称，在腹腔镜下结肠次全切除术后，再行残余直肠切除及回肠袋重建术时施行机器人辅助手术，与腹腔镜手术相比并无显著差异。目前机器人手术在腹部外科领域正快速普及，尤其在骨盆深部操作方面具备优势，因此机器人与腹腔镜手术的高效组合模式备受期待。

难治性病例的手术时机

通过分析 1987—2019 年 5 月期间于本院接受手术的 234 例溃疡性结肠炎（UC）患者（平均年龄 41.6 岁）中，因难治性而接受手术的 168 例患者之手术紧急程度的变化趋势（分为 3 个时期进行），发现通过 12～48 小时内控制患者全身状况后再行手术的“准紧急手术”比例增加，而“紧急手术”比例则下降（图14）。这可归因于内科与外科之间协作的不断加强。

一项整合1990—2015年间15个国家67057例UC患者数据的荟萃分析显示：择期手术的死亡率为0.7%，而急诊手术的死亡率则高达5.3%，差异显著。此外，65岁及以上老年发病UC患者的手术率显著高于18～40岁发病者［hazard ratio1.34，95% 置信区间（confidence interval，CI）：1.16～1.55］。本院数据亦显示，50岁以上患者发生急诊手术的概率高于50岁以下患者（图15）。在我院资料中，老年发病UC的手术率较高，尤其是在合并多种基础疾病的老年患者中，急诊手术预后不良更为突出。在我院共计6例术后死亡病例中（2.4%），有5例为50岁以上且存在并发症的患者。

导致术后并发症的相关因素包括：年龄（64岁 vs 18～34岁患者：OR 1.95，95% CI 1.07～3.54）、合并症（2种 vs 无并发症：OR 1.89，95% CI 1.06～3.37）以及急诊手术（OR 1.62，95% CI 1.14～2.30）等因素。

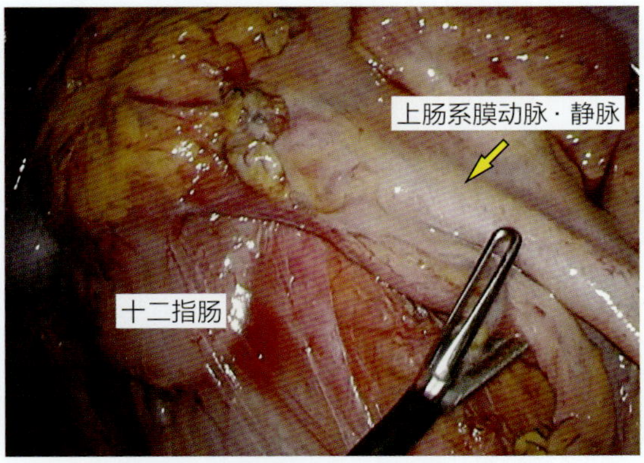

图12 回肠袋肛门（或肛管）吻合术后，确认口侧肠管是否嵌入上肠系膜血管背侧

随着近年来生物制剂的发展，可避免手术的UC病例正在增加。与此同时，也存在对其是否可能增加术后并发症的担忧。然而，一项针对1794例接受生物制剂治疗患者中接受手术的395例（22%）患者进行的分析结果表明，使用生物制剂与术后并发症的发生并无关系。此外，一项将285例患者按治疗方式分为维得利珠单抗组、抗TNF-α（tumor necrosis factor α）制剂组以及未使用

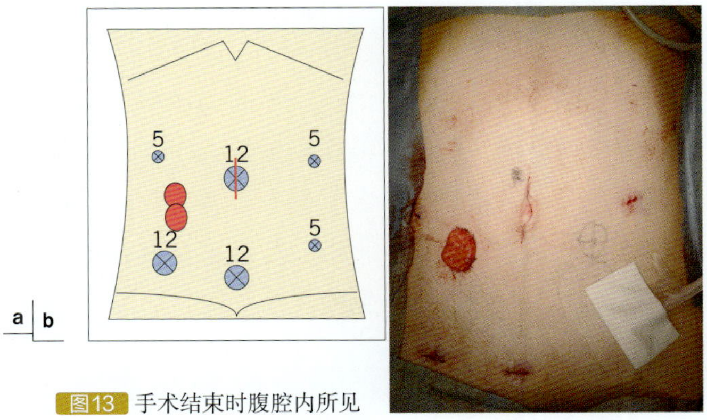

图13 手术结束时腹腔内所见

表3 术后短期疗效

	开腹手术 134例	腹腔镜手术	
		86例	21例
手术年龄（岁）	40.0（14～78）	37.7（12～71）	35.7（12～70）
BMI	20.5（12.1～35.4）	19.6（14.1～34.0）	20.6（15.5～32.2）
手术时间（分钟）	253（130～480）	342（232～560）	416（270～573）
出血量（mL）	354（25～1,200）	118（5～970）	165（2～1,119）
开腹手术	—	3（3.5%）	3（14.3%） HALS 2，OS 1
吻合口瘘	9（6.7%）	12（14.0%）	0（0%）

［东京女子医科大学炎症性肠疾病外科（1990—2020年8月）］

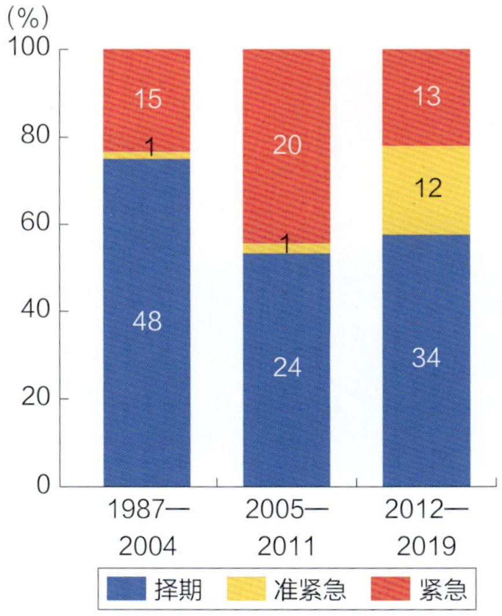

图14 紧急（急诊）与准急诊手术比例变化（难治性病例）
紧急手术：自提出手术申请起 12 小时内施行；准紧急手术：12 ~ 48 小时内施；择期手术：48 小时后施行
（东京女子医科大学炎症性肠疾病外科）

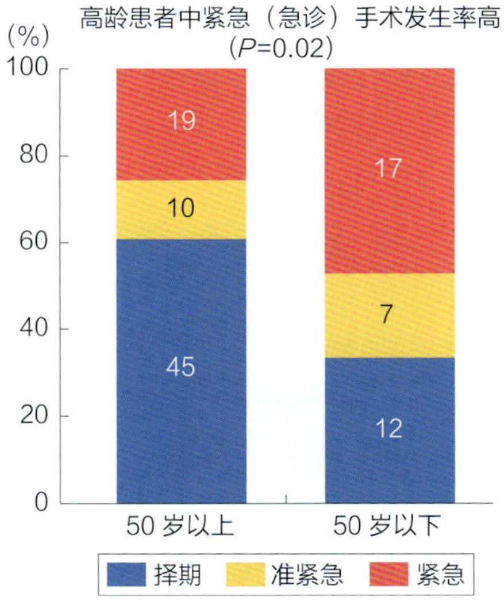

图15 按年龄分组的手术紧急度比较（2005—2019 年）
紧急手术：自提出手术申请起 12 小时内施行；准紧急手术：12 ~ 48 小时内施；择期手术：48 小时后施行
（东京女子医科大学炎症性肠疾病外科）

生物制剂组的病例对照研究发现，术后并发症的发生率分别为 44%、45%、37%，三组间差异无统计学意义（P=0.67）。因此，当前认为生物学制剂不会增加术后并发症的风险。

对于患者而言，内科治疗选择的增加和手术回避是积极的进展，但也不能无端延长治疗时间而固守内科手段。必须与内科医生充分沟通，在恰当时机果断决定是否进行外科手术。特别是对患有并发症的老年患者而言，及早判断尤为关键。

手术后的长期随访、储袋炎与生活质量（QOL）

关于手术后的长期预后，已有多项循证研究结果发表。回肠袋功能障碍（pouch 功能不全）的发生率因研究不同而有所差异。在一项纳入 22,978 例患者、共 30 项研究的荟萃分析中，随访中位时间超过 5 年和 10 年的研究中，pouch 功能不全的发生率分别为 7.7%（95%CI：5.56 ~ 10.59）和 10.3%（95%CI：7.24 ~ 14.30），显示该并发症并非罕见。研究还发现，盆腔炎症（r=0.51，P<0.05）及瘘管形成（r=0.63，P<0.01）与 pouch 功能不全显著相关。在日本 12 家专业机构联合研究的 212 例 17 岁以下小儿手术病例中，10 年 pouch 功能保留率为 91.7%；其中按术式分，IACA 为 90.1%，IPAA 为 87.6%。

术后最常见的长期并发症是储袋炎（pouchitis），其发生率为 17.9%。然而，pouch 功能不全更显著地与肛周瘘、回肠袋阴道瘘等并发症相关。因此，术后早期的管理与长期随访十分重要。

随着接受自然肛门保留术的老年患者人数的增加，以及年轻患者在术后步入高龄，术后因排便功能减退导致生活质量（quality of life，QOL）下降的问题逐渐受到关注。日本某单中心对 224 名 65 岁以上 pouchitis 患者进行了 QOL 与功能性结局问卷调查（回复率 60.7%，即 136/224）。按年龄分为 65 ~ 69 岁组（70 人）与 70 岁以上组（66 人）进行比较。结果显示，两组每日排便次数均为 8 次，白天和夜间的污物污染率无显著差异（P=0.21）。与术后 1 年时相比，白天与夜间的排便功能变化亦无统计学意义（白天：5.7% vs 12.1%，P=0.23；夜间：7.1% vs 9.1%，P=0.76）。两组的 mFIQL 评分均低于50分（分别为27分与31分），说明生活质量基本维持。一项纳入4790名患者、共33项研究的系统综述显示，所有研究均报道健康状态（health status，HS）有所改善，大多数研究亦观察到健康相关生活质量（health-related quality of life，HRQoL）的改善。另一项针对保留自然肛门类型手术前后生活质量的问卷调查研究指出，IPAA术后QOL和健康状况得到改善，且多数患者可恢复至与健康对照人群相似的水平。

关于手术对年轻女性患者术后妊娠与分娩的影响。多项荟萃分析表明，保留自然肛门类型手术术后女性的不孕率升高，总体不孕率为50.1%。原因可能包括盆腔术后粘连。虽然腹腔镜手术有望降低该风险，但目前仍缺乏充分的证据支持。

储袋炎（pouchitis）是最常见的术后并发症，发生率在10%～50%之间。其中56%的病例发生于术后12个月内，而超过30个月后首次发病者较少见。大多数患者经抗菌药物治疗后症状可缓解，重症或难治性病例可能需住院治疗，极个别需行pouch切除术。因此，pouch的恰当管理对维持生活质量至关重要。

在手术后常规状态下，排便次数为每日4～8次（夜间0～1次），粪便性状为Bristol大便形状评分5～6级的软便。储袋炎的临床表现包括排便次数增多、水样便、便意切迫及腹痛；若病情加重，可能出现血便及发热等症状。

若患者出现中重度临床症状，并在内镜检查中观察到pouch内存在炎症表现，或即便无明显临床症状但内镜下存在重度炎症表现，且排除其他病因时，可诊断为储袋炎（表4）。内镜下轻症储袋炎常表现为pouch黏膜水肿、颗粒状表面、血管纹理消失等，但这些轻微变化在无症状的术后随访中也偶有观察到，因此若无症状，仅凭轻度内镜表现不可诊断为储袋炎。中度储袋炎表现为阿弗他溃疡、糜烂、小溃疡、易出血、脓性黏液分泌等；重度病例则表现为大范围溃疡、多发性溃疡、弥漫性红斑、自发性出血等多种表现并存（图16）。若虽无明显症状，但存在中等或以上严重程度的内镜所见，则仍应视为储袋炎，并予以治疗。

对于症状持续不足4周的急性储袋炎（acute pouchitis），其主要治疗方法为抗菌药物治疗。大多数患者对甲硝唑（metronidazole，400mg，3次/d）或环丙沙星（ciprofloxacin，500mg，2次/d）等抗菌药物反应良好，症状可迅速改善。

研究表明，与甲硝唑相比，环丙沙星在改善储袋炎活动指数（pouchitis disease activity index，PDAI）、临床症状和内镜表现方面效果更佳，且副作用较少，因此被推荐作为首选。甲硝唑可透过血脑屏障，存在诱发脑病等严重中枢神经系统不良反应以及周围神经病变的风险，尤其在使用超过10天或剂量超过1500mg/d，应严格注意其副作用。此外，与止泻药的联合使用也可有效缓解储袋炎所致的频繁排便症状。

据报道，10%～20%的急性储袋炎病例可进展为持续超过4周的慢性储袋炎（chronic pouchitis）。此类病例应重新排查吻合口瘘、盆腔脓肿等其他鉴别诊断，并建议及时转诊至专业医疗机构。

对于慢性储袋炎患者，若单用甲硝唑或环丙沙星治疗无效，可以尝试联合使用两种抗菌药进行为期4周的治疗。另外，虽然粪钙卫蛋白已被证实在溃疡性结肠炎中具有良好的监测作用，近来也被认为可能适用于储袋炎的疾病监测。一项相关研究纳入了170名患者，其中储袋炎患者72名（m-PDAI评分7.3±1.5），其粪钙卫蛋白水平为（500±1544）μg/g；非储袋炎患者98名，其水平为（259±402）μg/g，两组差异显著（$P<0.01$）。此外，钙卫蛋白水平与m-PDAI评分之间存在显著相关性替代标志物加以应用。

结语

作为保留自然肛门的术式，回肠储袋肛门吻合术（IPAA）与回肠袋肛管吻合术（IACA）已长期确立为溃疡性结肠炎的标准术式。腹腔镜手术在短期疗效方面已与开腹手术相当。然而，术式选择仍需综合考虑患者的身体状态、营养情况、合并症等病理因素，决定是否采用腹腔镜或分期手术。需特别注意的是，紧急手术的死亡率较高，老年初发患者的手术率也较高。因此应与内科医生保持密切沟通，慎重权衡后于适当时机做出手术决定。并且，尽管手术效果持续提升，患者生活质量已得到保

表4 储袋炎（pouchitis）的诊断标准

1. 项目 a）临床症状 1）排便次数增加 2）血便 3）便意迫切或腹痛 4）发热（体温≥ 37.8℃） b）内镜检查所见 轻度：黏膜水肿，颗粒状黏膜，血管透见像消失，轻度发红 中度：阿弗他溃疡、糜烂、小溃疡、易出血、脓性黏液分泌 重度：大范围溃疡、多发性溃疡、弥漫性红斑、自发性出血 *：若仅发现吻合钉线处溃疡（staple line ulcer），应与储袋炎的内镜所见区分并单独记录
2. 诊断标准 · 若伴随至少一种临床症状，且内镜下发现中度或以上炎症表现，即可诊断为储袋炎 · 即便无临床症状，但若内镜所见为重度炎症，也可确诊为储袋炎 · 需排除的其他疾病：感染性肠炎，吻合口瘘，盆腔感染，术后肛门功能障碍，克罗恩病等

（Shen B, et al. Combined ciprofloxacin and tinidazole therapy in the treatment of chronic refractory pouchitis. Dis Colon Rectum 50：498-508, 2007 经部分改编转载）

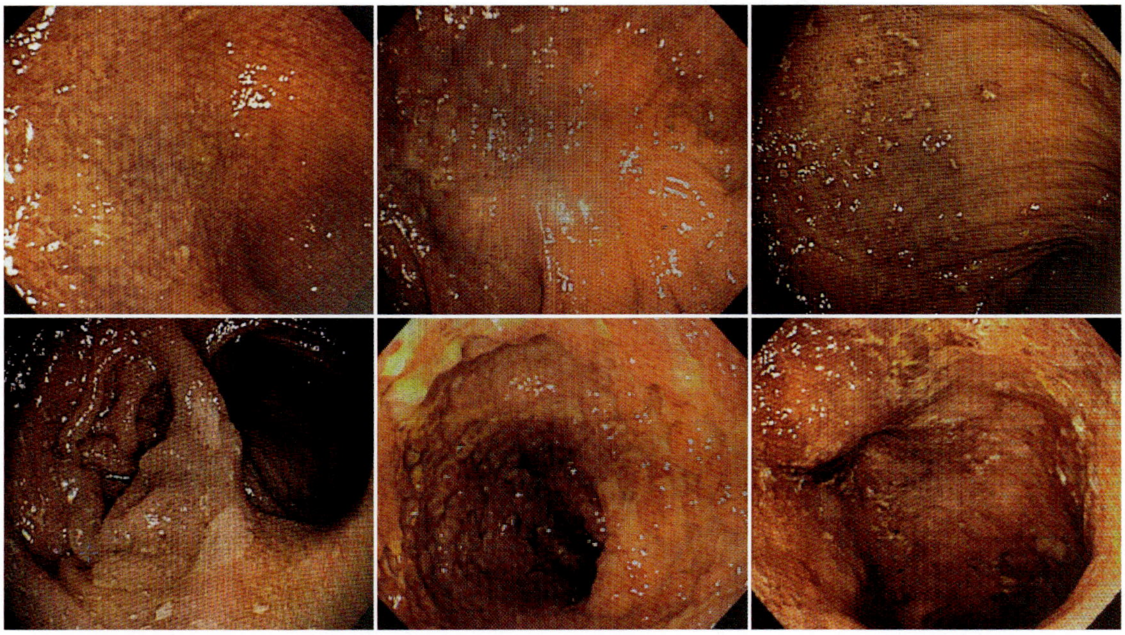

a	b	c
d	e	f

图16 储袋炎的内镜图像
a，b. 轻度储袋炎。
c，d. 中度储袋炎。
e，f. 重度储袋炎。

障，但仍需重视长期随访。

文献

[1] Yamazaki M, Chung H, Xu Y, et al. Trends in the prevalence and incidence of ulcerative colitis in Japan and the US. Int J Colorectal Dis 38: 135, 2023.

[2] Moroi R, Kakuta Y, Obara T, et al. Long-term prognosis and clinical practice for new-onset ulcerative colitis in the era of biologics: a Japanese retrospective study. JGH Open 7: 682–689, 2023.

[3] Frolkis AD, Dykeman J, Negrón ME et al. Risk of surgery for inflammatory bowel diseases has decreased over time: a systematic review and meta-analysis of population-based studies. Gastroenterology 145: 996–1006, 2013.

[4] Uchino M, Ikeuchi H, Hata K, et al. Changes in the rate of and trends in colectomy for ulcerative colitis during the era of biologics and calcineurin inhibitors based on a Japanese nationwide cohort study. Surg Today 49: 1066–1073, 2019.

[5] Lovegrove RE, Constantinides VA, Heriot AG, et al. A comparison of hand-sewn versus stapled ileal pouch anal anastomosis (IPAA) following proctocolectomy: a meta-analysis of 4183 patients. Ann Surg 244: 18–26, 2006.

[6] Kuwahara R, Ikeuchi H, Bando T, et al. Clinical results of one-stage restorative proctocolectomy with j-pouch anal anastomosis in 300 ulcerative colitis patients. J Anus Rectum Colon 4: 181–185, 2020.

[7] Wøjdemann M, Wettergren A, Hartvigsen A, et al. Closure of rectal stump after colectomy for acute colitis. Int J Colorectal Dis 10: 197–199, 1995.

[8] Lawday S, Leaning M, Flannery O, et al. Rectal stump management in inflammatory bowel disease: a cohort study, systematic review and proportional analysis of perioperative complications. Tech Coloproctol 24: 671–684, 2020.

[9] Gu J, Stocchi L, Remzi F, et al. Intraperitoneal or subcutaneous: does location of the (colo) rectal stump influence outcomes after laparoscopic total abdominal colectomy for ulcerative colitis? Dis Colon Rectum 56: 615–621, 2013.

[10] Spanjersberg WR, van Sambeeck JD, Bremers A, et al. Systematic review and meta-analysis for laparoscopic versus open colon surgery with or without an ERAS programme. Surg Endosc 29: 3443–3453, 2015.

[11] Birrer DL, Frehner M, Kitow J, et al. Combining staged laparoscopic colectomy with robotic completion proctectomy and ileal pouch-anal anastomosis (IPAA) in ulcerative colitis for improved clinical and cosmetic outcomes: a single-center feasibility study and technical description. J Robot Surg 17: 877–884, 2023.

[12] Singh S, Al-Darmaki A, Frolkis AD, et al. Postoperative mortality among patients with inflammatory bowel diseases: a systematic review and meta-analysis of population-based studies. Gastroenterology 149: 928–937, 2015.

[13] Nguyen GC, Bernstein CN, Benchimol EI. Risk of surgery and mortality in elderly-onset inflammatory bowel disease: a population-based cohort study. Inflamm Bowel Dis 23: 218–223, 2017.

[14] de Silva S, Ma C, Proulx MC, et al. Postoperative complications and mortality following colectomy for ulcerative colitis. Clin Gastroenterol Hepatol 9: 972–980, 2011.

[15] Rumer KK, Dehghan MS, Sceats LA, et al. Use of biological medications does not increase postoperative complications among patients with ulcerative colitis undergoing colectomy: a retrospective cohort analysis of privately insured patients. Dis Colon Rectum 63: 1524–1533, 2020.

[16] Kim JY, Zaghiyan K, Lightner A, et al. Risk of postoperative complications among ulcerative colitis patients treated preoperatively with vedolizumab: a matched case-control study. BMC Surg 20: 46, 2020.

[17] Heuthorst L, Wasmann KATGM, Reijntjes MA, et al. Ileal pouch-anal anastomosis complications and pouch failure: a systematic review and meta-analysis. Ann Surg Open 2: e074, 2021.

[18] Ikeuchi H, Uchino M, Sugita A, et al. Long-term outcomes following restorative proctocolectomy ileal pouch-anal anastomosis in pediatric ulcerative colitis patients: multicenter national study in Japan. Ann Gastroenterol Surg 2: 428–433, 2018.

[19] Minagawa T, Ikeuchi H, Kuwahara R, et al. Functional outcomes and quality of life in elderly patients after restorative proctocolectomy for ulcerative colitis. Digestion 101: 737–742, 2020.

[20] Waljee A, Waljee J, Morris AM, et al. Threefold increased risk of infertility: a meta-analysis of infertility after ileal pouch anal anastomosis in ulcerative colitis. Gut 55: 1575–1580, 2006.

[21] Pardi DS, D'Haens G, Shen B, et al. Clinical guidelines for the management of pouchitis. Inflamm Bowel Dis 15: 1424–1431, 2009.

[22] Hurst RD, Molinari M, Chung TP, et al. Prospective study of the incidence, timing and treatment of pouchitis in 104 consecutive patients after restorative proctocolectomy. Arch Surg 131: 497–500, discussion 501–502, 1996.

[23] 厚生労働科学研究費補助金 難治性疾患政策研究事業「難治性炎症性腸管障害に関する調査研究」(久松班). 令和 5 年度分担研究報告書. pp 6–7, 2023.

[24] Shen B, Fazio VW, Remzi FH, et al. Combined ciprofloxacin and tinidazole therapy in the treatment of chronic refractory pouchitis. Dis Colon Rectum 50: 498–508, 2007.

[25] Uchino M, Horio Y, Kuwahara R, et al. Associations between pouchitis and fecal calprotectin after restorative proctocolectomy in patients with ulcerative colitis. Inflamm Intest Dis 8: 77–83, 2023.

[26] Heikens JT, de Vries J, van Laarhoven CJHM. Quality of life, health-related quality of life and health status in patients having restorative proctocolectomy with ileal pouch-anal anastomosis for ulcerative colitis: a systematic review. Colorectal Dis 14: 536–544, 2012.

[27] Heikens JT, de Vries J, Goos MR, et al. Quality of life and health status before and after ileal pouch-anal anastomosis for ulcerative colitis. Br J Surg 99: 263–269, 2012.

总结

溃疡性结肠炎的外科治疗

Michio Itabashi[1], Kimitaka Tani[2],
Ryou Futatsuki, Shimpei Ogawa

回肠袋肛管吻合术（IPAA）* 和回肠袋肛门吻合术是两种保留括约肌功能的手术方式。近年来，需要手术治疗的结肠癌病例比例有所增加。根据患者的具体情况，应考虑采用腹腔镜手术或分阶段手术。鉴于急诊手术的死亡率较高，以及老年发病患者的手术效率，手术决策必须基于医生和外科医生之间的密切合作，选择合适的时机进行。在中位随访时间≥ 5 年和≥ 10 年的研究中，储袋功能障碍的发生率分别为 7.7% 和 10.3%。手术结果有所改善，患者的生活质量也得到了维持；然而，长期随访仍然非常重要。

---

[1] Saiseikai Kazo Hospital, Kazo, Japan.
[2] Division of Inflammatory Bowel Disease Surgery, Tokyo Women's Medical University, Tokyo.

炎症性肠疾病的外科治疗

克罗恩病的外科治疗

内野基 [1]
池内浩基

摘要●克罗恩病的外科手术主要针对肠管病变与肛门病变。手术适应证包括狭窄、出血、瘘管、脓肿及癌变等。然而，根据肠道或肛门并发症的严重程度，亦存在应优先采取内科治疗的情况，或手术时机尚不明确的情况。手术治疗的基本原则是最小限度切除肠管并尽可能保留残余肠管。基本上，穿孔性病变属于手术适应证。为了避免最终发展为短肠综合征，术前需对病变及全身状态进行控制，术中应采取相应对策，术后还需实施防复发治疗等，从始至终都需要从内科与外科双重角度进行综合治疗。在肛门病变方面，由于多见于年轻患者，治疗上通常以避免永久性人工肛门为目标进行规划，但仍需时刻关注癌变的风险。

关键词　克罗恩病　手术　手术适应证　手术时机　术后并发症

[1] 兵庫医科大学消化器外科学講座炎症性腸疾患外科
〒663-8501 西宮市武庫川町 1-1　E-mail : uchino2s@hyo-med.ac.jp

前言

炎症性肠疾病（inflammatory bowel disease，IBD）的治疗以营养疗法和药物疗法为主，但当出现进展性肠道并发症、病情加重或难治化时，可能需要进行手术治疗。本文将就克罗恩病（Crohn's disease，CD）的手术适应证、围术期及预后的相关问题进行说明。

克罗恩病的手术术式

由于 CD 是一种病变可能波及从口腔至肛门任何部位的疾病，因此不存在固定的标准术式。以避免短肠综合征为前提，尽可能缩小病变切除范围，结合狭窄成形术以保留肠道功能，是治疗的基本原则。对于肛门病变，为避免造口术，往往采取姑息性治疗。然而，若考虑到癌变风险，亦有必要考虑直肠切除术。

按适应证分类的手术方式与手术时机

1. 狭窄

手术适应证包括因狭窄而反复发生肠梗阻的病例，和狭窄近端存在肠管扩张的病例。但目前尚无明确标准，手术时机需依据具体病例而定。即便存在狭窄病变，通过以要素营养疗法为主的治疗，也可在短期内避免手术；亦有病例可通过内镜下扩张术免除手术。正因存在上述替代治疗方式，有时会对是否手术及其时机产生判断上的困扰。

［**病例 1**］ 男性，30 多岁。

患 CD 达 11 年，既往接受过全结肠切除术及回肠-乙状结肠吻合术，并接受要素营养疗法及生物制剂治疗。吻合口近端的狭窄逐渐进展，每年接受 1 次左右的内镜下扩张术。患者可经口进食，因此继续门诊治疗。**图 1** 所示为下消化道的内镜图像，可见吻合口存在内镜无法通过的显著狭窄。**图 2** 为内镜下 X 线造影图，显示吻合口至其近端

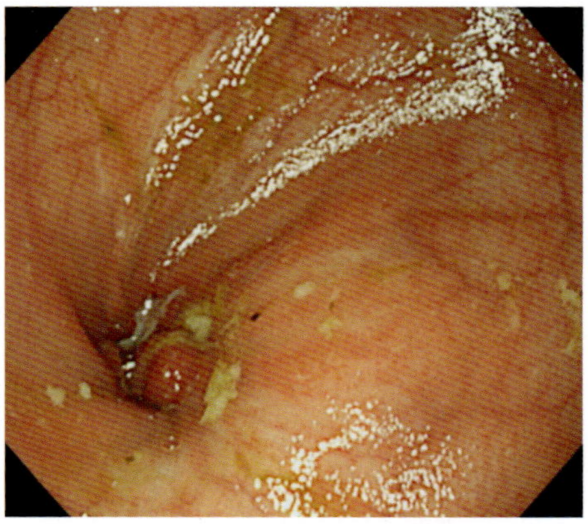

图1 ［病例 1］下消化道内镜图像。可见回肠 - 乙状结肠吻合部存在无法通过的狭窄性病变

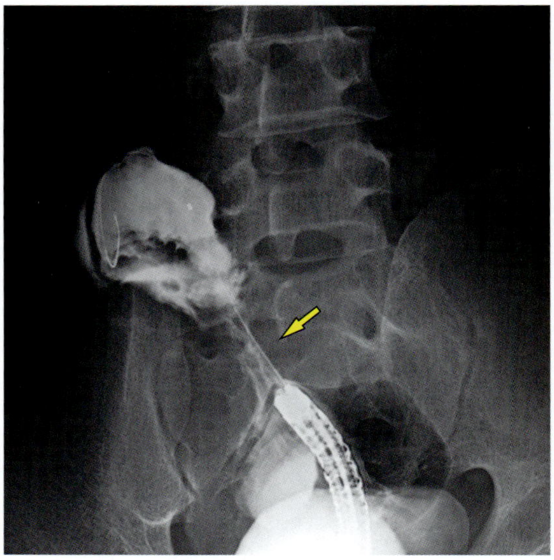

图2 ［病例 1］下消化道 X 线造影图（内镜下）。吻合口至近端约 3cm 处存在狭窄性病变（图中黄色箭头所示）

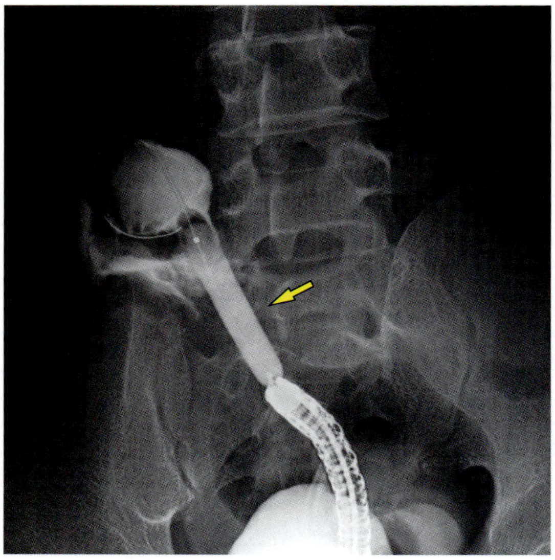

图3 ［病例 1］内镜下扩张术图像。通过内镜成功实施球囊扩张（图中黄色箭头所示）

约 3cm 处存在狭窄性病变。可插入导丝，**图 3** 所示为通过内镜行球囊扩张术的图像，显示该部位可实施内镜扩张治疗。约 4 年后进行随访，发现肠梗阻症状出现的时间逐渐提前，最终实施吻合部切除术。由此可见，即便存在狭窄病变，也并不一定立即手术。通过调整经口摄食方式或内镜治疗，部分患者可避免手术，因此明确界定手术时机存在一定困难。需综合考虑内镜扩张疗效减退、肠梗阻症状加重等因素做出判断。

在处理狭窄性病例时应注意，内镜扩张术可能引发出血或穿孔，此外，外伤或腹内压急剧上升亦可导致穿孔。如果近端肠管扩张严重，术后可能发生肠套叠，因而在某些病例中，术前留置肠梗阻管以减压肠腔，待病情稳定后再择期手术，是理想的处理方式。若出现穿孔或扩张导致的肠壁水肿，可能无法一次性完成吻合，需预设临时造口，应对此类情况予以充分考虑。对于狭窄性病变有进展趋势的病例，尤其是在行内镜扩张术前，建议提前与外科团队建立协作。

2. 出血

若通过输血等方式能维持循环稳定，可尝试使用生物制剂或糖皮质激素，亦有一定疗效。部分病例可考虑内镜下止血术或血管栓塞术，但需警惕再次出血或因栓塞所致的肠坏死等严重并发症。

［**病例 2**］ 男性，30 多岁。

诊断为小肠结肠型克罗恩病，接受英夫利西单抗治疗，但因病变进展，行次结肠全切除术。术后第 3 周突发大出血。通过内镜止血夹试图止血未果，在血管造影下发现回肠末端与结肠交界处存在出血（**图 4**），遂行栓塞手术。虽然成功止血，但 5 日后出现穿孔性腹膜炎，不得不行人工肛门造口术。

此外，对于反复出血、需多次输血者，或循环动态难以维持者，往往需急诊手术。然而，术中从肠浆膜面判断出血点往往较为困难，特别是存在多发病灶时，可能需要进行广泛切除。必要时，可术

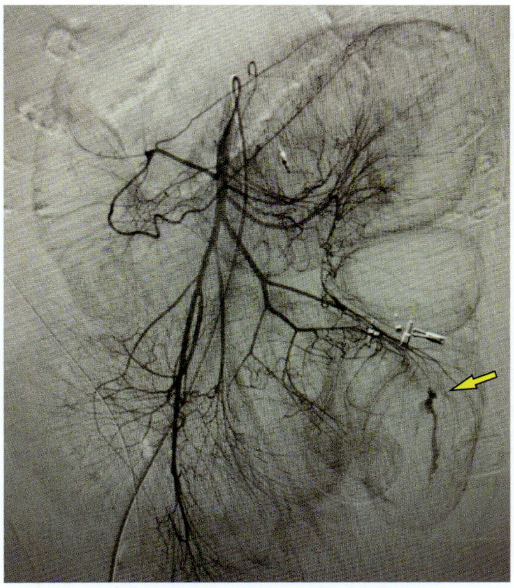

图4 [病例2] 血管造影图像。自肠系膜上动脉造影时，于回肠末端至结肠交界处见造影剂自血管外渗（图中黄色箭头）。周围可见内镜止血时放置的止血夹

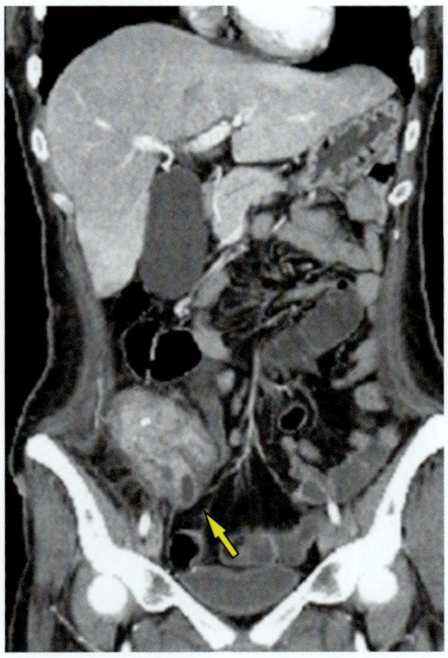

图5 腹部增强 CT 图像。终末回肠的肠系膜内可见脓肿形成（图中黄色箭头）

中进行内镜检查以明确出血位置与残余病灶。在术前若通过小肠 X 线造影或内镜检查对病灶位置已有掌握，将对术中判断和切除范围的决定提供重要参考。

3. 穿孔

若小肠穿孔发生时间较短且污染有限，可不行人工肛门造口术，直接行一期肠管吻合。即使为内镜检查引起的穿孔，只要污染轻微，往往也可行一期吻合，无须造口。然而，若穿孔发生时间较久、污染严重或肠管条件不佳，或患者全身情况不良，则需行急诊病灶切除 + 人工肛门造口术。

4. 脓肿

若条件允许，应首选超声或 CT 引导下的脓肿引流术。由于脓肿往往属于穿孔性病变，单纯内科治疗成功的病例极少，多数需在炎症控制后择期切除。如图 5 所示，即使是发生于肠系膜内的难以引流的脓肿，也可通过禁食与抗菌药物治疗缓解炎症。若炎症得以充分控制，术中通常可行一期吻合重建。反之，若炎症未能缓解，肠管状态恶化，则往往需行病灶切除 + 人工肛门造口的急诊手术。

5. 瘘管

对于无营养障碍的无症状性病灶，有时可继续观察保守治疗。但若病灶长期存在，可能逐渐侵犯正常肠段，增加癌变风险。外科处理原则与脓肿相同，即炎症缓解后择期切除病灶。

［病例 3］ 女性，30 多岁。

12 年前发病，诊断为小肠结肠型克罗恩病。起初即已发现回肠存在瘘管病变，但一直以营养疗法为主维持治疗。病情偶有加重，虽实施禁食及使用生物制剂，仍未进行手术治疗。最终因经口摄食困难，不得不施行手术。图 6 为术前小肠 X 线造影图，图 7 为腹部骨盆增强 CT 图像，可见范围广泛的内瘘病变。回肠多处形成内瘘并融合成团，因此实施了包括广泛回肠在内的回盲部切除术。尽管为首次手术，术后残余小肠长度仅剩 120cm。

［病例 4］ 60 多岁，男性。

19 年前发病，诊断为克罗恩病，并形成回肠皮肤瘘。虽已使用要素营养疗法、生物制剂及居家中心静脉营养疗法，但患者长期拒绝手术治疗。最终因肠梗阻无法缓解而接受手术治疗。图 8 为术前腹部骨盆增强 CT 图像，显示回肠与腹壁间形成瘘管。手术中行回盲部切除及瘘管切除术。术后确诊瘘口伴发鳞状上皮癌，予以化学放疗处理，但患者于术后第 11 个月去世。此病例提示了广泛切除的可能性及瘘口癌变定期监测的必要性。

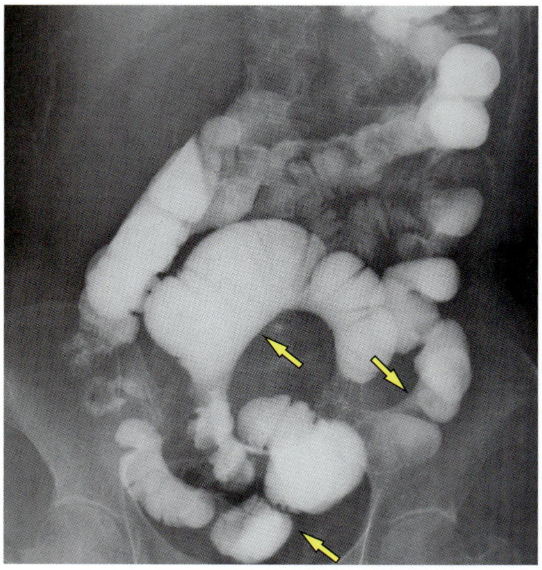

图6 ［病例 3］小肠 X 线造影图像。回肠于骨盆腔内呈团块状，疑似内瘘形成。其近端亦可见多发性克罗恩病灶，伴典型的“壳征”（shell sign）（图中黄色箭头所示）

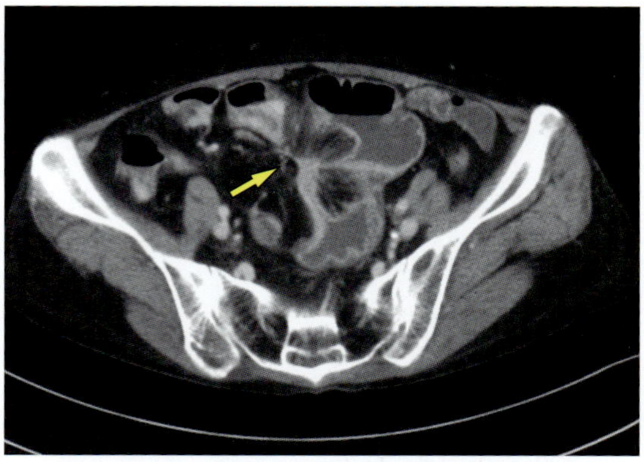

图7 ［病例 3］腹部骨盆增强 CT 图像。回肠于骨盆腔内形成内瘘（图中黄色箭头所示）

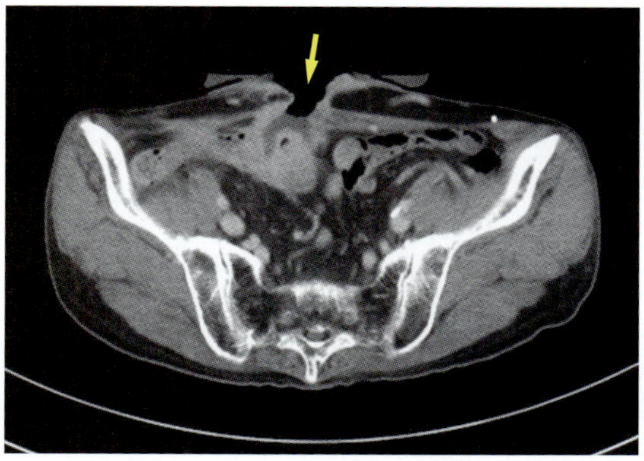

图8 ［病例 4］腹部骨盆增强 CT 图像。可见回肠与腹壁之间形成瘘管（图中黄色箭头所示）

6. 肛门病变

肛门部的克罗恩病病变与上述肠管病变属于同一病理过程，治疗理念亦基本相同，但主要差异在于一旦实施切除，意味着需行直肠切除术，术后无法重建肛门，最终需接受永久性人工肛门造口术。因此，对于狭窄性病变，常采用内镜或探条扩张等方法予以处理；脓肿则需充分引流，瘘管多使用 Seton 行姑息性引流处理。除了上述治疗手段，有时生物制剂也可望起到疗效，但前提是脓肿必须已充分引流。不论病变是否处于稳定期，对于病程较长者，始终应警惕癌变的可能，并实施定期监测。推荐进行肿瘤标志物检测、内镜监测、MRI 检查及在麻醉下行活检等措施。然而，目前尚未确立可实现早期发现的有效方法。

早期并发症

早期并发症与一般胃肠外科手术相似，常见的有出血、脓肿、吻合口瘘，以及肺炎、血流感染等感染性并发症。根据病情严重程度不同，其发生率亦有所差异。在克罗恩病中，由于肠梗阻所致的营养不良、肠道扩张、瘘管及脓肿等穿孔性病变的存在，术后感染性并发症呈较高趋势。通过术前禁食、高热量静脉输注及抗菌药物治疗，改善炎症及营养状态，可有效降低手术部位感染风险，因此术前治疗尤为重要。但若术前治疗无效，病情反而加重，则需优先考虑手术，并选择造口作为分期手术策略。

晚期造口术

克罗恩病的晚期并发症包括术后复发、多次手术导致的吸收不良与短肠综合征、肛门病变相关的造口及癌变。

1. 术后复发

据报道，克罗恩病患者在确诊 10 年后有 44% ~ 55% 需要接受手术。术后复发亦较常见，日本一项涵盖 216 例的调查显示，其术后 5 年、10 年的累计再次手术率分别为 26%、61%。穿孔型与青少年发病者的复发风险较高。也有文献指出，在术后 1 年内，经内镜检查可见 70% ~ 80% 的患者出现复发，提示术后早期即应采取复发预防措施。虽然有研究指出使用生物制剂可有助于预防复发，但尚无明确证据表明其能显著降低再次手术率。

2. 吸收不良与短肠综合征

如前所述，克罗恩病术后常有病灶复发，需多次手术，随着手术次数增加，残余肠管长度不断缩短，进而引起水分及营养吸收障碍。因肠道通过时间缩短，需特别关注各类营养素的缺乏，常采取要素营养疗法或饮食限制，故应防范微量元素与维生素的不足。铁、锌、镁、维生素 B_{12} 尤为典型，此外，硒也可能因极度缺乏而导致心肌病，因此需定期检测。

若手术涉及回盲瓣及部分结肠切除，或存在人工肛门，且残余小肠长度低于 200cm，则有发展为需依赖居家中心静脉营养的短肠综合征风险。克罗恩病患者接受 TPN 治疗时，静脉导管相关血流感染风险较高，可能进展为败血症、脂肪肝、肝硬化乃至肝功能衰竭。因此，从疾病早期即应重视肠道功能的保留，制定避免短肠综合征的长期治疗策略。

3. 人工肛门造口术

在日本，70%～80% 的克罗恩病患者合并肛门病变，文献报道显示其中约 40% 的患者在发病 20 年内需行人工肛门造口术。部分肛门病变即使行造口术亦难以缓解，最终需行直肠切除术。然而，多数患者仅凭阻断粪便通过即可缓解症状。即便病情缓解，最终能成功闭合人工肛门者仍属少数，大部分患者会再次复发。因此，针对肛门病变恶化所实施的造口术，应视为永久性人工肛门。近年来，因肛门病变癌变风险日益受到关注，对于已经不可逆的肛门病变，有学者主张应及早实施直肠切除术。虽然人工肛门造口术有助于控制肛门病灶的活动性，但亦需注意造口部位的肠道可能发生复发，包括瘘管、脓肿及狭窄等。因此，即便造口术后，也需持续关注肠管病变的复发风险。

4. 癌变

与欧美国家不同，日本克罗恩病患者的癌变更常见于肛门病变部位，近年来此类癌变病例持续增加。在日本 CD 相关癌症中，直肠肛门部癌症占比高达 70%～80%。其中逾半数病例源自狭窄病变，因内镜检查难以发现，约一半病例是在术后才被诊断为癌症。因此，能够在早期行手术者并不多见，多数患者确诊时已为Ⅱ期或以上。此外，黏液腺癌与印戒细胞癌等高恶性组织类型的发生率较高也是其一大特征。因此，尽管癌症的中位确诊年龄仅为约 44 岁，却已显示出较差的预后，其 5 年生存率仅为 46.2%。如前所述，过去的治疗重点多放在通过控制肛门病变活动性来避免造口术。然而，考虑到癌变风险及其预后不良的现实，对于那些已经进展且呈不可逆状态的肛门病变，或许应更积极地考虑实施直肠切除术更为妥当。今后有必要进一步明确有效的癌变监测方法和癌变危险因子，从而确立更为合理的治疗策略。

结语

本文综述了克罗恩病的外科治疗。由于该病具有易复发性，治疗目标应兼顾防止多次手术所致的短肠综合征，并在术后继续维持治疗。近年来，癌变问题日益受到关注。鉴于克罗恩病相关癌症的预后较差，今后不仅应从改善生活质量（QOL）出发，也必须将癌变的应对纳入整体治疗框架中加以解决。

文献

[1] 厚生労働科学研究費補助金難治性疾患政策研究事業「難治性腸疾患障害に関する研究調査」(久松班). 潰瘍性大腸炎・クローン病診断基準・治療指針 令和 5 年度改訂版. 令和 5 年度分担研究報告書，2024.

[2] Uchino M, Ikeuchi H, Horio Y, et al. Association between preoperative biologic use and surgical morbidity in patients with Crohn's disease. Int J Colorectal Dis 37: 999–1010, 2022.

[3] Uchino M, Ikeuchi H, Matsuoka H, et al. Risk factors for surgical site infection and association with infliximab administration during surgery for Crohn's disease. Dis Colon Rectum 56: 1156–1165, 2013.

[4] Peyrin-Biroulet L, Loftus EV Jr, Colombel JF, et al. The natural history of adult Crohn's disease in population-based cohorts. Am J Gastroenterol 105: 289–297, 2010.

[5] 福島恒男，杉田昭，馬場正三，他. Crohn 病術後再発因子の検討. 厚生省特定疾患難治性炎症性腸管障害調査研究班. 平成 7 年度研究報告書，pp 58–60, 1996.

[6] O'Connor A, Hamlin PJ, Taylor J, et al. Postoperative prophylaxis in Crohn's disease after intestinal resection: a retrospective analysis. Frontline Gastroenterol 8: 203–209, 2017.

[7] Uchino M, Ikeuchi H, Bando T, et al. Risk factors for short bowel syndrome in patients with Crohn's disease. Surg Today 42: 447–452, 2012.

[8] 二見喜太郎. Crohn 病肛門病変に対する治療指針の作成—アンケート調査報告. 厚生労働科学研究費補助金難治性疾患克服研究事業「難治性炎症性腸管障害に関する調査研究」(研究代

表：渡辺守）. 平成 20 年度報告書，pp 35–36, 2009.
[9] 二見喜太郎．クローン病における人工肛門造設例の検討．厚生労働科学研究費補助金難治性疾患克服研究事業「難治性炎症性腸管障害に関する調査研究」(研究代表：渡辺守). 平成 22 年度総括・分担研究報告書，pp 133–134, 2011.
[10] 杉田昭．Crohn 病人工肛門造設例の経過と合併症の検討—多施設共同研究（中間報告）. 厚生労働科学研究費補助金難治性疾患克服研究事業「難治性炎症性腸管障害に関する調査研究」(研究代表：渡辺守). 平成 22 年度総括・分担研究報告書，pp 128–132, 2011.
[11] Mizushima T, Ohno Y, Nakajima K, et al. Malignancy in Crohn's disease: incidence and clinical characteristics in Japan. Digestion 81: 265–270, 2010.
[12] Sasaki H, Ikeuchi H, Bando T, et al. Clinicopathological characteristics of cancer associated with Crohn's disease. Surg Today 47: 35–41, 2017.

总结

克罗恩病的外科治疗

Motoi Uchino[1], Hiroki Ikeuchi

狭窄、出血或穿透性病变是克罗恩病手术的适应证。由于肠道并发症的发展程度不一，手术的合适时机尚不明确。克罗恩病手术最重要的原则是避免因广泛或反复的肠道切除而导致短肠综合征。此外，术前和术后医疗与外科治疗的协作也很重要。对于导致永久性造口形成的肛门病变，需要采取多学科的方法。然而，我们还应该提到，尤其是在肛门病变中，需要注意癌变的发生。

[1] Department of Gastroenterological Surgery, Division of Inflammatory Bowel Disease Surgery, Hyogo Medical University, Nishinomiya, Japan.

炎症性肠疾病的长期病程

溃疡性结肠炎的长期预后

莲井桂介[1, 2]
平賀寛人[1]
太田真二[1, 3]
浅利享[1]
澤田洋平
立田哲也
川口章吾[1, 4]
菊池英純[1, 5, 6]
珍田大輔[1, 6]
明本由衣[1, 7]
坂本義之[8]
袴田健一
福田眞作[9]
櫻庭裕丈[1]

摘要●序言：随着治疗手段的不断丰富，溃疡性结肠炎（UC）如今已能以黏膜愈合作为治疗目标。本研究旨在评估生物制剂问世前后UC的预后变化。方法：本研究纳入1966年1月1日至2024年3月31日期间，在我院接受治疗的UC确诊患者，包括由我院外科实施手术的病例以及由其他机构转诊至我院实施手术的病例，并以2010年为界，将数据分为前后两个时期进行比较分析。结果：总计328例患者中，接受手术者50例，未手术者278例。手术指征方面，主要为内科治疗无效者，占37例（74.0%）；因UC相关肿瘤（UC-associated neoplasm，UCAN）而手术者13例（26.0%）。自2015年起，UCAN占手术病例的比例逐渐上升。2010年以后，未手术患者中接受五线及以上治疗者占6.8%，提示药物选择增多为部分患者提供了避免手术的可能性。

关键词 溃疡性结肠炎　长期预后　手术率　术后变化　生物制剂

[1] 弘前大学大学院医学研究科消化器血液免疫内科学講座
〒036-8562 弘前市在府町5　E-mail : hasui.k@hirosaki-u.ac.jp
[2] 同　地域医療支援学講座
[3] 同　総合地域医療推進学講座
[4] 同　附属バイオメディカルリサーチセンター血管・炎症医学講座
[5] 同　地域医療学講座
[6] 弘前大学医学部附属病院光学医療診療部
[7] 同　病理部
[8] 弘前大学大学院医学研究科消化器外科学講座
[9] 弘前大学

前言

随着生物制剂的应用，溃疡性结肠炎（ulcerative colitis，UC）的治疗已以黏膜愈合为目标而得以推进。在生物制剂尚不可用的时代，5-氨基水杨酸（5-aminosalicylic acid，5-ASA）制剂与泼尼松是主要治疗手段，对于急性重症发作的病例，则推荐采用泼尼松的大剂量静脉注射疗法或环孢素的持续静脉滴注治疗；若无改善，则考虑外科手术。

自2010年起，抗肿瘤坏死因子-α（tumour necrosis factor α，TNF-α）抗体类生物制剂——英夫利西单抗得以使用获批应用，随后阿达木单抗、戈利木单抗也相继获批，此外，靶向不同通路的新型生物制剂也陆续引入，以及抗IL-12/23p40抗体乌司奴单抗、抗$\alpha_4\beta_7$整合素抗体维得利珠单抗、抗IL-23p19抗体米吉珠单抗等新型药物。口服小分子药物方面，JAK抑制剂如托法替尼、非戈替尼、乌帕替尼，以及α_4整合素抑制剂AJM300（Carotegrast Methyl，CGM）也相继获批，从而显著拓宽了治疗选择范围。

近年来，重症及难治性病例也以黏膜愈合作为治疗目标，在治疗机制、给药途径及间隔方式多样化的背景下，治疗方案能够根据患者的具体病情和个体情况进行个体化选择。预后改善不仅体现在手术率降低和肿瘤发生抑制方面，维持治疗期间的生活质量（quality of life，QOL）也日益受到重视。

本研究旨在通过观察治疗药物进展所带来的手术率变化，探讨溃疡性结肠炎（UC）的长期预后。

研究对象

本研究对象包括：1966 年 1 月 1 日至 2024 年 3 月 31 日期间在我院确诊为 UC 并接受内科治疗的病例；因治疗无效或罹患溃疡性结肠炎相关肿瘤（ulcerative colitis associated neoplasm，UCAN）而在我院外科接受手术的病例；从其他医疗机构转诊至我院胃肠外科并接受手术的病例。

研究方法

1. 患者基本信息

以在我科被诊断为 UC 并开始治疗的患者为对象，收集性别、发病年龄、疾病分型、初发时重症度、糖皮质激素抵抗性、糖皮质激素依赖性、5-ASA 不耐受、巨细胞病毒（cytomegalovirus，CMV）再激活、UCAN 病例、是否接受手术等基本信息。预后分析方面，将患者分为手术组、非手术组及 UCAN 组，并进行回顾性分析。

2. 非手术组分析

针对非手术组，统计患者达到并维持临床缓解所需经历的治疗阶段数，并提取其中的难治性病例，包括糖皮质激素抵抗性或依赖性、5-ASA 不耐受以及 CMV 再激活病例。计算维持缓解期间使用的药物构成比例，包括 5-ASA 制剂、生物制剂、JAK 抑制剂、硫唑嘌呤类药物等。

3. 手术组分析

手术组的分析以 2010 年英夫利西单抗（infliximab）纳入医保为分界点，将患者分为 2009 年以前组与 2010 年以后的组，分别比较发病至手术的间隔时间（中位数）、术前接受的内科治疗次数、糖皮质激素抵抗性与依赖性、5-ASA 不耐受发生率以及 UCAN 发生率。此外，还对不同 UC 初发时期的累计手术风险进行了比较。为分析手术例数及其手术指征的年度变化趋势，研究对象包含我院胃肠外科接受手术的全部病例（包括转诊病例），并按“内科治疗失败”与“UCAN”两个分类进行归类。对于 UCAN 病例，计算其从初发至接受手术的病程时间（中位数），并统计术前接受的内科治疗次数。对于手术术式、术后转归及并发症的治疗情况，也按 2010 年前后进行比较分析。对于需要二次手术的病例，也记录其术前内科治疗情况。

4. 统计学分析

使用 Mann-Whitney U 检验对 2009 年以前与 2010 年以后手术患者的“发病至手术时间”及“术前内科治疗次数”进行比较。累计手术风险则采用 Kaplan-Meier 法评估。统计软件使用的是 GraphPad Prism 10.2.3（GraphPad Software 公司出品）。

研究结果

1. 患者基本信息

如**表 1** 所示，共纳入 328 例患者，其中女性占 42.3%，男性占 57.6%。平均发病年龄为（37.1 ± 17.4）岁。病型构成中，直肠炎型占 14.9%，左侧结肠炎型占 27.1%，全结肠炎型占 57.9%。初发时重症度方面，轻度占 30.5%，中度占 45.5%，重度占 24.0%。关于难治性的调查结果显示：糖皮质激素抵抗性患者 56 例，依赖性 98 例，5-ASA 不耐受 36 例，CMV 再激活 34 例。UCAN 共 13 例（4.0%）。非手术例共 278 例（84.8%），手术例为 50 例（15.2%）。UC 发病至手术的中位时间为 4.0 年（范围：0.8 ~ 11.0 年）。手术原因中，因内科治疗抵抗而行手术者为 37 例（74.0%），因 UCAN 而手术者为 13 例（26.0%）。

2. 非手术组分析

对于非手术的 278 例患者，其达到缓解维持所经历的治疗阶段如下：仅接受一线治疗者 132 例，二线治疗 69 例，三线治疗 41 例，四线治疗 17 例，五线及以上治疗者 19 例（**表 2**）。

截至评估时点，维持缓解期间所使用的药物如下：

ASA 制剂 238 例。生物制剂方面，英夫利西单抗（infliximab）25 例，阿达木单抗（adalimumab）16 例，戈利木单抗（golimumab）5 例，维得利

表1 患者基本信息

总病例数	328	
性别（女性：男性）	139（42.4%）：189（57.6%）	
平均发病年龄 ± 标准差	37.1 ± 17.4	
病型		
直肠炎型	14.9%	
左侧结肠炎型	27.1%	
全结肠炎型	58.0%	
发病时病情严重程度		
轻度	30.5%	
中度	45.5%	
重度	24.0%	
非手术病例数	278	（84.8%）
手术病例数	50	（15.2%）
糖皮质激素抵抗性（非手术：手术）	56（40：16）（17.1%）	
糖皮质激素依赖性（非手术：手术）	98（82：16）（29.9%）	
5-ASA 不耐受（非手术：手术）	36（31：5）（11.0%）	
CMV 再激活（非手术：手术）	34（23：11）（10.4%）	
UCAN 病例数	13	（4.0%）
发病至手术中位时间（范围）	4.0（0.8 ~ 11.0）年	
手术指征		
内科治疗抵抗性	37	（74.0%）
UCAN	13	（26.0%）

CMV：巨细胞病毒；UCAN：溃疡性结肠炎相关肿瘤。

表2 非手术组达到缓解维持所需治疗阶段数

非手术病组	278	
达到缓解维持所需治疗阶段数		
一线治疗	132	（47.5%）
二线治疗	69	（24.8%）
三线治疗	41	（14.7%）
四线治疗	17	（6.1%）
五线治疗	7	（2.5%）
六线治疗	6	（2.2%）
七线治疗	3	（1.1%）
八线治疗	2	（0.7%）
九线治疗	1	（0.4%）

表3 缓解维持期间使用的药物

药物类别	病例数	
5-ASA 制剂	238	（85.6%）
生物制剂		
IFX	25	
ADA	16	
GLM	5	
VDZ	28	
UST	10	
MRKZ	1	
合计	85	（30.5%）
JAK 抑制剂		
TOF	3	
UPA	5	
FIL	1	
合计	9	（3.2%）
硫唑嘌呤类药物		
单独使用	9	
与 5-ASA 联合使用	50	
与生物制剂联合使用	11（IFX 9：ADA 1：VDZ 1）	
合计	70	（25.2%）

5-ASA：5-氨基水杨酸；IFX：英夫利西单抗；ADA 阿达木单抗；GLM：戈利木单抗；VDZ：维得利珠单抗；UST：乌司奴单抗；MRKZ：米吉珠单抗；TOF：托法替尼；UPA：乌帕替尼；FIL：非戈替尼。

珠单抗（Vedolizumab）28 例，抗 IL-12/23p40 抗体乌司奴单抗（Ustekinumab）10 例，米吉珠单抗（Mirikizumab）1 例。JAK（Janus 激酶）抑制剂方面，托法替尼（Tofacitinib）3 例，乌帕替尼（Upadacitinib）5 例，非戈替尼（Filgotinib）1 例。硫唑嘌呤类药物方面，单独使用者 9 例，与 5-ASA 制剂联合使用者 50 例，与生物制剂联合使用者 11 例（表 3）。

3. 手术组

对 50 例手术患者按 2010 年为界进行分组比较。如表 4 所示，2009 年以前接受手术者为 15 例，发病至手术的中位时间为 2.0 年（范围 0.7 ~ 4.5 年）；2010 年及以后为 35 例，中位时间为 6.0 年（范围 1.5 ~ 13.5 年）。两组在发病至手术所需时间上差异无统计学意义。

关于手术前所接受的内科治疗次数，2009 年以前的病例多在一线或二线治疗后接受手术，而

表4 手术时期比较

	2009 年之前	2010 年之后
病例数	15	35
发病至手术的中位时间	2.0（0.7 ~ 4.5）年	6.0（1.5 ~ 13.5）年
术前内科治疗阶段分布		
一线治疗	12	17
二线治疗	3	4
三线治疗	0	7
四线治疗	0	1
五线治疗	0	5
糖皮质激素抵抗：糖皮质激素依赖	5：5	11：11
5-ASA 不耐	1	4
UCAN	0	13

5-ASA：5- 氨基水杨酸；UCAN：溃疡性结肠炎相关肿瘤。

2010 年以后则有 13 例在接受三线及以上治疗后手术（两组在内科治疗次数上无显著差异）。2010 年以后，有 1 例因急性重症（acute severe）而未接受内科治疗，直接进行外科手术。糖皮质激素抵抗性或依赖性病例在 2009 年以前分别为 5 例，2010 年以后则各为 11 例。5-ASA 不耐受患者分别为 1 例和 4 例。UCAN 所致手术的 13 例全部为 2010 年以后的病例。

关于手术数量的年度变迁，如图 1a 所示，由本科直接转至胃肠外科手术的患者人数在 2016 年达峰后逐年减少。将他院转诊患者也包含在内的胃肠外科总手术数显示，2009—2010 年出现一次减少，2012 年再次上升，2017 年起再次下降。2015 年以后，UCAN 引发的手术比例有所增加（图 1b）。

按发病时间划分的累计手术风险分析结果如下：2009 年以前发病者，1 年内累计手术风险为 3.1%，5 年为 7.5%，10 年为 11.3%；2010—2014 年发病者，1 年为 4.8%，5 年为 11.9%，10 年为 11.9%；2015 年以后发病者：1 年为 4.9%，5 年为 7.8%，由于尚未满 10 年，9 年时点的累计手术风险为 9.8%（表 5）。

针对 UCAN 患者的术前过程进行分析，UCAN 患者接受手术前的中位病程为 13.0 年（范围 8.0 ~ 20.0 年）。其中，一线治疗为 10 例，二线治疗 1 例，三线治疗 2 例。首先，所有一线治疗患者均使用 5-ASA 制剂。其次，二线治疗患者为由泼尼松转为环孢素的案例。最后，三线治疗中，一例从泼尼松过渡至中药后再使用 5-ASA 制剂；另一例为 5-ASA 不耐受，治疗方案从英夫利西单抗换为维得利珠单抗（表 6）。

关于术式的紧急性及分阶段手术的情况如表 7 所示：紧急手术占 28.0%，择期手术占 72.0%。术式方面，回肠袋肛门吻合术（IPAA）占 40%，回肠袋肛管吻合术（IACA）占 52%。手术分期方面，一期手术占 44.0%，二期手术占 54.0%，三期手术占 2.0%。各术式及分期在 2009 年以前与 2010 年以后的比例基本相同。

对于术后并发症，术后无并发症者为 29 例（58.0%）（2009 年以前 11 例，2010 年以后 18 例）。手术相关并发症共 11 例（22.0%），均发生于 2010 年以后，具体包括：缝合不全 4 例、吻合部脓肿 3 例、肛周脓肿 3 例、瘘管 1 例（位于造口周围）。关于残端肠炎，共报告 10 例（20.0%），其中残端直肠炎为 3 例。其中残端直肠炎 3 例、储袋炎 7 例。2009 年以前的 3 例中，有 2 例为残端直肠炎；而 2010 年以后发生的 7 例中，有 6 例为储袋炎（表 8）。

在术后并发症的治疗方面，对于手术相关并发症，凡出现缝合不全或瘘管者均接受了再次手术。吻合部脓肿患者中，3 例中有 2 例接受了再手术。肛周脓肿 3 例中，1 例接受了再手术。对于残

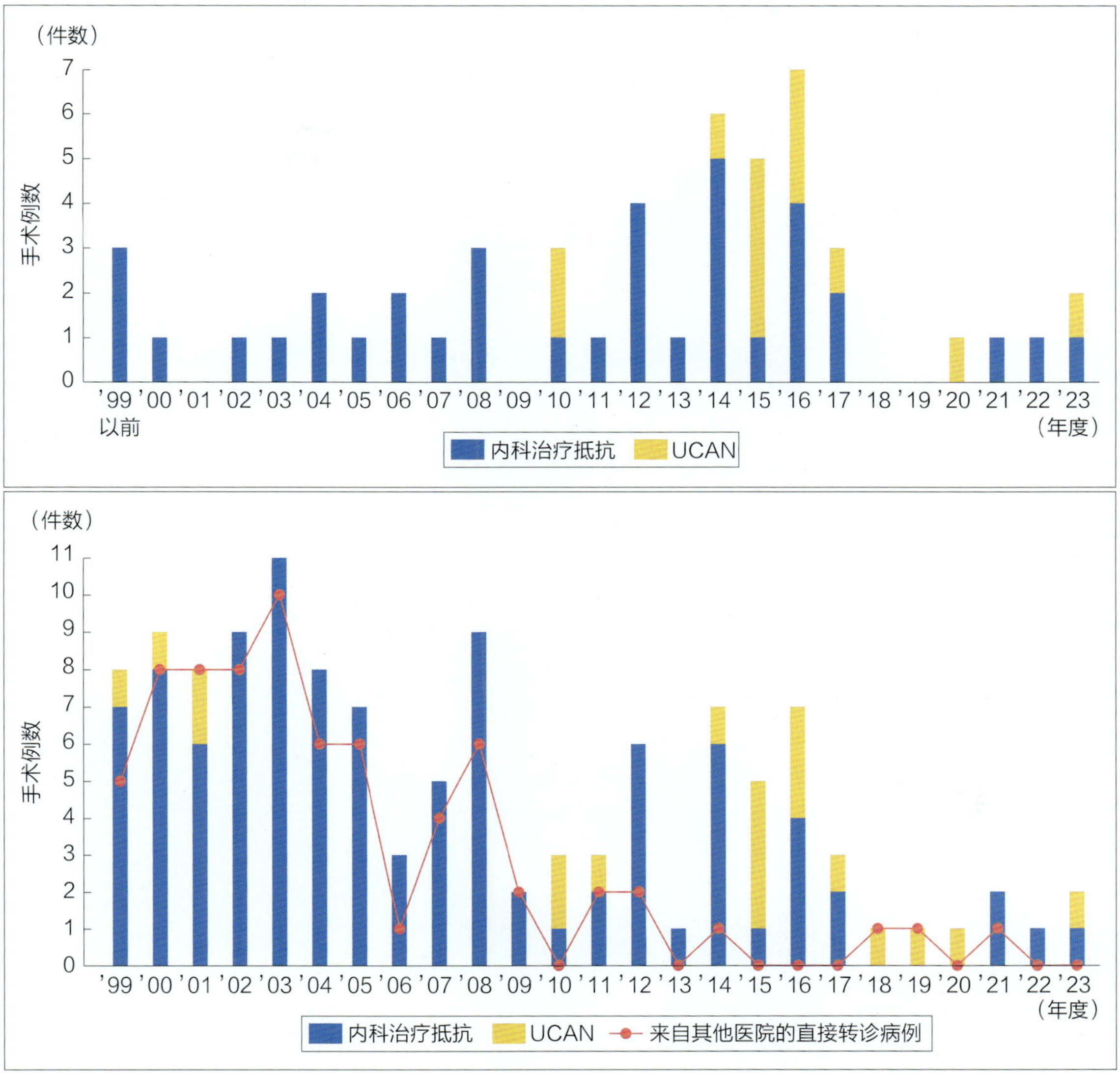

图1

a. 由本院内科直接转至消化道外科的手术。
b. 包括他院转诊病例在内的消化道外科的手术。
UCAN：溃疡性结肠炎相关肿瘤。

端肠炎的治疗，残端直肠炎患者中，2009 年以前手术者在英夫利西单抗上市后接受了该药治疗。对于残端肠炎的治疗，2009 年以前手术后接受英夫利西单抗治疗的患者与 2010 年以后手术的患者共计 2 例接受了再手术，另有 1 例接受了 5-ASA 制剂治疗。在储袋炎方面，2009 年以前的术后病例中使用了他克莫司、阿达木单抗与戈利木单抗进行治疗；2010 年以后病例中包括接受抗 $\alpha_4\beta_7$ 整合素抗体维得利珠单抗治疗者在内的 2 例也接受了再手术（表 9）。

在探讨术式相关因素与术后并发症之间的关系时发现，无并发症病例、手术相关并发症、残端肠

表5 不同发病时期的累计手术风险比较

发病时期	2009 年以前	2010—2014 年	2015 年以后
1 年累计手术风险	3.1%	4.8%	4.9%
5 年累计手术风险	7.5%	11.9%	7.8%
10 年累计手术风险	11.3%	11.9%	（9 年）9.8%

表6 UCAN 病例的术前治疗情况

手术前的中位病程（范围）：13.0 年（8.0～20.0 年）
内科治疗阶段分布： 一线治疗：10 例（10 例：5-ASA） 二线治疗：1 例（1 例：PSL→CsA） 三线治疗：2 例（1 例：泼尼松→中药→5-ASA，1 例：5-ASA 不耐→英夫利西单抗→维得利珠单抗）

5-ASA：5-氨基水杨酸；PSL：泼尼松；CsA：环孢素 A；IFX：英夫利西单抗；VDZ：维得利珠单抗。

表7 手术方式相关信息

	总体 50 例	2009 年之前	2010 年之后
紧急手术/择期手术	14（28.0%）：36（72.0%）	3（20.0%）：12（80.0%）	11（31.4%）：24（68.6%）
手术方式			
IPAA	20 （40.0%）	5 （33.3%）	15 （42.9%）
IACA	26 （52.0%）	9 （60.0%）	17 （48.6%）
其他	4 （8.0%）	1 （6.7%）	3 （8.5%）
手术分期			
一期手术	22 （44.0%）	7 （46.7%）	15 （42.9%）
二期手术	27 （54.0%）	8 （53.3%）	19 （54.3%）
三期手术	1 （2.0%）	0 （0.0%）	1 （2.8%）

IPAA：回肠袋肛门吻合术；IACA：回肠袋肛管吻合术。

表8 术后并发症分析

	总体 50 例	2009 年之前	2010 年之后
无并发症（例）	29（58.0%）	11	18
手术相关并发症	11（22.0%）	0	11
缝合不全	4	0	4
吻合部脓肿	3	0	3
肛周脓肿	3	0	3
瘘管	1	0	1
残端肠炎	10（20.0%）	3	7
残端直肠炎	3	2	1
储袋炎	7	1	6

炎、再手术病例中，其手术紧急性、手术分期、手术方式均无明显差异。再手术患者共 12 例，其中 2009 年以前为 1 例，2010 年以后为 11 例（表 10）。

针对再手术患者的术前治疗情况：一线治疗后接受手术者 4 例、二线治疗 1 例、三线以上治疗者 7 例、糖皮质激素抵抗或依赖者共 10 例（表 11）。

讨论

1. 关于患者基本情况与预后

本研究所观察到的 UC 发病年龄与患者性别分布与既往文献基本一致。

在病变范围方面，直肠炎型所占比例较低，左侧结肠炎与全结肠炎型合计占比达到约 85%；病情严重度方面，中重度患者占 70% 左右，说明本研究所纳入患者多为病变范围广泛且病情较重的病例，体现了本院的收治特点。

在长期预后方面，手术与炎症相关癌变是关键因素。本研究中，登记病例总计 328 例，其中非手术患者 278 例，手术患者 50 例，占 15.2%。UCAN 患者共 13 例（4.0%），其手术时的中位病程为 13.0 年，反映了该疾病倾向于在长期病程中发展。

据日本国内流行病学调查，UC 患者发病 5 年内手术的主要原因为急性重症或内科治疗无效病例，5 年后则以难治性及癌症并发症为主，近年来癌症所占比例有所上升，5 年手术率为 3.3%。韩国 1986—2015 年间的调查显示其手术率为 2.8%，

表9 术后并发症的治疗情况

	2009 年之前		2010 年以后	
	病例数	治疗	病例数	治疗
手术相关并发症				
缝合不全	0	—	4	4 例行再手术
吻合部脓肿	0	—	3	2 例行再手术 1 例行保守治疗
肛周脓肿	0	—	3	2 例行保守治疗 1 例行再手术
瘘管	0	—	1	1 例行再手术
残端肠炎				
残端直肠炎	2	IFX 治疗后再手术 1 例 5-ASA	1	1 例行再手术
储袋炎	1	TAC → DA → GLM	6	3 例 5-ASA 1 例行再手术 VDZ 治疗后再手术 1 例行保守治疗

IFX：英夫利西单抗；5-ASA：5- 氨基水杨酸；TAC：他克莫司；ADA：阿达木单抗；GLM：戈利木单抗；VDZ：维得利珠单抗。

表10 手术方式与术后并发症之间的关系

	总体 50 例	2009 年之前	2010 年之后
无并发症	29（58.0%）	11	18
紧急：择期	7：22	2：9	5：13
1 期：2 期：3 期	11：18：0	4：7：0	7：11：0
IPAA ：IACA ：其他	13：14：2	5：6：0	8：8：2
手术相关并发症	11（22.0%）	0	11
紧急：择期	3：8	—	3：8
1 期：2 期：3 期	6：4：1	—	6：4：1
IPAA ：IACA ：其他	3：7：1	—	3：7：1
残端肠炎	10（20.0%）	3	7
紧急：择期	4：6	2：1	3：4
1 期：2 期：3 期	5：5：0	2：1：0	3：4：0
IPAA ：IACA ：其他	3：5：2	1：2：0	3：3：1
再手术	12（24.0%）	1	11
紧急：择期	4：8	0：1	3：8
1 期：2 期：3 期	4：7：1	0：1：0	4：6：1
IPAA ：IACA ：其他	6：7：1	0：1：0	6：4：1

IPAA：回肠袋肛门吻合术；IACA：回肠袋肛管吻合术。

表11 再手术患者的术前治疗情况

治疗阶段	
一线治疗	4
二线治疗	1
三线治疗	3
四线治疗	1
五线治疗	3
糖皮质激素抵抗：糖皮质激素依赖	10

5 年累计手术风险为 1.9%。而丹麦 1962—1987 年间发病的 UC 患者中，截至 2017 年已有 40% 接受了结肠切除术。17 项队列研究的荟萃分析报告，5 年和 10 年累计手术风险为 10% ~ 15%。

2. 关于非手术病例

针对非手术患者，接受治疗至缓解的病例数情况为：接受一线治疗者 132 例（47.5%），二线治疗 69 例（24.8%），三线治疗 41 例（14.7%），四线及以上治疗者 36 例（12.9%）。接受生物制剂维持缓解者为 85 例（30.5%），接受 JAK 抑制剂者 9 例（3.2%），使用硫唑嘌呤类药物（包括单药和联合治疗）者共 70 例（25.2%）。关于血细胞成分吸附分离疗法用于缓解维持，目前仍处于探索阶段，需结合医院与诊所间协作进一步探讨。

关于生物制剂及 JAK 抑制剂的持续性效果，某项荟萃分析表明其一年维持率如下：维得利珠单抗 73.8%、乌司奴单抗 71.5%、英夫利西单抗 59.0%、阿达木单抗 52.5%、戈利木单抗 51.6%、托法替尼 62%。两年维持率方面：托法替尼 73.9%，维得利珠单抗 66.9%。以上结果表明，即使不依赖抗 TNF-α 抗体制剂，也可能实现长期缓解，治疗选择的增加为避免手术、改善预后提供了可能。

3. 关于手术病例

手术病例共 50 例，UC 发病至手术的中位时间为 4.0 年。手术原因方面：内科治疗抵抗性为主，占 74.0%；UCAN 占 26.0%。2009 年以前的病例中，发病至手术的中位时间为 2.0 年，且多在二线治疗失败决定手术。而 2010 年以后的病例，发病至手术的中位时间为 6.0 年，虽较早期延长，但在统计学上未达到显著性差异。2010 年以后病例中亦包含某些因急性重症（acute severe）而无法接受药物治疗、直接接受手术的情况。关于急性重症病例的药物干预，《临床指南》提及在口服糖皮质激素无效时，可考虑使用他克莫司、英夫利西单抗或 JAK 抑制剂。此外，这些干预策略也与术后储袋炎风险相关联。随着治疗手段的丰富，本院与相关医疗机构之间加强了联络协调，在我科集中实施集中化治疗，减少了直接转至本院外科的手术病例（图 1b）。如表 5 所示，按发病时间划分的累计手术风险在 2010—2014 年间有所上升，而 2015 年后又下降。这一趋势可能反映了难治性病例由相关机构经我科评估后再转介外科的例子变少了，以及与新型治疗药物使部分难治性病例免于手术相关。未来仍需继续积累病例经验，积极采用三线、四线治疗，联合区域医疗资源以进一步降低手术率。

此外，本院的手术例数也呈现相同趋势：手术例数在 2010—2011 年一度下降，之后再次增加。关于这一变化，有研究指出部分患者虽对他克莫司与英夫利西单抗反应良好，但最终仍需手术。但此后手术例数又再次减少，转而以 UCAN 为主的手术病例有所增加。据日本某项队列研究显示，手术病例中 UCAN 所占比例由 2007 年的 20.2% 上升至 2017 年的 34.8%，呈现相同趋势。

另外一项对 2000 年前后手术率进行比较的荟萃分析表明，2000 年以前的 1 年、5 年和 10 年手术风险分别为 4.8%、9.5%、15.2%；而 2000 年以后分别下降至 2.8%、7.0%、9.6%。在瑞士，2005 年以后手术率也显著下降。日本 2007—2017 年的流行病学调查也表明，钙调神经磷酸酶抑制剂与抗 TNF-α 抗体制剂的使用率上升与手术率下降呈现相关性。

本研究所纳入的 13 例 UCAN 患者中，其内科维持治疗线数分布：一线治疗 10 例，二线治疗 2 例，三线治疗 1 例，可见相对治疗线数偏低。由此可推测，尽管患者临床表现为低疾病活动状态，但可能存在持续性炎症残留，最终诱发癌变。因此提示，对于临床上呈轻症的患者，有必要通过生物标志物监测及定期内镜检查密切监控炎症状态。此外，也需进一步确立用于预测癌变风险的生物标志物。

关于UC合并大肠癌的风险，2001年一项荟萃分析指出：其总体癌变率估计为3.7%，10年、20年、30年的累计发病风险分别为1.6%、8.3%、18.4%；若为全结肠炎型，则合并癌症的比例约为5.4%，对应10年、20年、30年的风险分别为2.1%、8.5%、17.8%，提示病变范围越广、患病时间越长，发癌风险越高。在日本，有研究表明，浸润性癌的10年、20年、30年累计发病率分别为1.5%、4.1%、6.1%，而异型增生则为3.1%、10.0%、15.6%。虽然内镜检查在UCAN的监测中至关重要，靶向活检（targeted biopsy）被证实具有有效性，但对于预后较差的低分化腺癌、印戒细胞癌、黏液腺癌等组织类型而言，术前可能难以明确诊断，因此仍需特别谨慎评估。

4. 关于术后过程

2009年以前的手术病例中，有11例未出现重大术后并发症；而2010年以后则为18例。2009年以前的术后残端肠炎病例中，有1例接受了再次手术。包括2010年以后的病例在内，针对残端直肠炎使用了英夫利西单抗；针对储袋炎使用了阿达木单抗、戈利木单抗、维得利珠单抗等生物制剂，虽显示出一定疗效，但仍有部分病例出现再手术。此外，在2010年以后的病例中，尚观察到1例肛周脓肿、1例瘘管形成，以及4例因缝合不全而行再手术者。就再手术的患者而言，其中7例在术前已接受三线或以上治疗，且10例为糖皮质激素抵抗或依赖病例。这提示：较长的罹病时间、治疗负担及糖皮质激素使用可能导致组织脆弱性增加，从而成为术后并发症的重要风险因素。

关于回肠储袋炎，日本报告指出其术后5年和10年的累计发病率分别为7%和12%，另有研究指出其术后1年、2年、5年、10年发病率分别为10.7%、17.2%、24.0%、38.2%；而欧美国家的1年和5年发病率分别可达25%和45%。研究还指出，术前糖皮质激素使用及药物治疗抵抗性与储袋炎的发生密切相关，若残端直肠长度≥2cm或存在术前药物抵抗性，则与肛周炎关系密切。不过，也有研究表明，日本患者中回肠袋功能保留率在术后10年依然高达95.8%，发生贮袋切除或回肠造口术再造的回肠袋功能不全病例相对较少。但对于高龄、有并发症及全身储备功能较差的内科治疗抵抗病例，实施手术时仍需特别关注术后转归，慎重选择手术时机。

结论

随着溃疡性结肠炎药物治疗手段的不断拓展，越来越多患者得以避免手术，整体手术率亦呈下降趋势。通过加强内科与外科、IBD专科与非专科医疗机构之间的协作，可以最大限度发挥先进药物治疗的作用，提升整体治疗效果。另外，手术病例中UCAN所占比例持续上升，因此，如何通过控制并监测炎症，预防炎症相关癌变，将成为进一步改善患者预后的关键策略。

文献

[1] Turner D, Ricciuto A, Lewis A, et al. STRIDE- Ⅱ : an update on the selecting therapeutic targets in inflammatory bowel disease (STRIDE) initiative of the International Organization for the Study of IBD (IOIBD) : determining therapeutic goals for treat-to-target strategies in IBD. Gastroenterology 160: 1570-1583, 2021.

[2] 久松理一，長堀正和；難治性炎症性腸管障害に関する調査研究（久松班）. 一目でわかるIBD，第4版. 2022.

[3] Cha JM, Park SH, Rhee KH, et al. Long-term prognosis of ulcerative colitis and its temporal changes between 1986 and 2015 in a population-based cohort in the Songpa-Kangdong district of Seoul, Korea. Gut 69: 1432-1440, 2020.

[4] Burisch J, Lophaven S, Munkholm P, et al. Surgery, cancer and mortality among patients with ulcerative colitis diagnosed 1962-1987 and followed until 2017 in a Danish population-based inception cohort. Aliment Pharmacol Ther 55: 339-349, 2022.

[5] Fumery M, Singh S, Dulai PS, et al. Natural history of adult ulcerative colitis in population-based cohorts: a systematic review. Clin Gastroenterol Hepatol 16: 343-356, e3, 2018.

[6] Yiu TH, Ko Y, Pudipeddi A, et al. Meta-analysis: persistence of advanced therapies in the treatment of inflammatory bowel disease. Aliment Pharmacol Ther 59: 1312-1334, 2024.

[7] Naganuma M, Kobayashi T, Kunisaki R, et al. Real-world efficacy and safety of advanced therapies in hospitalized patients with ulcerative colitis. J Gastroenterol 58: 1198-1210, 2023.

[8] Kayal M, Posner H, Milwidsky HM, et al. Acute severe ulcerative colitis is associated with an increased risk of acute pouchitis. Inflamm Bowel Dis 29: 1907-1911, 2023.

[9] Kimura H, Takahashi K, Futami K, et al. Has widespread use of biologic and immunosuppressant therapy for ulcerative colitis affected surgical trends? Results of a questionnaire survey of surgical institutions in Japan. Surg Today 46: 930-938, 2016.

[10] Uchino M, Ikeuchi H, Hata K, et al. Changes in the rate of and trends in colectomy for ulcerative colitis during the era of biologics and calcineurin inhibitors based on a Japanese nationwide cohort

study. Surg Today 49: 1066–1073, 2019.

[11] Tsai L, Ma C, Dulai PS, et al. Contemporary risk of surgery in patients with ulcerative colitis and Crohn's disease: a meta-analysis of population-based cohorts. Clin Gastroenterol Hepatol 19: 2031–2045, e11, 2021.

[12] Parragi L, Fournier N, Zeitz J, et al. Colectomy rates in ulcerative colitis are low and decreasing: 10-year follow-up data from the Swiss IBD cohort study. J Crohns Colitis 12: 811–818, 2018.

[13] Eaden JA, Abrams KR, Mayberry JF. The risk of colorectal cancer in ulcerative colitis: a meta-analysis. Gut 48: 526–535, 2001.

[14] Hata K, Watanabe T, Kazama S, et al. Earlier surveillance colonoscopy programme improves survival in patients with ulcerative colitis associated colorectal cancer: results of a 23-year surveillance programme in the Japanese population. Br J Cancer 89: 1232–1236, 2003.

[15] Hata K, Ishihara S, Ajioka Y, et al. Long-term follow-up of targeted biopsy yield (lofty study) in ulcerative colitis surveillance colonoscopy. J Clin Med 9: 2286, 2020.

[16] Sakakibara R, Sugimoto S, Takabayashi K, et al. Ulcerative colitis-associated neoplasms often harbor poor prognostic histologic components with low detection by biopsy. Intest Res 2024 doi: 10.5217/ir.2024.00006 [Epub ahead of print] .

[17] Ikeuchi H, Nakano H, Uchino M, et al. Incidence and therapeutic outcome of pouchitis for ulcerative colitis in Japanese patients. Dig Surg 21: 197–201, 2004.

[18] Suzuki H, Ogawa H, Shibata C, et al. The long-term clinical course of pouchitis after total proctocolectomy and IPAA for ulcerative colitis. Dis Colon Rectum 55: 330–336, 2012.

[19] Kayal M, Plietz M, Rizvi A, et al. Inflammatory pouch conditions are common after ileal pouch anal anastomosis in ulcerative colitis patients. Inflamm Bowel Dis 26: 1079–1086, 2020.

[20] Uchino M, Ikeuchi H, Sugita A, et al. Pouch functional outcomes after restorative proctocolectomy with ileal-pouch reconstruction in patients with ulcerative colitis: Japanese multi-center nationwide cohort study. J Gastroenterol 53: 642–651, 2018.

总结

溃疡性结肠炎的长期预后

Keisuke Hasui[1、2], Hiroto Hiraga[1],
Shinji Ota[1、3], Taka Asari[1],
Yohei Sawada, Tetsuya Tatsuta,
Shogo Kawaguchi[1、4], Hidezumi Kikuchi[1、5、6],
Daisuke Chinda[1、6], Yui Akemoto[1、7],
Yoshiyuki Sakamoto[8], Kenichi Hakamada,
Shinsaku Fukuda[9], Hirotake Sakuraba[1]

引言：近年来，溃疡性结肠炎（UC）的治疗方案日益增多，使得黏膜愈合成为可行的治疗目标。本研究旨在探讨生物制剂问世前后 UC 的预后差异。

方法：我们比较了 1966 年 1 月 1 日至 2024 年 3 月 31 日期间，在本院消化内科确诊并治疗的 UC 病例、本院外科实施手术的病例以及外院转诊至本院手术的病例，重点对比 2010 年前后的差异。

结果：本研究共纳入 328 例病例，其中手术病例 50 例［74.0% 因药物治疗抵抗，26.0% 因 UC 相关肿瘤（UCAN）］，非手术病例 278 例。2015 年后 UCAN 病例比例有所上升。值得注意的是，2010 年后 6.8% 的非手术病例接受了五线以上治疗，表明药物选择的增加有效降低了手术需求。

[1] Department of Gastroenterology, Hematology and Clinical Immunology, Hirosaki University Graduate School of Medicine, Hirosaki, Japan.

[2] Department of Community Medical Support, Hirosaki University Graduate School of Medicine, Hirosaki, Japan.

[3] Department of Development of Community Healthcare, Hirosaki University Graduate School of Medicine, Hirosaki, Japan.

[4] Department of Vascular and Inflammatory Medicine, Hirosaki University Graduate School of Medicine, Hirosaki, Japan.

[5] Department of Community Medicine, Hirosaki University Graduate School of Medicine, Hirosaki, Japan.

[6] Department of Endoscopy, Hirosaki University Hospital, Hirosaki, Japan.

[7] Department of Pathology, Hirosaki University Hospital, Hirosaki, Japan.

[8] Department of Gastroenterological Surgery, Hirosaki University Graduate School of Medicine, Hirosaki, Japan.

[9] Hirosaki University, Hirosaki, Japan.

炎症性肠疾病的长期病程

克罗恩病的长期预后

今給黎宗[1]
芦塚伸也
犬尾和子
柯懿玲
木村俊大
黒木大世
能丸遼平
松岡弘樹
久能宣昭
船越禎広
塩川桂一[2]
長谷川傑
平井郁仁[1]

摘要● 克罗恩病是一种反复发作和缓解交替出现的慢性炎症性肠疾病。尽管初期以炎症型多见，但随病程发展部分患者可逐渐进展至狭窄型或穿透型，常需外科手术干预。然而，抗 TNF-α 抗体制剂的问世显著提高了治疗效果，不仅缓解症状，还可实现黏膜愈合。目前，基于 treat to target 达标治疗的治疗策略已被广泛提出。近年来，多个作用机制各异的生物制剂相继开发，内科治疗水平不断提高。上述治疗进展使得入院、手术及肠道并发症等长期预后逐步改善。然而，药物失效及药物选择等新的问题亦随之而来，术后复发率仍维持在较高水平。因此，对 CD 真正长期预后的评价，未来仍需进一步的流行病学研究。

关键词 克罗恩病 长期预后 自然病程 生物制剂 术后再发

[1] 福岡大学医学部消化器内科学講座 〒814-0180 福岡市城南区七隈 7 丁目 45-1
[2] 福岡大学病院消化器外科

前言

克罗恩病（Crohn's disease，CD）是一种好发于青壮年，表现为慢性持续或反复发作与缓解交替的炎症性肠疾病（inflammatory bowel disease，IBD）。该病可累及整个消化道，典型病变特征为非连续性、全层性炎症。尽管欧美地区发病率已达高峰并趋于稳定，但其他地区的患者人数仍在持续增加，日本国内亦是如此。尽管遗传易感性、食物抗原及肠道菌群等环境因素被认为可诱发肠道免疫异常反应进而引发炎症，但其确切病因尚不明确。

疾病早期多表现为非狭窄、非穿透型（炎症型）病变，随着时间推移及反复发作，可逐渐进展为狭窄型或瘘管、穿孔等穿透型病变，常需外科手术治疗。此外，术后再发也较常见，多次肠管切除可导致消化道功能障碍。然而，自抗肿瘤坏死因子-α（tumour necrosis factor α，TNF-α）抗体制剂出现以来，不仅能够实现症状缓解，更能实现更高水平的黏膜愈合（mucosal healing，MH）。近年来，随着多种生物制剂及小分子药物的相继问世，治疗选择更加丰富。相应地，治疗耐药患者的治疗策略亦取得进步，进入了追求长期预后改善的时代。本文将概述 CD 的自然病程，并讨论生物制剂引入前后的比较及术后再发情况。

CD 的自然史

1. CD 的发病与病程

克罗恩病多好发于青少年后期至 20 多岁之间的年轻人。该病被认为是由多种因素共同作用而致的多因素疾病，涉及遗传易感性与环境因素等多个方面。近年来，基于全基因组关联分析（genome-wide association study，GWAS）的研究不断推进，已鉴定 240 余个易感位点。环境因素方面，高脂肪饮食、超加工食品的摄入增加，以及儿童期抗生素的过度使用等，均被认为是克罗恩病的发病风险因素。此外，吸烟不仅与发病风险相关，还与病情严

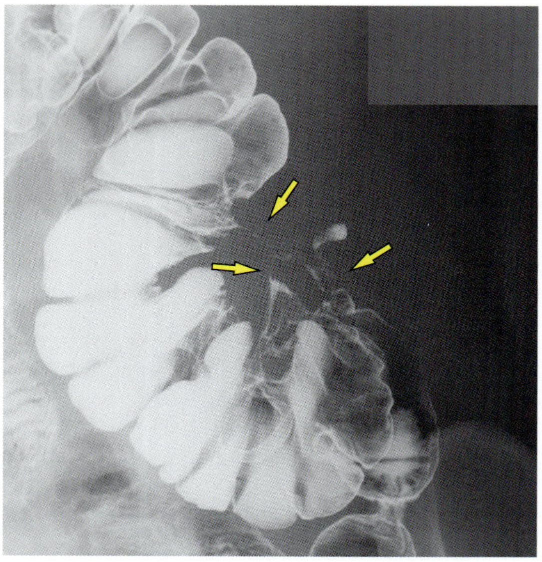

图1 初诊时即已形成瘘管的 1 例探条小肠 X 线造影图像。在末端回肠至升结肠形成瘘管（黄色箭头所示）

重程度及复发有关。

克罗恩病的主要初发症状包括腹痛、腹泻、发热和体重下降，其病程表现为反复发作与缓解交替。即使在缓解期，也可能存在无症状性炎症，进而导致渐进性的肠道损伤。因此，在确诊时已有约 20% 的患者出现肠道并发症（图 1），且约半数患者在诊断 10 年内需接受手术治疗。值得注意的是，克罗恩病的初始病变分布范围在病程中变化相对较小。据报道，确诊 10 年后病变部位发生变化者约为 15%。

临床表型则常在病程中发生转变（图 2）。根据先前的大型人群队列研究，确诊时已有 12% ~ 36% 的患者出现狭窄或瘘管等肠道并发症，随访 10 年后有 15% ~ 31% 的患者进展为狭窄型，22% ~ 27% 进展为瘘管型。在日本，Sato 等人回顾性分析了 1985—2010 年间 520 例 CD 患者的单中心数据，结果显示初诊时 81% 的患者为炎症型，但 5 年后炎症型所占比例下降至 46%，狭窄型上升至 35%，瘘管型为 19%，肠道并发症持续增加，且此趋势在随后时间段中仍有继续（图 3）。值得注意的是，随着抗 TNF-α 生物制剂等早期高效疗法的广泛应用，越来越多的证据表明，积极干预可减缓甚至阻断表型进展。若能把握治疗窗口期（window of opportunity），并实施以治疗目标为导向（treat to target）的治疗策略，CD 的自然史或许可以得到改写。

2. CD 的手术率

当疾病由炎症型发展至狭窄型或穿透型等不可逆的肠道并发症，并对内科治疗反应欠佳时，为改善生活质量（quality of life, QOL）往往需要行外科手术治疗。CD 的累计手术率与上述疾病表型变化密切相关。约 33% 的患者在确诊 5 年内需接受手术，10 年内则上升至 47%。日本国内一项研究显示，10 年内累计手术率可达 55%。首发时高疾病活动度、小肠病变、肠道狭窄、穿孔性并发症、上

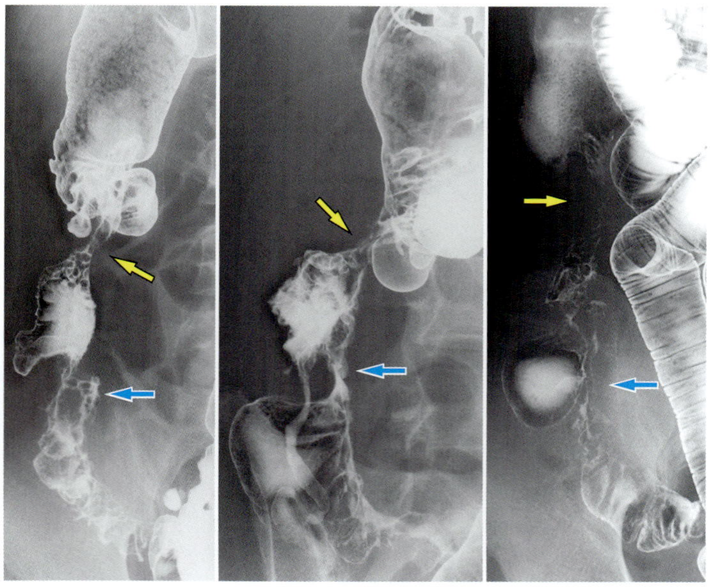

| a | b | c |

图2 长期病程中临床表型发生进展的 1 例

a. 诊断后第 11 年的注肠 X 线造影图。升结肠近端（黄色箭头）及末端回肠（蓝色箭头）可见狭窄，中央伴有假性憩室样改变。

b. 诊断后第 16 年的注肠 X 线造影图。狭窄程度与前次相似，但可见蓝色箭头处狭窄口近侧肠管扩张。

c. 诊断后第 22 年的探条小肠 X 线造影图。升结肠近端至末端回肠几乎形成连续性狭窄。

消化道受累及吸烟等均为初次手术的风险因素。实际临床中，相较于大肠型患者，小肠型或小肠大肠混合型患者的手术率显著更高（图4）。尽管如此，随着内科治疗的持续进步，整体手术率呈下降趋势，这一点已在多项荟萃分析中得到验证。特别是在手术术式方面，有研究指出，首次回盲部切除术或小肠部分切除术的实施率均呈下降趋势，其中前者尤为显著。进一步观察显示，在回盲部切除术患者中，继首次手术后的再次手术发生率有逐年下降趋势；而在小肠部分切除术患者中，则未见此趋势。导致小肠病变需要外科治疗的主因中，狭窄性病变占多数，而如何应对小肠狭窄成为避免再次手术的关键。

因此，针对以小肠狭窄为主的狭窄性病变，近年来广泛采用内镜下球囊扩张术（endoscopic balloon dilation，EBD）作为外科手术的替代疗法。EBD已被用于胃、十二指肠、大肠以及回盲部切除后的吻合口狭窄，随着球囊小肠内镜的普及，其在小肠狭窄的治疗中也已逐步普及并成为常规治疗手段。日本的一项多中心研究表明，EBD用于小肠狭窄的技术成功率为75.5%~93.7%，临床有效率为69.5%。此外，狭窄症状出现后1年、5年及10年的累计手术回避率分别为74.0%、54.4%和44.3%；而在EBD治疗成功的患者中，这些数值分别为93.8%、72.8%和62.9%，显著优于总体水平，提示EBD具有良好的长期疗效。

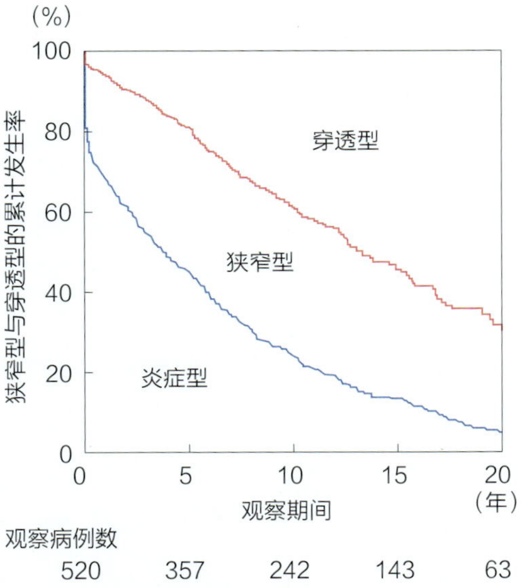

图3 从确诊开始，狭窄型与穿透型的累计发生率
（Sato Y, et al. Long-term course of Crohn's disease in Japan: Incidence of complications, cumulative rate of initial surgery, and risk factors at diagnosis for initial surgery. J Gastroenterol Hepatol 30: 1713-1719, 2015 より一部改変して転載）

虽然EBD作为手术替代手段的效果肯定，但也有研究报告其3年内的累计再次扩张率高达47%。Bamba等人指出，EBD之间的间隔时间短于446天或当前吸烟状态，均为EBD重复操作的风险因素。频繁内镜下扩张治疗不仅增加住院及操作相关风险，也影响患者依从性。因此如何维持EBD治疗的长期有效性成为关键问题。联合有效的内科治疗有望提升EBD的长期疗效，这一点也

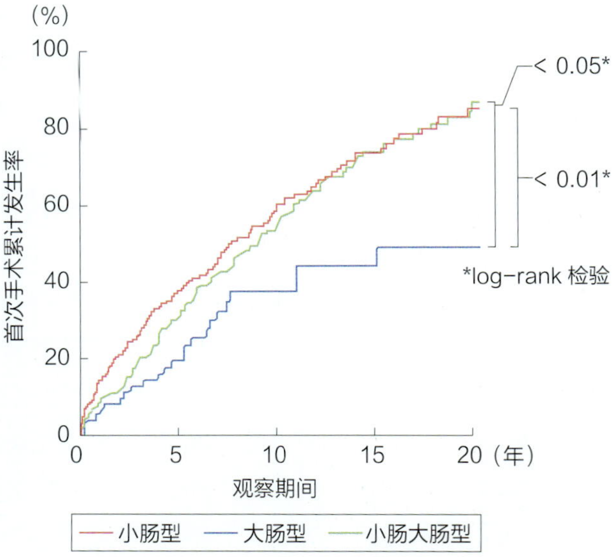

图4 按病变部位分类的首次手术累计发生率。可见小肠型与小肠大肠型患者的手术率显著高于大肠型
[引自 Sato Y, et al. Long-term course of Crohn's disease in Japan: Incidence of complications, cumulative rate of initial surgery, and risk factors at diagnosis for initial surgery. J Gastroenterol Hepatol 30: 1713-1719, 2015 より一部改変して転載]

正成为后续研究的重要方向。

3. CD 与消化道癌症

克罗恩病患者罹患消化道癌的风险被认为显著升高。Canavan 等人进行的荟萃分析显示，CD 患者罹患结直肠癌和小肠癌的相对风险分别为 2.5（95% 置信区间：1.3～4.7）与 31.2（95%CI：15.9～60.9）。Piovani 等人的研究也得出相似结论：相对风险分别为 1.54（95%CI：1.28～1.86）与 11.9（95%CI：8.07～17.7）。相对而言，食管癌与胃癌的风险则未见显著上升（分别为 1.29 与 1.05），提示 CD 与上消化道癌的相关性不强。结直肠癌的发生风险随患病时间延长而上升，诊断 10 年、20 年与 30 年时的发病率分别为 2.9%（95%CI：1.5%～5.3%）、5.6%（95%CI：3.1%～10.4%）和 8.3%（95%CI：4.5%～15.1%）。

日本 Yano 等人的研究中显示，其单中心队列研究中结直肠癌的标准化发病率为 3.2（95%CI：1.2～6.9），10 年与 20 年的累计发病率分别为 0.25% 和 0.58%。Higashi 等人对 3454 例在日本主要外科专科医院接受治疗的 CD 患者进行分析，发现 122 例（3.5%）并发消化道癌，最常见的部位依次为肛管（51%）、直肠（29%）与回肠（8%），与欧美相比，日本患者更常见于直肠肛门区域（图 5）。组织学类型方面，不同于常见的大肠癌，CD 合并癌症中高分化管状腺癌较少，黏液癌（占比 50%）或伴有黏液成分的分化型癌最为常见，低分化腺癌也不少见。五年生存率方面，I 期为 88%，Ⅱ期为 68%，Ⅱ Ia 期为 71%，Ⅱ Ib 期为 25%，Ⅳ期为 0%，总体五年生存率为 52%。与一般大肠癌相比，CD 相关癌症在Ⅲ期以后预后明显较差。Noguchi 等人开展的多中心研究也显示，Ⅲ期与Ⅳ期患者的五年生存率分别为 18% 与 0%，总体为 59%。CD 合并消化道癌往往在较晚期才被发现和诊断，这被认为是其预后较差的主要原因之一。

值得注意的是，通过筛查（surveillance）诊断出的癌症相比因症状加重而行检查发现者，其被早期发现的可能性显著更高，生存率也明显更高。然而，据报道，通过筛查确诊的癌症仅占总数的 25%，反映出目前筛查在实际中的覆盖率仍有待提升。由于 CD 癌变多见于肛门与小肠，这些部位的可及性差，也增加了有效筛查的难度。当前，日本“难治性炎症性肠管障碍研究”组正在推进关于 CD 相关癌症筛查方法的研究，力求在现阶段找到更优的筛查策略。

4. 克罗恩病的死亡率

Canavan 等人对 1970—2004 年间关于 CD 死亡率的 13 篇研究进行了荟萃分析，结果显示 CD 患者的标准化死亡率比（standard mortality ratio，SMR）为 1.52（95%CI：1.32～1.74），略高于一般人群。尽管过去 30 年间 SMR 从 2.20 下降至 1.50，但这一变化在统计学上并无显著差异。Bewtra 等人的研究亦指出，CD 患者的 SMR 为 1.38（95%CI：1.23～1.55），提示其整体生存预后仍略逊于普通人群。

在日本，Yasukawa 等人对 CD 患者的死亡率进行了为期 30 年的队列研究。该研究将 1108 例 CD 患者与性别、年龄匹配的一般人群模型进行了比较。在研究期间，1108 例患者中共有 52 例死亡，平均死亡年龄为（48.1 ± 14.6）岁，死亡前的平均随访时间为（18.3 ± 8.8）年。结果显示，CD 确诊后 25 年的累计生存率为 91.7%（95%CI：89.0%～94.4%），而对应的一般人群模型为 95.7%（95%CI：94.5%～96.9%），差异具有统计学意义，CD 患者的生存率明显较低（图 6）。在 CD 特异性死亡中，小肠癌、大肠癌、消化道功能不全、围术期并发症以及淀粉样变性（amyloidosis）的 SMR 均呈现升高趋势。同时，手术次数越多，死亡风险越高亦被证实。该研究所示的 SMR 高于既往文献报道，提示 CD 的死亡率可能存在时间上的上升趋势。然而，该数据来自重症病例比例较高的三级转诊中心，可能无法完全代表全部 CD 患者群体的总体 SMR，解读时需考虑此潜在选择偏倚。

为改善长期预后所制定的治疗策略

正如后文所述，随着生物制剂的问世，炎症性肠疾病（IBD）的治疗策略经历了根本性变革。治疗目标也由单纯缓解症状及达成临床缓解，转向追求包括黏膜愈合（mucosal healing，MH）在内的更深层次缓解。

在以 MH 为治疗目标的战略制定中，传统广泛

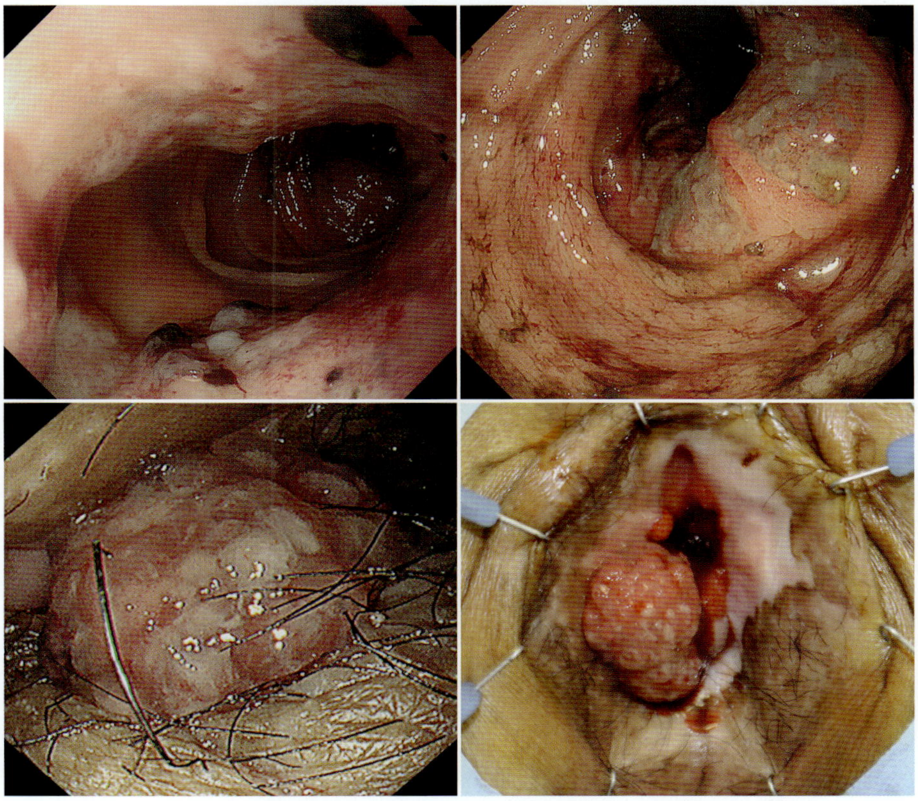

a | b
c | d

图5 两例肛管癌患者：a 与 b、c 与 d 分别为同一病例图像
a. 可见肛管全周不规则隆起性病变。
b. 反转图像显示表面伴浅表性溃疡的上皮下肿瘤样隆起。
c. 肛门区域明显附着黏液的不规则结节状隆起。
d. 术中观察图像。
（图像由福冈大学医院消化器外科提供）

使用的“递进式治疗策略（step-up strategy）”已逐步被强调早期积极使用生物制剂的“降阶梯治疗策略（top-down strategy）”所取代。尤其是在存在预后不良因子（如病变范围广泛、深层溃疡、并发肛周病变、青年期发病、吸烟等）的病例中，top-down strategy 往往更受推荐。而对于不具备上述预后不良因子的患者，即使开始采用 step-up strategy，也可通过对临床症状、粪钙卫蛋白（fecal calprotectin）、C 反应蛋白（CRP）等生物标志物进行动态评估，及早识别活动性并迅速加强治疗，这种加速递进式治疗策略（accelerated step-up strategy）也被认为同样有效。

在当前针对慢性疾病的治疗理念中，广泛提倡以治疗目标为导向（treat to target，T2T）的治疗模式，即围绕具体的临床目标，持续调整治疗策略以改善长期病程和预后。在炎症性肠疾病（IBD）领域，T2T 理念也被采纳，旨在通过早期干预阻止不可逆性肠道损伤的发生。因此，黏膜愈合（mucosal healing，MH）等被设定为重要的治疗目标。具体而言，短期治疗目标包括症状缓解与 C 反应蛋白（C-reactive protein，CRP）水平的改善；中期目标为生物标志物的正常化；长期目标则为 MH 的实现。推荐采取合适的监测方式对疾病活动性进行评估，必要时应及时调整或更换治疗方案。

生物制剂的应用现状及其带来的变化

1. 生物制剂使用前后的治疗方式与长期预后的变化

在 CD 的发病机制尚未充分阐明的早期阶段，治疗主要依赖营养疗法和糖皮质激素。由于 CD 可因食源性抗原而加重，目前在日本，营养疗法的疗效仍被广泛认可。对于轻至中度活动期或缓解期患者，通常采用肠内营养；而对于重症病例，则实施禁食并给予全胃肠外营养。但在临床实践中，特别是对重症患者而言，长时间禁食通常导致住院时间延长，影响生活质量，因此营养疗法作为诱导缓解手段的应用受限。糖皮质激素在欧美曾长期作为一线治疗药物，然而近年来研究表明，其疗效局限，难以维持长期缓解，亦难以单独实现 MH、减少手术需求或降低术后复发率。此外，CD 患者往往需经历多次肠道切除，最终可能进展为短肠综合征。因此，CD 曾被视为一种随时间推移病情不断进展、严重损害生活质量的慢性疾病。

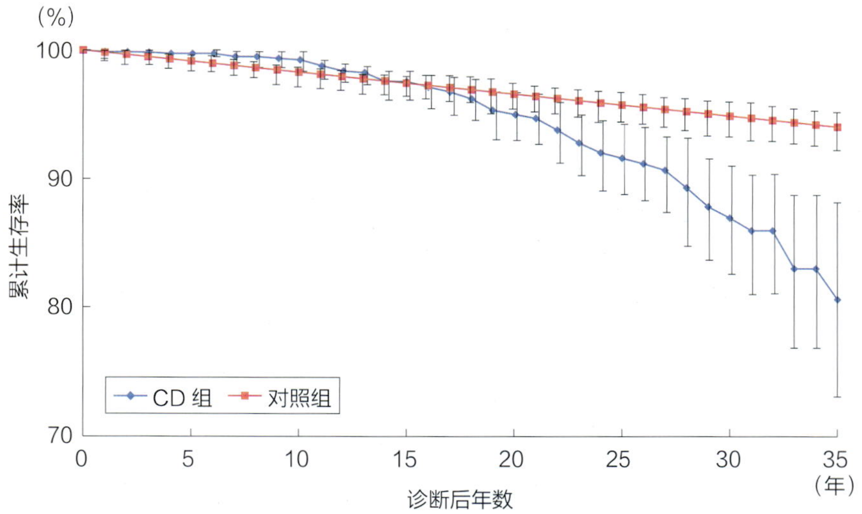

图6 CD 诊断后患者的累计生存率。图中显示，CD 组在确诊后 25 年内与标准人群模型的生存率相近，但在 25 年后 CD 组生存率显著下降

(引自 Yasukawa S, et al. Crohn's disease-specific mortality：a 30-year cohort study at a tertiary referral center in Japan. J Gastroenterol 54：42-52, 2019 より一部改变して転載)

但随着英夫利西单抗（infliximab，IFX）的问世，CD 的内科治疗迎来了重大转折。IFX 是一种靶向炎症因子 TNF-α 的抗体药物，于 2002 年在日本获得批准。经临床试验证实其维持治疗的有效性后，自 2007 年起可用于维持治疗。随后，另一种抗 TNF-α 抗体药物——阿达木单抗（adalimumab，ADA）也在临床试验中展现出类似疗效，并于 2010 年获批在日本使用。这类抗 TNF-α 抗体药物不仅能有效缓解临床症状，更使得“黏膜愈合”成为切实可行的治疗目标。研究表明，MH 的实现有助于预防肠道并发症、减少住院与手术需求，从而长期改善并维持患者生活质量（QOL）。

随着对疾病机制的不断深入理解，靶向除 TNF-α 以外分子的治疗药物相继开发，目前被统称为先进治疗（advanced therapy，AT）。在日本，以下几种新型生物制剂已被批准用于 CD 治疗：靶向 IL-12 与 IL-23 共通的 p40 亚基抗体，乌司奴单抗（ustekinumab，UST），于 2017 年获得批准；靶向 $\alpha_4\beta_7$ 整合素，维得利珠单抗（vedolizumab，VDZ），于 2019 年获得批准；靶向 IL-23 的 p19 亚基抗体，利沙奇珠单抗（risankizumab，RIS），于 2022 年获得批准；JAK（Janus 激酶）抑制剂，乌帕替尼（upadacitinib，UPA），于 2023 年获得批准。以上药物均在相应的临床试验中被证实有效。UST 与 VDZ 已被证实在抗 TNF-α 抗体治疗失败的患者中仍具疗效，并在长期维持治疗研究中证实其安全性。RIS 与 UPA 除具备良好的临床疗效外，还展现出较高的内镜改善率，但其长期疗效与安全性仍待进一步研究确认。

2. 生物制剂面临的问题点

尽管生物制剂为 IBD 治疗带来突破，但其使用过程中亦面临诸多新挑战。抗 TNF-α 抗体自 2000 年代起应用以来，随着使用时间延长，部分患者出现药物失效（loss of response，LOR）。根据 Qiu 等人的荟萃分析，抗 TNF-α 抗体在 CD 患者中的 LOR 发生率范围为 8%～71%，平均年发生率为 20.9%。LOR 的主要原因之一是药物在体内血药浓度下降（药物动力学失效），可通过加大剂量或缩短给药间隔应对。

另一重要原因是产生抗药物抗体导致血药浓度下降（免疫原性失效）。为预防该情况，常联合使用免疫调节剂如硫唑嘌呤（thiopurine）类药物。尤以嵌合型抗体 IFX 更易诱导抗药物抗体生成，因而更易发生 LOR。研究表明，IFX 联合硫唑嘌呤的治疗效果优于单药治疗，且该联合方案的抗药物抗体发生率更低、血药浓度更高，从 LOR 防控角度来看具有显著优势。而在完全人源化抗体 ADA 中虽也可能产生抗药物抗体，但硫唑嘌呤联合治疗的确切益处尚缺乏确凿证据。考虑到硫唑嘌呤自身的疗效与不良反应风险，需结合个体情况谨慎评估其使用适应证。

日本已有研究表明，营养疗法与生物制剂联合使用不仅可降低 LOR 风险、提高缓解维持率，在发生 LOR 后的再次诱导治疗中也展现出优异疗效。营养疗法以与药物不同的机制干预，可有效防控 LOR，并具有良好的安全性，适用于追求低风险治疗方案。尽管存在依从性方面的挑战，但其有望成为提升药物持续使用率的辅助手段。

LOR 的成因不仅限于血药浓度下降。有时即便血药浓度充足，因肠道并发症或炎症介质（如细胞因子表达谱）变动亦可能引发疗效减弱（药效学失效）。然而，在日本临床实践中，受限于资源与技术，难以实时检测血药浓度、抗药物抗体或细胞因子，因而无法明确判断 LOR 的具体机制（药动学/免疫原性/药效学）。因此，当患者出现 LOR 时，建议首先重新评估疾病活动性与是否存在肠道并发症：若合并不可逆肠道病变，应考虑外科治疗；若为疾病活动性复发，则需综合判断 LOR 类型，并考虑药物加量、缩短间隔，或更换生物制剂。未来有必要建立 LOR 时更个体化的应对策略，包括治疗选择与药物更换方案，并针对不同的 AT 制定最优使用模式。

随着 AT 的广泛应用，治疗费用问题亦日益突出。在抗 TNF-α 抗体类药物中，生物类似药（biosimilars）已逐步上市，并在治疗活动性 CD 中表现出与原研药相当的疗效与安全性。尽管其长期疗效仍需进一步研究验证，但生物类似药可以作为降低治疗成本的有效选项，具有临床与经济上的参考价值。

生物制剂是否改变了 CD 的长期预后?

1. 生物制剂引入前后的长期预后比较

随着生物制剂的应用，CD 治疗迎来重大转变，长期病程明显改善，临床中也出现越来越多维持长期缓解的病例（图 7，图 8）。已有多项队列研究从不同结局指标评估生物制剂引入前后的长期预后。Jeuring 等人将 CD 患者按确诊年份分为 3 个队列（1991—1998 年，1999—2005 年，2006—2011 年），其中 1999 年后 IFX 在临床可用。各组 5 年内病态转归发生率分别为 21.2%、21.7%、21.3%，并未显著变化；但诊断时即存在肠道并发症的比例呈下降趋势，分别为 24.1%、17.1%、13.8%。与此同时，IFX 的五年累计使用率显著上升（3.1%、19.9%、41.2%），与之对应的五年累计住院率逐年下降（65.9%、53.1%、44.2%），手术率亦同步下降（42.9%、26.2%、17.4%）。

另一项由 Tsai 等人进行的系统评价表明，2000 年以前与以后的 CD 累计手术率存在明显差异。2000 年前诊断的患者在 1 年、5 年、10 年时的手术率分别为 18.7%、28.0%、39.5%；而 2000 年后，即 AT 治疗普及后，同期手术率则分别为 12.3%、18.0%、26.2%，均显著降低。

在日本，Yano 等人将 CD 患者分为 1992—2001 年与 2002—2011 年两组，比较累计手术率，结果显示两组总体手术率分别为 30.5% 与 38.5%，无显著差异。但进一步分析显示，使用抗 TNF-α 抗体组与未使用组之间存在明显差异：手术率分别为 6.3% 与 37.9%。

综上所述，随着先进治疗（AT）的推广，CD 的长期预后，尤其在住院率、外科手术率、病情进展、肠道并发症等方面，已呈现改善趋势。

然而，考虑到 CD 是一种无法治愈的慢性疾病，从患者视角出发，仍有必要进一步分析其在就学、就业等人生阶段造成的现实影响，以及如何实现较高水平的生活质量（QOL）。

2. 术后复发

尽管克罗恩病患者经手术切除活动性病灶、狭窄或瘘管等病变部位，术后仍极易出现复发（图 9）。临床症状性复发在术后 1 年时约为 20%，但内镜下复发率高达约 70%。即便在生物制剂广泛应用的今天，Shinagawa 等人仍报告术后 5 年和 10 年内镜复发率分别高达 18.5% 和 40.9%。因此，当前临床建议在症状性复发出现前，即通过 X 线造影或内镜检查识别术后早期复发。

针对术后复发的预防，目前主要治疗包括营养疗法、硫唑嘌呤类免疫调节剂以及含抗 TNF-α 抗体在内的生物制剂。在 POCER 研究（postoperative Crohn's endoscopic recurrence）中，患者术后 6 个

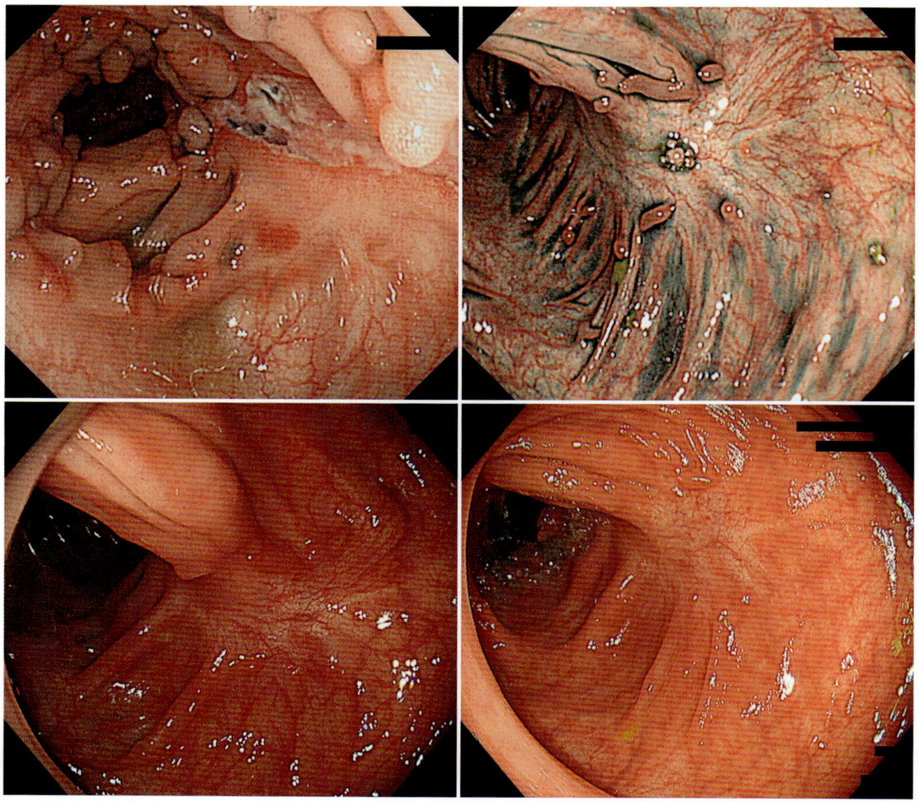

a | b
c | d

图7 1例接受IFX治疗后维持长期缓解的病例
a. 横结肠右侧见纵行溃疡并伴有铺路石样改变。
b. IFX治疗第4年，溃疡处已黏膜愈合，局部可见炎症性息肉。
c. IFX治疗第8年，持续维持黏膜愈合。
d. IFX治疗第10年，持续维持黏膜愈合。

月接受内镜检查，若Rutgeerts评分≥i2，则进入强化治疗组（active care，AC），否则进入常规治疗组（standard care，SC）。研究比较了两组在术后18个月时吻合口的内镜活动性，结果显示AC组的内镜复发率为49%，显著低于SC组的67%。近年来，术后复发预防也开始强调基于T2T理念的治疗强化策略。日本的多中心研究指出，自2002年IFX获批后，CD再手术率明显下降，进一步验证了抗TNF-α抗体的术后效益。尤其是在术前尚未使用抗TNF-α抗体的患者中，术后开始使用该类药物与再手术风险的下降显著相关；而对术前已使用者，术后继续使用则未见额外效益。随着top-down治疗与accelerated step-up策略的普及，越来越多患者在早期即开始接受生物制剂治疗，未来有必要在此类患者中确立有效的复发预防策略，并进一步探索除抗TNF-α抗体外其他药物的术后复发抑制效果。

结语

本文综述了克罗恩病的自然病程及生物制剂引入后在治疗策略与长期预后方面所带来的变化。随着先进治疗（AT）的问世与普及，CD的长期预后正逐步改善，这已是不争的事实。然而，要实现真正意义上的长期预后评估，仍需数十年的大规模流行病学追踪数据。同时，随着对发病机制认识的不断加深，各种作用机制不同的新药不断问世，治疗选择愈发多样。这也带来新的挑战：如何根据病情特点合理使用、如何确定治疗顺序、如何实现精准医疗（precision medicine）。若今后能实现基于患者个体背景、风险基因多态性、细胞因子表达谱或肠道菌群分析等指标选择最合适药物，不仅有望提高治疗反应性，也将有利于提高治疗安全性与医疗资源效率，从而更容易实现对CD自然病程和长期预后的有效干预。未来，我们期望在更多循证医学（evidence-based medicine）成果及治疗决策算法的推动下，CD治疗能够迎来进一步飞跃。

文献

[1] Ananthakrishnan AN. Epidemiology and risk factors for IBD. Nat Rev Gastroenterol Hepatol 12: 205-217, 2015.
[2] de Lange KM, Moutsianas L, Lee JC, et al. Genome-wide association study implicates immune activation of multiple integrin genes in inflammatory bowel disease. Nat Genet 49: 256-261, 2017.

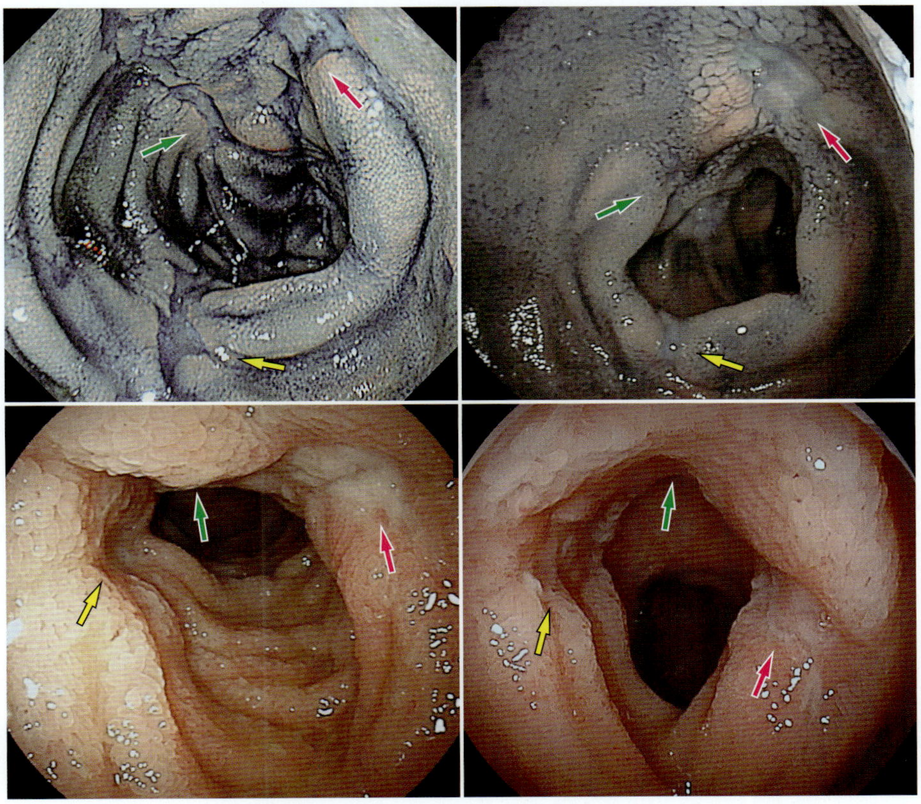

图8 1例回盲部切除术后小肠病变患者，在接受营养疗法维持治疗期间的长期病程变化（相同颜色箭头表示同一病灶）

a. CD确诊15年，术后3年，靛胭脂染色图像显示回肠有多处纵行溃疡。

b. 确诊20年，术后8年，部分病灶形成瘢痕（绿色箭头），残余溃疡（红色、黄色箭头）有缩小趋势。

c. 确诊25年，术后13年，残余溃疡未见大小变化。

d. 确诊29年，术后17年，溃疡情况稳定无明显变化。

[3] Torres J, Mehandru S, Colombel JF, et al. Crohn's disease. Lancet 389: 1741–1755, 2017.

[4] Louis E, Collard A, Oger AF, et al. Behaviour of Crohn's disease according to the Vienna classification: changing pattern over the course of the disease. Gut 49: 777–782, 2001.

[5] Solberg IC, Vatn MH, Høie O, et al. Clinical course in Crohn's disease: results of a Norwegian population-based ten-year follow-up study. Clin Gastroenterol Hepatol 5: 1430–1438, 2007.

[6] Tarrant KM, Barclay ML, Frampton CMA, et al. Perianal disease predicts changes in Crohn's disease phenotype-results of a population-based study of inflammatory bowel disease phenotype. Am J Gastroenterol 103: 3082–3093, 2008.

[7] Thia KT, Sandborn WJ, Harmsen WS, et al. Risk factors associated with progression to intestinal complications of Crohn's disease in a population-based cohort. Gastroenterology 139: 1147–1155, 2010.

[8] Sato Y, Matsui T, Yano Y, et al. Long-term course of Crohn's disease in Japan: Incidence of complications, cumulative rate of initial surgery, and risk factors at diagnosis for initial surgery. J Gastroenterol Hepatol 30: 1713–1719, 2015.

[9] Lakatos PL, Golovics PA, David G, et al. Has there been a change in the natural history of Crohn's disease? Surgical rates and medical management in a population-based inception cohort from Western Hungary between 1977–2009. Am J Gastroenterol 107: 579–588, 2012.

[10] Frolkis AD, Dykeman J, Negrón ME, et al. Risk of surgery for inflammatory bowel diseases has decreased over time: a systematic review and meta-analysis of population-based studies. Gastroenterology 145: 996–1006, 2013.

[11] Tsai L, Ma C, Dulai PS, et al. Contemporary risk of surgery in patients with ulcerative colitis and Crohn's disease: a meta-analysis of population-based cohorts. Clin Gastroenterol Hepatol 19: 2031–2045, e11, 2021.

[12] Kalman TD, Everhov AH, Nordenvall C, et al. Decrease in primary but not in secondary abdominal surgery for Crohn's disease: nationwide cohort study, 1990–2014. Br J Surg 107: 1529–1538, 2020.

[13] Hirai F, Andoh A, Ueno F, et al. Efficacy of endoscopic balloon dilation for small bowel strictures in patients with Crohn's disease: a nationwide, multi-centre, open-label, prospective cohort study. JCrohns Colitis 12: 394–401, 2018.

[14] Bamba S, Sakemi R, Fuj Ⅱ T, et al. A nationwide, multi-center, retrospective study of symptomatic small bowel stricture in patients with Crohn's disease. J Gastroenterol 55: 615–626, 2020.

[15] Hirai F, Beppu T, Takatsu N, et al. Long-term outcome of endoscopic balloon dilation for small bowel strictures in patients with Crohn's disease. Dig Endosc 26: 545–551, 2014.

[16] Takeda T, Kishi M, Takatsu N, et al. Long-term outcomes of endoscopic balloon dilation for intestinal strictures in patients with Crohn's disease during maintenance treatment with anti-tumor necrosis factor alpha antibodies. Dig Endosc 34: 517–525, 2022.

[17] Canavan C, Abrams KR, Mayberry J. Meta-analysis: colorectal and small bowel cancer risk in patients with Crohn's disease. Aliment Pharmacol Ther 23: 1097–1104, 2006.

[18] Piovani D, Hassan C, Repici A, et al. Risk of cancer in inflammatory bowel diseases: umbrella review and reanalysis of meta-analyses. Gastroenterology 163: 671–684, 2022.

[19] Yano Y, Matsui T, Uno H, et al. Risks and clinical features of colorectal cancer complicating Crohn's disease in Japanese patients. J Gastroenterol Hepatol 23: 1683–1688, 2008.

[20] Higashi D, Katsuno H, Kimura H, et al. Current state of and

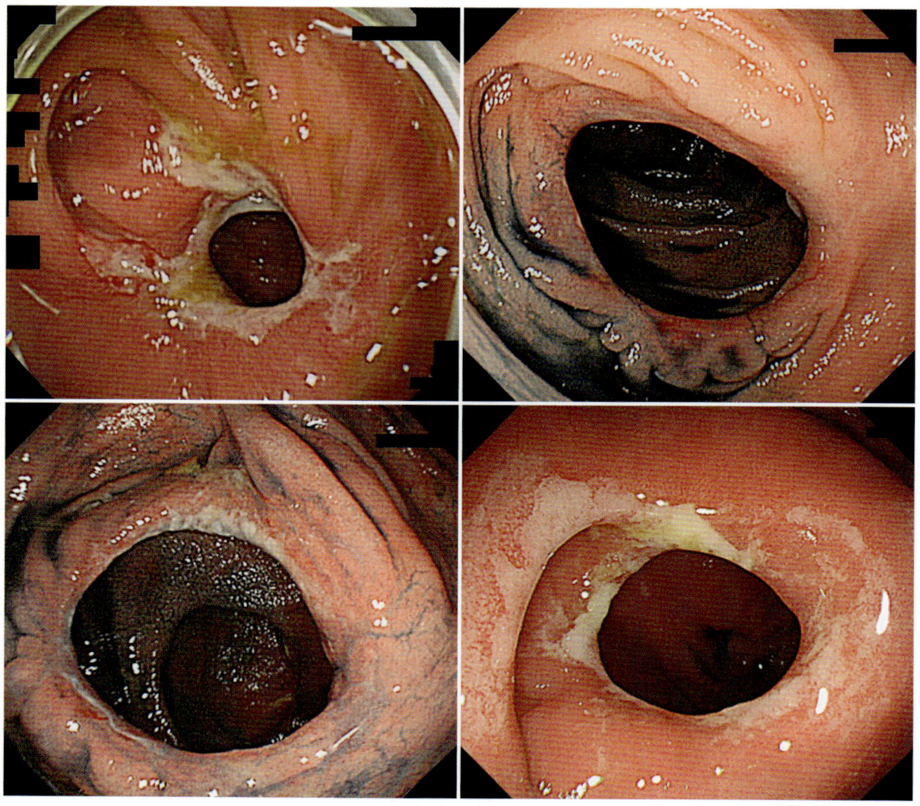

a b
c d

图9 1例术后复发患者的内镜随访图像

a. 初诊时，回盲瓣见同心圆状狭窄伴浅表性溃疡，实施回盲部切除术。

b. 术后1年，吻合口仅见轻度充血。

c. 术后2年，吻合口可见浅表性溃疡。

d. 术后6年，吻合口溃疡仍存在，狭窄程度加重。

problems related to cancer of the intestinal tract associated with Crohn's disease in Japan. Anticancer Res 36: 3761–3766, 2016.

[21] Noguchi T, Ishihara S, Uchino M, et al. Clinical features and oncological outcomes of intestinal cancers associated with ulcerative colitis and Crohn's disease. J Gastroenterol 58: 14–24, 2023.

[22] Canavan C, Abrams KR, Mayberry JF. Meta-analysis: mortality in Crohn's disease. Aliment Pharmacol Ther 25: 861–870, 2007.

[23] Bewtra M, Kaiser LM, TenHave T, et al. Crohn's disease and ulcerative colitis are associated with elevated standardized mortality ratios: a meta-analysis. Inflamm Bowel Dis 19: 599–613, 2013.

[24] Yasukawa S, Matsui T, Yano Y, et al. Crohn's disease-specific mortality: a 30-year cohort study at a tertiary referral center in Japan. J Gastroenterol 54: 42–52, 2019.

[25] Colombel JF, Panaccione R, Bossuyt P, et al. Effect of tight control management on Crohn's disease (CALM) : a multicentre, randomised, controlled phase 3 trial. Lancet 390: 2779–2789, 2017.

[26] Peyrin-Biroulet L, Sandborn W, Sands BE, et al. Selecting therapeutic targets in inflammatory bowel disease (STRIDE) : determining therapeutic goals for treat-to-target. Am J Gastroenterol 110: 1324–1338, 2015.

[27] Turner D, Ricciuto A, Lewis A, et al. STRIDE- Ⅱ : An update on the selecting therapeutic targets in inflammatory bowel disease (STRIDE) initiative of the International Organization for the Study of IBD (IOIBD) : determining therapeutic goals for treat-to-target strategies in IBD. Gastroenterology 160: 1570–1583, 2021.

[28] Vermeire S, van Assche G, Rutgeerts P. Review article: altering the natural history of Crohn's disease — evidence for and against current therapies. Aliment Pharmacol Ther 25: 3–12, 2007.

[29] Hanauer SB, Feagan BG, Lichtenstein GR, et al. Maintenance infliximab for Crohn's disease: the ACCENT I randomised trial. Lancet 359: 1541–1549, 2002.

[30] Sands BE, Anderson FH, Bernstein CN, et al. Infliximab maintenance therapy for fistulizing Crohn's disease. N Engl J Med 350: 876–885, 2004.

[31] Hanauer SB, Sandborn WJ, Rutgeerts P, et al. Human anti-tumor necrosis factor monoclonal antibody (adalimumab) in Crohn's disease: the CLASSIC-I trial. Gastroenterology 130: 323–333, quiz 591, 2006.

[32] Sandborn WJ, Hanauer SB, Rutgeerts P, et al. Adalimumab for maintenance treatment of Crohn's disease: results of the CLASSIC Ⅱ trial. Gut 56: 1232–1239, 2007.

[33] Colombel JF, Sandborn WJ, Rutgeerts P, et al. Adalimumab for maintenance of clinical response and remission in patients with Crohn's disease: the CHARM trial. Gastroenterology 132: 52–65, 2007.

[34] Peyrin-Biroulet L, Ferrante M, Magro F, et al. Results from the 2nd scientific workshop of the ECCO. I: Impact of mucosal healing on the course of inflammatory bowel disease. J Crohns Colitis 5: 477–483, 2011.

[35] Shah SC, Colombel JF, Sands BE, et al. Systematic review with meta-analysis: mucosal healing is associated with improved long-term outcomes in Crohn's disease. Aliment Pharmacol Ther 43: 317–333, 2016.

[36] Feagan BG, Sandborn WJ, Gasink C, et al. Ustekinumab as induction and maintenance therapy for Crohn's disease. N Engl J Med 375: 1946–1960, 2016.

[37] Sandborn WJ, Feagan BG, Rutgeerts P, et al. Vedolizumab as induction and maintenance therapy for Crohn's disease. N Engl J Med 369: 711–721, 2013.

[38] D'Haens G, Panaccione R, Baert F, et al. Risankizumab as induction therapy for Crohn's disease: results from the phase 3 ADVANCE and MOTIVATE induction trials. Lancet 399: 2015–2030, 2022.

[39] Ferrante M, Panaccione R, Baert F, et al. Risankizumab as maintenance therapy for moderately to severely active Crohn's disease: results from the multicentre, randomised, double–blind, placebo–controlled, withdrawal phase 3 FORTIFY maintenance trial. Lancet 399: 2031–2046, 2022.

[40] Loftus Jr EV, Panés J, Lacerda AP, et al. Upadacitinib induction and maintenance therapy for Crohn's disease. N Engl J Med 388: 1966–1980, 2023.

[41] Sands BE, Feagan BG, Rutgeerts P, et al. Effects of vedolizumab induction therapy for patients with Crohn's disease in whom tumor necrosis factor antagonist treatment failed. Gastroenterology 147: 618–627, e3, 2014.

[42] Sandborn WJ, Rebuck R, Wang Y, et al. Five–year efficacy and safety of ustekinumab treatment in Crohn's disease: the IM–UNITI trial. Clin Gastroenterol Hepatol 20: 578–590 e4, 2022.

[43] Loftus Jr EV, Feagan BG, Panaccione R, et al. Long–term safety of vedolizumab for inflammatory bowel disease. Aliment Pharmacol Ther 52: 1353–1365, 2020.

[44] Qiu Y, Chen BL, Mao R, et al. Systematic review with meta–analysis: loss of response and requirement of anti–TNF α dose intensification in Crohn's disease. J Gastroenterol 52: 535–554, 2017.

[45] Colombel JF, Sandborn WJ, Reinisch W, et al. Infliximab, azathioprine, or combination therapy for Crohn's disease. N Engl J Med 362: 1383–1395, 2010.

[46] Colombel JF, Adedokun OJ, Gasink C, et al. Combination therapy with infliximab and azathioprine improves infliximab pharmacokinetic features and efficacy: a post hoc analysis. Clin Gastroenterol Hepatol 17: 1525–1532, e1521, 2019.

[47] Dulai PS, Siegel CA, Colombel JF, et al. Systematic review: monotherapy with antitumour necrosis factor alpha agents versus combination therapy with an immunosuppressive for IBD. Gut 63: 1843–1853, 2014.

[48] Matsumoto T, Motoya S, Watanabe K, et al. Adalimumab monotherapy and a combination with azathioprine for Crohn's disease: a prospective, randomized trial. J Crohns Colitis 10: 1259–1266, 2016.

[49] Sazuka S, Katsuno T, Nakagawa T, et al. Concomitant use of enteral nutrition therapy is associated with sustained response to infliximab in patients with Crohn's disease. Eur J Clin Nutr 66: 1219–1223, 2012.

[50] Hirai F, Ishihara H, Yada S, et al. Effectiveness of concomitant enteral nutrition therapy and infliximab for maintenance treatment of Crohn's disease in adults. Dig Dis Sci 58: 1329–1334, 2013.

[51] Kamata N, Oshitani N, Watanabe K, et al. Efficacy of concomitant elemental diet therapy in scheduled infliximab therapy in patients with Crohn's disease to prevent loss of response. Dig Dis Sci 60: 1382–1388, 2015.

[52] Hisamatsu T, Kunisaki R, Nakamura S, et al. Effect of elemental diet combined with infliximab dose escalation in patients with Crohn's disease with loss of response to infliximab: CERISIER trial. Intest Res 16: 494–498, 2018.

[53] Komaki Y, Yamada A, Komaki F, et al. Systematic review with meta–analysis: the efficacy and safety of CT–P13, a biosimilar of anti–tumour necrosis factor– α agent (infliximab), in inflammatory bowel diseases. Aliment Pharmacol Ther 45: 1043–1057, 2017.

[54] Strik AS, van de Vrie W, Bloemsaat–Minekus JPJ, et al. Serum concentrations after switching from originator infliximab to the biosimilar CT–P13 in patients with quiescent inflammatory bowel disease (SECURE): an open–label, multicentre, phase 4 non–inferiority trial. Lancet Gastroenterol Hepatol 3: 404–412, 2018.

[55] Jeuring SFG, van den Heuvel TRA, Liu LYL, et al. Improvements in the long–term outcome of Crohn's disease over the past two decades and the relation to changes in medical management: results from the population–based IBDSL cohort. Am J Gastroenterol 112: 325–336, 2017.

[56] Yano Y, Matsui T, Matsusima Y, et al. Time Trend and risk factors of initial surgery for Crohn's disease in Japan. Clin Gastroenterol J 1: 1000107, 2016.

[57] Rutgeerts P, Geboes K, Vantrappen G, et al. Predictability of the postoperative course of Crohn's disease. Gastroenterology 99: 956–963, 1990.

[58] Shinagawa T, Hata K, Ikeuchi H, et al. Rate of reoperation decreased significantly after year 2002 in patients with Crohn's disease. Clin Gastroenterol Hepatol 18: 898–907, e5, 2020.

[59] De Cruz P, Kamm MA, Hamilton AL, et al. Crohn's disease management after intestinal resection: a randomised trial. Lancet 385: 1406–1417, 2015.

总结

克罗思病的长期预后

So Imak Ⅱ re[1], Shinya Ashizuka,
Wako Inuo, Yi–Ling Ko,
Toshihiro Kimura, Takashi Kurogi,
Ryohei Nomaru, Hiroki Matsuoka,
Nobuaki Kuno, Sadahiro Funakoshi,
Ke Ⅱ chi Shiokawa[2], Suguru Hasegawa,
Fumihito Hirai[1]

克罗恩病（CD）的这种慢性 IBD 的特征是复发与缓解交替的病程。疾病早期多表现为炎症型，但随时间进展可发展为狭窄型和穿孔型，这类情况往往需要手术治疗。抗 TNF–α 抗体药物的问世显著改善了治疗效果，如今实现黏膜愈合和症状缓解已成为可能。近年来，针对 CD 已提出基于治疗目标的策略。此外，多种不同作用机制的生物制剂相继研发成功，药物治疗方案逐年更新。这些治疗进展使 CD 患者的长期预后（包括住院率、手术需求和肠道并发症）逐步改善。然而，也出现了药物失效和治疗选择等新问题，且术后复发率仍然较高。未来仍需开展更多流行病学研究，以评估 CD 患者的长期预后。

[1] Department of Gastroenterology and Medicine, Fukuoka University Faculty of Medicine, Fukuoka, Japan.

[2] Department of Gastroenterological Surgery, Fukuoka University Hospital, Fukuoka, Japan.

炎症性肠疾病的长期病程

溃疡性结肠炎的肿瘤发生

梁井俊一[1]
鳥谷洋右
平井みなみ
杉本亮[2]
柳川直樹
松本主之[1]

摘要●随着溃疡性结肠炎（ulcerative colitis，UC）患病率的上升，UC相关肿瘤（ulcerative colitis associated neoplasia，UCAN）的发生率也在不断增加。UCAN的致癌路径被认为是通过癌前病变，即异型上皮（dysplasia）介导的“炎症—异型增生—癌变”序列（inflammation-dysplasia-carcinoma sequence）。另外，在UC患者中也可见常规腺瘤的发生，此类病变被称为散发性肿瘤（sporadic neoplasia，SN）。然而，在临床实践中，严格区分UCAN与SN并非易事。尽管已有研究报道色素内镜和放大内镜在UCAN检出中的有效性，但在某些病例中，准确评估病变范围及深度仍然存在困难。近年来，内镜治疗的有效性与安全性逐渐被证实，但其局部治疗效果及长期预后仍是亟待解决的课题。

关键词 溃疡性结肠炎 溃疡性结肠炎相关肿瘤 内镜治疗 异型上皮 散发性肿瘤 异型上皮

[1] 岩手医科大学内科学講座消化器内科分野
〒020-3695 岩手県紫波郡矢巾町医大通2丁目1-1 E-mail : syanai@iwate-med.ac.jp
[2] 岩手医科大学病理診断学講座

前言

溃疡性结肠炎（ulcerative colitis，UC）是结直肠癌的高危因素，其致癌机制被认为与慢性炎症介导的癌变过程有关。尤其是在日本，随着UC患病率的上升及长期病程病例的增多，UC相关肿瘤（ulcerative colitis associated neoplasia，UCAN）的发生率逐年增加。

2015年，欧美国家发布了名为SCENIC（Surveillance for Colorectal Endoscopic Neoplasia Detection and Management in Inflammatory Bowel Disease Patients International Consensus Statement）的国际共识，规范了UCAN的内镜诊断与治疗。日本国内也开始尝试对UCAN进行内镜切除治疗（endoscopic resection，ER）。因此，本文旨在综述有关UCAN的最新诊断与治疗进展。

UC相关肿瘤性病变的概念

目前关于UC中癌前病变的术语尚未统一。这是因为其致癌机制既包括通常结直肠癌的“腺瘤—癌变”序列（adenoma-carcinoma sequence），又包括以慢性炎症为背景、通过遗传异常介导的“炎症—异型增生—癌变”序列（inflammation-dysplasia-carcinoma sequence）。因此，前者的前癌病变通常被称为类腺瘤型异型增生（adenoma-like dysplasia）或散发性腺瘤（sporadic adenoma），而后者则统称为异型上皮（dysplasia）。此外，在dysplasia中，若病变在内镜下呈现为隆起性病灶，则被称为DZLM（dysplasia-associated lesions or mass）。近年来，日本国内倾向于将以炎症为背景的肿瘤称为UCAN，而将其他病变称为散发性肿瘤（sporadic neoplasia，SN），但对于两者的鉴别、锯

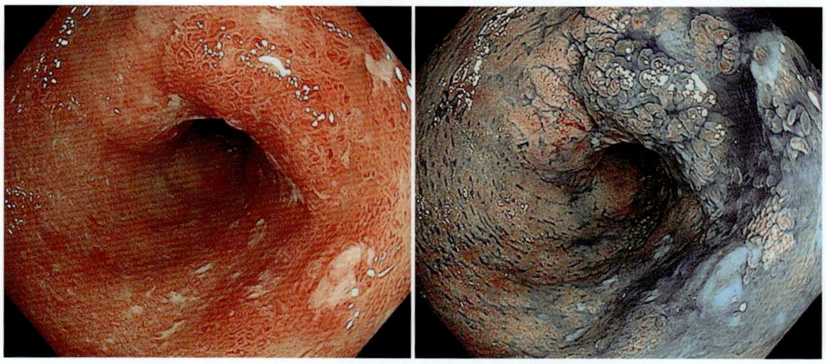

a | b

图1 [病例1]女性，40多岁，UC病史10年。通过观察常规内镜图像（a）与靛胭脂（indigo carmine）色素喷洒图像（b），在乙状结肠可见活动期UC病变与一伴有伸展受限的4型进展癌。肿瘤与活动性黏膜之间的界限不清晰

齿状病变的归类等问题，仍有许多值得讨论之处。

在日本，UCAN与SN的鉴别中推荐结合免疫组织化学染色。特别是p53蛋白的表达及Ki-67所示增殖带的判定，对于炎症性肠疾病相关消化道肿瘤的诊断具有重要意义。与此不同的是，欧美多以病变是否发生于UC病变区域内来判定为UCAN，若位于病变区域外，则倾向判断为SN。UC相关结直肠癌相较于常规结直肠癌，通常呈现多发性，且更易出现低分化腺癌、黏液癌、印戒细胞癌等特殊组织亚型（图1）。

UC相关肿瘤性病变的流行病学

结直肠癌的发生风险随UC病程延长而上升，已有研究指出，其风险在发病10年时为2%，20年为8%，30年则达18%。然而，近年来也有观点认为实际发病率可能更低。UCAN的危险因素除了病程外，还包括年轻发病、全结肠炎型病变范围、持续性活动性炎症、结肠狭窄、合并原发性硬化性胆管炎（primary sclerosing cholangitis，PSC）及结直肠癌家族史等。

综上，建议在UC确诊后第8年起开始实施以UCAN发现为目的的监测性内镜检查。然而，亦有部分结直肠癌在更早阶段即被发现的病例存在。因此，结合病程及其他危险因素进行综合判断至关重要。

肿瘤性病变的活检诊断

在历史上，为发现UCAN，推荐在内镜检查时结合靶向活检与随机活检并行进行。但在日本进行的比较研究中显示，靶向活检组与随机活检组在单次内镜检查中的肿瘤检出率并无显著差异。因此，目前的共识是：监测性内镜检查以靶向活检为基础，在高风险患者中可追加随机活检。

UC相关肿瘤性病变的内镜诊断

结肠镜检查的目标在于通过靶向活检进行UCAN的存在性诊断，并对已发现病变进行性质判定。无论哪一方面，常规内镜联合图像增强内镜检查均可提高诊断能力。特别是在监测性内镜中，建议于UC缓解期并在进行充分肠道准备的前提下进行检查。

1. 常规内镜与色素内镜检查

荟萃分析表明，若在常规内镜基础上加用色素内镜检查，可将UCAN的检出率提高1.6倍。但在随机对照试验的荟萃分析中，常规内镜与色素内镜在UCAN检出率上并无显著差异。这一现象被认为是由于常规内镜的分辨率提高，从而增强了病变的检出能力。

2. 图像增强内镜检查

1）放大内镜检查

关于UCAN的病变性质诊断，已有研究采用了工藤等人提出的pit pattern分类法。这些研究显示，与非UC患者的结肠上皮性肿瘤类似，Ⅲ～Ⅴ型pit被视为肿瘤性病变，而Ⅵ型的高度不规则pit及VN型pit则提示病变已浸润至黏膜下层甚至更深处。然而，该pit pattern分类在诊断肿瘤与非肿瘤之间的敏感度报道差异较大（36%～100%），特异度为0%～98%，准确率则为40%～98%，显示该法在诊断效能上波动较大。此外，pit pattern分类在区分UC再生性黏膜与肿瘤性黏膜方面也存在

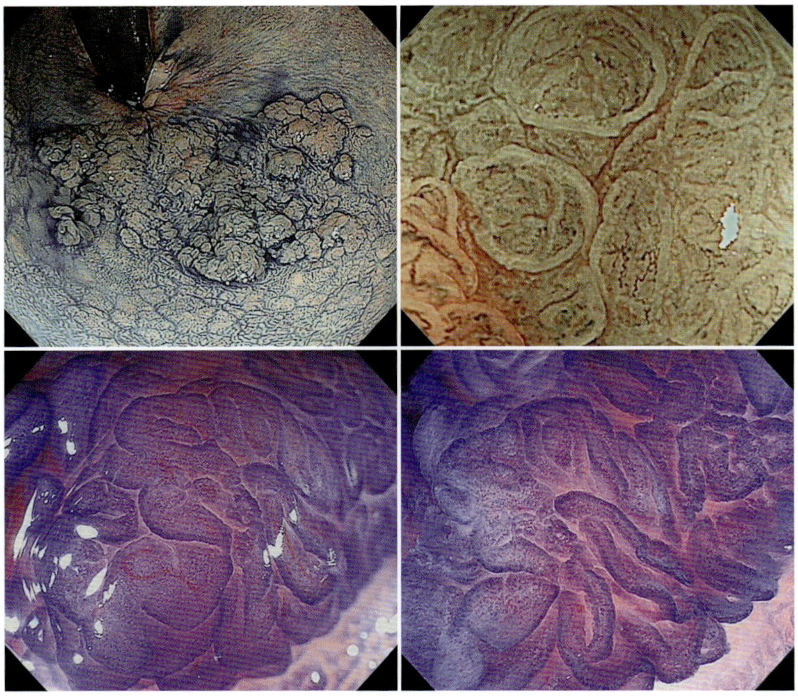

图2 [病例2] 女性，70多岁，UC病史30年

a. 靛胭脂色素喷洒图像。直肠可见一颗粒状的扁平隆起性病灶。

b. NBI放大图像。可见隐窝结构呈现扭曲，即所谓“tortuous pattern”。

c、d. 结晶紫染色后的放大图像，分别呈现pine-cone样结构（c）及绒毛样结构（villous pattern）（d）。

一定局限。

Shinagawa等报告指出，除了pit pattern外，pine-cone样及绒毛样结构（villous pattern）等放大内镜征象也具有重要诊断价值（图2c、d）。另有研究提出对Ⅳ型pit进行再细分的分类法，并证实其诊断上的实用性。在喷洒靛胭脂色素后进行放大观察时，腺管开口部的残留密度与形态不规则性也被认为是诊断UCAN的重要指标，但尚缺乏前瞻性研究的验证。

2）其他图像增强内镜检查

2006年首次报道了在UCAN中应用窄带成像（narrow band imaging，NBI）放大观察的所见。此后，有关NBI的效用陆续通过回顾性观察及前瞻性研究得到探讨。研究指出，JNET（Japan NBI Expert Team）分类在UCAN的良恶性鉴别及病变深度评估方面也具有一定价值。一项荟萃分析表明，NBI放大内镜检查诊断UCAN的敏感度约为0.64，特异度约为0.74，其诊断效能基本与非NBI模式下的放大内镜相当。目前，除NBI外的其他图像增强技术亦被视为UCAN病变性质评估的潜在工具，但尚未有任何一种成为标准化的诊断方法。

3）超放大内镜检查

小形等人以及工藤等人曾对UCAN的超放大内镜下表现进行探讨。这些研究指出，超放大观察虽可作为辅助诊断UCAN的手段，但在与非肿瘤性背景黏膜的鉴别上仍存在困难。其主要原因可能在于：UCAN的腺管结构常位于黏膜深部，导致典型病变特征难以在浅表观察中识别。

3. UC相关结直肠肿瘤的内镜治疗

2015年，SCENIC共识的发布使针对UC相关肿瘤性病变的内镜治疗受到广泛关注。相关报告的荟萃分析显示，在治疗UC相关结肠上皮性肿瘤时，内镜黏膜下剥离术（endoscopic submucosal dissection，ESD）在有效性与安全性方面表现如下：整块切除率92.5%，局部复发率3.9%，穿孔率5.3%。

笔者等人在日本国内多家专科机构进行的注册研究中，共收集到336例伴发肿瘤性病变的UC患者。该人群中，137例接受了外科手术治疗，199例接受了内镜治疗。其中，内镜下黏膜切除术（endoscopic mucosal resection，EMR）施用于142个病灶，ESD施用于96个病灶。结果显示，ESD的整块切除率为97.9%，穿孔率为6.3%。内镜治疗组的局部复发率为2.7%，异位复发率为6.1%。综上所述，尽管UCAN的内镜治疗在局部控制方面显示出一定效果，但对于异时性复发病灶的管理仍具有重要意义。此外，有关长期生存预后的评估仍

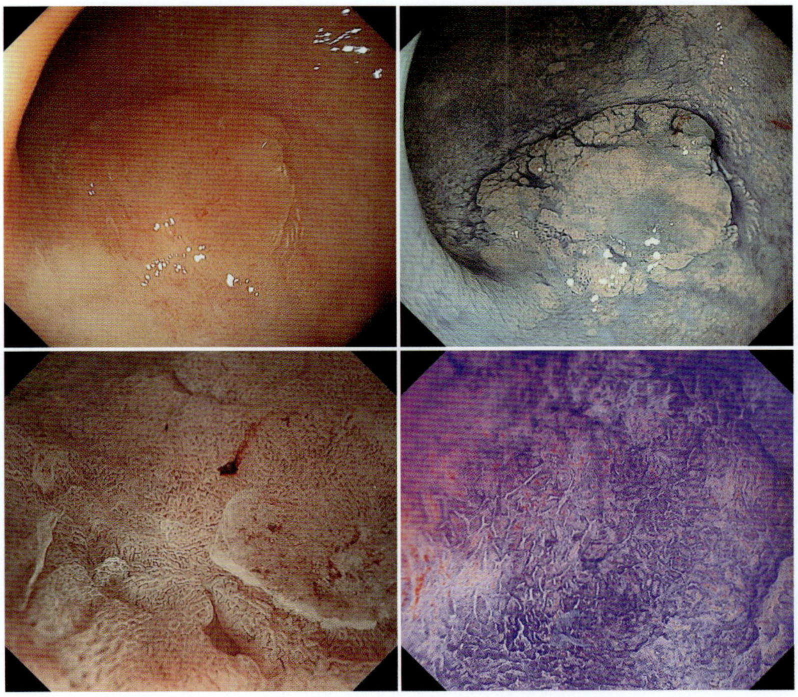

a | b
c | d

图3 ［病例 3］男性，30 多岁，UC 病史 18 年
a～d. 结肠病变内镜图像。常规内镜图像（a）和靛胭脂色素喷洒图像（b），直肠可见边界清晰的扁平隆起性病变。病变中央区域的 NBI 放大图像（c）符合 JNET 分类 Type 2B。结晶紫染色后的放大图像（d），pit pattern 为Ⅵ型轻度不规则，无深部浸润征象。

有待进一步探讨。

病例

［病例 1］ 女性，40 多岁。慢性持续型 UC 病程 10 年。

因出现便秘接受结肠镜检查，乙状结肠发现一处 4 型进展癌。在 UC 活动性病变中观察到伸展受限的改变，肿瘤病灶边界不清（图 1）。遂行结肠全切除术。病理组织学诊断为以印戒细胞癌为主的肿瘤，浸润深度达浆膜下层。

［病例 2］ 男性，70 多岁。UC 病程 30 年。

监测性结肠镜检查中发现直肠存在扁平隆起性病变（图 2a）。NBI 放大观察显示脑回样表面结构（图 2b），进一步放大观察下可见 pine-cone 样及绒毛样（villous pattern）结构并存（图 2c、d）。施行 ESD 后，病灶组织主要为低级别异型增生（low grade dysplasia），部分区域伴有高级别异型增生（high grade dysplasia）。切缘阴性，p53 过度表达。

［病例 3］ 男性，30 多岁。18 岁时确诊 UC。

监测性结肠镜检查显示在直肠缓解期黏膜上存在边界清晰的隆起性病变（图 3a、b）。NBI 放大观察下，病变中央区域被评估为 JNET 分类 Type 2B（图 3c），在结晶紫染色后的放大观察中被判断为 pit pattern Ⅵ型轻度不规则（图 3d）。施行 ESD 进行整块切除后，病理诊断为高级别异型增生（high grade dysplasia），切缘阴性，p53 未见过度表达（图 3e～h）。然而，在治疗后随访过程中，发现直肠出现边界不清的颗粒状黏膜（图 3i、j），因此被判断为超出内镜治疗适应范围，遂实施结肠全切除术。

［病例 4］ 男性，50 多岁，54 岁时被诊断为全结肠炎型 UC。

在维持缓解期中进行的结肠镜检查中，发现乙状结肠存在边界清晰的凹陷性病变（图 4a），周围黏膜被判断为处于 UC 缓解期（图 4b）。NBI 放大观察下，该凹陷性病灶为 JNET 分类 Type 2B（图 4c），在结晶紫染色后的放大观察中被评估为Ⅵ型轻度不规则（图 4d），据此诊断为黏膜内的 UCAN，并施行 ESD。最终病理诊断为高级别异型增生，切缘阴性，p53 过度表达阳性（图 4e、f）。术后 3 年随访过程中，未见局部复发或其他病变出现。

结语

本文综述了 UC 相关的结直肠肿瘤性病变。今后，除了需进一步验证内镜诊断方法的准确性外，

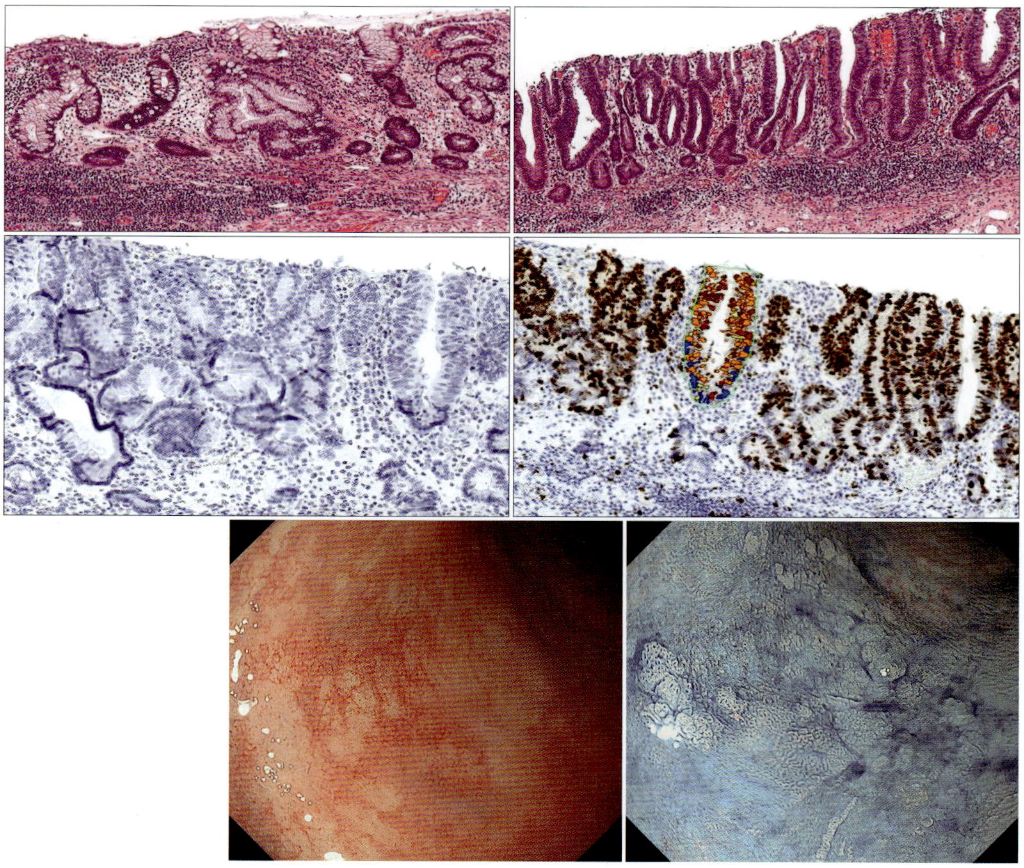

e	f
g	h
i	j

图3 ［病例 3］

e～h. 病理组织图像。病变区背景黏膜可见隐窝扭曲与萎缩，符合 UC 缓解期特征（e）。病灶中心的扁平隆起区显示有清晰的管状腺结构形成，异型细胞增殖，部分腺体分支排列紊乱，被诊断为局限于黏膜内的高分化型腺癌，切缘阴性（b）。p53 表达阴性（g）。Ki-67 指数为 84%（h）。

i、j. ESD 与 EMR 瘢痕之间新出现病灶的内镜图像。常规内镜图像（i）显示血管透见性减弱的区域。靛胭脂喷洒图像（j）显示多发扁平隆起性病灶，病灶边界不清。

也有必要对内镜治疗的适应性与合理性进行深入评估。

文献

[1] Eaden JA, Abrams KR, Mayberry JF. The risk of colorectal cancer in ulcerative colitis: a meta-analysis. Gut 48: 526–535, 2001.

[2] Beaugerie L, Itzkowitz SH. Cancers complicating inflammatory bowel disease. N Engl J Med 372: 1441–1452, 2015.

[3] De Jong ME, Van Tilburg SB, Nissen LHC, et al. Long-term risk of advanced neoplasia after colonic low-grade dysplasia in patients with inflammatory bowel disease: a nationwide cohort study. J Crohns Colitis 13: 1485–1491, 2019.

[4] Laine L, Kaltenbach T, Barkun A, et al ; SCENIC Guideline Development Panel. SCENIC international consensus statement on surveillance and management of dysplasia in inflammatory bowel disease. Gastrointest Endosc 81: 489–501, e26, 2015.

[5] Rabinowitz LG, Kumta NA, Marion JF. Beyond the SCENIC route: updates in chromoendoscopy and dysplasia screening in patients with inflammatory bowel disease. Gastrointest Endosc 95: 30–37, 2022.

[6] Hirai M, Yanai S, Kunisaki R, et al. Effectiveness of endoscopic resection of colorectal neoplasms in ulcerative colitis: a multicenter registration study. Gastrointest Endosc 98: 806–812, 2023.

[7] Velayos FS, Loftus EV Jr, Jess T, et al. Predictive and protective factors associated with colorectal cancer in ulcerative colitis: a case-control study. Gastroenterology 130: 1941–1949, 2006.

[8] Blackstone MO, Riddell RH, Rogers BH, et al. Dysplasia-associated lesion or mass (DALM) detected by colonoscopy in long-standing ulcerative colitis: an indication for colectomy. Gastroenterology 80: 366–374, 1981.

[9] Du L, Kim JJ, Shen J, et al. KRAS and TP53 mutations in inflammatory bowel disease-associated colorectal cancer: a meta-analysis. Oncotarget 8: 22175–22186, 2017.

[10] 味岡洋一．上皮性腫瘍に対する免疫組織化学染色—大腸上皮性腫瘍の免疫染色：UC 関連腫瘍も含めて．胃と腸 52: 1010–1018, 2017.

[11] 日本消化器病学会（編）．炎症性腸疾患 (IBD) 診療ガイドライン 2020，改訂第 2 版．南江堂，2020.

[12] Gordon H, Biancone L, Fiorino G, et al. ECCO guidelines on inflammatory bowel disease and malignancies. J Crohns Colitis 17: 827–854, 2023.

[13] Cohen-Mekelburg S, Schneider Y, Gold S, et al. Risk of early

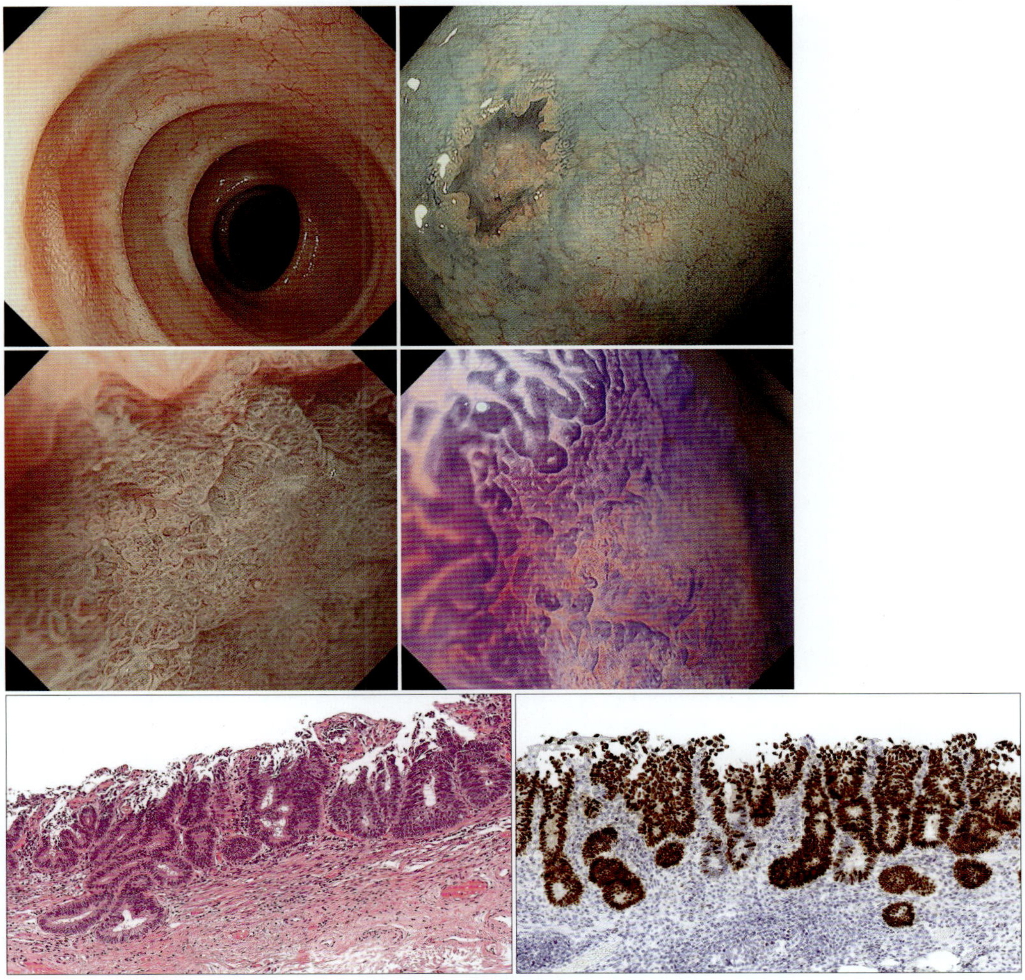

a	b
c	d
e	f

图4 [病例4]男性，50多岁。UC病程4年
a～d. 乙状结肠的内镜图像。常规内镜图像（a）可见一发红调的凹陷性病变。尽管周围黏膜的血管透见性尚存，但血管走向紊乱。靛胭脂色素喷洒图像（b）显示病变边界清晰的凹陷性病灶。病变中央区域的NBI放大图像（c）符合JNET分类Type 2B。结晶紫染色后的放大图像（d），pit pattern为Ⅵ型轻度不规则，未见深部浸润征象。
e、f. 病理组织图像。病灶内见具有类圆形、核体肿大的异型细胞排列成腺状结构，病理诊断为高级别异型增生（high grade dysplasia）（e）。浸润深度局限于黏膜内，未见脉管浸润，切缘阴性。p53免疫组化染色在肿瘤区域呈强阳性反应（f）。

colorectal cancers needs to be considered in inflammatory bowel disease care. Dig Dis Sci 64: 2273–2279, 2019.
[14] Hata K, Anzai H, Ikeuchi H, et al. Surveillance colonoscopy for ulcerative colitis–associated colorectal cancer offers better overall survival in real–world surgically resected cases. Am J Gastroenterol 114: 483–489, 2019.
[15] Riddell RH, Goldman H, Ransohoff DF, et al. Dysplasia in inflammatory bowel disease: standardized classification with provisional clinical applications. Hum Pathol 14: 931–968, 1983.
[16] Watanabe T, Ajioka Y, Mitsuyama K, et al. Comparison of targeted vs random biopsies for surveillance of ulcerative colitis–associated colorectal cancer. Gastroenterology 151: 1122–1130, 2016.
[17] Moussata D, Allez M, Cazals–Hatem D, et al. Are random biopsies still useful for the detection of neoplasia in patients with IBD undergoing surveillance colonoscopy with chromoendoscopy? Gut 67: 616–624, 2018.
[18] Iacucci M, Cannatelli R, Tontini GE, et al. Improving the quality of surveillance colonoscopy in inflammatory bowel disease. Lancet Gastroenterol Hepatol 4: 971–983, 2019.
[19] Wan J, Wang X, yang ZP, et al. Systematic review with meta–analysis: chromoendoscopy versus white light endoscopy in detection of dysplasia in patients with inflammatory bowel disease. J Dig Dis 20: 206–214, 2019.
[20] Feuerstein JD, Rakowsky S, Satteler L, et al. Meta–analysis of dye–based chromoendoscopy compared with standard– and high–definition white–light endoscopy in patients with inflammatory bowel disease at increased risk of colon cancer. Gastrointest Endosc 90: 186–195, e1, 2019.
[21] El–Dallal M, Chen Y, lin Q, et al. Meta–analysis of virtual–based chromoendoscopy compared with dye–spraying chromoendoscopy

standard and high-definition white light endoscopy in patients with Inflammatory bowel disease at increased risk of colon cancer. Inflamm Bowel Dis 26: 1319–1329, 2020.

[22] Kiesslich R, Fritsch J, Holtmann M, et al. Methylene blue-aided chromoendoscopy for the detection of intraepithelial neoplasia and colon cancer in ulcerative colitis. Gastroenterology 124: 880–888, 2003.

[23] Bisschops R, Bessiossow T, Dekker E, et al. Pit pattern analysis with high-definition chromoendoscopy and narrow-band imaging for optical diagnosis of dysplasia in patients with ulcerative colitis. Gastrointest Endosc 86: 1100–1106, e1, 2017.

[24] Carballal S, Maisterra S, López-Serrano A, et al. Real-life chromoendoscopy for neoplasia detection and characterisation in long-standing IBD. Gut 67: 70–78, 2018.

[25] Aladrén BS, González-Lama Y, García-Alvarado M, et al. Even non-experts identify non-dysplastic lesions in inflammatory bowel disease via chromoendoscopy: results of a screening program in real-life. Endosc Int Open 7: E743–750, 2019.

[26] Kawasaki K, Nakamura S, Esaki M, et al. Clinical usefulness of magnifying colonoscopy for the diagnosis of ulcerative colitis-associated neoplasia. Dig Endosc 31 (Suppl 1) : 36–42, 2019.

[27] Kida Y, Yamaura T, Maeda K, et al. Diagnostic performance of endoscopic classifications for neoplastic lesions in patients with ulcerative colitis: a retrospective case-control study. World J Gastroenterol 28: 1055–1066, 2022.

[28] Cassinotti A, Parravicini M, Chapman TP, et al. Endoscopic characterization of neoplastic and non-neoplastic lesions in inflammatory bowel disease: systematic review in the era of advanced endoscopic imaging. Therap Adv Gastroenterol 16: 1–30, 2023.

[29] Hata K, Watanabe T, Motoi T, et al. Pitfalls of pit pattern diagnosis in ulcerative colitis-associated dysplasia. Gastroenterology 126: 374–376, 2004.

[30] Shinagawa T, Hata K, Morikawa T, et al. Pine-cone and villi patterns are endoscopic signs suggestive of ulcerative colitis-associated colorectal cancer and dysplasia. Gastrointest Endosc 89: 565–575, 2019.

[31] 岩男泰，長沼誠，下田将之，他．拡大内視鏡による潰瘍性大腸炎関連腫瘍診断の現状と課題—初期病変を中心に．胃と腸 55: 142–149, 2020.

[32] 小形典之，工藤進英，大塚和朗，他．超拡大内視鏡による潰瘍性大腸炎関連腫瘍診断の現状と課題．胃と腸 55: 150–157, 2020.

[33] Nishiyama S, Oka S, Tanaka S, et al. Is it possible to discriminate between neoplastic and nonneoplastic lesions in ulcerative colitis by magnifying colonoscopy? Inflamm Bowel Dis 20: 508–513, 2014.

[34] Takabayashi K, Sugimoto S, Kanai K, et al. Characteristics of flat-type ulcerative colitis-associated neoplasia on chromoendoscopic imaging with indigo carmine dye spraying. Dig Endosc 36: 446–454, 2024.

[35] East JE, Suzuki N, von Herbay A, et al. Narrow band imaging with magnification for dysplasia detection and pit pattern assessment in ulcerative colitis surveillance: a case with multiple dysplasia associated lesions or masses. Gut 55: 1432–1435, 2006.

[36] Matsumoto T, Kudo T, Jo Y, et al. Magnifying colonoscopy with narrow band imaging system for the diagnosis of dysplasia in ulcerative colitis: a pilot study. Gastrointest Endosc 66: 957–965, 2007.

[37] Nishiyama S, Oka S, Tanaka S, et al. Clinical usefulness of narrow band imaging magnifying colonoscopy for assessing ulcerative colitis-associated cancer/dysplasia. Endosc Int Open 4: E1183–1187, 2016.

[38] Lv XH, Wang BL, Cao GW, et al. Narrow band imaging for surveillance in inflammatory bowel disease: a systematic review and meta-analysis. J Clin Gastroenterol 53: 607–615, 2019.

[39] Iacucci M, Furfaro F, Matsumoto T, et al. Advanced endoscopic techniques in the assessment of inflammatory bowel disease: new technology, new era. Gut 68: 562–572, 2019.

[40] Kudo SE, Misawa M, Wada Y, et al. Endocytoscopic microvasculature evaluation is a reliable new diagnostic method for colorectal lesions (with video) . Gastrointest Endosc 82: 912–923, 2015.

[41] Suzuki N, Toyonaga T, East JE. Endoscopic submucosal dissection of colitis-related dysplasia. Endoscopy 49: 1237–1242, 2017.

[42] Kinoshita S, Uraoka T, Nishizawa T, et al. The role of colorectal endoscopic submucosal dissection in patients with ulcerative colitis. Gastrointest Endosc 87: 1079–1084, 2018.

[43] Manta R, Zullo A, Telesca DA, et al. Endoscopic submucosal dissection for visible dysplasia treatment in ulcerative colitis patients: case series and systematic review of literature. J Crohns Colitis 15: 165–168, 2021.

[44] Nishio M, Hirasawa K, Ozeki Y, et al. An endoscopic treatment strategy for superficial tumors in patients with ulcerative colitis. J Gastroenterol Hepatol 36: 498–506, 2021.

[45] Malik TF, Sabesan V, Monhan BP, et al. Efficacy and safety of endoscopic submucosal dissection for colorectal dysplasia in patients with inflammatory bowel disease: a systematic review and meta-analysis. Clin Endosc 57: 317–328, 2024.

总结

溃疡性结肠炎的肿瘤发生

Shunichi Yanai[1], Yosuke Toya,
Minami Hirai, Ryo Sugimoto[2],
Naoki Yanagawa, Takayuki Matsumoto[1]

随着溃疡性结肠炎（UC）及其相关肿瘤（UCAN）患者数量的增加，UC受累黏膜内可能出现散发性肿瘤（SN）。即使通过精确的组织学和免疫组化分析，UCAN与SN仍难以鉴别。虽然色素内镜和窄带成像放大内镜可检测UCAN，但判断浸润深度范围仍存在困难。多项研究证实，内镜下切除术（ER）治疗UCAN和SN具有安全性和可行性。尽管ER能有效控制已明确诊断的肿瘤性病变，但该术式的长期疗效仍是未来需要面对的课题。

[1] Division of Gastroenterology and Hepatology, Department of Internal Medicine, Iwate Medical University, Iwate, Japan.

[2] Department of Molecular Diagnostic Pathology, Iwate Medical University, Iwate, Japan.

炎症性肠疾病的长期病程

克罗恩病相关消化道癌

小金井一隆[1]
辰巳健志
黒木博介
後藤晃紀
小原尚
中尾詠一
杉田昭
林宏行[2]

摘要●克罗恩病（Crohn's disease，CD）的长期病程中可能发生消化道癌变，在日本，以直肠肛管癌（包括肛瘘癌）为主，占比超过一半。多为黏液腺癌等高恶性组织类型，且存在术前无法确诊的病例，常于进展期被诊断，预后极差。为改善预后，早期发现以及确保术中切缘阴性被认为尤为重要。虽然欧美推荐采用与溃疡性结肠炎类似的监测性内镜检查方法，但因日本CD患者中合并肛门病变者众多，实际操作常受限。因此，对于直肠肛管癌的早期诊断中病程较长者，除了常规内镜检查外，还需积极开展麻醉下活检、分泌物细胞学检查以获取病理组织学诊断，并辅以骨盆MRI或CT检查及肿瘤标志物监测等多项手段的持续评估。

关键词 克罗恩病 炎症性癌变 直肠肛管癌 诊断 预后

[1] 横浜市立市民病院炎症性腸疾患科 〒221-0855 横浜市神奈川区三ッ沢西町 1-1
[2] 横浜市立市民病院病理診断科

前言

克罗恩病（Crohn's disease，CD）为有致癌倾向的慢性炎症。近年来，随着日本CD长期病程患者的增多，相关癌症的报告亦在增加。欧美患者中，因病变多发于回盲部，结肠癌亦常见于右侧结肠。相较之下，日本CD患者肛门病变合并率较高，据报道，直肠肛管癌占CD合并炎症性癌变病例总数的80%。因此，有必要建立适用于我国国情的诊断方法、监测体系及治疗策略，然而当前尚无确立的标准方案。

本文拟就CD相关消化道癌的现状，尤其是直肠肛管癌的临床特点，进行概述，并就面临的挑战及应对策略展开探讨。

发病率

近年来，CD患者中炎症性癌变病例不断增加，在手术病例中的占比亦有上升趋势。2008年，篠崎在日本首次对CD合并消化道癌的病例进行汇总，报告例数为110例。而根据大肠癌研究会2023年发布的数据，该数值已增至316例，呈上升趋势。海外研究表明，与普通人群相比，CD患者更易合并消化道癌，合并率为1.2%～2.9%。Uchino等人进行的Meta分析显示，平均随访12.55年后，大肠癌的发病率为0.77%，小肠癌为0.28%。尽管在欧美，小肠癌的发病率总体较低，但仍认为其风险高于普通人群。在日本，小肠癌依然属少见癌型，在前述大肠癌研究会的报告中，仅有36例。

发病部位

据Uchino等人的报告，结肠癌的高发部位在欧美主要为右侧结肠，而在亚洲则以左侧结肠为主，二者存在差异。其他研究也得出相似结论：在日本，直肠肛管部位占克罗恩病（CD）相关消化道癌的55%～80%，为最常见发病部位。此外，亦有研究指出肛瘘相关腺癌的合并率较高，如 Sasaki 等人在 34 例小肠及结肠癌病例中发现有 26.5% 为肛瘘相关腺癌。

尽管直肠肛管癌仍占多数，Higashi 等的研究表明，CD 相关消化道癌中有 8% 发生于结肠，10% 发生于小肠。大肠癌研究会的报告亦显示小肠癌占 11%。由此可见，结肠及小肠亦存在癌变风险，须加以注意。小肠癌的好发部位不同于普通小肠癌，多见于十二指肠的情况，CD 患者的小肠癌多发生于远端空肠或回肠。小原等人统计日本 26 例病例后指出，其中 96.2% 发生于回肠。

癌症确诊时的年龄

大肠癌研究会就 316 例 CD 合并消化道癌的统计数据显示，癌症确诊时的中位年龄为 46 岁。在美国，CD 相关结肠癌的平均确诊年龄为 51.5 岁。而篠崎的研究则报告为 49 岁，均明显早于普通结肠癌的发病年龄。此外，小肠癌的发病年龄也早于欧美普通小肠癌人群。据小原等人的报告，其平均确诊年龄为 47 岁。

就 CD 确诊至癌症确诊所经历的时间而言，大肠癌研究会报告的病程中位数为 240 个月（0 ~ 624 个月），Higashi 等人报道为 18.5 年，篠崎指出有 61% 的病例在 CD 确诊超过 10 年后发展为癌症。欧美的统计结果也相似，CD 患者发展为大肠癌的中位病程为 18.3 年，发展为小肠癌则为 9 ~ 22 年不等。这提示病程越长，发生癌症的风险越高。

然而如篠崎所指出，也存在 CD 诊断后 5 年内即被确诊癌症的病例，这可能是因为部分患者 CD 的实际发病早于诊断时间。因此，应注意发病时间与确诊时间并不总是一致。

危险因素

Yano 等人对 CD 合并癌症的危险因素进行了分析，指出女性、小肠结肠型 CD、CD 病程 20 年以上、25 岁以前发病、合并肛门病变及既往肠道手术史均为高危因素。正如前文所述，漫长的病程是重要的危险因素之一。在欧美，存在结肠病变本身即被视为大肠癌的风险因素。此外，有研究表明合并痔瘘的 CD 患者发生直肠肛管癌的风险约为普通人群的 3 倍。这也解释了为何直肠肛管癌在肛门病变合并率较高的日本较为常见。

关于小肠癌，研究认为高危因素包括：男性、发病年龄小于 20 岁、病程长、病变活动性强等。其中，类似于大肠癌，慢性炎症的持续被认为是最重要的致癌机制之一。法国的研究表明，病程 8 年以上患者的小肠癌标准化发病比（standard incidenceratio，SIR）显著高于 8 年以下者。由此推测，小肠癌大多发生于病变部位，且多见于病程长的患者。

组织学特征

根据大肠癌研究会的报告，与常见的高分化管状腺癌（28%）相比，CD 合并癌中黏液腺癌的比例更高，达 39%，为最常见的组织学类型。Higashi 等人亦指出黏液癌占比达 50%。尽管篠崎报告中，大肠部位以高至中分化管状腺癌为主（70%），但黏液腺癌亦占 19%，印戒细胞癌占 4%，均高于普通大肠癌的比例。特别是在瘘管发生的癌症中，黏液腺癌占比高达 65%。该报告中将肛瘘相关腺癌与肛管癌纳入瘘管相关癌的范畴，因此结肠癌中分化型腺癌较多，可能受癌症发生部位分类影响。小肠方面，篠崎的统计数据显示，中至高分化管状腺癌占比 69%，而低分化腺癌与黏液腺癌合计为 31%。小原等人的研究也表明，低分化腺癌、黏液腺癌与印戒细胞癌合计占比为 30.7%。尽管组织学类型可能受到发病部位影响，但无论发生于何处，均呈现高比例的高恶性度组织型。

诊断

据日本病例统计资料显示，CD 相关癌症可在术前确诊的比例为 60% ~ 76%，其余病例则是在术中所见或术后经病理组织学检查方被确诊。根据大肠癌研究会的报告，其中 56% 的病例是在症状出现后通过检查确诊的；Higashi 等人也报道，有 61% 的患者出现了某种症状。

CD 合并癌症的常见症状包括贫血、体重减轻、肠梗阻及腹痛等腹部症状、便血、肛门疼痛等，以及疼痛、狭窄和出血等表现。然而，这些症状本身亦可由 CD 的肠道病变引起，缺乏癌症特异性。此外，影像学检查中，CD 引起的肠道病变常伴有黏

表1 克罗恩病合并直肠肛管癌（含肛瘘相关腺癌）的诊断指引与癌症监测程序（方案）

1. 目的	提出一套用于克罗恩病合并直肠肛管癌（含肛瘘相关腺癌）早期诊断的程序，包括有症状病例的诊断步骤与癌症监测程序
2. 有症状病例的诊断步骤	针对合并长期肛瘘或其他直肠肛门病变（包括盲端直肠）的 CD 患者，若出现便血、狭窄、疼痛、黏液分泌增加等临床症状变化，应考虑癌症的可能性，进行以下检查：直肠肛门视诊、分泌物细胞学检查、结肠镜或麻醉下活检、肿瘤标志物检测、骨盆 CT 或 MRI 检查
3. 癌症监测程序	
〈对象〉	直肠或肛管存在溃疡、狭窄、肛瘘等病变超过 10 年的 CD 患者（包括盲端直肠病例）
〈方法〉	不论是否出现症状，原则上每年应实施以下检查以实现癌症早期发现： 病变部筛查 1）视诊、触诊及直肠指诊 2）对直肠、肛门病变：进行结肠镜活检； 若因高度狭窄等原因难以实施者，则在全身麻醉或腰麻下行活检； 若存在黏液分泌，应同时进行细胞学检查 3）肛瘘：如门诊条件允许，应行活检或细胞学检查（局麻下刮取或刷检）； 若门诊不可行，则在全麻或腰麻下活检； 黏液存在时亦应行细胞学检查 4）肿瘤标志物（CEA、CA19-9 等）：与活检或细胞学检查同时进行 5）若条件允许，应加行骨盆 CT 或 MRI 检查 若怀疑存在恶性病变，应根据需要反复实施上述检查

［杉田昭．潰瘍性大腸炎，Crohn 病に合併した小腸，大腸癌の特徴と予後—第 15 報—Crohn 病の直腸肛門管癌（痔瘻癌を含む）に対する surveillance program の検証．厚生労働科学研究補助金 難治性疾患政策研究事業「難治性炎症性腸管障害に関する調査研究」（鈴木班）．令和元年度分担研究報告書，pp 44–49, 2020 改编转载］

膜发红、溃疡、表面不规则、肠壁增厚和狭窄等表现，与癌变的影像学表现难以区分，极易混淆。因此，目前尚无依据症状或影像学确诊癌症的特定手段，而在现阶段，最关键的诊断方法仍为病理组织学检查。

ECCO（European Crohn's and Colitis Organisation）建议，对于 CD 相关结肠癌，应参考溃疡性结肠炎的处理原则，在发病 8 年后开始实施监测性内镜检查。然而，在日本，CD 合并结肠癌中有 60%～80% 集中发生于直肠肛管部位，因此需要建立一套适用于日本患者的独立监测方案。

在日本厚生劳动省科研补助金"难治性炎症性肠疾病相关调查研究"项目中，研究团队拟定了"CD 合并直肠肛管癌的监测程序方案"（表 1）。该方案的对象为患有直肠肛门部病变（如痔瘘等）超过 10 年的 CD 患者，规定每年进行肛门部检查、分泌物细胞学检查、结肠镜检查、麻醉下活检、肿瘤标志物检测以及骨盆 CT 或 MRI 等，以期实现对直肠肛管癌的早期诊断。在日本多家外科专业机构中试行该方案时，于 576 例患者中共发现 30 例肿瘤性病变（占比 5.2%）。其中，被确诊为恶性肿瘤的病例有 10 例（占 33%），均为通过多次监测得以确诊，表明持续性随访检查的重要性。此外，方案还制定了针对有症状患者的诊断步骤。对于出现如便血、狭窄、疼痛、黏液分泌增多等临床症状变化的 CD 患者【病例 4】，建议实施更积极的检查。

此外，在反复出现肛瘘等慢性炎症并形成瘢痕组织较多，或盆腔深部存在疑似癌变病灶，以及黏液腺癌等癌细胞成分较少的病例【病例 2】中，可能一次检查难以检测到癌组织。因此，对于疑似合并癌症的患者，即使尚未达到常规监测时间点，也应考虑多次重复检查。

关于小肠癌，由于目前病例数较少，虽然包括本组在内也有通过内镜在术前确诊的报道，但尚无明确确立的监测方法。

在内镜检查中，识别包括绒毛样和平坦型在内的隆起性病变具有重要意义［病例 4～病例 6］。在其他部位进行消化道手术或麻醉下评估（evaluation under anesthesia，EUA）时，对直肠肛门部病灶进行组织活检也非常重要【病例 3】。在肛瘘相关腺癌等伴随黏液潴留的病例中，MRI 可见壁外呈多囊样的高信号区。由于黏液成分丰富的病例中癌细胞采集较为困难【病例 2】，因此，对于癌变高度可疑的病例，应反复进行检查以确诊。

如前所述，CD 相关消化道癌的确诊较为困难，因而确诊时多为进展期。欧美研究中 Stage Ⅱ以上的病例比例为 87.6%，而日本大肠癌研究会的报告中该比例为 73%。关于进展期癌比例高的原因，欧美的文献指出 CD 患者接受监测性内镜检查的比例低于溃疡性结肠炎，而在直肠肛管癌占多数的日本，由于检查难度大，很多患者难以接受内镜检查。

治疗方法

目前尚无针对 CD 合并消化道癌的标准术式。虽然在溃疡性结肠炎合并结肠癌（colitic cancer）中常采用结肠全切除术，但其在 CD 合并大肠癌中的疗效尚不明确。目前，CD 合并大肠癌多采用与一般大肠癌相同的标准手术方式，小肠癌亦然。由于欧美与日本的发病部位分布不同，因此欧美以右半结肠切除等结肠部分切除术较多，而直肠切除术占比仅约 30%。而在日本，如 Higashi 等人报告所示，尽管采用了多种术式，但以直肠切除术最为常见，占比达 67%。根据大肠癌研究会的报告，96% 的病例接受了切除手术，未行切除术者占 4%。但考虑到部分患者在确诊时即不适合手术，未被转诊至外科，因此实际未切除的比例可能更高。尽管 Stage Ⅲ、Ⅳ 的病例较多，但即使在 Stage Ⅱ阶段，由于 CD 相关癌症中常见低分化腺癌与黏液腺癌等高恶性度组织型，肿瘤亦常深度浸润，因此能否确保术中切缘阴性（R0 切除）成为重大课题。据报道，达到癌组织完全切除（R0）的病例为 76%。而切缘阳性病例较多，亦成为预后不良的重要原因之一。

预后

在欧美，有研究指出，CD 合并大肠癌患者的 5 年死亡风险为普通大肠癌的 1.57 倍，提示 CD 合并癌的预后较差；相较于溃疡性结肠炎相关癌症，CD 患者预后亦更差。在日本的报告中也指出，与普通大肠癌相比，CD 患者在 Stage Ⅱ以上的预后明显较差，局部复发率更高。这与前述切缘阳性病例比例较高有关，即便是 Stage Ⅱ，也应尽可能实现癌组织无残留的 R0 切除。

总体来看，所有 CD 相关癌症的五生存率仅为 55% ~ 59%，远低于一般大肠癌。但在 Stage 0 与 Stage Ⅰ阶段，其生存率与溃疡性结肠炎癌或一般大肠癌相当，预后良好。因此，力争在 Stage 0 或Ⅰ期完成确诊与治疗，是改善预后的关键。

病例报告

［病例 1］ 40 多岁，女性。24 年前诊断为小肠结肠型克罗恩病。

患者接受了 5- 氨基水杨酸（5-aminosalicylic acid，5-ASA）制剂与成分营养疗法，病情复发时予以泼尼松治疗。14 年前行乙状结肠切除术及小肠切除术，自 13 年前起开始使用英夫利西单抗治疗。19 年前出现肛瘘，接受了保守治疗。发病当年，患者因肛瘘分泌物增多及阴道分泌物增加，被转诊至我科以行进一步精查。初诊时肛门部查体发现多处瘢痕，肛门部明显变形，并可见肛瘘处排出黏液性分泌物。肛门指诊显示肛门变硬，腔径狭窄。分泌物细胞学检查为 Class Ⅴ，CEA 高达 56.2ng/mg。MRI 检查显示从肛门左侧延伸出的肛瘘瘘管及其左侧存在不规则 ~ 分叶状肿块影（图 1a ~ c）。综上，诊断为直肠肛管癌（疑为肛瘘相关腺癌），遂施行直肠切除术及阴道后壁合并切除术。

术中所见（图 1d、e）为肛门周围皮肤表面凹凸不平、增厚，右侧可见有分泌物的肛瘘二级开口，左侧则为闭合的二级口及瘢痕。进一步牵开肛门周围组织后，右前壁可见一处不规则隆起伴黏液，阴道左侧壁亦发现与右侧相似的隆起病灶。切除标本显示自直肠下段（Rb）至肛门部存在一处 5 型肿瘤，伴明显黏液潴留，大小为 70mm × 57mm × 35mm，瘘管与皮肤相通（可见置入的探针，图 1f）。病理组织学显示为分化型腺癌，以腺腔内扩张性黏液成分为主，诊断为黏液腺癌。直肠黏膜内未见癌组织成分，癌组织自肛管暴露，并沿瘘管向深部扩展，确诊为肛瘘相关腺癌。可见癌细胞浸润至阴道黏膜，且左侧剥离面存在切缘阳

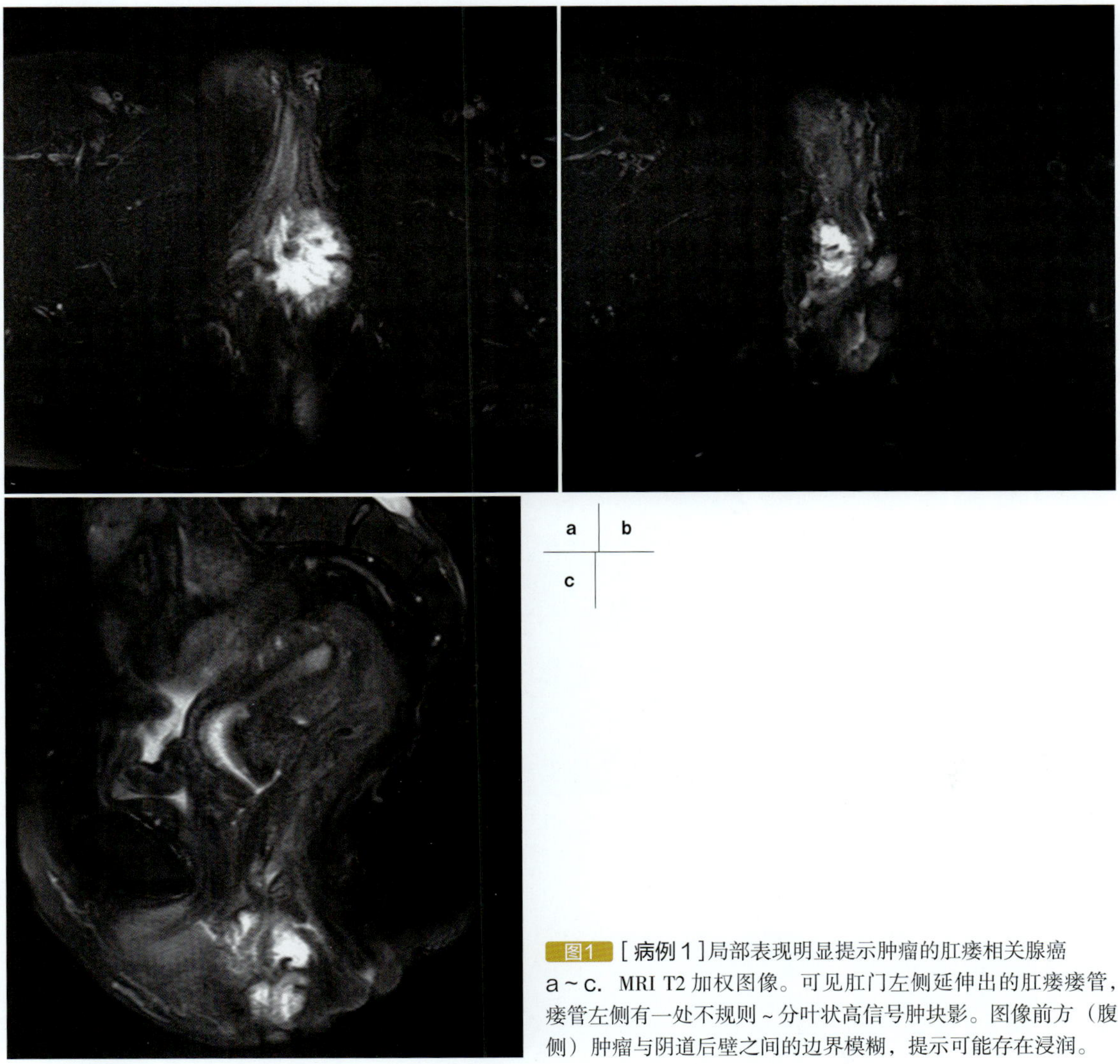

a | b
c

图1 [病例1]局部表现明显提示肿瘤的肛瘘相关腺癌
a～c. MRI T2加权图像。可见肛门左侧延伸出的肛瘘瘘管，瘘管左侧有一处不规则～分叶状高信号肿块影。图像前方（腹侧）肿瘤与阴道后壁之间的边界模糊，提示可能存在浸润。

性（图1g）。

mucinous carcinoma（黏液腺癌），Type 5，70mm×57mm×35mm，PRb，Ai（阴道浸润），Pn0，Ly0，V0，pN0，H（-），P（-），EX（-），PM0，DM0，pRM1，pStage Ⅱ，根治度R1。

术后行XELOX方案化疗共8个疗程。2年3个月后出现右肺转移，实施肺部分切除术。自行直肠切除术以来已过7年7个月，迄今未见复发灶，患者存活。

［病例2］ 45岁，男性。28年前被诊断为小肠结肠型克罗恩病。

患者使用5-氨基水杨酸（5-ASA）制剂及成分营养疗法控制病情，复发期予以泼尼松治疗。13年前开始出现因肠道狭窄所致的腹痛。半年前，出现腹胀、食欲减退、体重下降，因拟行肠道狭窄手术而被转诊至我科就诊。约在12年前即已出现肛瘘，但未接受任何治疗。

针对回肠多发性狭窄及横结肠狭窄，患者接受了回肠部分切除术与右半结肠切除术。术中同时对肛瘘组织进行了活检。病理组织学检查显示，黏液中可见少量可疑异型细胞，故于术后1个月追加实施麻醉下活检。病理组织学检查虽未明确检出恶性所见，但MRI T2加权成像中可见多囊性或分叶状高信号区（图2a～c），因此在CT引导下实施了活检。尽管术中活检结果与前述一致，尚无法确诊为癌，但考虑为直肠肛管癌（疑为黏液癌），经充分告知患者后实施直肠切除术。术中对囊肿周围组织与臀部肛瘘瘘管处进行了快速病理检查，切缘为阴性。切除标本的肉眼所见显示，肛门皮下有一界限清晰、伴随黏液潴留的60mm×49mm×25mm肿

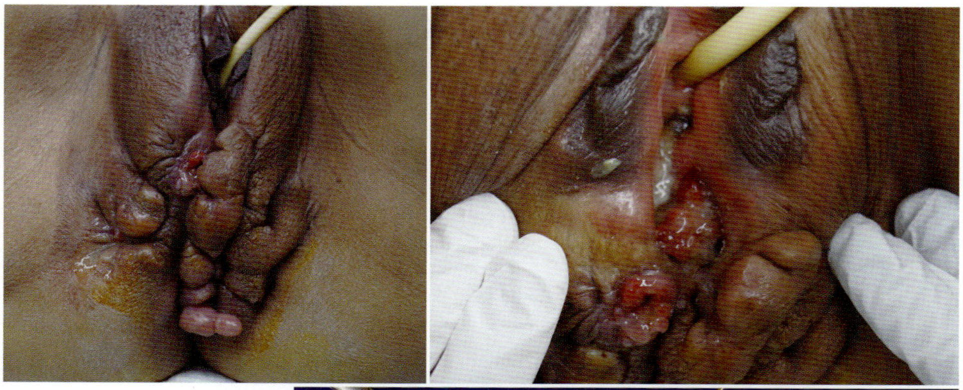

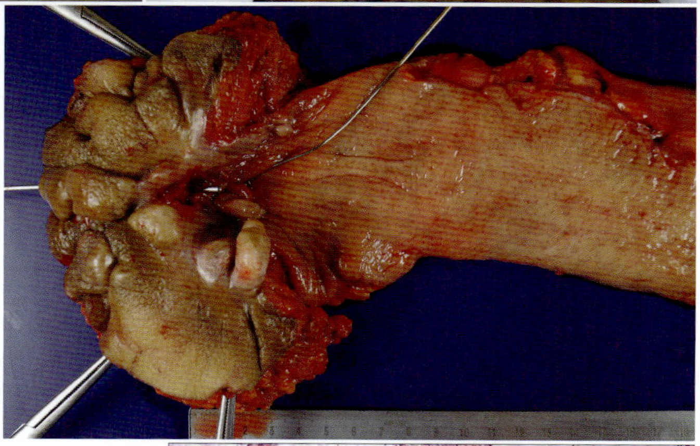

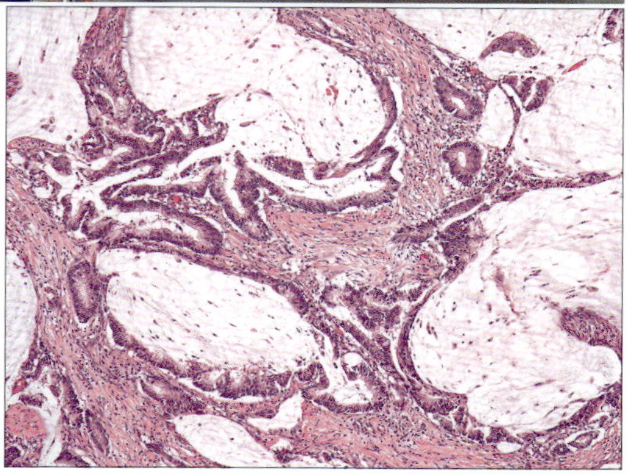

图1 ［病例 1］

d、e. 术中局部所见。肛门周围皮肤凹凸不平、增厚且畸形。患者右侧可见有分泌物的肛瘘第二开口，左侧则为闭合的二级口与瘢痕。牵开肛门周围组织后，右前壁发现一处伴有黏液的不规则隆起，阴道左侧壁亦可见相同隆起，判断为阴道壁浸润。

f. 切除标本肉眼所见。自直肠下段（Rb）至肛门部发现一处 5 型肿瘤，伴有黏液潴留，肿瘤大小为 70mm × 57mm × 35mm；瘘管与皮肤相通（图中已插入探针）。

g. 病理组织学图像。示分化型腺癌，腺腔内大量扩张性黏液成分，确诊为黏液腺癌。

瘤（图 2d）。病理组织学检查显示该肿瘤为一多囊性囊肿状病灶，囊腔内含有黏液，其内衬由覆盖有鳞状上皮或肠上皮的瘘管组成。瘘管部位的肠上皮无明显异型性，间质为与正常黏膜相似的浆细胞丰富的组织，因此判断瘘管本身不具肿瘤性。多囊性囊肿部分由产生黏液的杯状细胞所构成，呈低异型性的柱状细胞增殖（图 2f），且腺体大小不一、排列紊乱，显示异常黏液分泌（图 2e），最终诊断为低异型度的黏膜癌。术中发现深部切缘存在少量黏液，判定为 RM1。

mucinous adenocarcinoma，Type 5，60mm × 49mm × 25mm，P，INFb，A，Pn0，Ly0，V0，pN0，H（－），P（－），EX（－），PM0，DM0，RM1，pStage Ⅱ，根治度 R1。

术后出现复发，接受 XELOX 方案等化疗，目前已术后 9 年，处于带瘤生存状态。

［病例 3］ 35 岁，男性。

5 年前确诊为克罗恩病，接受营养疗法治疗。13 年前起开始使用英夫利西单抗等生物制剂。8 年前因搬家而中断治疗。10 个月前因急性胆囊炎重新开始治疗，但末端回肠狭窄严重，为行手术而转诊至我科。

精查发现回肠狭窄、回肠至横结肠瘘及降结肠狭窄，遂施行回肠部分切除术与结肠次全切除术。

术中发现肛门狭窄，并在肛管触诊发现硬结，遂行组织活检。术后活检病理显示为腺癌，因此进一步施行从回肠直肠吻合部至肛门的切除术（直肠切除术），并造口建立人工肛门。切除标本肉眼可见下直肠（Rb）壁增厚，面积约 40mm × 30mm，其肛门侧可见黏膜隆起（图 3a、b）。活检标本病理免疫染色显示 p53 呈现“null”型表达（图 3c、d）。病理组织显示以壁增厚部为中心，局限性分布的异型腺体伴核增大与染色质增多，但未见明显浸润生长，诊断为高级别上皮内瘤变（high grade dysplasia）（图 3e）。图 3b 中绿色标线所示区域即为 high grade dysplasia 范围。未见淋巴结转移，诊断为“high grade dysplasia，post tumorectomy”。

术后第 5 年，回肠病变再现狭窄，行回肠部分切除术与狭窄成形术。自直肠癌手术后 6 年，迄今未见复发。

［病例 4］ 57 岁，女性。43 年前因肛瘘起病，诊断为小肠结肠型克罗恩病。

17 年前因回肠乙状结肠瘘，施行回肠部分切除、回盲部切除、乙状结肠瘘管关闭及回肠升结肠吻合术。7 年前起因吻合口狭窄反复接受内镜下球囊扩张术。2 年 5 个月前狭窄加重，施行回肠部分切除与狭窄成形术。术后使用英夫利西单抗与硫唑嘌呤治疗。2 个月前出现便血，遂行结肠镜检查。

在肛管发现伴发红的小隆起（图 4a），活检病理诊断为黏液腺癌（mucinous adenocarcinoma）。遂施行直肠切除术与乙状结肠人工肛门造口术。切除标本显示在距齿状线约 1cm 处的肛管前壁有一处 10mm × 20mm 大、绒毛样（villous）隆起性病变（图 4b）。病理组织学检查显示为形成黏液湖的黏液癌，并可见形成团块的印戒细胞样异型细胞浸润固有肌层。另有染色质增多的卵圆形异型细胞形成假层状腺体及绒毛状结构，诊断为高分化管状腺癌。癌细胞沿黏膜沟槽样扩展，并呈小团巢状与索状浸润至肌层（图 4c）。肿瘤 p53 染色阳性，其边缘可见 low grade dysplasia 成分。

tub1＞muc，Type 5，10mm × 20mm，RbP，MP（pT2），BD3，Pn0，Ly0，V0，pN0，PM0，DM0，RM0，pStage I，R0。

［病例 5］ 52 岁，男性。33 年前确诊为小肠型克罗恩病。

32 年前接受了扩大左半结肠切除术，19 年前施行结肠次全切除、回肠部分切除与空肠部分切除术；14 年前接受了回肠部分切除、乙状结肠切除以及回肠－直肠吻合术。7 年前开始使用英夫利西单抗治疗。2 年前，回肠周围形成脓肿，接受抗生素保守治疗。因反复发热及腹痛，被转诊至我科就诊。直肠狭窄显著，伴坐骨直肠窝延伸的复杂肛瘘。尽管我科建议施行直肠切除术，患者坚持保留肛门，最终实施回肠部分切除术、回肠－直肠吻合口切除术、直肠端闭合术及回肠人工肛门造口术。术中取肛管活检，病理组织学检查未见恶性表现。术后转至转诊医院，继续接受阿达木单抗治疗。

两年后行空置直肠的内镜检查。因狭窄无法观察近侧肠腔，但在直肠下段（Rb）发现 0－Ⅱc+Ⅱa 型样病变（图 5a）。活检病理结果提示高分化管状腺癌，因此再次转诊至我科。灌肠 X 线造影显示直肠明显狭窄，壁面不规则（图 5b）。行直肠切除术。切除标本肉眼所见：Rb 处明显狭窄，黏膜侧可见多发结节状隆起，壁厚范围约达 6cm（图 5c、d）。病理组织学检查显示，病变主要由低至中分化管状腺癌构成，部分区域为黏液癌。p53 呈 null 型表达，Ki-67 阳性分布为 bottom-up 模式，同时见 high grade dysplasia。黏膜肌层增厚、黏膜下层纤维化，局部可见瘘管形成。癌由黏膜面向深部浸润，呈典型肛管癌表现，已累及肛瘘部并达至肠壁外膜。

病理所见所示癌病变范围已在图 5d 中标注。por1＞tub2＞tub2＞muc，Type 4，57mm × 53mm × 16mm，环周率 100%，Rb A（pT3），BD2，Pn0，Ly1a，V1a，pN0，H（－），P（－），M0，EX（－），PM0，DM0，RM1，pStage ⅡA，根治度 R1。

术后，转诊医院实施局部放射治疗与抗癌药物卡培他滨（capecitabine）治疗。目前术后已满一年，未见复发；因小肠功能不全，患者正在接受中心静脉营养治疗。

［病例 6］ 59 岁，男性。

患者约 6 年前开始自觉腹痛，但未就诊。1 个月前因腹痛至转诊医院就诊，诊断为急性胆囊炎，

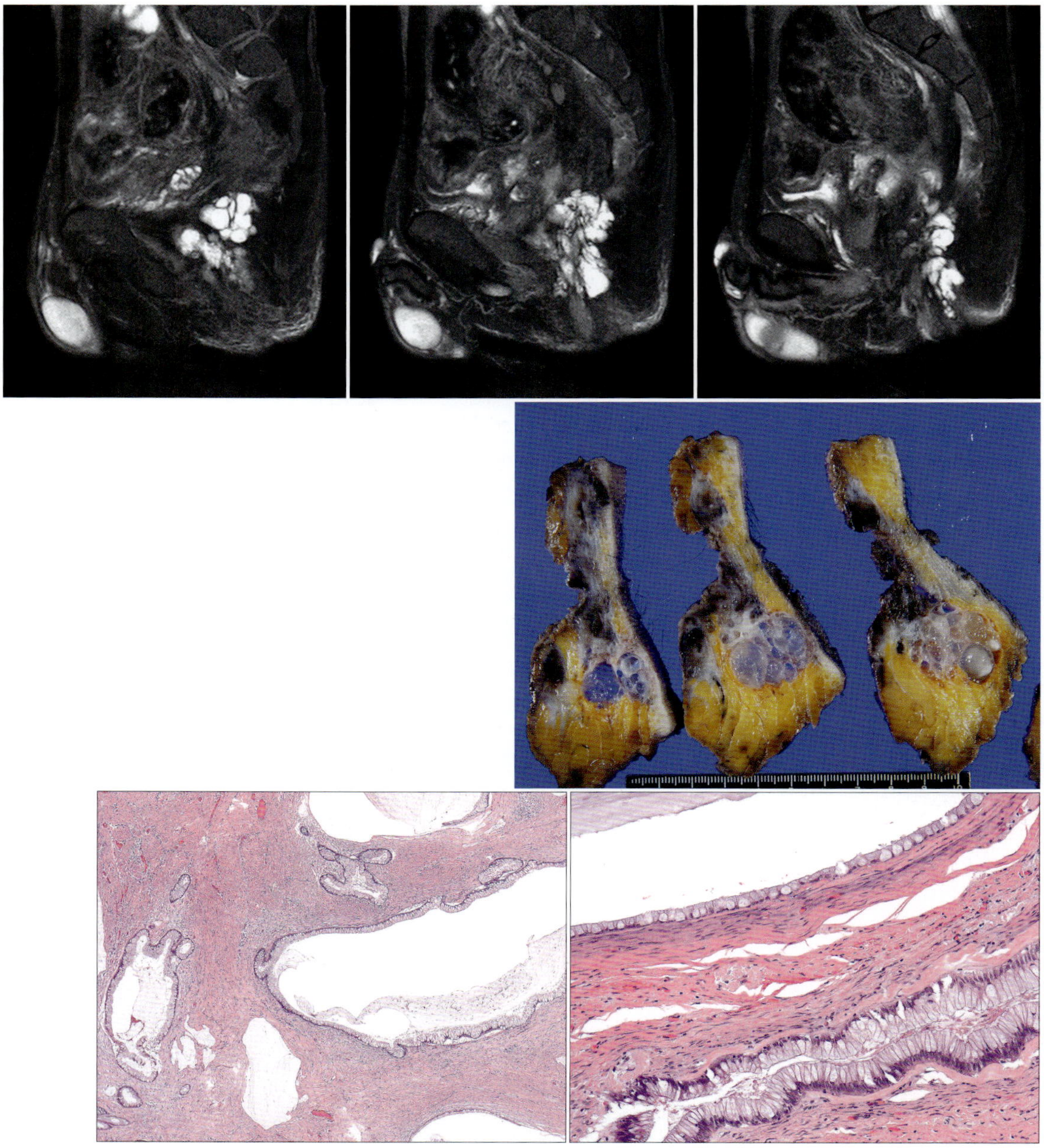

图2 ［**病例 2**］因活检难以确诊的肛瘘相关腺癌

a～c. MRI T2 加权图像（矢状位）。图像中可见多囊性或分叶状的高信号区。根据其影像学特征，考虑为典型的黏液腺癌表现。尽管随后进行了麻醉下活检及 CT 引导下活检，仍未能确诊为癌。

d. 切除标本肉眼所见。在肛门皮下发现一处多囊性囊肿状肿瘤，边界清晰，大小为 60mm × 49mm × 25mm，内部伴随明显的黏液潴留。

e、f. 病理组织学图像。可见由杯状细胞组成的腺体结构，腺体大小不一，排列紊乱，表现出异常的黏液分泌，提示黏液癌可能（e）。肿瘤多囊部分由低异型性柱状细胞（呈杯状细胞型）增殖构成，伴有大量黏液，诊断为低异型度的黏膜癌（f）。图中所示的这些病理组织学特征提示，尽管多次在囊肿区域取材，仍极易导致癌症漏诊。

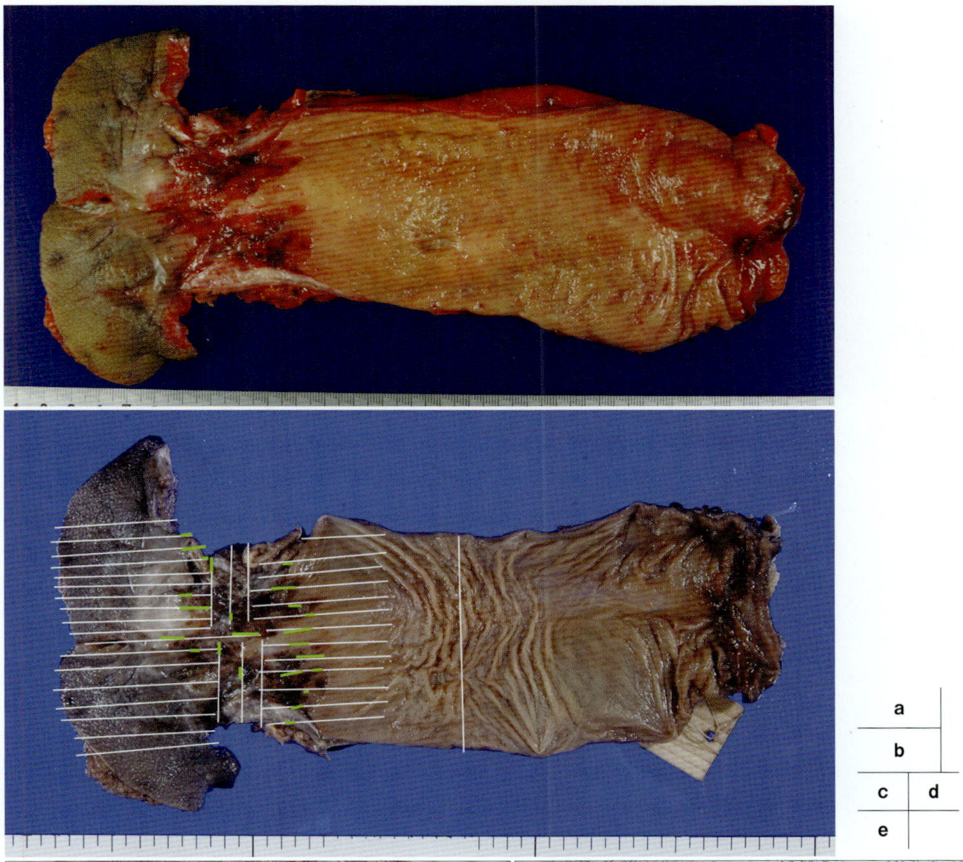

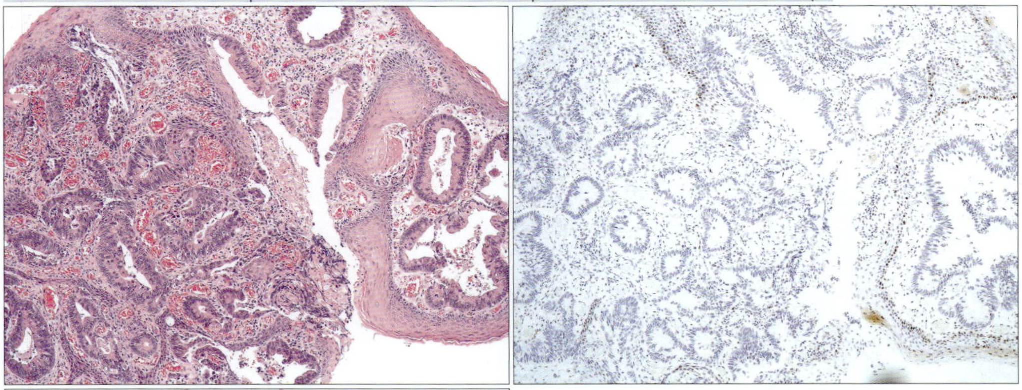

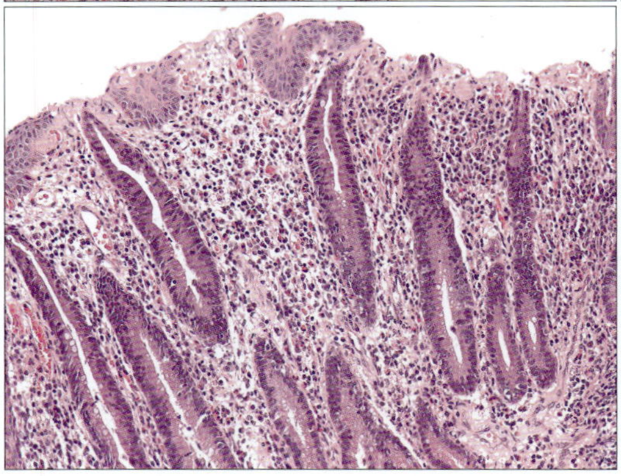

图3 [病例3]在肠管病变手术时通过直肠活检确诊的早期癌

a、b. 切除标本的肉眼像及病理组织所见的 high grade dysplasia 标注图。在直肠下段（Rb）发现约 40mm × 30mm 的壁厚区域，其肛门侧可见黏膜隆起病灶（a）。在与壁厚区域一致的范围内（以绿色线标示）发现高级别上皮内瘤变（high grade dysplasia）（b）。

c、d. 活检病理组织图像。活检部位显示为中分化腺癌（moderately differentiated adenocarcinoma）（c）。p53 免疫组化染色显示，扁平上皮部分染色阳性，而肿瘤区域未着色，为 null 型表达模式（d）。

e. 病理组织图像。b 中绿色线所示区域显示局灶性腺体异型增生，伴核体积增大与染色质增多的异型腺管增生。未见明确浸润性生长，病理诊断为 high grade dysplasia（高级别上皮内瘤变）。

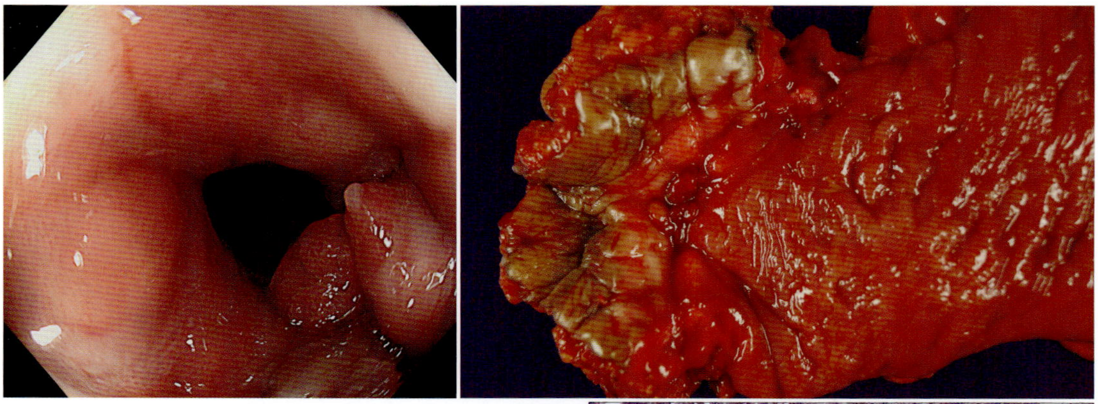

a | b
c

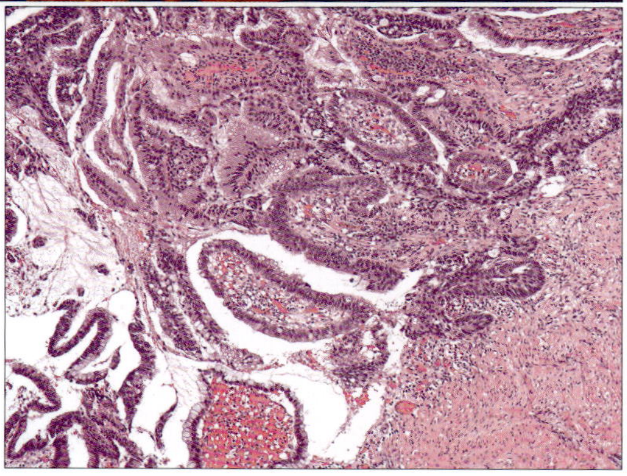

图4 ［症例 4］结肠镜诊断的直肠癌

a. 下消化道内镜表现：肛管内可见伴有充血的小隆起。肛管存在狭窄，未能充分扩张。

b. 切除标本大体表现：在距齿状线约 1cm 的肛管前壁处，可见一大小为 10mm × 20mm 的绒毛状隆起性病变。

c. 病理组织学表现：镜下可见形成黏液湖的黏液腺癌，伴有印戒细胞及核肿大的异型上皮细胞聚集形成团块，并已浸润至固有肌层。此外，还可见具有增粗染色质、卵圆形核的异型细胞，这些细胞表现出假复层化，形成腺管或绒毛状结构的高分化管状腺癌。癌细胞沿裂隙蔓延，肌层内可见小巢状、索状癌细胞浸润。

接受了腹腔镜下胆囊切除术。为进一步查明贫血病因，行上下消化道内镜检查，发现乙状结肠近口侧出现狭窄，内镜无法通过。于狭窄部的肛门侧发现一处隆起性病变（0–Ⅱa 型）（图 6a，b），活检诊断为腺癌。灌肠 X 线造影显示结肠存在多处狭窄，因手术需要被转诊至我科就诊。

CT 检查发现回肠与结肠存在多发性狭窄与扩张，且乙状结肠呈现环周性壁厚增。因而施行了结肠全切术、回肠部分切除术、回肠直肠吻合术及回肠人工肛门造口术。切除标本肉眼所见：乙状结肠可见一处约 20mm × 15mm、伴发红的 0–Ⅱa 型病变。回肠至乙状结肠的肠黏膜普遍平坦化，回肠与结肠之间的解剖界限模糊。此外，结肠壁已发生纤维化变硬，并可见多处狭窄部位（图 6c、d）。

病理组织学检查结果与 0–Ⅱa 型病灶一致，见核染色质增多、核体积增大的异型上皮细胞形成管状腺体结构并增殖，伴有细胞极性紊乱与核增大，诊断为高分化管状腺癌。癌灶局限于黏膜内，p53 呈克隆型阳性，背景可见异型增生（dysplasia），确诊为结肠炎相关癌（colitic cancer）（图 6e、f）。背景肠黏膜表现为隐窝结构减少、隐窝扭曲范围广泛，隐窝脱落显著。可见黏膜肌板肥厚，黏膜至黏膜肌板区域伴随纤维化，部分黏膜下层也出现纤维化。溃疡与糜烂呈节段性分布（segmental），回肠亦可见糜烂与溃疡，虽未见类上皮肉芽肿，但诊断为轻度活动期克罗恩病。

tub1，Type 0–Ⅱa，20mm × 14mm，环周率 19%，S，M（pTis），Ly0，V0，pN0，DM0，PM0，pStage 0，根治度 R0。

术后患者行人工肛门闭合术，术后 3 年未见复发，目前仍存活。

结语

在诊治克罗恩病（CD）长期病程患者时，尤其需警惕直肠肛管部位等慢性炎症区域可能合并炎症性癌变。在当前尚无确立的标准监测方案背景下，对于病程较长的病例（尤其是合并直肠肛门病变者），持续开展内镜检查、组织活检、分泌物细胞学检查及 MRI 等多种检查手段至关重要。本研究报道的多例病例显示，借助上述检查手段，可

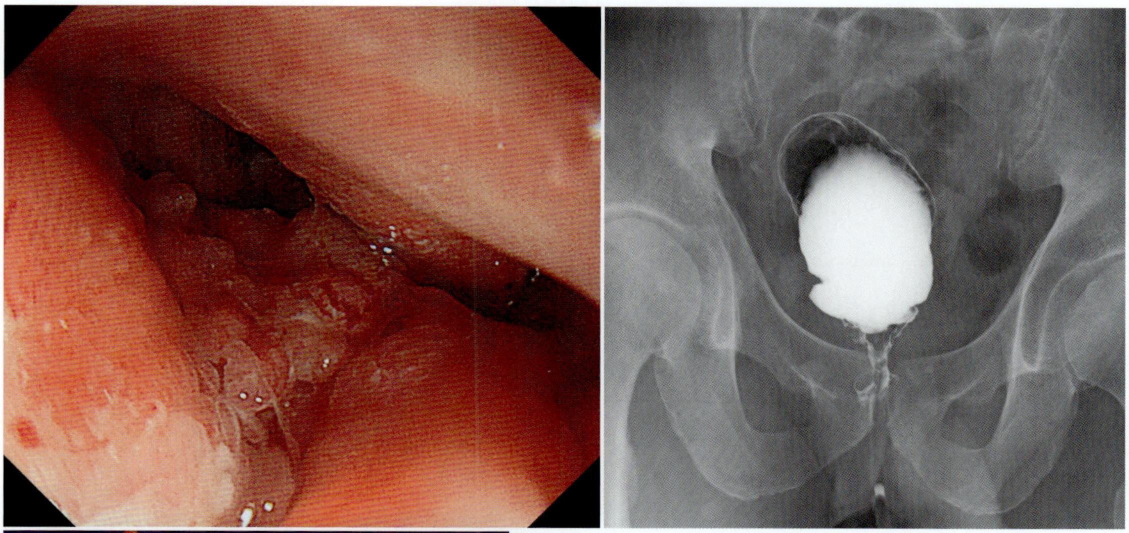

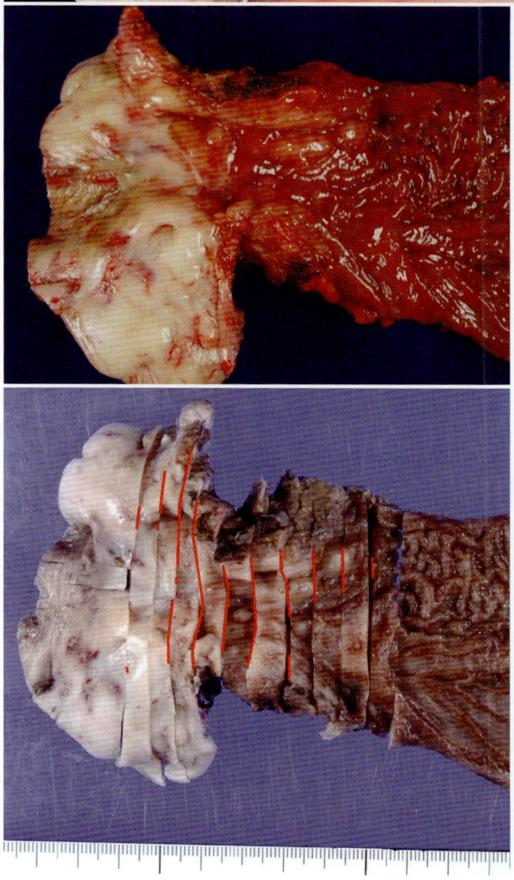

a b
c
d

图5 ［病例 5］发生于旷置直肠的癌
a、b. 下消化道内镜图像与 X 线灌肠造影图像。旷置直肠内镜图像（a）显示，因直肠狭窄，无法观察口侧肠腔，但在直肠壶腹部（Rb）可见类似 0-Ⅱc＋Ⅱa 型的病变。X 线灌肠造影（b）显示直肠显著狭窄，肠壁不规则。
c、d. 切除标本的大体观（c）与病理划线图（d）。（c）中可见 Rb 部位明显狭窄，黏膜面有多发结节样隆起，壁厚范围达约 6cm。病理组织学检查显示病变部位主要为中低分化管状腺癌，部分区域伴黏液癌。免疫组化染色中，p53 为缺失型表达，Ki-67 为 bottom-up 阳性模式；病灶还存在高级别上皮内瘤变（high grade dysplasia）。癌细胞由黏膜侧向深部浸润，呈现典型肛管癌图像，已累及肛瘘区域，并侵犯至浆膜下层。图中红线（d）表示癌组织的扩展范围

在癌症处于 Stage 0 或 Stage I 阶段实现诊断并施行治愈性切除。今后，应强化以 colitic cancer（结肠炎相关癌）为预警目标的多次检查，从而提高早期确诊率。

文献

[1] Higashi D, Katsuno H, Kimura H, et al. Current state of and problems related to cancer of the intestinal tract associated with Crohn's disease in Japan. Anticancer Res 36: 3761–3766, 2016.

[2] Uchino M, Ikeuchi H, Hata K, et al. Intestinal cancer in patients with Crohn's disease: a systematic review and meta-analysis. J Gastroenterol Hepatol 36: 329–336, 2021.

[3] Matsuoka K, Fuj Ⅱ T, Okamoto R, et al. Characteristics of adult patients newly diagnosed with Crohn's disease: interim analysis of the nation-wide inception cohort registry study of patients with Crohn's disease in Japan (iCREST-CD). J Gastroenterol 57: 867–878, 2022.

[4] 篠崎大．クローン病と下部消化管癌—本邦の現況．日本大腸肛門病会誌 61: 353–363, 2008.

[5] Noguchi T, Ishihara S, Uchino M, et al. Clinical features and

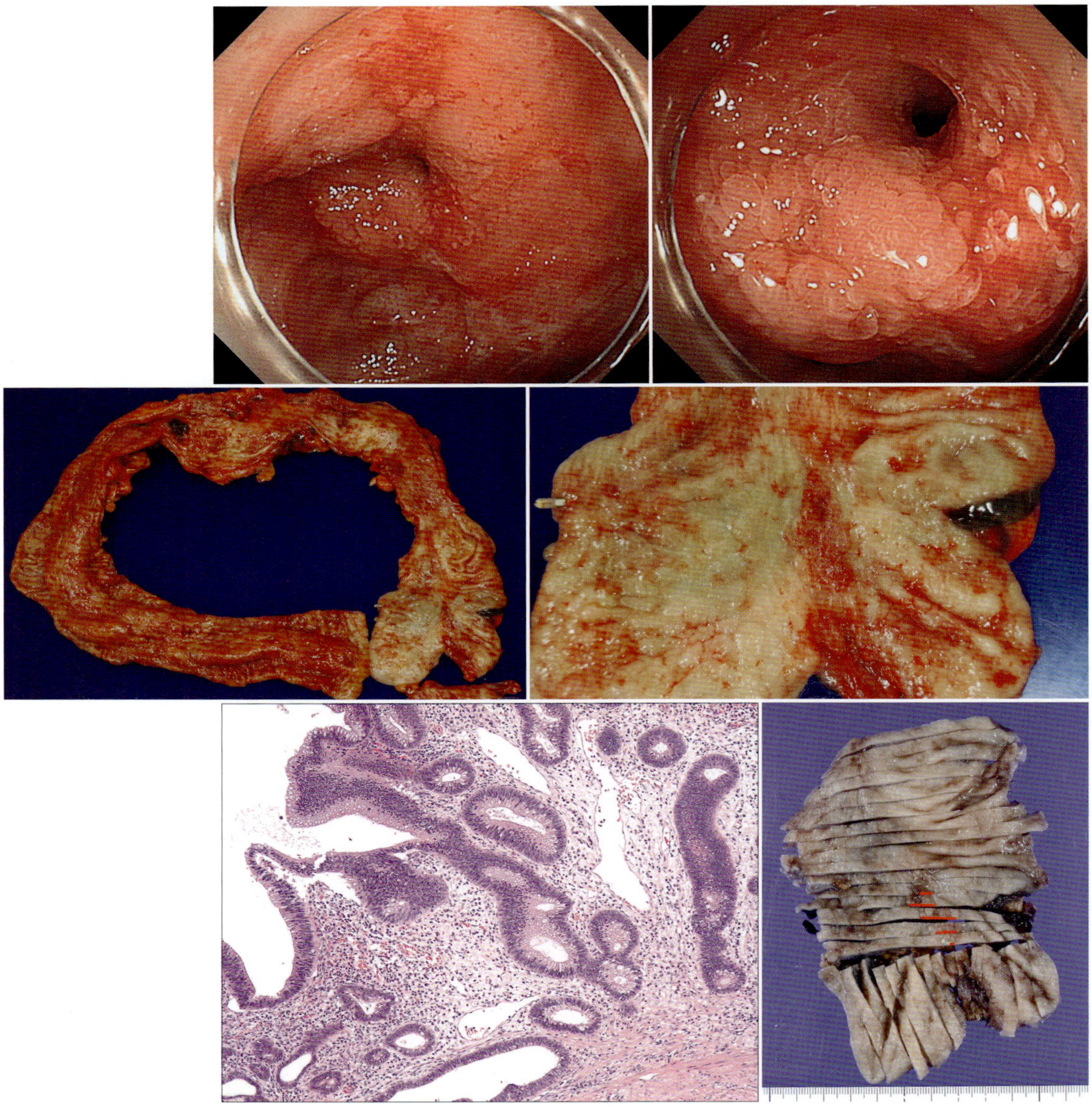

a b
c d
e f

图6 [**病例 6**]通过下消化道内镜确诊的乙状结肠早期癌

a、b. 下消化道内镜图像。乙状结肠近口侧存在一处狭窄，内镜无法通过。在狭窄段肛门侧可见 0–Ⅱa 型病变，经活检确诊为腺癌。

c、d. 切除标本的大体观所见该标本来自结肠全切除术与回肠部分切除术（c）。回肠至乙状结肠的黏膜表现为广泛平坦化，回肠与结肠的边界不清，结肠壁纤维化、变硬，可见多处狭窄。乙状结肠发现一处约 20mm × 15mm 0–Ⅱa 型红斑样病变（d）。

e、f. 病理组织图像及病理划线图。病灶部位可见核增大、染色质浓集的异型上皮，形成腺管样结构，细胞极性紊乱，核形态异常，诊断为高分化管状腺癌。癌组织局限于黏膜内，p53 染色呈克隆型阳性，背景黏膜伴有异型增生（dysplasia），诊断为结肠炎相关癌（colitic cancer）(e)。该病变与内镜所见 0–Ⅱa 型病灶一致。f 中红线所示为癌灶范围。

oncological outcomes of intestinal cancers associated with ulcerative colitis and Crohn's disease. J Gastroenterol 58: 14–24, 2023.

[6] Weedon DD, Shorter RG, Ilstrup DM, et al. Crohn's disease and cancer. N Engl J Med 289: 1099–1103, 1973.

[7] Abu-Freha N, Cohen B, Michal Gordon M, et al. Colorectal cancer among inflammatory bowel disease patients: risk factors and prevalence compared to the general population. Front Med (Lausanne) 10: 1225616, 2023.

[8] Canavan C, Abrams KR, Mayberry J. Meta-analysis: colorectal and small bowel cancer risk in patients with Crohn's disease. Aliment Pharmacol Ther 23: 1097–1104, 2006.

[9] Wan Q, Zhao R, Xia L, et al. Inflammatory bowel disease and risk of gastric, small bowel and colorectal cancer: a meta-analysis of 26 observational studies. J Cancer Res Clin Oncol 147: 1077–1087, 2021.

[10] Sasaki H, Ikeuchi H, Bando T, et al. Clinicopathological characteristics of cancer associated with Crohn's disease. Surg Today 47: 35–41, 2017.

[11] Liao X, Li G, McBride R, et al. Clinicopathological and molecular characterisation of Crohn's disease-associated small bowel adenocarcinomas. J Crohns Colitis 14: 287–294, 2020.

[12] 小原尚，小金井一隆，辰巳健志，他．2か所の小腸癌を合併したクローン病の1例．日消誌　113: 1901–1908, 2016.

[13] Laukoetter MG, Mennigen R, Hanning CM, et al. Intestinal cancer risk in Crohn's disease: a meta–analysis. J Gastrointest Surg　15: 576–583, 2011.

[14] Fields AC, Hu FY, Lu P, et al. Small bowel adenocarcinoma: is there a difference in survival for Crohn's versus sporadic cases? J Crohns Colitis　14: 303–308, 2020.

[15] von Roon AC, Reese G, Teare J, et al. The risk of cancer in patients with Crohn's disease. Dis Colon Rectum　50: 839–855, 2007.

[16] Weber NK, Fletcher JG, Fidler JL, et al. Clinical characteristics and imaging features of small bowel adenocarcinomas in Crohn's disease. Abdom Imaging　40: 1060–1067, 2015.

[17] Floch HF, Slattery LR, Hazzi CG. Carcinoma of the small intestine in regional enteritis: presentation of a case and review of the literature. Am J Gastroenterol　70: 520–527, 1978.

[18] Yano Y, Matsui T, Uno H, et al. Risks and clinical features of colorectal cancer complicating Crohn's disease in Japanese patients. J Gastroenterol Hepatol　23: 1683–1688, 2008.

[19] Duricova D, Pedersen N, Elkjaer M, et al. Overall and cause–specific mortality in Crohn's disease: a meta–analysis of population–based studies. Inflamm Bowel Dis　16: 347–353, 2010.

[20] El–Hussuna A, Lemser CE, Iversen AT, et al. Risk of anorectal cancer in patients with Crohn's disease and perianal fistula: a nationwide Danish cohort study. Colorectal Dis　25: 1453–1459, 2023.

[21] Axelrad JE, Olén O, Sachs MC, et al. Inflammatory bowel disease and risk of small bowel cancer: a binational population–based cohort study from Denmark and Sweden. Gut　70: 297–308, 2021.

[22] Widmar M, Greenstein AJ, Sachar DB, et al. Small bowel adeno–carcinoma in Crohn's disease. J Gastrointest Surg　15: 797–802, 2011.

[23] Bojesen RD, R Ⅱ s LB, Hogdall E, et al. Inflammatory bowel disease and small bowel cancer risk, clinical characteristics, and histopathology: a population–based study. Clin Gastroenterol Hepatol　15: 1900–1907, e2, 2017.

[24] Elriz K, Carrat F, Carbonnel F, et al ; CESAME study group. Incidence, presentation, and prognosis of small bowel adeno–carcinoma in patients with small bowel Crohn's disease: a prospective observational study. Inflamm Bowel Dis　19: 1823–1826, 2013.

[25] Magro F, Gionchetti P, Eliakim R, et al ; European Crohn's and Colitis Organisation [ECCO] . Third European evidence–based consensus on diagnosis and management of ulcerative colitis. Part 1: definitions, diagnosis, extra–intestinal manifestations, pregnancy, cancer surveillance, surgery, and ileo–anal pouch disorders. J Crohns Colitis　11: 649–670, 2017.

[26] Farraye FA, Odze RD, Eaden J, et al. AGA technical review on the diagnosis and management of colorectal neoplasia in inflammatory bowel disease. Gastroenterology　138: 746–774, 2010.

[27] Cairns SR, Scholefield JH, Steele RJ, et al ; British Society of Gastroenterology ; Association of Coloproctology for Great Britain and Ireland. Guidelines for colorectal cancer screening and surveillance in moderate and high risk groups (update from 2002) . Gut　59: 666–689, 2010.

[28] 杉田昭．潰瘍性大腸炎，Crohn 病に合併した小腸，大腸癌の特徴と予後—第 15 報— Crohn 病の直腸肛門管癌（痔瘻癌を含む）に対する surveillance program の検証．厚生労働科学研究補助金 難治性疾患政策研究事業「難治性炎症性腸管障害に関する調査研究」（鈴木班）．令和元年度分担研究報告書，pp 44–49, 2020.

[29] 中尾詠一，辰巳健志，黒木博介，他．術前診断が可能であったクローン病合併早期小腸癌の1例．日消誌　118: 645–651, 2021.

[30] Korekawa K, Naito T, Fujishima F, et al. Small bowel cancer in a patient with Crohn's disease diagnosed preoperatively by double–balloon enteroscopy. Clin J Gastroenterol　16: 836–841, 2023.

[31] Vetter LE, Merkel S, Bénard A, et al. Colorectal cancer in Crohn's colitis is associated with advanced tumor invasion and a poorer survival compared with ulcerative colitis: a retrospective dual–center study. Int J Colorectal Dis　36: 141–150, 2021.

[32] Sensi B, Khan J, Warusavitarne J, et al. Long–term oncological outcome of segmental versus extended colectomy for colorectal cancer in Crohn's disease: results from an international multicentre study. J Crohns Colitis　16: 954–962, 2022.

[33] Larsen M, Mose H, Gislum M, et al. Survival after colorectal cancer in patients with Crohn's disease: a nationwide population–based Danish follow–up study. Am J Gastroenterol　102: 163–167, 2007.

[34] Ogino T, Mizushima T, Fuj Ⅱ M, et al. Crohn's disease–associated anorectal cancer has a poor prognosis with high local recurrence: a subanalysis of the nationwide Japanese study. Am J Gastroenterol　118: 1626–1637, 2023.

总结

克罗恩病相关消化道癌

Kazutaka Koganei[1], Kenji Tatsumi, Hirosuke Kuroki, Koki Goto, Nao Obara, E Ⅱ chi Nakao, Akira Sugita, Hiroyuki Hayashi[2]

长期罹患克罗恩病（CD）的患者发生肠癌的风险显著增高。在日本，约 50% 的 CD 相关肠癌位于肛管直肠区域，且高度恶性组织学类型占比高，其中黏液腺癌最为常见。由于多数病例确诊时已属晚期，患者预后较差。为改善 CD 患者肠癌预后，必须实现早期发现并确保手术切缘阴性。

西方国家普遍推荐对 CD 患者进行监测性结肠镜检查，但日本许多合并肛周病变的 CD 患者难以实施该检查。针对肛管直肠区域早期癌的检测，首要步骤包括：内镜活检标本的组织病理学检查、麻醉状态下肛周病变检查，或肛瘘分泌物的细胞学检查。此外，盆腔 CT/MRI 检查及肿瘤标志物检测也有助于早期诊断。对于 CD 患者长期存在的肛周病变，积极实施这些检查具有重要意义。

[1] Department of Inflammatory Bowel Disease (IBD), Yokohama Municipal Citizen's Hospital, Yokohama, Japan.

[2] Department of Pathology, Yokohama Municipal Citizen's Hospital, Yokohama, Japan.

老年起病炎症性肠疾病

堀内知晃[1]
吉留佑太
田原寛之
綾木花奈
西村弘之
冨岡明
成松和幸[2]
東山正明[1]
冨田謙吾
高本俊介[2]
穂苅量太[1]

摘要●近年来，高龄炎症性肠疾病（IBD）病例逐渐增多。由于高龄患者感染风险上升且常伴有合并症，故临床管理需更加谨慎。在高龄 IBD 中，老年起病 IBD 在临床特征方面与青壮年发病 IBD 之间的差异也愈发明显。有研究指出，在日本，老年起病溃疡性结肠炎（ulcerative colitis，UC）的疾病活动性会随着年龄增长而逐渐增强。新型治疗药物的持续开发，正推动高龄患者安全有效治疗方案的循证研究。

关键词 炎症性肠疾病　老年起病溃疡性结肠炎　老年起病克罗恩病　克罗恩病老龄化　机会性感染

[1] 防衛医科大学校内科学講座（消化器内科）　〒359-0042 所沢市並木 3 丁目 2
[2] 同　光学診療部

前言

炎症性肠疾病（inflammatory bowel disease，IBD），包括溃疡性结肠炎（ulcerative colitis，UC）与克罗恩病（Crohn's disease，CD），原为欧美常见病，自 20 世纪 70 年代起也开始纳入日本特殊疾病登记管理。至 2022 年，日本持有《特定医疗费受给证》的患者人数已达 14 万人（UC）与 5 万人（CD）。其中，一部分 IBD 患者虽在青年时期发病，随病程迁延而进入老年期，形成 IBD 老龄化群体（高龄化 IBD），预计未来这一人群规模将持续扩大。同时，高龄时期首次确诊的 IBD 患者，即老年起病 IBD 的报道也日渐增多。目前已有研究提示，老年起病 IBD 在临床表现上可能与高龄化 IBD 存在差异。本文将结合部分本中心典型病例，重点探讨高龄 IBD（主要包括 UC 与 CD）患者在临床诊治中的关键问题。

高龄 IBD 诊治要点

1. 感染

由于机体免疫功能随年龄增长而逐渐减弱，高龄患者更易发生感染，且一旦感染更易重症化。尤其是结核，在高龄患者接受抗肿瘤坏死因子-α（tumor necrosis factor α，TNF-α）抗体治疗中感染风险显著升高。因此，实施免疫抑制治疗前应进行结核筛查。在免疫抑制治疗期间，禁用活疫苗（如水痘/带状疱疹、风疹、麻疹、流行性腮腺炎疫苗），如有必要，建议在免疫抑制治疗开始前至少 3 周接种相关活疫苗。关于带状疱疹，自 2018 年起日本已批准使用灭活疫苗。其中，肺炎球菌疫苗被纳入 65 岁以上人群的定期接种项目，应积极推荐接种；流感疫苗则建议每年接种。在接受免疫抑制治疗期间，可能出现危及生命的机会性感染，其中之一为肺孢子菌肺炎（pneumocystis pneumonia，PCP）。在使用多种免疫抑制药物的炎症性肠疾病（IBD）患者中，PCP 的发病风险显著升高，尤其是 60 岁以上人群，因此需考虑使用

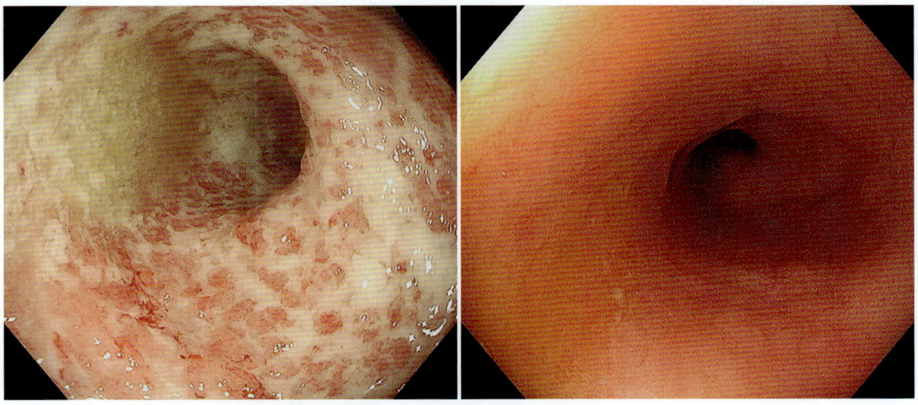

a | b

图1 ［病例 1］老年起病溃疡性结肠炎
a. 临床复发期的乙状结肠内镜图像。可见全周性溃疡，残余黏膜呈息肉状。
b. 乌帕替尼治疗后 3 个月的乙状结肠内镜图像。血管纹理不清，溃疡明显好转。

SMZ-TMP 等药物进行预防性治疗。

2. 药物相互作用及不良事件

老年人多合并多种基础疾病，常呈多重用药（polypharmacy）情况，因此在启用新药物时应注意药物的相互作用。在伴有肾功能不全或心脏病等基础病时，亦应加以重视。若患者存在严重肾功能损害，应限制使用 5- 氨基水杨酸（5-aminosalicylic acid，5-ASA）制剂，并根据情况调整 Janus 激酶（JAK）抑制剂的剂量；此外，抗 TNF-α 抗体在严重心力衰竭［纽约心脏病协会（New York Heart Association，NYHA）分级为Ⅱ I 级及以上］患者中禁用。除了上述感染风险外，高龄患者也存在恶性肿瘤发生风险升高的可能，需密切随访。近年来报道显示，抗 $\alpha_4\beta_7$ 整合素抗体（维得利珠单抗）和抗 IL-12/23p40 抗体（乌司奴单抗）在高龄患者中具有相对良好的安全性。然而，关于自 2022 年起在日本获批的抗 IL-23p19 抗体（古塞奇尤单抗），其在高龄 IBD 中的疗效及潜在不良事件仍有待进一步观察与研究。

老年起病溃疡性结肠炎（UC）

欧洲 ECCO（European Crohn's and Colitis Organisation）综述指出，老年起病 UC 与非老年起病 UC 在疾病活动性方面大致相当。然而，日本一项以 65 岁及以上人群为研究对象的大规模队列研究表明，老年起病 UC 在发病一年内的疾病活动度更高，病变范围也更广泛。该研究的亚组分析进一步指出，疾病活动度随年龄升高而逐渐增强。关于老年起病 UC 的危险因素，研究发现 50 岁以后首次发病与既往吸烟史有关。治疗方面，需关注合并症与全身状态，但所有内科治疗手段均可作为治疗选择。外科治疗方面，老年 UC 患者在择期手术中的预后与非老年 UC 患者相当，而在急诊手术中，老年患者的死亡率显著升高。因此，在内科治疗手段不断丰富的背景下，更应注意避免错过最佳手术时机。

［**病例 1，图 1**］ 男性，80 多岁。70 多岁时起病，诊断为全结肠炎型溃疡性结肠炎

既往吸烟史，病史包括 2 型糖尿病、银屑病、支气管哮喘。对糖皮质激素治疗不敏感，抗 TNF-α 抗体治疗及白细胞洗脱术疗法亦无效。曾接受乌司奴单抗治疗后有改善，但后续病情加重（图 1a）。随后转用乌帕替尼治疗，症状与内镜均明显改善（图 1b）。

［**病例 2，图 2**］ 女性，90 多岁。60 多岁时起病，诊断为全结肠炎型溃疡性结肠炎。

既往病史包括高血压、青光眼、骨质疏松。对糖皮质激素治疗不敏感，曾接受维得利珠单抗（vedolizumab）治疗，但疗效欠佳，病情加重后入院治疗。因病情趋于重症化，改用英夫利西单抗治疗，但体温升高和便血症状并未改善（图 2a）。检测显示血巨细胞病毒（cytomegalovirus，CMV）抗原阴性。腹部 X 线检查提示肠道扩张约 4cm，因评估若行急诊手术风险较高，最终选择择期行全结

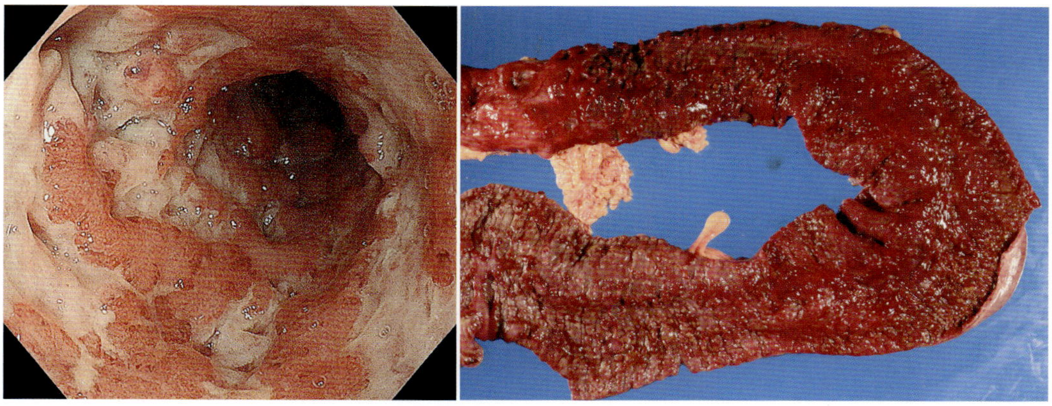

a | b
图2 [病例2]老年起病溃疡性结肠炎
a. 重症期乙状结肠内镜图像。可见环周性深溃疡。
b. 大肠切除标本。全结肠呈暗褐色，伴有广泛溃疡及假性息肉形成（假性息肉病样改变）。

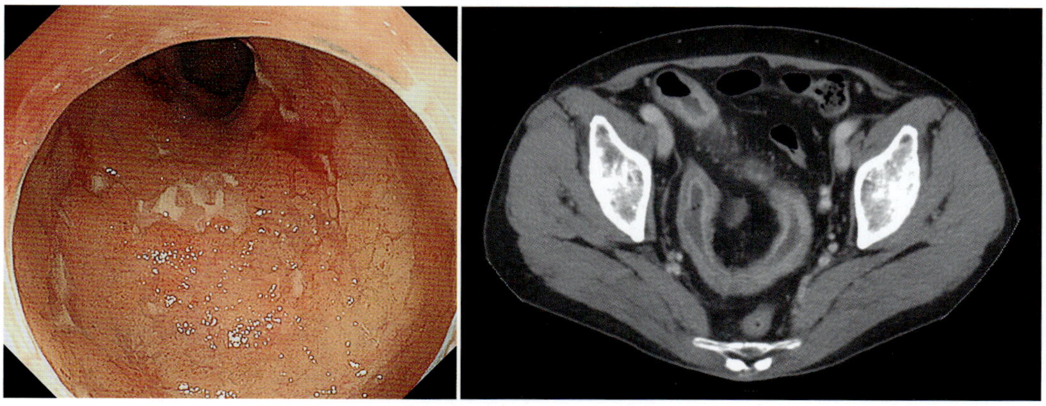

a | b
图3 [病例3]老年起病溃疡性结肠炎
a. 下消化道内镜图像。末端回肠可见多发溃疡。
b. 腹部增强CT图像。远端回肠壁增厚并见明显造影强化。

肠切除术（图2b）。术后未见并发症，患者顺利出院，目前仍在随访中。

老年起病克罗恩病（CD）

关于老年起病克罗恩病，AGA（American Gastroenterological Association）的综述指出，其常见于小肠或结肠单独发病，较少出现肛周病变、瘘管或穿孔性病变。韩国的一项队列研究也报道，老年型CD大多局限于末端回肠，且在确诊时疾病活动度较轻。治疗原则应根据患者全身状况及疾病严重程度与青年期发病CD相同，需个体化选择治疗方案。

［病例3，图3］ 女性，80多岁。

既往病史为高脂血症。因腹痛就诊，经下消化道内镜检查发现末端回肠有多发性溃疡（图3a）。经组织活检证实为非干酪性肉芽肿。腹部增强CT提示远端回肠局限性肠壁增厚及增强（图3b），未见肛门病变。最终诊断为小肠型克罗恩病（CD），给予口服布地奈德诱导缓解，之后采用5-氨基水杨酸（5-ASA）制剂维持缓解治疗。

老龄化CD

如前所述，老年起病型克罗恩病相对病情较轻，易于内科管理。然而，那些在年轻时发病并进入老年期的CD患者（即高龄化CD），由于病程长、并发症积累，治疗上可能面临更多困难。

［病例4，图4］ 男性，70多岁。30多岁时起病，诊断为小肠型克罗恩病。

入院前曾多次中断治疗。因瘘管与狭窄，接受过5次手术，术后残余小肠长度为230cm。此次因脱水入院，经X线透视引导下的内镜检查发现存在十二指肠至空肠的瘘管形成（图4），被认为是

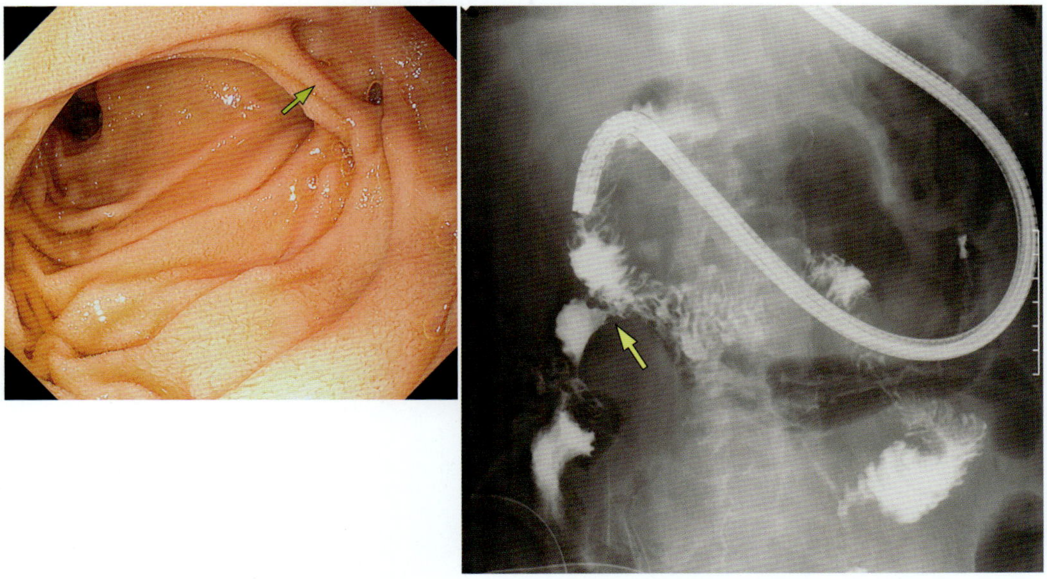

图4 ［病例4］老龄化 CD
a. 上消化道内镜图像。十二指肠水平部（黄色箭头所示）可见瘘管形成。
b. X 线透视引导下的内镜图像。十二指肠至空肠间存在内瘘（黄色箭头所示），造影剂外溢可见。

导致脱水与营养不良的直接原因。由于营养状况极差，难以实施外科手术。尝试经内镜采用 OTSC（over-the-scope clip）进行瘘管闭合，但未能成功。转为中心静脉营养支持治疗，最终因并发肺炎而死亡。

克罗恩病治疗的关键，在于自青壮年时期达到并维持长期缓解，减少肠道并发症的发生。即使达到临床症状缓解，仍需向患者充分告知疾病复发的可能性，确保患者不中断治疗与随访，这对长期管理至关重要。

结语

本文概述了高龄炎症性肠疾病患者在诊疗中的注意要点，并简要介绍了老年起病型 IBD 的临床特征。近年来，炎症性肠疾病的治疗水平大幅提升，未来针对高龄 IBD 的有效性与安全性研究值得期待。

文献

[1] Stepaniuk P, Bernstein CN, Targownik LE, et al. Characterization of inflammatory bowel disease in elderly patients: a review of epidemiology, current practices and outcomes of current management strategies. Can J Gastroenterol Hepatol 29: 327–333, 2015.

[2] Komoto S, Higashiyama M, Watanabe C, et al. Clinical differences between elderly-onset ulcerative colitis and non-elderly-onset ulcerative colitis: a nationwide survey data in Japan. J Gastroenterol Hepatol 33: 1839–1843, 2018.

[3] Rahier JF, Ben-Horin S, Chowers Y, et al. European evidence-based consensus on the prevention, diagnosis and management of opportunistic infections in inflammatory bowel disease. J Crohns Colitis 3: 47–91, 2009.

[4] 厚生労働科学研究費補助金難治性疾患等政策研究事業「難治性炎症性腸管障害に関する調査研究」(鈴木班). 潰瘍性大腸炎治療指針 supplement —高齢者潰瘍性大腸炎編, 2019. http://www.ibdjapan.org/pdf/doc02.pdf（2024 年 9 月 11 日閲覧）

[5] Long MD, Farraye FA, Okafor PN, et al. Increased risk of pneumocystis jiroveci pneumonia among patients with inflammatory bowel disease. Inflamm Bowel Dis 19: 1018–1024, 2013.

[6] Khanna D, McMahon M, Furst DE, et al. Anti-tumor necrosis factor alpha therapy and heart failure: What have we learned and where do we go from here? Arthritis Rheum 50: 1040–1050, 2004.

[7] Cheng D, Kochar B, Cai T, et al. Comorbidity influences the comparative safety of biologic therapy in older adults with inflammatory bowel diseases. Am J Gastroenterol 117: 1845–1850, 2022.

[8] Sturm A, Maaser C, Mendall M, et al. European Crohn's and colitis organisation topical review on IBD in the elderly. J Crohns Colitis 11: 263–273, 2017.

[9] Higashiyama M, Komoto S, Suzuki Y, et al. Relation of geriatric nutritional risk index with clinical risks in elderly-onset ulcerative colitis. J Gastroenterol Hepatol 36: 163–170, 2021.

[10] Takahashi H, Matsui T, Hisabe T, et al. Second peak in the distribution of age at onset of ulcerative colitis in relation to smoking cessation. J Gastroenterol Hepatol 29: 1603–1608, 2014.

[11] Ikeuchi H, Uchino M, Mastuoka H, et al. Prognosis following emergency surgery for ulcerative colitis in elderly patients. Surg Today 44: 39–43, 2014.

[12] Ananthakrishnan AN, Nguyen GC, Bernstein CN, et al. AGA clinical practice update on management of inflammatory bowel disease in elderly patients: expert review. Gastroenterology 160: 445–451, 2021.

[13] Kim YS, Na MJ, Ye BD et al. Clinical characteristics of Korean patients with elderly–onset Crohn's disease: results from the Prospective CONNECT study. Gut Liver 16: 995–1000, 2022.

总结

老年起病炎症性肠疾病

Tomoaki Horiuchi[1], Yuta Yoshidome, Hiroyuki Tahara, Kana Ayaki, Hiroyuki Nishimura, Akira Tomioka, Kazuyuki Narimatsu[2], Masaaki Higashiyama[1], Kengo Tomita, Shunsuke Komoto[2], Ryota Hokari[1]

老年人群炎症性肠疾病的治疗频率正逐年上升。鉴于此类患者存在较高的感染和并发症风险，临床治疗需格外谨慎。晚发型炎症性肠疾病的临床特征与早发型存在显著差异。在日本，晚发型溃疡性结肠炎的疾病活动度随年龄增长逐渐加剧。尽管炎症性肠疾病新型疗法不断涌现，但针对老年患者安全有效治疗策略的构建仍是未来重要课题。

[1] Department of Internal Medicine, National Defense Medical College, Tokorozawa, Japan.

[2] Department of Endoscopy, National Defense Medical College Hospital, Tokorozawa, Japan.

妊娠、分娩与炎症性肠疾病

横山薰[1]

摘要● 多数女性炎症性肠疾病（inflammatory bowel disease，IBD）患者会在治疗过程中进入生育年龄。已有研究表明，母体 IBD 处于缓解状态可对妊娠与分娩有一定好处，因此建议在妊娠前控制病情进入缓解期。日本目前纳入医保范围的大部分 IBD 治疗药物，其治疗收益高于潜在风险，因此原则上可在妊娠期间继续使用，且多数药物在产后哺乳期也能继续使用。应避免因对 IBD 治疗药物认识不足而中止治疗，因为疾病复发会带来胎儿不良影响。对女性 IBD 患者，应向其充分说明 IBD 妊娠及药物治疗的基本原则。

关键词 炎症性肠疾病 溃疡性结肠炎 克罗恩病 妊娠 分娩

[1] 北里大学医学部消化器内科学 〒 252-0374 相模原市南区北里 1 丁目 15-1

前言

女性炎症性肠疾病（inflammatory bowel disease，IBD）患者大多在育龄期 IBD，并在治疗过程中经历妊娠和分娩。随着 IBD 患者人数的增加，目前即使在非 IBD 专科医疗机构，IBD 女性患者的妊娠与分娩管理病例也在日益增多。本文概述了关于 IBD 女性患者妊娠和分娩需掌握的基本知识点。

妊娠前及妊娠期的基本事项

1. IBD 患者的生育能力

处于缓解期的 IBD 女性患者，其生育能力与健康女性相当。疾病活动度升高与妊娠率下降相关，一旦实现临床缓解，妊娠可能性便可提高。与 IBD 相关的开腹手术可能降低生育能力，但腹腔镜手术对生育影响较小。此外，因手术导致的不孕症可通过体外受精实现妊娠，其活产率与普通人群基本相同。需要注意的是，尤其在克罗恩病（Crohn's disease，CD）患者中，主动选择不育（voluntary childlessness）的比例高于健康人群，原因之一是对 IBD 合并妊娠相关知识缺乏了解。

2. IBD 的遗传性

12%～20% 的 IBD 患者具有家族史。若双亲均患有 IBD，子代的发病风险为 16%～30%。不过，该风险在不同人种中存在差异，且不符合常染色体显性遗传模式。

3. IBD 活动度与妊娠

母体疾病维持缓解状态有助于获得良好的妊娠与分娩结局。处于缓解期的 CD 患者在妊娠期间的缓解维持率及产后 6 个月的缓解维持率，与非妊娠 CD 患者无显著差异。而溃疡性结肠炎（ulcerative colitis，UC）患者在妊娠早期、妊娠晚期及产后 6 个月的复发率则显著高于非妊娠 UC 患者。若在 UC 活动期妊娠，会增加妊娠期复发及病情恶化的风险；若在 CD 活动期妊娠，则伴随瘘管或脓肿等并发症风险增加。因此建议在计划妊娠前使 IBD 进入缓解期。通常建议在缓解期维持 3～6 个月以上后再尝试妊娠。

ECCO（European Grohn's and Colitis Organization）

表1 妊娠前、妊娠中、生产后 IBD 患者的管理

妊娠前	妊娠中	生产后
• 向患者说明 IBD 的遗传性 • 戒烟、禁酒、停用毒品 • 确认宫颈癌筛查及疫苗接种情况 • 检查贫血与维生素缺乏 • 处方叶酸 • 再次确认妊娠期间药物治疗的安全性：应于妊娠前停用甲氨蝶呤（MTX）、JAK 抑制剂、奥扎莫德（ozanimod），并考虑替代方案 • 评估疾病活动度并优化治疗，确保病情处于缓解状态 • 针对每位患者制定妊娠期的疾病监测与管理计划 • 讨论妊娠期及哺乳期药物治疗的风险与益处	• 讨论妊娠期继续药物治疗的风险与益处 • 确定分娩方式与分娩计划 • 若可能，采用粪钙卫蛋白检测与肠道超声进行监测 • 监测妊娠期体重增长 • 讨论哺乳期继续药物治疗的风险与益处 • 讨论婴儿接种疫苗的安全性 • 与相关医疗科室比如妇产科讨论今后治疗计划	• 若妊娠期曾中止治疗，应迅速重新开始治疗 • 讨论哺乳期药物使用的安全性 • 若妊娠期使用过生物制剂，婴儿在出生后 6 ~ 12 个月内应延期接种活疫苗，或推迟至体内生物制剂浓度下降至不可检出水平 • 评估产后心理健康状况

（表格改编自 Torres J, et al. European Crohn's and colitis guidelines on sexuality, fertility, pregnancy, and lactation. J Crohns Colitis 17：1–27, 2023）

在其指南中列出了妊娠前、妊娠中与生产后 IBD 管理的要点（**表 1**），建议计划妊娠的 IBD 患者应在妊娠前进行咨询，以实现病情缓解，并了解妊娠期的药物治疗方案。在日本，目前建立此类体制的机构仍属少数，因此应在女性患者妊娠前向其说明，并提供如“难治性炎症性肠管障碍相关调查研究”班组所编写的妊娠指南手册等宣传材料。此外，妊娠期间因担心对胎儿造成不良影响而导致的用药依从性下降，也会增加疾病复发风险。必须避免由于对药物缺乏正确认识而降低依从性，进而导致复发。日本国立成育医疗研究中心设有“妊娠与药物信息中心”，患者可就妊娠期及哺乳期可使用药物进行安全性个人咨询。此外，在“系统性红斑狼疮（SLE）、类风湿性关节炎（RA）、青少年特发性关节炎（JIA）及炎症性肠疾病（IBD）女性患者的妊娠与分娩治疗指南”网站上，患者亦可自行获取关于生物制剂等药物的问答信息。

妊娠中炎症性肠疾病的治疗与检查

1. 妊娠期的药物影响

受精后约 14 天（妊娠 4 周 0 日 + α）被称为全或无时期“all or none period”，若此阶段胚胎受到药物等因素的强烈影响则可能流产，反之若影响较小，则认为胚胎能自我修复并继续妊娠（**图 1**）。妊娠 4 ~ 7 周被称为“绝对敏感期”，之后为“相对敏感期”，而 4 ~ 12 周为器官形成期，应特别注意药物致畸风险。13 周以后虽已过致畸期，但由于药物可通过胎盘传递至胎儿，可能影响其发育，故仍需考虑胎儿毒性，如低出生体重、早产等。

2. 妊娠期 IBD 治疗

大多数 IBD 治疗药物的治疗获益大于其潜在危害，因此原则妊娠期应维持治疗。妊娠期对母体和胎儿而言最大的风险在于疾病活动度本身，活动度越高，发生自然流产的风险也越高。然而，研究表明，使用硫嘌呤类药物及生物制剂等治疗，并不会增加胎儿先天性畸形或早产等妊娠相关并发症的发生风险。上述结果已在一项大型前瞻性研究（PIANO 研究）中得到证实。妊娠期间不应过度担忧药物治疗，而应优先控制母体的疾病活动度，这才是确保胎儿健康的关键。医务人员需反复向患者说明这一点。以下是目前在日本已纳入医保范围的炎症性肠疾病治疗药物一览（**表 2**）。下文仅介绍主要药物的安全性最新研究进展。

1）糖皮质激素

包括布地奈德（budesonide）在内的短期糖皮质激素治疗被认为在妊娠期间属低风险用药。在 PIANO 研究中对妊娠期糖皮质激素的使用进行了分析，结果显示使用糖皮质激素的孕妇中早产、低出生体重儿及新生儿入住新生儿重症监护室（neonatal intensive care unit，NICU）的比例较高。此外，在妊娠第二或第三期孕期使用糖皮质激素的新生儿，出生后第 9 及第 12 个月时发生需住院治疗的感染性疾病的风险上升。一般认为，母体通过胎盘传递的抗体保护效力在婴儿出生后 6 个月左右

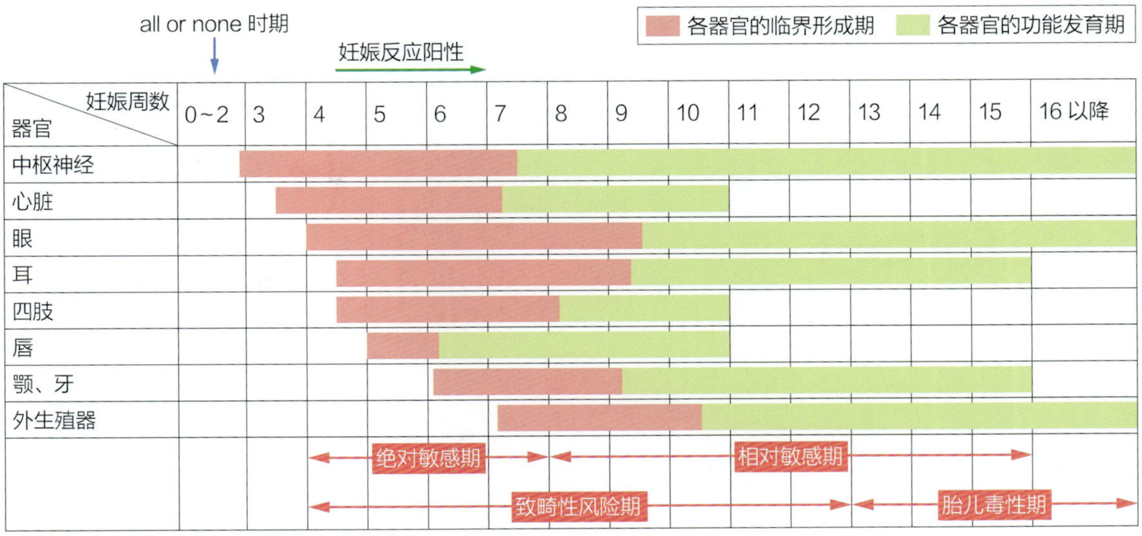

图1 胎儿发育各器官的形成期与药物影响

［图片改编自山内愛．FAQ 助産師・看護師による妊婦への服薬指導．医学界新聞（2010.11.22），2010］

会减弱，推测这可能与感染风险增加相关。然而，该研究未提供糖皮质激素的具体使用剂量与疗程等细节，未来仍需进一步研究。

2）免疫调节剂（硫嘌呤类药物）

在日本，现已可检测常规 NUDT15（nudix hydrolase 15）基因多态性。若母亲携带杂合突变，使用硫唑嘌呤类药物时需慎重。若父亲为杂合突变或高风险纯合突变型（Cys/Cys），胎儿携带上述突变的概率升高，可能暴露于高浓度药物中，从而增加不良反应风险，需高度警惕。不过，目前父亲的 NUDT15 基因检测尚未纳入医保范围。相关研究正在日本进行，结果尚待公布。

3）生物制剂

抗肿瘤坏死因子-α（tumour necrosis factor α，TNF-α）抗体制剂在妊娠期使用被认为风险较低。关于维得利珠单抗（Vedolizumab）及乌司奴单抗（Ustekinumab）的数据虽相对有限，但尚未发现妊娠风险增加，因此通常认为在妊娠期亦可使用。由于抗 TNF-α 抗体在妊娠晚期可通过胎盘传递至胎儿，故先前 ECCO 指南建议于妊娠 24~26 周时考虑暂停用药。然而，2022 年修订版指南明确建议：若妊娠前或妊娠中疾病活动度较高，或病情控制困难时，抗 TNF-α 抗体及其他生物制剂应持续使用。此外，即使病情处于缓解期，若在妊娠晚期前停药，也可能导致复发或妊娠结局恶化，因此不建议中断治疗。如长期缓解期的孕妇希望停药，应在产后尽快恢复治疗。

4）Janus 激酶（Janus kinase，JAK）抑制剂

JAK 抑制剂属于小分子化合物，整个妊娠期均可通过胎盘传递。动物实验中已观察到其具有明确的致畸作用，目前 3 种 JAK 抑制剂在妊娠期均为禁忌用药。对于有生育意愿的患者，建议在停药后至少避孕一个月经周期。

近年来，越来越多新型药物可供选择，但关于妊娠与哺乳期使用的数据多仅限于动物实验，人类临床数据仍较为匮乏。

3. 妊娠期的检查

在诊断炎症性肠疾病及评估病情时，大肠镜（colonoscopy，CS）检查不可或缺。日本消化内视镜学会于 2024 年发布的《炎症性肠疾病内视镜诊疗指南》中指出：在妊娠期间，若其潜在获益大于风险，则建议进行 CS 检查。如为疾病复发，需制定治疗方案者，则不应延误时机，应果断进行检查。但内镜插入深度应限制于乙状结肠段，深部结肠建议结合腹部超声检查。作为炎症评估的生物标志物，粪钙卫蛋白在妊娠期间不受影响，因此具有重要价值。至于目前在日本已纳入医保的两种标志物——血清富亮氨酸 α2 糖蛋白（leucine-rich α2 glycoprotein，LRG）和尿前列腺素 E 主要代谢物（prostaglandin E-major urinary metabolite，PGE-

表2 日本使用的炎症性肠疾病治疗药物在妊娠与哺乳期的使用一览

药物名称	妊娠期	哺乳期	注意事项
美沙拉嗪（Mesalazine）	低风险	低风险	无致畸作用报告。虽有引起婴儿腹泻的个案报告，但发生率不高，可在密切观察下哺乳
柳氮磺胺吡啶	低风险	低风险	抑制叶酸吸收，需补充叶酸。虽有婴儿出现血性腹泻的报告，但发生率不高，在注意观察下可哺乳。男性可能出现精子数量与活力暂时性下降（2～3 个月内可恢复）
AJM300 (Carotegrast Methyl)	禁用	无数据	动物实验中观察到药物进入乳汁，应综合评估疗效后决定是否继续使用或中止
糖皮质激素	低风险	低风险	多数研究未发现致畸性。泼尼松龙通过胎盘的能力较低，推荐使用，建议每日不超过 15mg。除大剂量冲击治疗外可哺乳。已知与早产、低出生体重相关
甲硝唑（Metronidazole）	妊娠早期避免使用	避免	虽动物实验显示致畸性，但多项人类研究未发现关联，建议妊娠 3 个月内避免使用，亦不推荐长期使用。药物可进入乳汁
环丙沙星（Ciprofloxacin）	妊娠早期避免使用	避免	动物实验中大量使用导致流产。虽最近人类研究未显示风险，但仍建议妊娠 3 个月内避免使用。药物可进入乳汁
硫嘌呤类药物	低风险	低风险	推荐剂量控制在≤ 2mg/kg。可哺乳，但需注意婴儿血细胞减少与肝功能损害风险。若母体为 NUDT15 杂合型，需慎重用药
环孢素（Cyclosporin）* / 他克莫司（Tacrolimus）*	低风险，数据有限 一般情况下不允许使用，但遇到特殊情况可以考虑使用	避免	尚无致畸报告。建议在专业机构使用。药物极少进入乳汁，虽可哺乳，但仍建议尽量避免
生物制剂 抗 TNF-α 抗体制剂 英夫利西单抗 阿达木单抗 戈利木单抗	低风险	低风险	可在整个妊娠期使用。出生 6 个月内避免为婴儿接种活疫苗。无致畸性，药物极少进入乳汁且在消化道吸收差，可哺乳
抗 $\alpha_4\beta_7$ 抗体整合素抗体制剂 维得利珠单抗	低风险，数据有限	低风险，数据有限	动物实验未见不良影响，人类研究样本较少。推测风险较低。药物极少进入乳汁，可哺乳
抗 IL-12/23p40 抗体制剂 乌司奴单抗	低风险，数据有限	低风险，数据有限	
抗 IL-23p19 抗体制剂 米吉珠单抗 利桑珠单抗	仅有动物实验数据	无数据	动物实验发现药物可通过胎盘，但未见胎儿毒性与致畸性。是否继续使用与哺乳需结合疗效综合判断
JAK 抑制剂 托法替尼 非戈替尼 乌帕替尼	禁用	无数据；避免	动物实验中使用数倍于人体剂量的药物出现致畸性。人类数据极为有限，动物实验提示药物进入乳汁，因缺乏数据，应避免哺乳
S1P 受体调节剂* 奥扎莫德（Ozanimod）*	禁用	无数据；避免	动物实验中使用数倍剂量观察到致畸性。人类数据不足，因无哺乳数据，建议避免哺乳
成分营养剂 Elemental®（エレンタール®）	低风险	低风险	注意避免维生素 A 摄入过量。妊娠前 3 个月至妊娠初期，维生素 A 摄入上限为 5000IU/d，而每包 Elemental® 含 648IU

*：药品为尚未获得日本国内正式批准的使用品种。

（资料来源：文献 [1]，[2]，[6] ～ [12]）

表3 妊娠期炎症性肠疾病患者进行结肠镜检查的术前准备与注意事项

术前准备	注意事项
• 对于溃疡性结肠炎：建议仅使用温水或生理盐水灌肠等刺激性较小的方法 • 若需全结肠观察，可考虑肠道清洁以提高清洁效果与效率 • 口服清肠药推荐使用聚乙二醇，避免使用磷酸钠制剂	• 多在妊娠中期进行 • 检查体位：为避免妊娠中后期仰卧位低血压综合征，建议采用左骨盆倾斜位或左侧卧位 • 使用镇静药时应避免过度镇静 • 多使用咪达唑仑（midazolam）及哌替啶（pethidine）（止痛药）等药物 • 检查时间应尽可能缩短 • 若处理过程可能导致时间延长，应联合产科及产科麻醉专家共同管理

（表格改编自松本主之，他．炎症性腸疾患内視鏡診療ガイドライン．Gastroenterol Endosc 66：1389–1426, 2024）

MUM），是否受到妊娠影响，目前尚无明确报道。指南中关于 CS 检查的术前准备与注意事项详见**表 3**。另外，在实施 CS 前，建议咨询产科医生以确认妊娠状况。此外，胶囊内镜在妊娠期属禁忌。

进行 X 线相关检查时需注意对胎儿的潜在辐射暴露。器官形成期的致畸阈值一般为 100mGy（**表 4**）。常规腹部 X 线的有效剂量约为 1.0mSv/次，腹部 CT 约为 18mSv/次。虽然应将检查次数控制在最低限度，但 X 线检查并非绝对禁忌。

表4 胎儿辐射暴露情况

胎儿期阶段	时间段	潜在影响	阈值剂量
着床前期	受精后至第 9 天	胚胎死亡	100mGy
器官形成期	2 ~ 8 周	畸形	100mGy
胎儿期	8 ~ 15 周	智能发育迟缓	120mGy
	第 8 周至出生	发育迟缓	100mGy

［转载自北里大学病院放射線部．医療の中の放射線基礎知識．https://www.khp.kitasato-u.ac.jp/hoshasen/iryo/(2024 年 9 月 11 日閲覧）］

4. 分娩方式的选择

当炎症性肠疾病处于缓解期时，分娩管理和剖宫产指征与普通孕产妇并无显著差异。然而，对于克罗恩病患者合并活动期肛周病变或既往有直肠阴道瘘病史者，以及接受过结直肠全切除并行回肠袋肛管吻合术（IPAA）的溃疡性结肠炎患者，即便是轻微的会阴损伤，也可能对生活质量（QOL）造成影响，因此建议实施剖宫产。

产后哺乳与婴儿疫苗接种

1. 哺乳

母乳喂养可显著降低婴儿感染率和死亡率。应避免因对药物安全性的误解而停止哺乳。妊娠期间被认为风险较低的药物，在哺乳期间同样风险较低。多数药物通过乳汁进入婴儿体内的量微乎其微。因此，除极个别药物外，大多数药物在哺乳期的使用不会造成明显问题（**表 2**）。需强调的是，目前尚无关于妊娠与哺乳期药物使用的绝对安全性证据，而且相关信息也在不断更新。因此，主治医生应与产科医师保持密切合作，并持续获取最新信息。

2. 婴儿的疫苗接种

若母亲在妊娠中后期接受生物制剂治疗，其新生儿出生后应推迟至约 6 个月后再接种活疫苗；灭活疫苗可按常规接种计划实施。若孕期接受的是糖皮质激素或硫嘌呤类药物治疗，则无论是活疫苗还是灭活疫苗，婴儿均可按照常规疫苗计划接种。由于生物制剂可在妊娠后期通过胎盘进入胎儿体内，推测出生后 6 个月内体内仍可能残留药物，因此在此期间应避免接种活疫苗。然而，据报道，有些新生儿在出生 1 年内仍可检测到体内的英夫利西单抗，因此 ECCO 指南建议，对于母亲在孕期接受抗TNF-α 制剂（如英夫利西单抗）治疗的新生儿，应将活疫苗接种推迟至出生后 1 年，或直至体内检测不到该生物制剂（以较晚者为准）。随着越来越多患者在妊娠后期仍持续使用生物制剂，日本国内亦可能需要重新评估相关应对措施。

结语

从事炎症性肠疾病诊疗的临床医生几乎都有接到患者意外妊娠报告的经历。为了避免慌乱，应在妊娠前就向女性患者详细说明炎症性肠疾病妊娠及药物治疗的基本理念。

文献

[1] 日本消化器病学会（編）. 2020 炎症性腸疾患（IBD）診療ガイドライン 2020，改訂第 2 版. 南江堂，2020.

[2] Torres J, Chaparro M, Julsgaard M, et al. European Crohn's and colitis guidelines on sexuality, fertility, pregnancy, and lactation. J Crohns Colitis 17: 1–27, 2023.

[3] Pedersen N, Bortoli A, Duricova D, et al. The course of inflammatory bowel disease during pregnancy and postpartum: a prospective European ECCO–EpiCom Study of 209 pregnant women. Aliment Pharmacol Ther 38: 501–512, 2013.

[4] 厚生労働科学研究費補助金 難治性疾患政策研究事業「難治性炎症性腸管障害に関する調査研究」班. http://www.ibdjapan.org/（2024 年 9 月 11 日閲覧）.

[5] Watanabe C, Nagahori M, Fuj Ⅱ T, et al. Non–adherence to medications in pregnant ulcerative colitis patients contributes to disease flares and adverse pregnancy outcomes. Dig Dis Sci 66: 577–586, 2021.

[6] 国立成育医療研究センター. 妊娠と薬情報センター. https://www.ncchd.go.jp/kusuri/（2024 年 9 月 11 日閲覧）.

[7] 全身性エリテマトーデス（SLE），関節リウマチ（RA），若年性特発性関節炎（JIA）や炎症性腸疾患（IBD）罹患女性患者の妊娠，出産を考えた治療指針. https://ra–ibd–sle–pregnancy.org/（2024 年 9 月 11 日閲覧）.

[8] 後藤美賀子. 妊娠とくすり. 福井次矢，高木誠，小室一成（編）. 今日の治療指針―私はこう治療している. 医学書院，pp 1378–1379, 2024.

[9] 山内愛. FAQ 助産師・看護師による妊婦への服薬指導. 医学会新聞（2010.11.22），2010.

[10] Mahadevan U, Long MD, Kane SV, et al. Pregnancy and neonatal outcomes after fetal exposure to biologics and thiopurines among women with inflammatory bowel disease. Gastroenterology 160: 1131–1139, 2021.

[11] Odufalu F–D, Long M, Lin K, et al. Exposure to corticosteroids in pregnancy is associated with adverse perinatal outcomes among infants of mothers with inflammatory bowel disease: results from the PIANO registry. Gut 71: 1766–1772, 2022.

[12] 穂苅量太，東山正明，八月朔日秀明. スペシャルシチュエーション（妊婦・高齢者）における免疫調節薬投与の考え方. 日消誌 117: 230–236, 2020.

[13] 松本主之，久松理一，江﨑幹宏，他. 炎症性腸疾患内視鏡診療ガイドライン. Gastroenterol Endosc 66: 1389–1426, 2024.

[14] 北里大学病院放射線部. 医療の中の放射線基礎知識. https://www.khp.kitasato–u.ac.jp/hoshasen/iryo/（2024 年 9 月 11 日閲覧）.

[15] 厚生労働科学研究費補助金 難治性疾患等政策研究事業「難治性炎症性腸肝障害に関する調査研究」（久松班）. IBD 患者におけるワクチン接種エキスパートコンセンサス. 2022.

总结

妊娠、分娩与炎症性肠疾病

Kaoru Yokoyama[1]

女性炎症性肠疾病（IBD）患者在治疗期间常会进入生育年龄。建议在受孕前使 IBD 达到缓解状态，因为这有助于获得良好的妊娠和分娩结局。日本医保覆盖的大多数 IBD 药物在妊娠期间可继续使用，且通常允许产后母乳喂养，因为治疗的益处大于潜在风险。至关重要的是，应在受孕前与女性 IBD 患者充分讨论妊娠和药物治疗的相关事宜。

[1] Department of Gastroenterology Kitasato University School of Medicine, Sagamihara, Japan.

基于抗原呈递细胞迁移异常的克罗恩病发病机制

児玉真[1]
阿部佳子
山名哲郎[2]
八尾隆史[3]

摘要●克罗恩病（Crohn's disease，CD）具有类上皮细胞肉芽肿、淋巴管异常、三级淋巴组织增生等较具特征性的组织学表现。肉芽肿常见于淋巴管内及三级淋巴组织中，但其性质与意义尚未明确。本文通过对这些组织结构进行免疫学分析和探讨，提示类上皮细胞肉芽肿可能属于抗原呈递细胞，并可能与克罗恩病中异常激活的获得性免疫应答的诱发相关。

关键词 克罗恩病　闭塞性淋巴管炎　类上皮细胞肉芽肿　三级淋巴组织　抗原呈递细胞

[1] JCHO 東京山手メディカルセンター病理診断科
〒169-0073 東京都新宿区百人町 3 丁目 22-1　E-mail : mkodpth1@tmd.ac.jp
[2] 同　大腸肛門病センター
[3] 順天堂大学大学院医学研究科人体病理病態学

前言

克罗恩病（Crohn's disease，CD）在肉眼下可观察到跳跃性病变（skip lesion）及纵行溃疡等表现，在病理组织学上则常见类上皮细胞肉芽肿形成及贯穿肠壁的三级淋巴组织（次级淋巴组织）过度增生等较具特征性的表现。此外，亦常观察到淋巴管扩张及扩张的淋巴管腔内存在类上皮细胞肉芽肿等现象。尽管 CD 的病因仍不明，但期望通过对上述病理组织学所见的免疫学解读，以加深对 CD 发病机制的理解。

类上皮细胞肉芽肿

类上皮细胞肉芽肿是克罗恩病中较具特征性的结构，其主要由组织细胞构成。组织细胞因具备上皮样的丰富细胞质及黏附性，故被称为类上皮细胞。关于类上皮细胞的黏附性等已有部分文献报道，但仍有许多尚不明确之处。有别于作为肉芽肿性疾病代表的结核病，CD 中尚未鉴定出特定病原体，故组织细胞为何向类上皮样细胞转化仍属未知。

淋巴管异常

克罗恩病病理形成过程中所涉及的淋巴管异常，自 CD 首次被报道以来即被指出。临床可见淋巴管扩张、走向紊乱，并且其腔内可见大量淋巴细胞，有时亦可见类上皮细胞肉芽肿（图 1）。此类病理改变被认为是因类上皮细胞肉芽肿等细胞造成淋巴管闭塞，继而引发淋巴回流受阻，导致淋巴管扩张及走向紊乱，因此亦称之为闭塞性淋巴管炎（granulomatous lymphangitis, obstructive lymphocytic lymphangitis）。

三级淋巴组织

三级淋巴组织是指在正常淋巴组织以外异位形成的淋巴滤泡结构。其功能大致等同于作为次

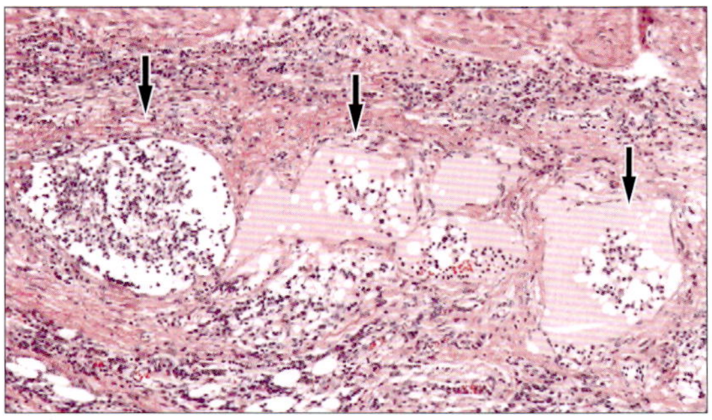

图1 淋巴管内类上皮细胞肉芽肿（黑色箭头）。

级淋巴组织的淋巴结，是抗原呈递细胞（antigen presenting cell，APC）识别抗原后对T细胞进行初始激活，引发并激活获得性免疫应答的重要场所。

在包括克罗恩病（CD）在内的多种炎症性疾病中，三级淋巴组织被认为是疾病活动度的指标之一。此外，也有研究指出其与疾病病理过程密切相关。例如，有学者指出，CD的早期病变——阿弗他溃疡（aphthous ulcer）的形成与三级淋巴组织（淋巴滤泡）之间存在相关性，尤其是在内镜下观察到滤泡周围伴有发红的红环征（red ring sign）三级淋巴组织，其被认为是阿弗他溃疡的前驱病灶。另据本研究团队在溃疡性结肠炎（ulcerative colitis，UC）中的观察，对肠道内溃疡形成与三级淋巴组织之间的关系进行了分析，发现三级淋巴组织周围高度集聚着伴有强烈耗氧活性的浆细胞浸润，推测此类细胞浸润可能造成局部缺血，进而导致溃疡形成。在CD中亦观察到三级淋巴组织周围存在浆细胞浸润，与UC类似，局部缺血亦可能直接与溃疡形成相关。此外，还有学者指出，由于三级淋巴组织常沿淋巴管形成，因此可能引发淋巴流动受阻，从而导致淋巴液外渗与回流，进而参与CD的病理形成过程。

对肉芽肿形成、淋巴管异常及三级淋巴组织增生的综合理解

本研究团队认为，CD中特征性的肉芽肿形成、淋巴管异常以及三级淋巴组织增生均属于一连串异常免疫反应的表现。为更系统地理解这些孤立现象的内在联系，我们对淋巴管内的类上皮细胞及淋巴组织内的类上皮细胞肉芽肿进行了分析。

1. 淋巴管内类上皮细胞

APC在识别抗原后，会迁移至淋巴组织，以激活T细胞，而淋巴管是其迁移的主要通道。换言之，淋巴管不仅参与淋巴液/组织液的循环，也是APC迁移至淋巴组织的路径。本研究推测，CD中具有特征性的类上皮细胞可能是为在淋巴组织中向T细胞呈递抗原而通过淋巴管迁移的APC。为验证此假设，我们检测了淋巴管内类上皮细胞的相关分子表达，发现其表达APC标志物CD11c和MHC Ⅱ类分子。此外，该类细胞还表达APC迁移至淋巴组织所需的CCR7，以及单核细胞标志物CD14（图2）。因此，我们推测，CD中特异存在于淋巴管内的类上皮细胞是为在淋巴组织中进行抗原呈递而穿行于淋巴管的单核细胞来源的APC，其迁移目的在于在淋巴组织中执行抗原呈递功能。

2. 淋巴组织内类上皮细胞肉芽肿

肉芽肿常见于三级淋巴组织或淋巴结中。APC在淋巴组织中的T细胞区激活初始T细胞。我们分析了淋巴组织内类上皮细胞肉芽肿的分布情况，发现这些肉芽肿主要位于T细胞区（图3）。此外，这些肉芽肿细胞亦表达APC相关标志物，与淋巴管内类上皮细胞类似。因此可推测，CD中的肉芽肿可能是在淋巴组织中活化的T细胞诱导异常获得性免疫反应所产生的病理结构。

结语

若CD中特征性出现的类上皮细胞具有抗原呈递细胞（APC）功能，则激活这些APC（类上皮细胞）依赖的因子可能成为调节CD中异常获得性免疫的重要靶点。通过抑制或清除相关物质，有望调控CD中异常激活的获得性免疫反应。这一思路聚焦于疾病的核心免疫病理环节，有望成为靶向CD炎症发生机制的病因学治疗策略。

文献

[1] Van Kruiningen HJ, Colombel JF. The forgotten role of lymphangitis in Crohn's disease. Gut 57: 1–4, 2008.

[2] Pipi E, Nayar S, Gardner DH, et al. Tertiary lymphoid structures: autoimmunity goes local. Front Immunol 9: 1952, 2018.

[3] Krauss E, Agaimy A, Neumann H, et al. Characterization of lymphoid follicles with red ring signs as first manifestation of early Crohn's disease by conventional histopathology and confocal laser

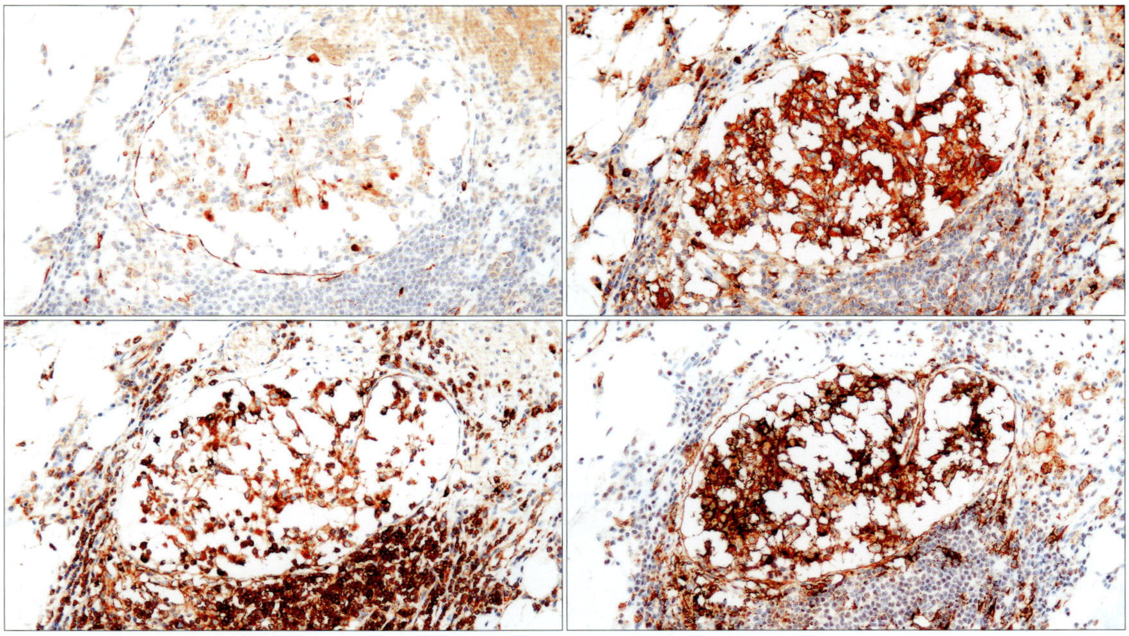

a	b
c	d

图2 淋巴管腔内类上皮细胞的免疫染色表现。CCR7 染色（a），MHC Ⅱ类分子染色（b），CD11c 染色（c），CD14 染色（d）

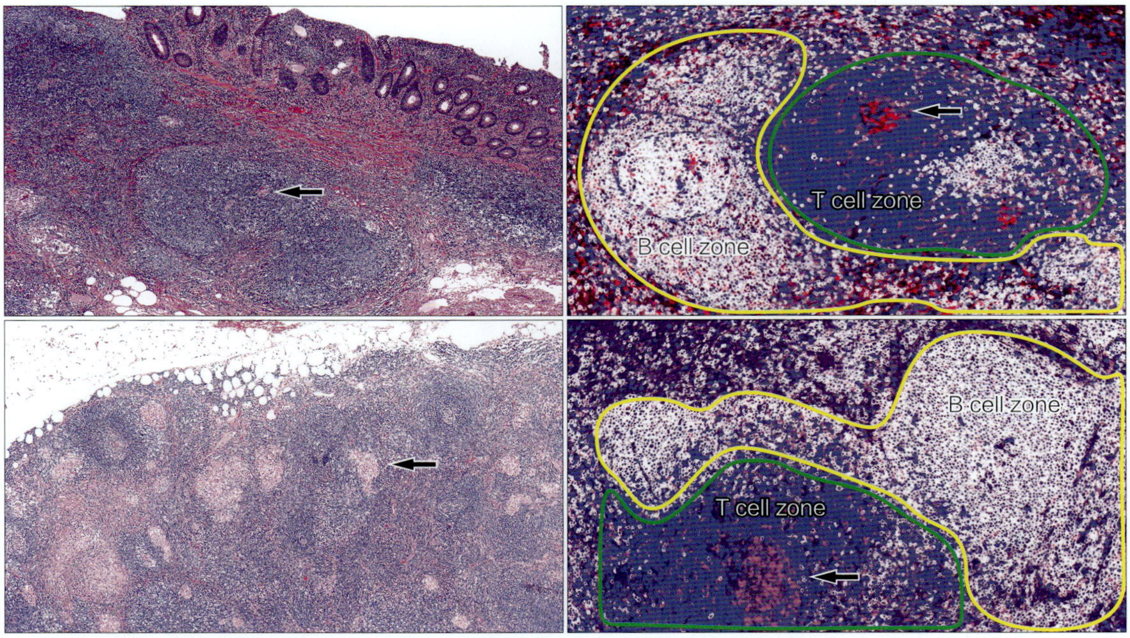

a	b
c	d

图3 肉芽肿（黑色箭头所示）

a. 三次淋巴滤泡内的肉芽肿（HE 染色）。

b. 三次淋巴组织内的肉芽肿，蓝：CD3 染色，白：CD20 染色，红：CD68 染色。

c. 淋巴结内的肉芽肿（HE 染色）。

d. 淋巴结内的肉芽肿，蓝：CD3 染色，白：CD20 染色，红：CD68 染色。

endomicroscopy. Int J Clin Exp Pathol 5: 411–421, 2012.
[4] Nagase Y, Kodama M, Abe K, et al. Enhanced oxidative phosphorylation of IgG plasma cells can contribute to hypoxia in the mucosa of active ulcerative colitis. Histochem Cell Biol 158: 335–344, 2022.
[5] Czepielewski RS, Erlich EC, Onufer EJ, et al. Ileitis–associated tertiary lymphoid organs arise at lymphatic valves and impede mesenteric lymph flow in response to tumor necrosis factor. Immunity 54: 2795–2811, 2021.

总结

基于抗原呈递细胞迁移异常的克罗恩病发病机制

Makoto Kodama[1], Keiko Abe,
Tetsuo Yamana[2], Takashi Yao[3]

克罗恩病具有相对特征性的组织学表现，包括上皮细胞肉芽肿、淋巴管异常及三级淋巴结构增生。值得注意的是，肉芽肿常见于淋巴管和三级淋巴组织中，但其特性及生物学意义尚未明确。对这些结构的免疫学分析与讨论表明，这些肉芽肿实为抗原呈递细胞，可能与克罗恩病中异常激活的获得性免疫应答的诱发有关。

[1] Department of Pathology, Tokyo Yamate Medical Center, Tokyo.
[2] Department of Coloproctology, Tokyo Yamate Medical Center, Tokyo.
[3] Department of Human Pathology, Juntendo University Graduate School of Medicine, Tokyo.

炎症性肠疾病诊断与活动性评估的新进展

AI 的应用

前田康晴[1] 小川悠史
工藤進英 若村邦彦
小形典之 林武雅
高林馨[2] 馬場俊之
竹中健人[3] 根本哲生[5]
小原淳[4] 緒方晴彦[6，7]
黒木貴典[1] 大塚和朗[8]
瀧島和美 三澤将史[1]

关键词 溃疡性结肠炎 黏膜愈合 结肠镜 数字病理 卷积神经网络

[1] 昭和大学横浜市北部病院消化器センター
〒224-8503 横浜市都筑区茅ケ崎中央 35-1
E-mail : yasuharu@med.showa-u.ac.jp
[2] 慶應義塾大学内視鏡センター
[3] 東京医科歯科大学消化器内科
[4] 昭和大学臨床病理診断科
[5] 昭和大学横浜市北部病院臨床病理診断科
[6] 慶應義塾大学予防医療センター
[7] 藤田医科大学東京先端医療研究センター / 羽田クリニック / 消化器内科
[8] 東京医科歯科大学病院光学医療診療部

前言

2010 年代以来，随着卷积神经网络（convolutional neural network，CNN）等深度学习技术的兴起，人工智能（AI）在医疗领域的应用开始受到广泛关注。近年来，内镜 AI 的使用已由研发阶段逐步过渡到临床应用阶段。然而，针对炎症性肠疾病（inflammatory bowel disease，IBD）患者的内镜 AI 尚处于实用化的初级阶段。此外，数字病理与 AI 的融合也备受瞩目。本文将参考以医生为主导的研究，重点探讨 AI 在溃疡性结肠炎（ulcerative colitis，UC）诊疗中的潜在应用价值。

已上市的内镜 AI 软件：EndoBRAIN®-UC

该软件已在日本获得药品和医疗器械管理局的批准，自 2021 年 2 月起由奥林巴斯株式会社（Olympus）正式销售。该系统通过分析由放大倍率达 520 倍的超高倍率内镜（Endocyto：CF-H290EC，奥林巴斯株式会社制造）采集的图像，预测组织学上的缓解状态（Geboes 评分 <3.1），并输出 Active/Healing 两个分类的诊断结果（图 1）。在一项基于原型系统的回顾性研究中，其预测组织学缓解的灵敏度为 74%，特异度为 97%。随后在一项前瞻性研究中，研究团队以 134 名临床缓解期 UC 患者为对象，在接受结肠镜检查期间使用了该系统。12 个月的追踪调查结果表明，AI 所输出的诊断结果能够对临床复发风险进行分层评估［AI-Active 组 28.4%（21/74）vs AI-Healing 组 4.9%（3/61）］。最近，Omori 等人对市售版 EndoBRAIN®-UC（Cybernet Systems 株式会社制造）开展了外部验证研究，其预测组织学缓解的灵敏度为 74.2%，特异度为 93.8%，基本与研发方报告的结果一致。

然而，EndoBRAIN®-UC 目前仅适用于 Endocyto 图像。为扩大适应范围，Kuroki 等人开发了一套适用于标准放大结肠镜的系统（EB-UC3，图 2），该系统通过分析放大 NBI（narrow band imaging）图像中的血管异型性，同样输出 Active/Healing 两个类别的诊断结果，并开展了前瞻性研究。与 EndoBRAIN®-UC 相似，研究也证实该系统可以对临床缓解期患者未来的复发风险进行分层评估。

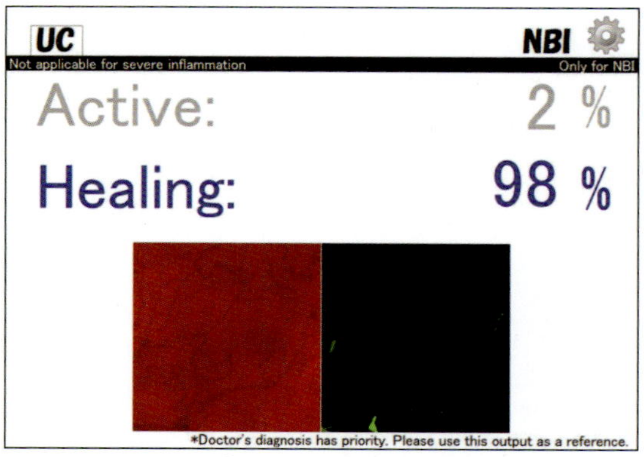

图1 EndoBRAIN®-UC 的诊断输出画面。系统通过分析 Endocyto 图像，预测是否达到组织学缓解状态

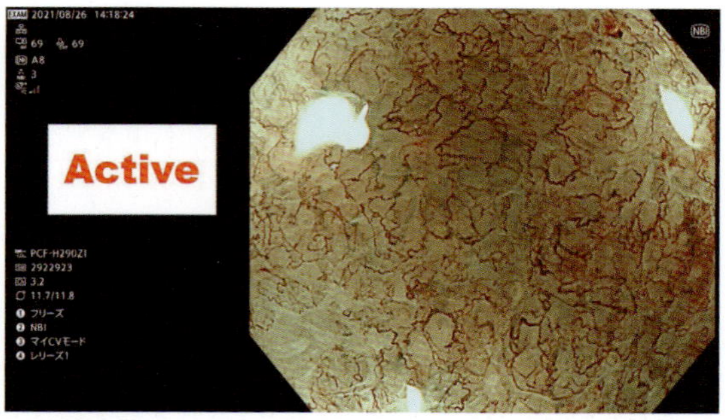

图2 EB-UC3 的诊断输出画面：系统通过分析放大 NBI 图像中的血管异型性，输出 Active/Healing 两类结果

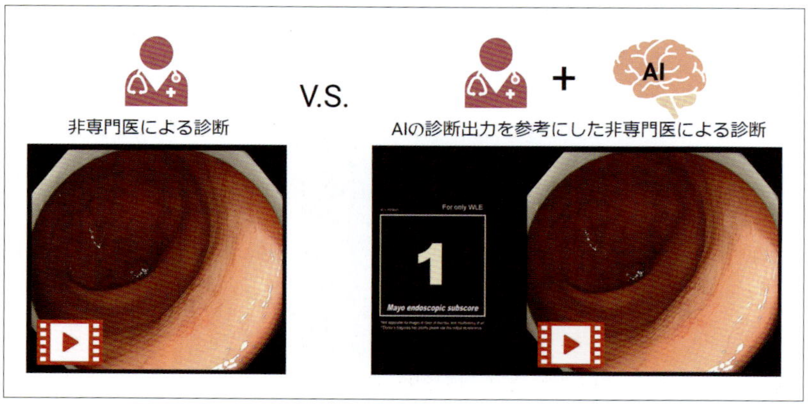

图3 用于读片试验的监视器画面（由 BioRender.com 制作）

基于白光内镜 AI 的内镜缓解评估

1. 减少检查医师间的差异

现有的内镜评分系统，如 MES（Mayo endoscopic subscore）和 UCEIS（ulcerative colitis endoscopic index of severity）在不同内镜医师之间存在评分差异。这种差异不仅导致临床试验中心评估成本的增加，也妨碍了医师与医疗机构之间建立统一的治疗目标。人们对 AI 能否减少内镜医师之间的主观评分差异寄予厚望。

Ogata 等人探讨了在内镜检查过程中参考 AI 诊断结果是否能减小医师间评分差异。六位非内镜专科医师分别基于内镜视频和 AI+ 内镜视频两种条件进行 MES 评分试验（图 3）。结果显示，使用 AI 后，不仅检查医师之间的一致性提高［ICC（intraclass correlation coefficient）0.64～0.76 vs 0.84～0.86］，检查医师个人在不同时间评分结果之间的一致性也提高（ICC 0.76 vs 0.89）。不过，该试验所用视频为录像数据，尚需在实际临床场景中进行进一步验证。此外，AI 是否也能减少内镜专科医师之间的评分差异，目前尚无验证数据。

2. 面向视频分析的扩展应用

要实现内镜 AI 的广泛实用化，就需要将 AI 应用从静态图像扩展至动态视频的实时分析。Takenaka 等人成功将一种基于深度神经网络的内镜 AI 系统 DNUC（deep neural network for ulcerative colitis）应用于视频分析中，该系统不仅可依据 UCEIS 判断内镜缓解状态，还能预测组织学缓解（图 4）。在一项多中心横断研究中，该系统以 82% 的灵敏度和 95% 的特异度准确地评估了内镜缓解状态。然而，AI 评估与专家医师评估之间在 UCEIS 评分上存在 2 分以上的不一致，主要与研究准备不充分有关。这一现象提示，在视频图像分析中，如何处理图像质量差（如眩光、肠道准备不良、肠道充气不足等）的图像是目前的关键挑战之一。

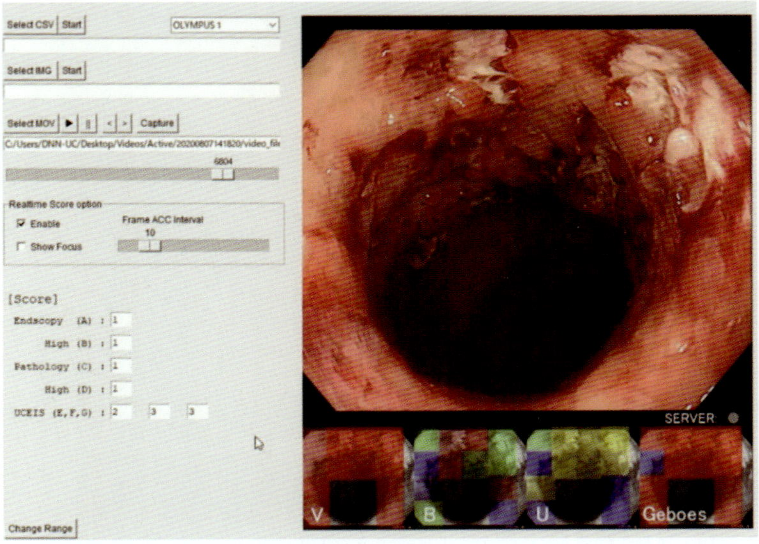

图4 DNUC 应用于视频图像分析时的诊断输出界面

DNUC：deep neural network for ulcerative colitis.

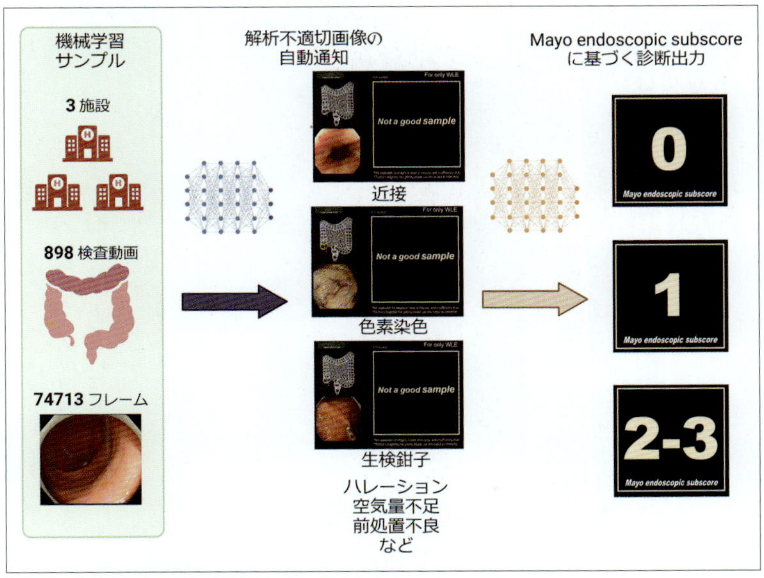

图5 EB-UC2 系统算法概述图（Created with BioRender.com）

为解决这一问题，笔者等人开发了一种自动排除图像质量差图像的 MES 自动诊断系统（EB-UC2，原型机，Cybernet Systems 株式会社制造）。该系统内置的 AI 算法，基于由昭和大学横滨市北部医院、庆应义塾大学医院、东京医科齿科大学医院采集的溃疡性结肠炎（UC）患者结肠镜检查视频中提取的 74713 帧图像（共 898 段视频）进行训练学习（图 5）。验证结果表明，该算法在判断图像是否适用于 MES 评分时，具有 83% 的灵敏度、86% 的特异度和 85% 的准确率，能够有效区分诊断所需的合格图像与不合格图像。

3. 炎症分布评估

溃疡性结肠炎的内镜评分系统是依据特定内镜所见是否存在来判断疾病的严重程度，其重点通常集中在最严重的病变区域。与之相对，炎症性肠疾病的内镜专科医师则会综合评估炎症的严重程度与分布范围，以判断患者的个体病情严重程度。针对这一需求，Takabayashi 等人开发出一种创新的用户界面（图 6），通过由 AI 定量评分（0 ~ 10）的静态图像按摄取部位进行分布，使得炎症的严重程度和分布情况可视化呈现。这一系统有望为 UC 活动性提供更全面的洞察，亦有助于更精细地评估治疗反应。

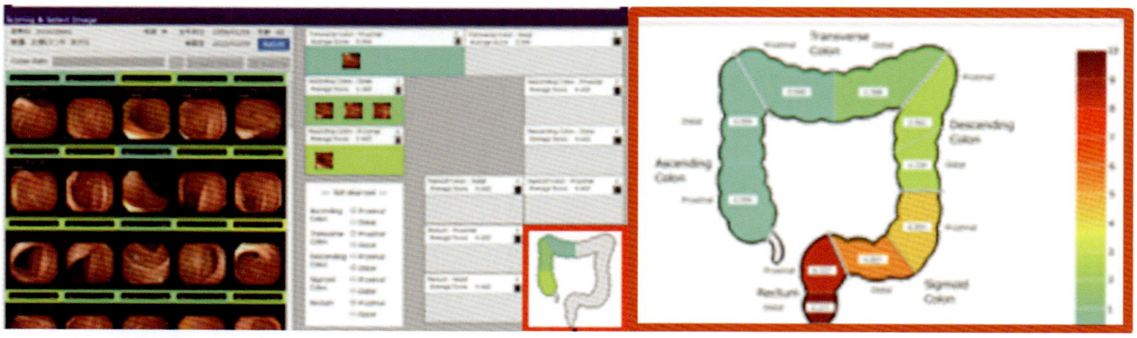

图6 一种能够视觉化评估炎症严重程度和分布的用户界面

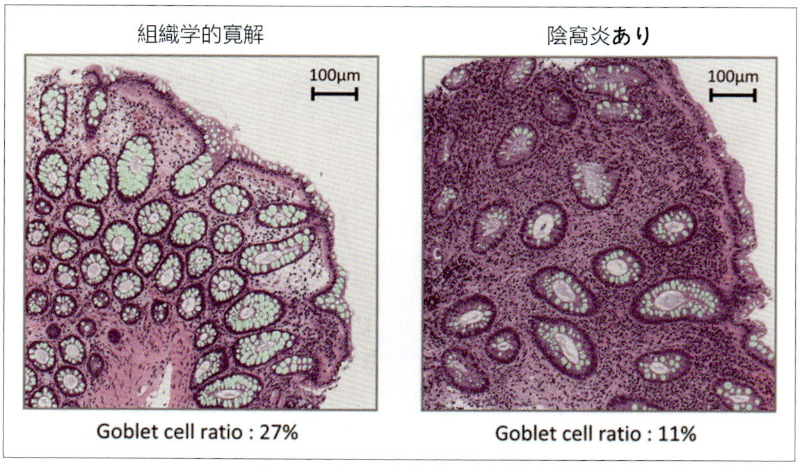

图7 通过卷积神经网络（CNN）模型实现对杯状细胞黏液量的自动定量分析
CNN：convolutional neural network.

基于数字病理 AI 的组织学缓解评估

为了对病理组织图像进行更加准确且具有可重复性的评分与定量，近年来人们对机器学习方法的关注不断上升。PICaSSO（Paddington international virtual chromoendoscopy score）研究组利用卷积神经网络（CNN）检测数字病理图像中的中性粒细胞诊断组织学缓解状态，灵敏度 78%，特异度 1.7%，准确率 86%。Ohara 等人则开发出一种 CNN 模型，用于对 UC 患者组织中的杯状细胞黏液进行定量评估（图 7）。该模型可自动识别活检样本中的杯状细胞黏液与上皮细胞，并计算二者的面积比例。研究结果显示，杯状细胞黏液面积比例的定量测定有望成为预测未来临床复发风险的重要标志物。

结语

近年来，人工智能在炎症性肠疾病的内镜检查与病理组织学评估中已成为备受关注的焦点。然而，AI 技术目前尚未广泛应用于实际临床工作。可以预见的是，在不久的将来，AI 有望成为改善炎症性肠疾病诊疗流程的重要辅助工具。

文献

[1] Maeda Y, Kudo SE, Mori Y, et al. Fully automated diagnostic system with artificial intelligence using endocytoscopy to identify the presence of histologic inflammation associated with ulcerative colitis (with video). Gastrointest Endosc 89: 408–415, 2019.
[2] Maeda Y, Kudo SE, Ogata N, et al. Evaluation in real-time use of artificial intelligence during colonoscopy to predict relapse of ulcerative colitis: a prospective study. Gastrointest Endosc 95: 747–756, e2, 2022.
[3] Omori T, Yamamoto T, Murasugi S, et al. Comparison of endoscopic and artificial intelligence diagnoses for predicting the histological healing of ulcerative colitis in a real-world clinical setting. Crohns Colitis 360 6: otae005, 2024.
[4] Kuroki T, Maeda Y, Kudo SE, et al. A novel artificial intelligence-assisted "vascular-healing" diagnosis for prediction of future clinical relapse in patients with ulcerative colitis: a prospective cohort study. Gastrointest Endosc 100: 97–108, 2024.
[5] Ogata N, Maeda Y, Misawa M, et al. Artificial intelligence-assisted video colonoscopy for disease monitoring of ulcerative colitis: a prospective study (with video). J Crohns Colitis 2024 doi: 10.1093/ecco-jcc/jjae080［Epub ahead of print］.

[6] Takenaka K, Fuj Ⅱ T, Kawamoto A, et al. Deep neural network for video colonoscopy of ulcerative colitis: a cross-sectional study. Lancet Gastroenterol Hepatol 7: 230–237, 2022.

[7] Takabayashi K, Kobayashi T, Matsuoka K, et al. Artificial intelligence quantifying endoscopic severity of ulcerative colitis in gradation scale. Dig Endosc 36: 582–590, 2024.

[8] Iacucci M, Maeda Y, Ghosh S. A baby step or a real giant stride: histomic enabled by artificial intelligence to predict treatment response in pediatric patients with ulcerative colitis. Gastroenterology 166: 730–732, 2024.

[9] Gui X, Bazarova A, Del Amor R, et al. PICaSSO Histologic Remission Index (PHRI) in ulcerative colitis: development of a novel simplified histological score for monitoring mucosal healing and predicting clinical outcomes and its applicability in an artificial intelligence system. Gut 71: 889–898, 2022.

[10] Ohara J, Nemoto T, Maeda Y, et al. Deep learning–based automated quantification of goblet cell mucus using histological images as a predictor of clinical relapse of ulcerative colitis with endoscopic remission. J Gastroenterol 57: 962–970, 2022.

炎症性肠疾病诊断与活动性评估的新进展

图像增强内镜的应用

内山和彦 [1]
髙木智久
内藤裕二 [2]

关键词 图像增强内镜 溃疡性结肠炎 复发 组织学活动性 黏膜愈合评估

[1] 京都府立医科大学消化器内科学
〒602-8566 京都市上京区河原町通広小路上る梶井町 465
E-mail : k-uchi@koto.kpu-m.ac.jp
[2] 同 生体免疫栄養学

前言

溃疡性结肠炎（ulcerative colitis，UC）的治疗目标是实现黏膜愈合。众所周知，实现黏膜愈合不仅有助于降低手术率，也有助于维持长期缓解。目前，对 UC 黏膜愈合的评估主要采用常规白光内镜下的 Mayo 内镜评分（Mayo endoscopic subscore，MES），并已经得到了全球范围内推广。然而，已有研究明确指出，即使是在被判定为 MES 0，即黏膜愈合的 UC 患者中，仍有相当比例的患者在后续病程中出现复发。因此，采用传统 MES 诊断方法难以准确判断是否达到了完全黏膜愈合状态。在此背景下，近年来随着图像增强内镜（image enhanced endoscopy，IEE）技术的不断发展，出现了诸多尝试利用 IEE 技术对 UC 患者黏膜状态进行评估的新方法。目前，IEE 的分类如图 1 所示。其中，用于 UC 黏膜诊断的技术包括：LCI（linked color imaging）、RDI（red dichromatic imaging）、结构色彩增强成像（texture and color enhancement imaging，TXI）、窄带成像（narrow band imaging，NBI）、i-Scan 以及自体荧光成像（autofluorescence imaging，AFI）等。本文将按照各技术在 UC 黏膜炎症评估相关研究中的使用频次，对其有效性展开探讨，介绍该领域的最新研究进展。

NBI（narrow band imaging）

NBI 是一种利用易被血红蛋白吸收的两种窄带波长［蓝光：(415 ± 30) nm/绿光：(540 ± 30) nm］进行成像的图像增强系统。该技术可增强对黏膜表层毛细血管和微结构的可视化，已广泛应用于口咽、下咽、食管、胃和大肠早期癌的诊断。近年来有研究指出，NBI 也适用于 UC 黏膜愈合的诊断。这是因为，在黏膜损伤后的愈合过程中，黏膜血管会经历再生和重构。至今，已有报道表明可通过 NBI 放大观察来评估组织学活动性，进行直肠黏膜放大观察，以及观察 Peyer 氏斑等，以此预测 UC 缓解期患者的临床复发风险。NBI 在 UC 病情及临床病程管理中的实用性正日益受到重视。不过，由于 UC 在大肠中呈连续性、弥漫性病变，其典型特征也给 NBI 放大观察带来了新的挑战。例如，局灶性病变的 NBI 观察结果能否代表整体病变状况，仍需进一步探讨。近来，一项针对 124 例 UC 患者的研究报告中，研究者利用白光成像（white light image，WLI）与 NBI 分别观察大肠各部位黏膜，并评估组织学活动性与临床病程。该研究将 NBI 观察下的血管图谱分为 clear（清晰）、obscure（模糊）、absent（不可见）三类（图 2a～c），并与传统 MES 分级进行比较。在该研究队列中，MES 0 和 1 的复发率分别为 31.4%，MES 2 为 66.7%，MES 3 为 82.8%；而按照 NBI 观察下的血管图谱

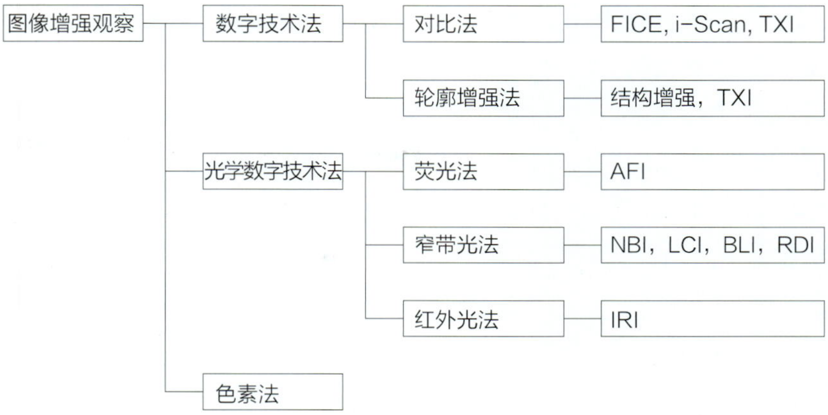

图1 IEE 技术的分类

AFI：autofluorescence imaging，BLI：blue laser imaging，FICE：flexible spectral imaging color enhancement，IRI：infra-red imaging，LCI：linked color imaging，NBI：narrow band imaging，RDI：red dichromatic imaging，TXI：texture and color enhancement imaging.

（改编自田尻久雄，他．内視鏡観察法の分類と定義．Gastroenterol Endosc 51：1677–1685, 2009）

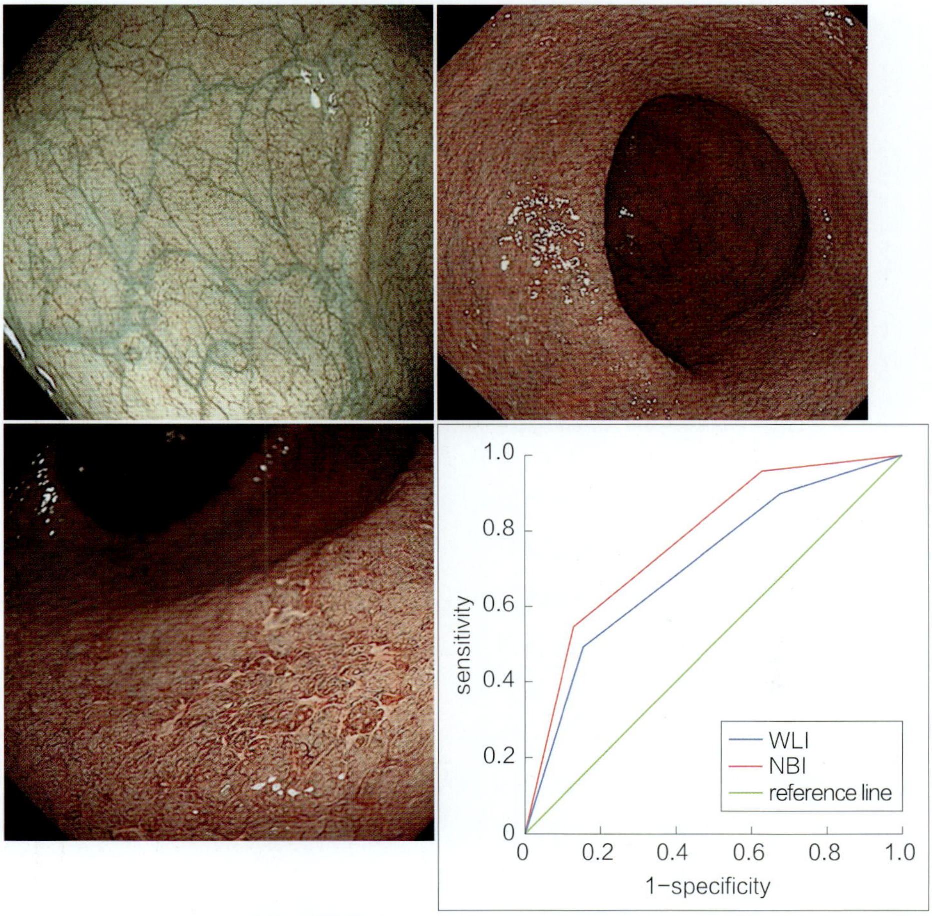

图2 利用 NBI 评估黏膜愈合

a～c NBI 类型。a 血管透见度清晰（clear）。b 血管透见度模糊（obscure）。c 血管透见度不可见（absent）。

d. NBI 与 WLI 在 UC 复发预测中的诊断准确率比较。

（改编自 He T, et al. Predicting histological healing and recurrence in ulcerative colitis by assessing mucosal vascular pattern under narrow-band imaging endoscopy. Front Med (Lausanne) 9：869981, 2022）

分型，clear、obscure、absent 三组的复发率分别为 27.0%、64.9%、93.3%。由此可见，在复发预测方面，NBI 观察在灵敏度与特异度上均优于白光下以 MES 为基础的传统诊断方式（图 2d）。此外，利用 Nancy 指数评估的组织学活动性与 NBI 观察所得黏膜表现的相关性（r=0.500）显著高于与 MES 评分的相关性（r=0.383）。NBI 结合放大观察的方式，可进一步提高对 UC 黏膜状态的分辨力和把握程度。近年来，除炎症相关癌变的监测外，也有诸多文献报道 NBI 在识别黏膜炎症方面的作用，尤其是在反映组织学活动性方面，其在 UC 病情评估中的价值日益受到重视。

LCI（linked color imaging）

BLI（blue laser imaging）是一种强化显示黏膜表层微细血管与表面结构变化的图像增强系统，而 LCI（linked color imaging）则是在 BLI-bright 的照明基础上，叠加 410nm 短波长的窄带光，此波长光易被血红蛋白吸收，从而在保持整体亮度的同时增强红色调的对比，提升对发红区域的检测能力。消化道正常黏膜的色调主要集中在红色光谱的狭窄范围内，而 LCI 系统通过增强红色调的识别，使偏红区域更红、褪色区域更白，因此有助于突出黏膜轻微的红变，提升病变区域识别的灵敏度。LCI 在 UC 中的应用价值已通过一项针对临床缓解期 UC 患者 52 例、193 个区域的研究得到验证，结果显示其与疾病复发预测及组织学活动性具有相关性。该研究根据 LCI 下黏膜发红情况及背景血管透见程度，将 UC 的黏膜分为三型：LCI-A、LCI-B、LCI-C（LCI 分型，图 3a）。其中，被评定为 LCI-A（无发红）的患者在观察期内均未出现复发；LCI-B 与 LCI-C 型的复发率分别为 35.7% 与 64.3%。该分型与 UC 复发率之间存在统计学显著差异（log-rank test，P=0.001，图 3b），其在预测能力上也优于相同队列中使用 MES 评分的预测效果（图 3b、c）。此外，利用 Matts grade 评估组织学活动性时，LCI 分型与之亦表现出显著相关性（P<0.001，图 3d）。LCI 对于 MES 0 患者的临床复发预测能力也在后续研究中得到证实，尤其是那些在 LCI 与白光下均未见发红的患者，几乎未见复发。最近一项涵盖 92 例临床缓解期 UC 患者的多中心前瞻性研究也证实，通过以下 3 项 LCI 观察指标：大肠黏膜 LCI 分型、直肠发红区域及淋巴滤泡观察，可实现更精准评估。研究指出，这些指标在 MES 0 与 MES 1 组之间具有显著差异，并且在组织学活动性评分（geboes histopathological score）中，与 LCI 分型及发红区域存在显著相关性。综上，LCI 在 UC 大肠黏膜的评估中，不仅对组织学活动性及复发的预测效果优于 MES 评分，作为目前在 UC 中研究最为充分的 IEE 技术之一，其临床应用及进一步验证研究备受期待。

AFI（autofluorescence imaging）

AFI（autofluorescence imaging）是一种图像增强系统，通过照射波长为 442nm 的蓝光（激发光），激发消化道组织释放波长范围在 500 ~ 630nm 的自体荧光，并根据荧光信号强度将其转换为绿色在监视器上显示。该方法利用组织中内源性荧光物质（主要为Ⅰ型胶原）激发所产生的自体荧光。由于荧光强度受荧光成分、组织结构及上皮通透性等多种体内因素影响。因此，AFI 内镜检查在区分肿瘤与非肿瘤病变、评估组织或病理性炎症的严重程度方面具有潜在应用价值。AFI 图像中荧光信号减弱的主要机制被认为包括以下三点：①黏膜下层胶原含量减少；②到达黏膜下层的激发光能量降低；③从黏膜下层发出的荧光信号在传导至 CCD 感应器过程中进一步减弱。当病灶存在上述异常时，AFI 图像的色调将从绿色逐渐转变为红色。利用此特性进行 UC 黏膜评估的研究也已相继发表。Osada 等人评估了 UC 患者共 286 个部位的 572 张内镜图像中 AFI 的红、绿、蓝 3 种色素成分与白光观察下所见之间的相关性，发现 AFI 中绿色成分的减少与 MES 评分所评估的黏膜严重程度具有良好相关性（图 4a）。此外，MorⅡchi 等人提出一种以绿色自体荧光信号的逆伽马值与红色反射光信号的逆伽马值之比定义的荧光指数（F index），可实现 AFI 信号强度的定量化，并证实该指标能以较高精度预测 Matts 分级所定义的组织学严重程度（图 4b，AFI 的准确率为 84.7%，显著高于传统内镜评估的 78.5%，P<0.01）。综上，AFI

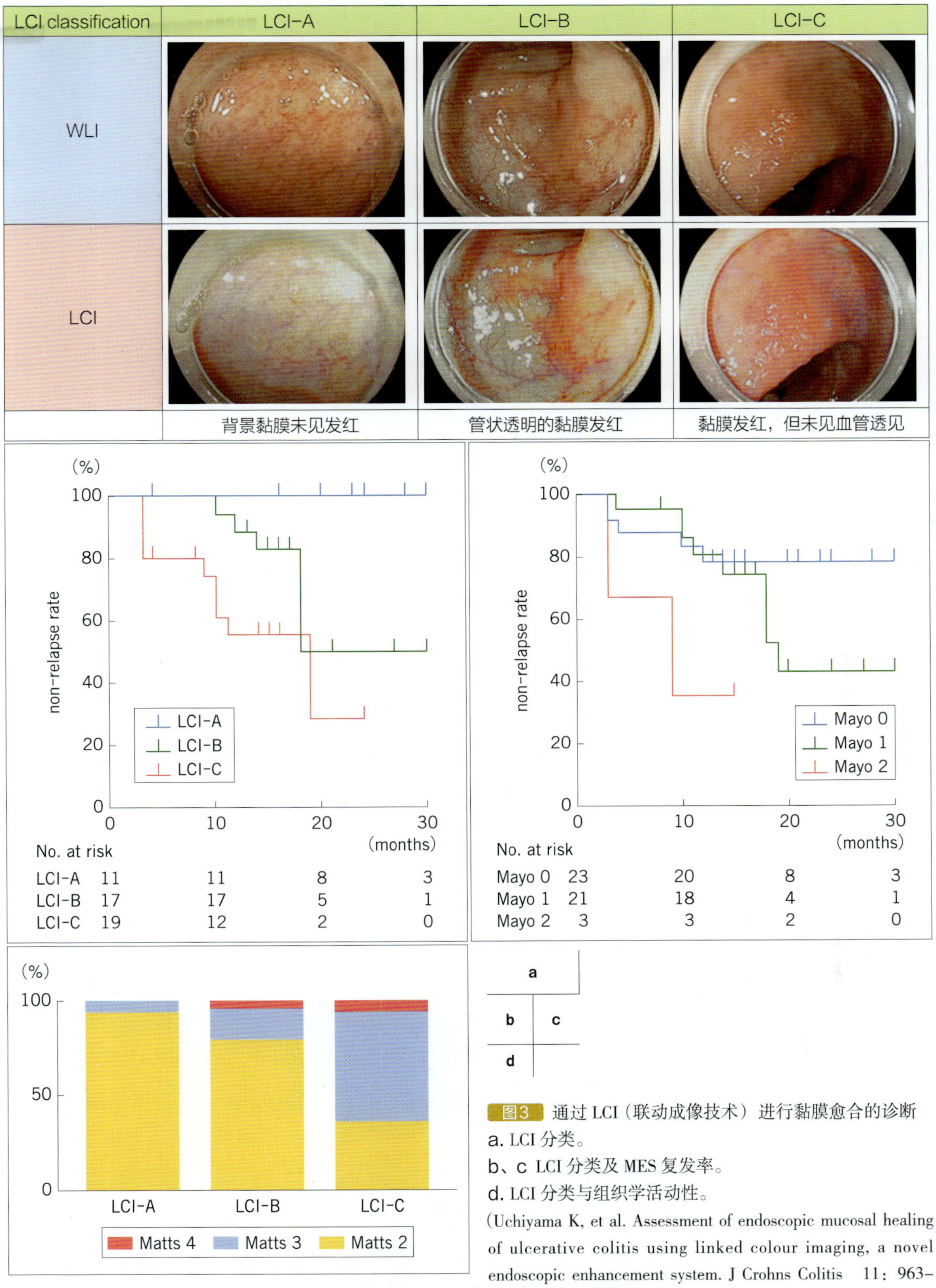

图3 通过 LCI（联动成像技术）进行黏膜愈合的诊断

a. LCI 分类。

b、c LCI 分类及 MES 复发率。

d. LCI 分类与组织学活动性。

（Uchiyama K, et al. Assessment of endoscopic mucosal healing of ulcerative colitis using linked colour imaging, a novel endoscopic enhancement system. J Crohns Colitis 11：963–969, 2017 より改変して転載）

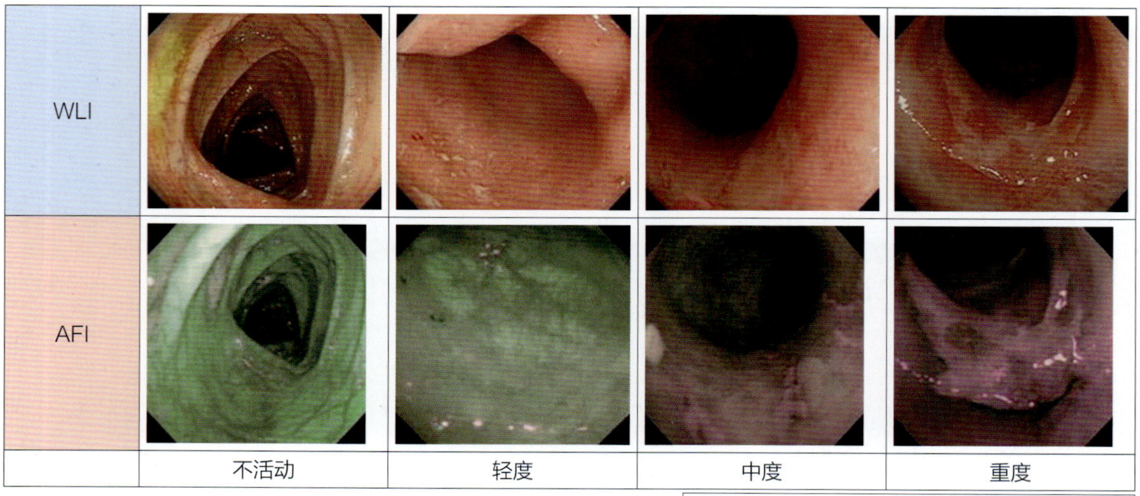

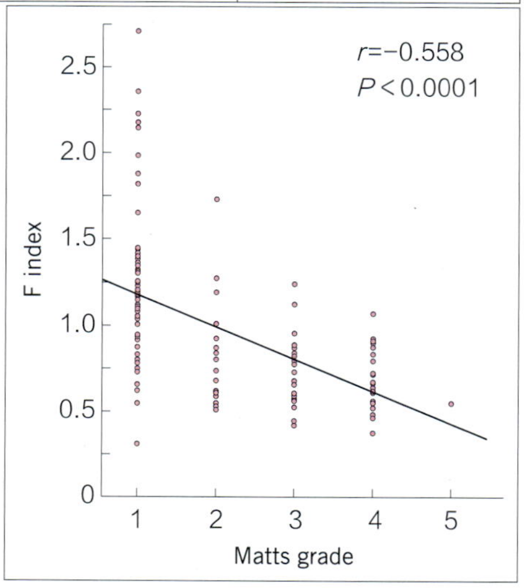

图4 AFI 在黏膜愈合诊断中的应用

a. AFI 分型图像。

b. F index 与组织学活动性的相关性分析。

（改编自 a：Osada T,et al. Autofluorescence imaging endoscopy for identification and assessment of inflammatory ulcerative colitis. World J Gastroenterol 17：5110–5116, 2011/b：Mor Ⅱ chi K, et al. Quantification of autofluorescence imaging can accurately and objectively assess the severity of ulcerative colitis. Int J Colorectal Dis 30：1639–1643, 2015）

具有操作简便、可通过图像分析软件对色调变化进行定量处理的优势。然而，其局限性也不容忽视，例如：难以区分病理性炎症与溃疡瘢痕；AFI 信号的强度易受肠腔扩张程度、观察角度等因素影响。

RDI（red dichromatic imaging）

RDI（red dichromatic imaging，设备上市后正式名称为 RDI）是一项基于 3 种特定波长（540nm、600nm、630nm）构建的新型图像增强技术。其中，600nm 与 630nm 波段的光线尤其适用于识别黏膜下血管与出血点。因此，RDI 有望成为溃疡性结肠炎（UC）患者中深层血管检测的有力工具。通常在溃疡性结肠炎（UC）患者中，黏膜血管在病情为轻度至中度以上时，仅能部分识别。然而，通过 RDI 观察，即使在白光成像下无法完整显示血管结构，也能检测到深层血管。因此，RDI 通过靶向观察深部血管图谱，可用于识别病情处于轻度至中度的 UC 患者。RDI 成像中，表浅与深层血管呈现出不同色调，根据血管的图案与可视性，将观察结果分为 1～4 分的评分系统（图 5a）。在一项包含 43 例处于临床缓解期的 UC 患者的研究中，RDI 评分与后续病情发展密切相关。具体而言，RDI 评分为 1 的患者在随访期间未发生复发；而随着评分升高，复发风险显著增加（log-rank test，P=0.002，图 5b）。综上所述，RDI 可通过同时观察黏膜表层与深层的血管图谱，对 UC 的病理状态进行更为深入的评估。血管图谱作为观测指标，有望用于诊断“高度黏膜愈合”状态。这是一项具有广阔应用前景的图像增强技术。

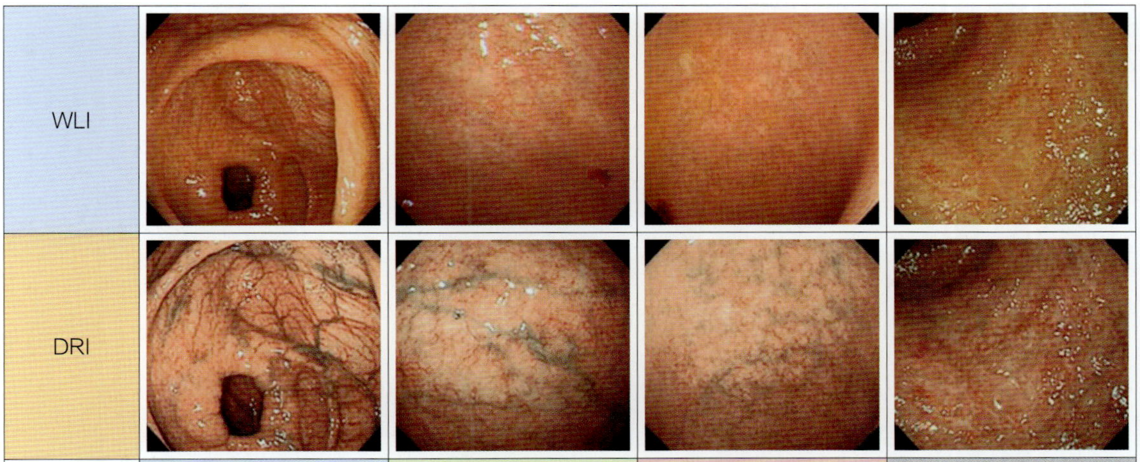

	DRI 1	DRI 2	DRI 3	DRI 4
	表浅血管（棕色）与深层血管（绿色）均保留，血管图案正常	棕色血管呈斑片状或完全消失，绿色血管结构出现重组	绿色血管呈斑片状消失	绿色血管完全消失

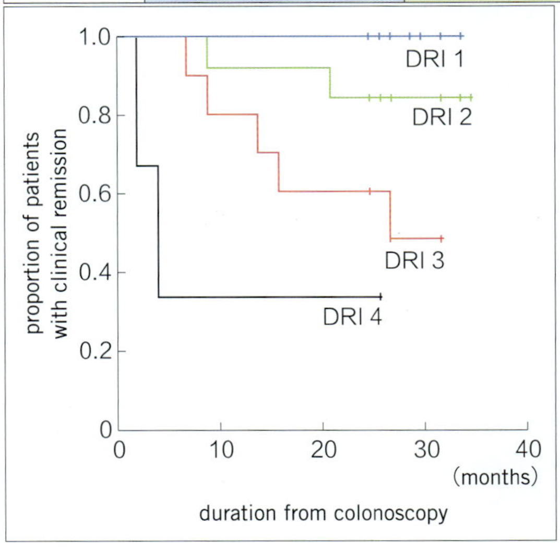

图5 基于 DRI 的黏膜愈合评估

a. DRI 分型。

b. DRI 分型与临床复发率的关系。

（改编自 Naganuma M, et al. Evaluation of the severity of ulcerative colitis using endoscopic dual red imaging targeting deep vessels. Endosc Int Open 5：E76–82, 2017）

TXI (texture and color enhancement imaging)

TXI 是一种基于白光观察图像信息，在实时状态下优化图像的增强系统。其图像增强由 3 项要素构成：“纹理增强”“色调增强”与“亮度补偿”。其中，仅应用“纹理增强”与“亮度补偿”的图像称为 TXI 模式 2；在此基础上叠加“色调增强”的图像为 TXI 模式 1。迄今为止，已有多个研究报道了 TXI 在提高可视性和色差方面的诊断能力，适用于大肠癌、胃癌、胃炎、Barrett 食管、咽喉癌与食管癌等疾病。在溃疡性结肠炎（UC）方面，一项针对 146 例缓解期 UC 患者的回顾性研究报告了 TXI 在预测病情复发中的应用价值。Hayashi 等人使用 TXI 模式 1 评估大肠黏膜的发红程度，并根据血管可视性将其分为 3 个等级，即 TXI 评分 0 ~ 2（图 6a）。其中，TXI 评分 2 的患者在 1 年后出现复发的比例显著低于评分为 0 或 1 的患者（log-rank test，$P<0.01$，图 6b）。在组织学活动性评估方面，该研究使用 Matts 分级。当以 Matts 分级 ≤ 2 作为组织学缓解的判定标准时，不同 TXI 评分（0，1，2）下的组织学缓解率分别为：95.2%，67.8%，40.0%；三组间存在显著统计学差异（$P<0.01$，图 6c）。TXI 在 UC 黏膜评估中的一大特点是其对大肠黏膜发红区域的增强能力与 LCI 相似，使观察者能够识别极为微小的黏膜发红。与 LCI 一样，TXI 作为一种能可视化轻微黏膜发红的系统，其揭示的微小发红区域在 UC 的病理状态与临床进程中

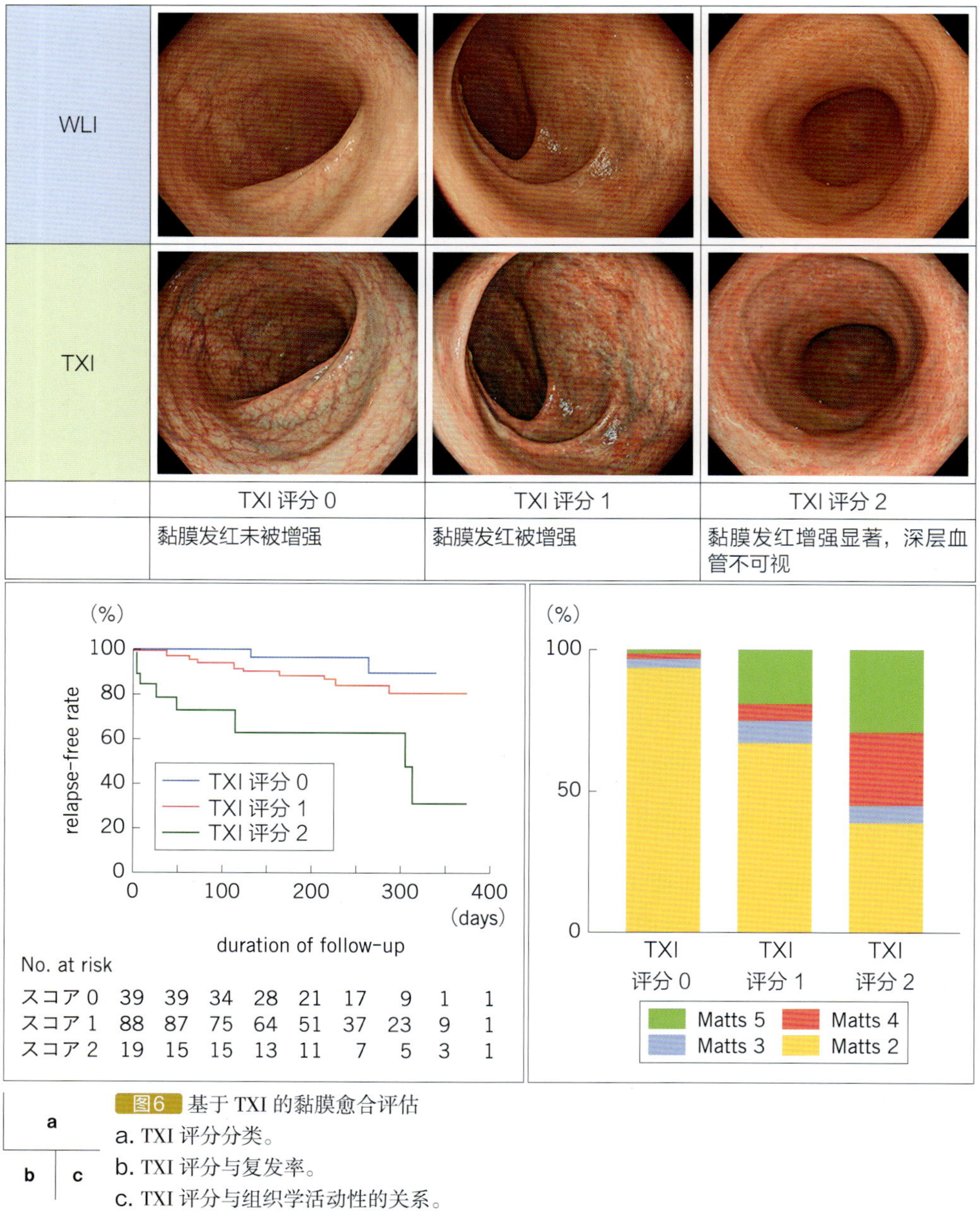

图6 基于 TXI 的黏膜愈合评估

a. TXI 评分分类。

b. TXI 评分与复发率。

c. TXI 评分与组织学活动性的关系。

（改编自 Hayashi Y, et al. Usefulness of texture and color enhancement imaging in assessing mucosal healing in patients with ulcerative colitis. Gastrointest Endosc 97：759–766, e1, 2023）

可能具有重要意义，这一发现颇具研究价值。

i-Scan

i-Scan 是一种图像增强功能系统，由以下 3 种图像处理技术组成：SE（structure enhancement）结构增强（通过边缘识别增强结构可视性）、CE（contrast enhancement）对比度增强（突出低亮度区域）、TE（tone enhancement）色调增强（通过调整图像）的 RGB 色彩成分的组合来增强图像。其中，TE 技术能够将普通图像分解为独立的 RGB 色彩通道，并对每个分量进行独立变换与重组，从而放大特定结构的色调差异，并根据观察需求调整目标器官与目标色调。i-Scan 系统中有多种 TE 观测模式可供选择，包括：TE-e（食管模式）、TE-g（胃模式）、TE-c（大肠模式）、TE-b（血管增强）、TE-r（红色区域增强）和 TE-d（褐色区域增强）。在这些模式中，有研究采用 TE-c 模式对 UC 患者的黏膜进行评估。Honzawa 等人针对 52 例缓解期与活动期 UC 患者，采用 TE-c 图像模式，对图像中 HSV 色彩空间（色相，饱和度，亮度）中

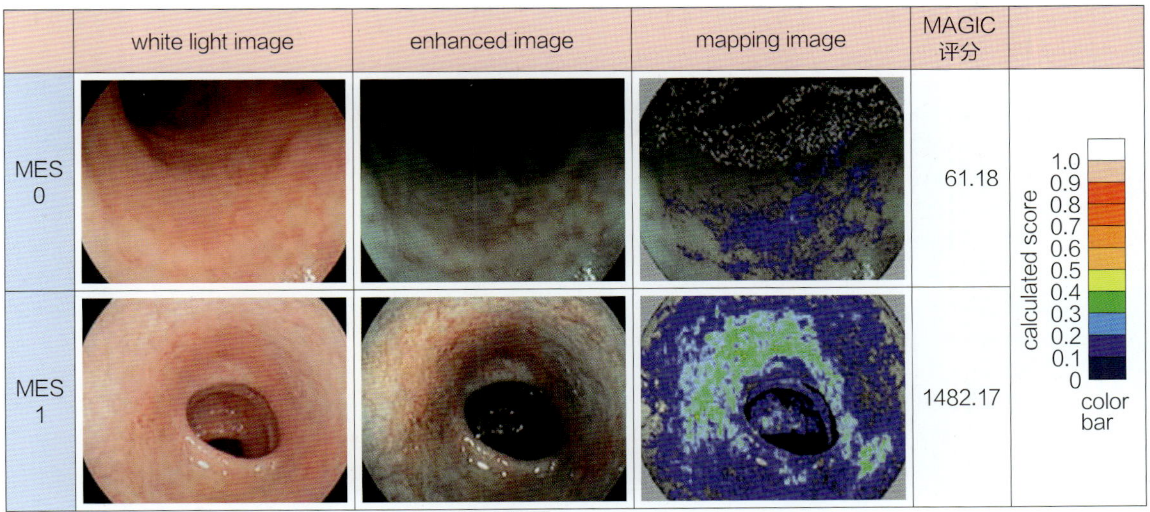

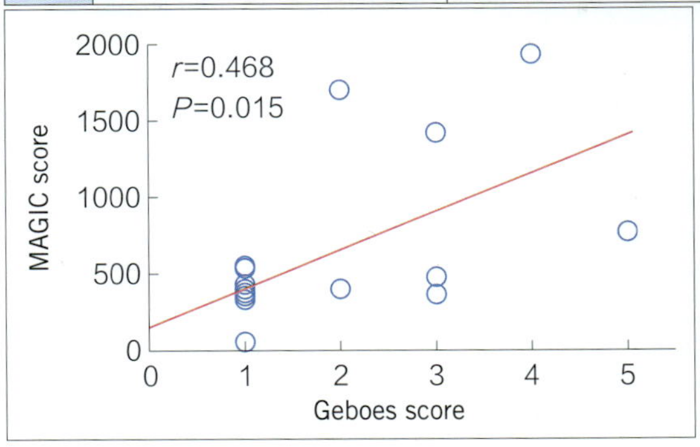

a
b

图7 i-Scan 在 UC 黏膜愈合评估中的应用

a. i-Scan 图像及 MAGIC 评分。

b. MAGIC 评分与组织学活动性相关性。

（改编自 Honzawa Y, H, et al. A novel endoscopic imaging system for quantitative evaluation of colonic mucosal inflammation in patients with quiescent ulcerative colitis. Endosc Int Open 8: E41-49, 2020）

每个像素与基准值的偏差进行分析，以定量评估整幅图像的炎症程度。研究团队将所有像素的定量偏差值平均后，定义为 MAGIC 评分（mucosal analysis of inflammatory gravity by i-Scan TE-c image）（图 7a）。并探讨 MAGIC 评分与 MES 及组织学活动性（Geboes histopathological score）之间的相关性。结果显示，在 MES 1 组中，MAGIC 评分显著高于 MES 0 组（分别为 779.8 ± 488.4 vs 487.2 ± 378.2，P=0.01），并与组织学活动性之间存在显著相关性（r=0.468，P=0.015，图 7b）。上述 i-Scan 用于 UC 黏膜评估的方法可在不进行活检的前提下，根据组织学活动性对 MES 0 与 MES ≤ 1 的患者进行分层，因此可谓是一种以面为单位对 UC 黏膜状态进行定量评估的创新性手段。在此基础上，进一步开发从 i-Scan 图像的像素值中提取红色通道（red channel）信号，并结合内镜图像的图案识别技术，构建出称为 RD 评分（red density score）的算法体系。RD 评分是一种可在实时状态下对黏膜发红程度进行数值化的新技术，研究已证实其与组织学活动性评分（robarts histological index）高度相关。这意味着，UC 的组织学活动性可以通过对黏膜面的整体状态进行评价而非局部组织采样来实现，未来有望成为 UC 内镜诊断的又一重要发展方向。

结语

利用图像增强内镜（IEE）技术对溃疡性结肠炎（UC）进行黏膜愈合评估，已较传统方法更为精细化，具备成为次世代黏膜愈合诊断手段的潜力。通过内镜实现的 UC 黏膜愈合评估，不仅有助于治疗策略的制订，也在临床预后判断中占据重要地位。未来，随着 IEE 技术的多机构验证研究不断推进、相关病例积累不断增加，其在 UC 精细化黏膜评估中的临床应用将有望进一步深化与扩展。

文献

[1] Nardone OM, Iacucci M, Villanacci V, et al. Real-world use of endoscopic and histological indices in ulcerative colitis: results of a global survey. United European Gastroenterol J 11: 514-519, 2023.

[2] 田尻久雄，丹羽寛文. 内視鏡観察法の分類と定義. Gastroenterol Endosc 51: 1677-1685, 2009.

[3] Esaki M, Kubokura N, Kudo T, et al. Endoscopic findings under narrow band imaging colonoscopy in ulcerative colitis. Dig Endosc

23 (Suppl 1) : 140–142, 2011.
[4] Isomoto H, Uehara R, Hayashi T, et al. Magnifying endoscopic findings can predict clinical outcome during long-term follow-up of more than 12 months in patients with ulcerative colitis. Gastroenterol Res Pract 2013: 671576, 2013.
[5] Sasanuma S, Ohtsuka K, Kudo SE, et al. Narrow band imaging efficiency in evaluation of mucosal healing/relapse of ulcerative colitis. Endosc Int Open 6: E518–523, 2018.
[6] Hiyama S, Ⅱ jima H, Kawai S, et al. Narrow-band imaging with magnifying endoscopy for Peyer's patches is useful in predicting the recurrence of remissive patients with ulcerative colitis. Intest Res 14: 314–321, 2016.
[7] He T, Zong L, Pan P, et al. Predicting histological healing and recurrence in ulcerative colitis by assessing mucosal vascular pattern under narrow-band imaging endoscopy. Front Med (Lausanne) 9: 869981, 2022.
[8] Uchiyama K, Takagi T, Kashiwagi S, et al. Assessment of endoscopic mucosal healing of ulcerative colitis using linked colour imaging, a novel endoscopic enhancement system. J Crohns Colitis 11: 963–969, 2017.
[9] Takagi T, Uchiyama K, Kajiwara-Kubota M, et al. The efficacy of linked color imaging for the endoscopic diagnosis of mucosal healing in quiescent ulcerative colitis. J Gastroenterol Hepatol 36: 2448–2454, 2021.
[10] Matsumoto K, Oka S, Tanaka S, et al. Clinical usefulness of linked color imaging for evaluation of endoscopic activity and prediction of relapse in ulcerative colitis. Int J Colorectal Dis 36: 1053–1061, 2021.
[11] Saito D, Hirai F, Uchiyama K, et al. A new endoscopic scoring system corresponding to histological healing using linked color imaging in ulcerative colitis: the SOUL study. Endosc Int Open 11: E504–512, 2023.
[12] Osada T, Arakawa A, Sakamoto N, et al. Autofluorescence imaging endoscopy for identification and assessment of inflammatory ulcerative colitis. World J Gastroenterol 17: 5110–5116, 2011.
[13] Mor Ⅱ chi K, Fujiya M, Ijiri M, et al. Quantification of autofluorescence imaging can accurately and objectively assess the severity of ulcerative colitis. Int J Colorectal Dis 30: 1639–1643, 2015.
[14] Naganuma M, Yahagi N, Bessho R, et al. Evaluation of the severity of ulcerative colitis using endoscopic dual red imaging targeting deep vessels. Endosc Int Open 5: E76–82, 2017.
[15] Hayashi Y, Takabayashi K, Kato M, et al. Usefulness of texture and color enhancement imaging in assessing mucosal healing in patients with ulcerative colitis. Gastrointest Endosc 97: 759–766, e1, 2023.
[16] Honzawa Y, Matsuura M, Higuchi H, et al. A novel endoscopic imaging system for quantitative evaluation of colonic mucosal inflammation in patients with quiescent ulcerative colitis. Endosc Int Open 8: E41–49, 2020.
[17] Bossuyt P, Nakase H, Vermeire S, et al. Automatic, computer-aided determination of endoscopic and histological inflammation in patients with mild to moderate ulcerative colitis based on red density. Gut 69: 1778–1786, 2020.

炎症性肠疾病的新型内镜治疗尝试

针对溃疡性结肠炎术后难治性盆腔脓肿的内镜开窗术

田中秀典[1]
竹原悠大
森元晋
谷野文昭
山本紀子
上垣内由季
壷井章克
山下賢
檜山雄一
瀧川英彦
卜部祐司
岡志郎

关键词 盆腔脓肿 回肠袋肛门吻合术 内镜开窗术 内镜下窦道切开术 溃疡性结肠炎

[1] 広島大学病院消化器内科 〒734-8551 広島市南区霞 1 丁目 2-3
E-mail : hitanaka@hiroshima-u.ac.jp

前言

溃疡性结肠炎（ulcerative colitis，UC）的标准外科手术方式为回肠袋肛管吻合术（ileal pouch-anal anastomosis，IPAA），尽管该手术能在一定程度上改善患者症状，但术后仍会发生吻合口瘘、盆腔脓肿、肛门部狭窄以及难治性瘘管等多种并发症。针对这些并发症，临床上常实施挽救性手术（salvage surgery），然而术后回肠袋保留率为50%～97%、回肠袋功能保留率为48%～93%，治疗效果并不令人满意，不少患者最终不得不接受永久性人工肛门造口。近年来，临床上逐渐尝试应用内镜微创技术来治疗盆腔脓肿。本文将对这一治疗技术及其疗效进行综述。

针对盆腔脓肿的内镜开窗术

针对 IPAA 术后出现的难治性盆腔脓肿，传统治疗通常包括瘘管缝合、脓肿引流、再次行 IPAA 等二次手术。但不少病例因疗效不佳或复发，最终仍需接受永久性人工肛门造口术。Lan 等人提出了一种名为内镜开窗术（又称内镜下窦道切开术；endoscopic sinusotomy，ESi）的治疗方法（**图 1**），具体为：利用内镜黏膜下剥离术（endoscopic submucosal dissection，ESD）所使用的刀具，扩大与脓肿相通的瘘道，将脓肿腔与肠腔隔开的回肠袋肠壁切开，从而开放脓肿腔，使之与回肠袋腔体融合。为防止出血或切开部位再度闭合，可使用金属夹夹闭切开部位，同时根据需要喷洒 50% 葡萄糖溶液（± 多西环素），以促进纤维化形成。将 ESi 与传统再手术的疗效进行比较（ESi 组 141 例，再手术组 85 例），结果发现两组在完全治愈率方面存在差异：ESi 组 51.1%，再手术组 94.1%。然而，两组在术后复发率（ESi 组 22.7%，再手术组 32.9%，P=0.15）、再次（再再次）手术率（ESi 组 24.1%，再手术组 21.2%，P=0.70）以及术后无复发/无手术生存期之间比较无统计学差异。此外，就治疗相关的主要并发症而言，ESi 组主要为出血（1.8%）与穿孔（0.5%），而再手术组则为肠梗阻（15.3%）、切口感染（12.9%）、出血/血肿（11.8%）、腹腔/盆腔脓肿（10.6%）。总的来说，ESi 组的并发症发生率显著低于再手术组（2.5% vs 43.5%，P<0.0001）。

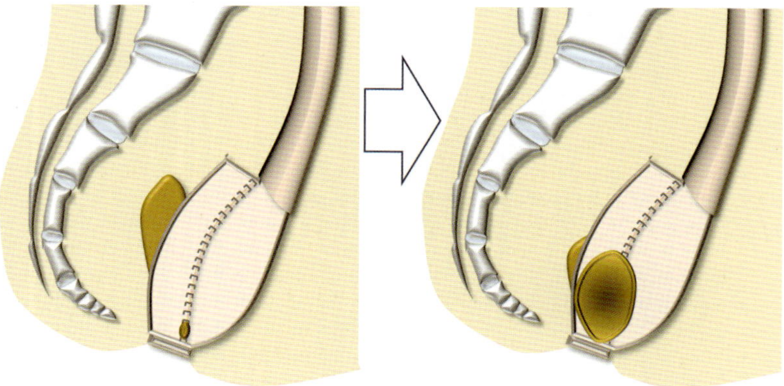

图1 内镜开窗术的操作方案

目前关于 ESi 疗效的研究仍主要局限于上述单中心研究。尽管从长期疗效来看，ESi 并未明显优于再手术治疗，但由于其微创、并发症少的特点，ESi 可作为盆腔脓肿治疗的优选方案。同时，对于复发病例，也可考虑反复实施 ESi，从而有望避免再手术及永久性人工肛门造口术。

病例

［病例 1］ 20 多岁，男性。

因糖皮质激素抵抗型全结肠型溃疡性结肠炎行回肠袋肛管吻合术（IPAA），术后第 10 个月接受人工肛门闭合术，之后发现与回肠袋通过瘘管相通的盆腔脓肿（图 2）。此后 17 个月内，先后接受了 CT 引导下引流术、人工肛门再造术、内镜下夹闭术及经肛门脓肿切开引流术，但瘘管始终未能闭合，盆腔脓肿亦未愈合，最终施行内镜开窗术（图 3）。在内镜直视下确认瘘管部位后，通过加注造影剂（Gastrografin）明确回肠袋与脓肿腔相通。随后使用 Olympus 公司生产的针状刀切开瘘管开口后，使用 IT-knife nano® （Olympus 公司生产）逐渐切开瘘管边缘，逐步扩大形成钵状通道；接着使用圈套器将边缘黏膜切除，以尽可能开放脓肿腔并与回肠袋融合。最后，为预防再次闭合，在黏膜切开部位局部注射曲安奈德（Triamcinolone）。术后 9 个月，开放的脓肿腔出现瘢痕形成及上皮化，盆腔脓肿无复发表现。

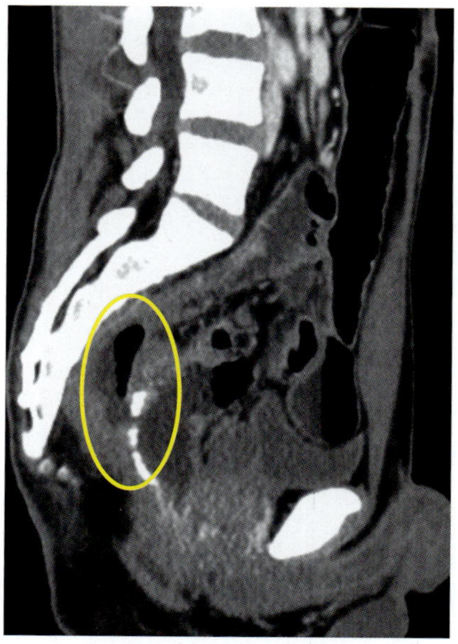

图2 ［病例 1］CT 矢状位图像。图中以黄色圆圈标示出与回肠袋相通的盆腔脓肿部位

结语

对于回肠袋肛门吻合术（IPAA）术后发生的难治性盆腔脓肿，内镜开窗术作为一种具有潜在治疗效果的微创治疗手段，有望避免再次手术或永久性人工肛门造口术。然而，截至目前，尚缺乏中长期随访数据以评估其持久疗效，因此该术式仍未被广泛应用。期待今后通过进一步优化手术操作方式并积累更多临床证据，使之作为一种行之有效的治疗选择得以推广与普及。

文献

[1] 池内浩基，内野基，松岡宏樹，他．潰瘍性大腸炎術後の長期予後．日消誌 106: 989–995, 2009.

[2] 荒木俊光，三木誓雄，吉山繁幸，他．潰瘍性大腸炎術後の pouch related complication と salvage 手術の成績．日本大腸肛門病会誌 61: 16–21, 2008.

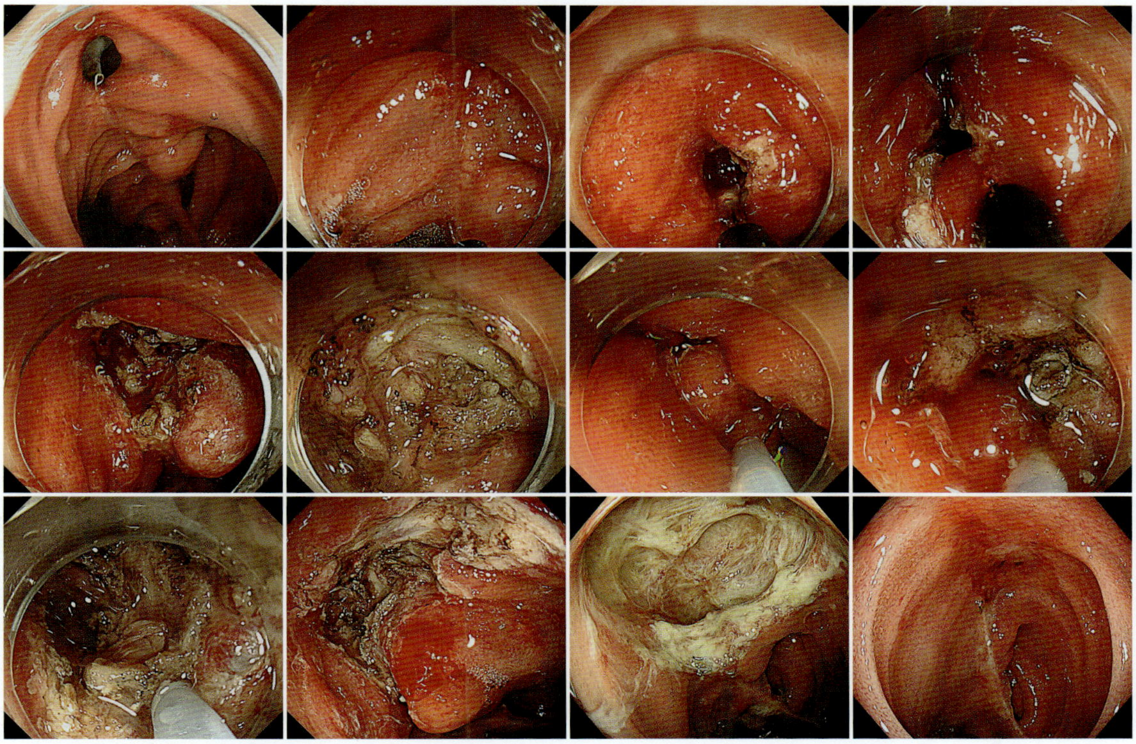

a	b	c	d
e	f	g	h
i	j	k	l

图3 ［病例1］内镜开窗术过程
a. 可见与脓肿腔相通的瘘孔。
b. 使用针状刀（Olympus 公司生产）对瘘孔进行切开。
c ~ f. 使用 IT-knife nano®（Olympus 公司生产）逐步将瘘管边缘切开并呈钵状扩张。
g、h. 使用圈套器（snare）切除瘘管边缘黏膜，尽可能扩大脓肿腔的开放程度。
i. 为防止再次狭窄，于黏膜切除部位局部注射曲安奈德（Triamcinolone）。
j. 脓肿腔与回肠袋已成功融为一体。
k. 术后 3 周，脓肿腔广泛与回肠袋相通。
l. 术后 9 个月，脓肿腔瘢痕形成并出现上皮化。

[3] Zmora O, Efron JE, Nogueras J, et al. Reoperative abdominal and perineal surgery in ileoanal pouch patients. Dis Colon Rectum 44: 1310-1314, 2001.
[4] Fazio VW, Tekkis PP, Remzi F, et al. Quantification of risk for pouch failure after ileal pouch anal anastomosis surgery. Ann Surg 238: 605-614, 2003.
[5] Shen B, Kochhar G, Navaneethan U, et al. Role of interventional inflammatory bowel disease in the era of biologic therapy: a position statement from the Global Interventional IBD Group. Gastrointest Endosc 89: 215-237, 2019.
[6] Lan N, Hull TL, Shen B, et al. Endoscopic sinusotomy versus redo surgery for the treatment of chronic pouch anastomotic sinus in ulcerative colitis patients. Gastrointest Endosc 89: 144-156, 2019.
[7] Tanaka H, Oka S, Yamashita K, et al. Endoscopic sinusotomy using the small-ceramic-tip-insulated electrosurgical knife for chronic pouch sinus after ileal pouch anal anastomosis in ulcerative colitis: a case report. Endoscopy 54: E728-729, 2022.

炎症性肠疾病的新型内镜治疗尝试

针对克罗恩病肠管切除术后吻合口狭窄的放射状切开术

諸井林太郎 [1]
志賀永嗣
岩城英也
永井博
下山雄丞
内藤健夫
角田洋一
正宗淳

关键词 克罗恩病 内镜扩张术 小肠狭窄 大肠狭窄 RIC

[1] 東北大学病院消化器内科
〒980-8574 仙台市青葉区星陵町 1-1
E-mail : rintaro.moroi.e8@tohoku.ac.jp

前言

我科正在针对下消化道良性狭窄开展内镜下放射状切开（radial incision and cutting，RIC）的相关临床研究。除炎症性肠疾病（inflammatory bowel disease，IBD）术后吻合口狭窄外，也对大肠肿瘤术后吻合口狭窄及 IBD 黏膜愈合后导致的狭窄等多种原因引起的肠管狭窄实施 RIC。本文专门介绍克罗恩病（Crohn's disease，CD）术后吻合口狭窄的 RIC 法。

RIC 的使用器械与方法

对于普通大肠镜能够到达范围内的病变（大肠、末端回肠），使用 IT-knife nano®（Olympus 公司生产）电刀。而需用气囊式小肠镜处理的深部小肠病变，则在特定临床研究（jRCTs022200040）中使用在日本尚未获批的富士胶片公司生产的 Flush Knife BT-S 长型刀（有效长度 2300mm）。高频装置的设定与大肠内镜黏膜下剥离术（endoscopic submucosal dissection，ESD）相同。

RIC 具体操作方法见图 1。

［病例 1］ 男性，30 多岁。

CD 患者，曾因回盲部切除术后吻合口狭窄接受过内镜下球囊扩张术（endoscopic balloon dilation，EBD）。图 1a 展示整体示意图。首先实施纵向切开（图 1b），之后再将纵向切口相互连接进行横向切开（图 1c）。纵向切开的深度没有明确标准，但需要注意不能超过透视下内镜检查等术前检查所推测的肌层界限。横向切开时，诀窍是稍微施加向肌层的张力，配合内镜的扭转及角度调整，使 IT-knife 刀片沿着病变表面滑动。对狭窄部位全周反复实施上述操作，直至获得充分扩张内径，内镜能够顺利通过，即完成操作（图 1d）。该病例于 RIC 术后第 2 日出现延迟性出血（图 1e），使用止血钳按 ESD 术后出血的处理方式进行了止血操作（图 1f）。

讨论

RIC 最初在日本被用于食管狭窄的治疗，针对下消化道狭窄的应用迄今为止仅见于个别病例报道。RIC 最大的特点在于，即使是难以通过 EBD 达到足够扩张程度的质硬狭窄，通过切开也能获得

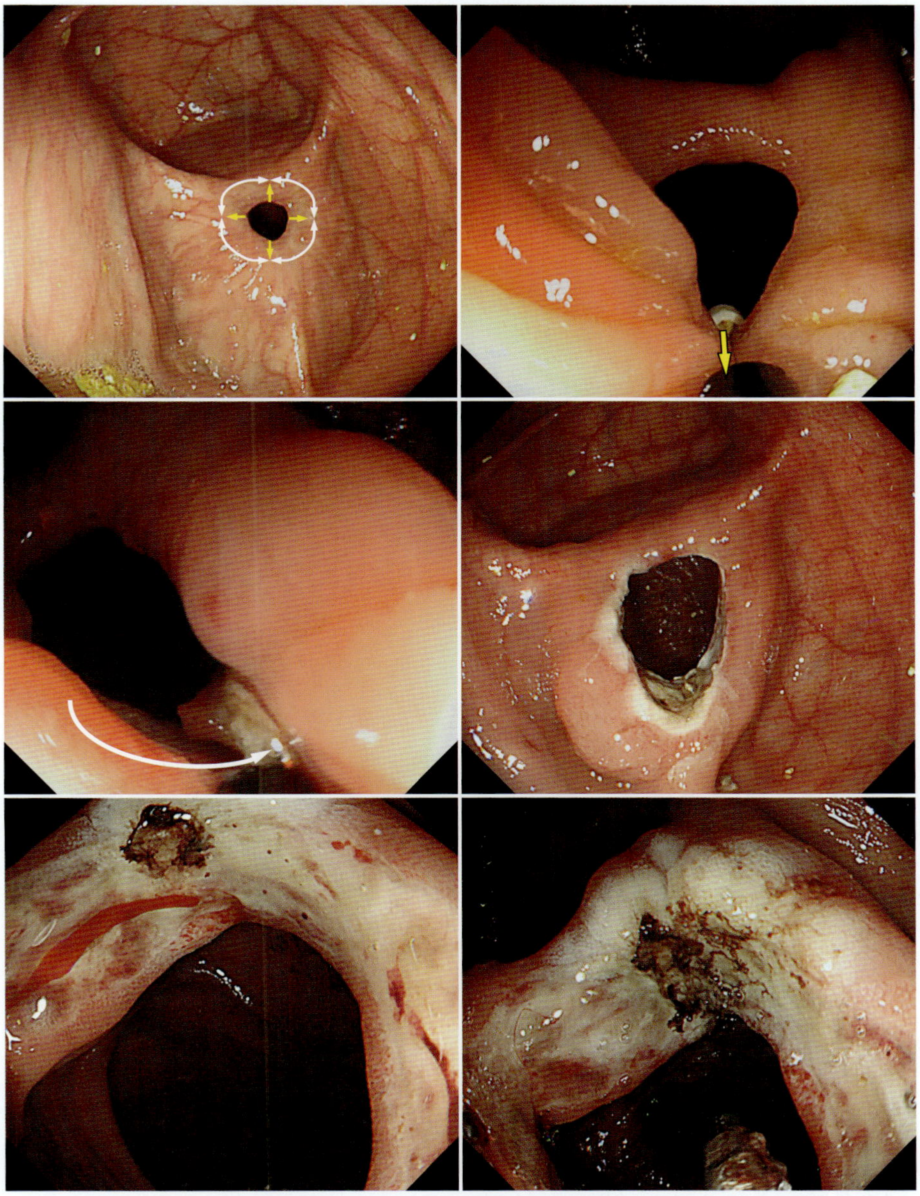

a	b
c	d
e	f

图1 [病例1]男性，30多岁。小肠结肠型克罗恩病。回盲部切除术后吻合口狭窄。
a. RIC操作方案。先进行两条纵切（黄色箭头），再行横切（白色箭头）。
b. 纵切操作（黄色箭头）。
c. 横切操作（白色箭头）。
d. 扩张完成，获得了充分的扩张径，内镜顺利通过。
e. RIC术后第2日出现延迟性出血。
f. 使用止血钳进行热凝固止血。

充分的扩张内径。这一方法在缓解腹痛、腹胀等主观症状方面疗效明确，有望成为一种新的内镜下狭窄治疗手段。然而，该方法亦存在延迟性出血和再狭窄的问题。关于再狭窄，根据现有数据，1年后的累计无再扩张率为55.8%，因此今后亟须制定防止再狭窄的对策。虽然狭窄的成因和临床影响因素尚不完全清楚，但据我科数据分析，是否使用生物制剂在远期预后上并无显著差异。

关于延迟性出血，我科研究表明克罗恩病术后吻合口与其他病因的狭窄相比，结果存在明显差异。出血病例集中于克罗恩病术后，尤其是小肠-结肠吻合口狭窄。而在其他病因所致的狭窄（如大肠肿瘤术后吻合口、IBD黏膜愈合性狭窄、克罗恩病小肠-小肠吻合口等）中并无出血病例发生。

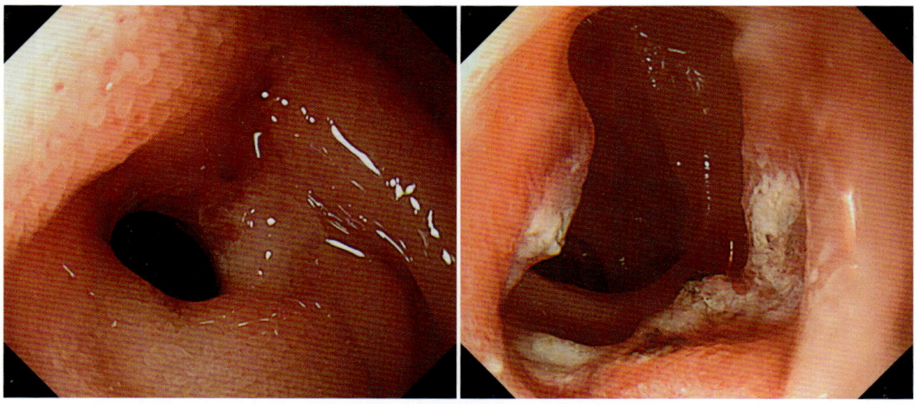

a | b 图2 男性，30多岁。小肠型克罗恩病，行小肠部分切除术后出现吻合口狭窄。[病例1]
a. 小肠吻合口狭窄，伴有浅表性溃疡。
b. 应用 FlushKnife BT-S long type 实施 RIC，仅对病变半周施行切开即完成扩张。内镜顺利通过。

根据我科数据，克罗恩病术后小肠-结肠吻合口的延迟性出血发生率约为35%。虽然所有病例均可通过内镜进行有效止血，但减少再出血率仍是未来需要改进的问题之一。通过仅行纵向切开或仅部分施行横向切开、缩小 RIC 造成的溃疡面积（图2），从而降低出血风险可能有助于减少再出血率，但仍需进一步数据证实。关于 RIC 操作难度，由于所用电刀与止血钳均为大肠 ESD 常用器械，因此若操作者具备大肠 ESD 经验，一般不会有大问题。我科设定的操作者标准为需有大肠 ESD 50 例以上经验。根据我科对 60 例以上 RIC 病例的分析，术中穿孔仅 1 例，术后延迟穿孔为 0 例，说明其安全性较高。

今后进一步明确适用于 RIC 的病变类型，对于推进其临床研究至关重要。我科现阶段将 RIC 的适应证定为：①狭窄长度不超过 2cm；②狭窄邻近无脓肿或瘘管存在；③狭窄处肠腔无显著弯曲，尽可能保持直线；④以瘢痕性狭窄为主（尽量避免炎性狭窄）。即使狭窄部存在浅表性溃疡或术中缝合针暴露于黏膜表面，我科仍施行 RIC。另外，EBD 在出血等不良事件中发生率较低，技术难度亦较 RIC 低，预计仍将是治疗狭窄扩张术的主要手段。但对于严重纤维化致 EBD 无效，或病变局部存在纤维化导致扩张球囊压力无法充分传导的情况，RIC 则为不可替代的扩张手段。如何根据病变类型区分 RIC 与 EBD 的适应对象，亦应在今后的研究中加以明确。

结语

本文报告了克罗恩病肠管术后吻合口狭窄中 RIC 治疗的现状。今后计划在我科以外的医疗机构开展多中心联合研究，持续探讨 RIC 的可行性及适应证等问题。

文献

[1] Moroi R, Shiga H, Kuroha M, et al. Endoscopic radial incision and cutting for Crohn's disease-associated intestinal stricture: a pilot study. Endosc Int Open 8: E81-86, 2020.
[2] Moroi R, Shiga H, Nochioka K, et al. Endoscopic radial incision and cutting for benign stenosis of the lower gastrointestinal tract: an investigation of novel endoscopic treatment in multicenter trial. J Gastroenterol Hepatol 37: 1554-1560, 2022.
[3] Moroi R, Nochioka K, Miyata S, et al. Safety and effectiveness of additional triamcinolone acetonide with endoscopic radial incision and cutting for benign stenosis of the lower gastrointestinal tract: a pilot study. DEN open, *in press*.
[4] Muto M, Ezoe Y, Yano T, et al. Usefulness of endoscopic radial incision and cutting method for refractory esophagogastric anastomotic stricture (with video). Gastrointest Endosc 75: 965-972, 2012.
[5] Hirai F, Andoh A, Ueno F, et al. Efficacy of endoscopic balloon dilation for small bowel strictures in patients with Crohn's Disease: a nationwide, multi-centre, open-label, prospective cohort study. J Crohns Colitis 12: 394-401, 2018.

《胃与肠》投稿须知（2023年4月修订）

论文类型

本刊接受《病理报告》《研究》《胃肠简报》以及《给编辑的信》4类投稿。不接受已在其他期刊发表、正在投稿或已发布/即将发布于作者本人或第三方网站的稿件。

刊用与否

编辑委员会将遴选审稿人（含外部审稿人）对投稿进行审阅，并决定是否刊用。根据审稿意见，可能要求作者对稿件进行修正、删减或增补。若稿件超出规定篇幅，编辑部有权在审稿前要求缩减内容（详见附表）。

个人信息保护

请在撰写过程中确保个体隐私不被泄露。病例描述中不得包含可识别患者身份的信息。基本遵循外科相关学会联合会制定的《涉及病例报告的医学论文及学术会议研究报告中的患者隐私保护指针》（https://www.jsgs.or.jp/modules/gaiyo/index.php?content_id=19）。可标注年龄、性别，但涉及检查和治疗的具体日期应仅限于"年·月"，避免记载具体日。若使用X线、内镜图像或病理学的宏观·微观图像，应去除患者姓名、日期、标本编号等所有识别信息。

遵守研究伦理

遵循《赫尔辛基宣言》（2013年巴西修订版）（https://www.wma.net/policies-post/wma-declaration-of-helsinki-ethical-principles-for-medical-research-involving-human-subjects/）并获得相应伦理审查委员会批准。动物实验研究应符合日本文部科学省制定的《研究机构等实施动物实验的基本方针》（https://www.mext.go.jp/b_menu/hakusho/nc/06060904.htm）。

利益冲突披露

若稿件内容存在利益冲突，须在标题页明示。特别是涉及研究资助、雇佣关系等经济利益者，需注明具体的相关企业或组织名称。

论文格式

《研究》须明确陈述研究目的、方法、结果及结论。《病理报告》和《研究》需附带日文摘要（300字以内）、关键词（日文5词以内）及英文摘要（与日文摘要相当）。作者姓名与单位需附英文标注。《胃肠简报》旨在快速发布研究成果，无须摘要。《给编辑的信》欢迎就本刊已刊论文提出学术质疑或意见，相关作者回应将一并刊登。每篇信件限一名投稿者，字数不超过800字，每篇文章仅接受一次投稿。刊用结果不予解释。

写作规范

①稿件采用400（20×20）字/页标准，横排书写，使用现代假名，除专业术语外原则上使用常用汉字词。编辑部可对部分词语如送假名进行适度调整。

②计量单位使用mm、mL、L、mg、kg等标准单位。

③外国人名、化学品名（药品使用常用名）等使用原文，专有名词和德语名词首字母大写。

④重复出现的术语可使用缩写，但首次出现时需写全称。

⑤作者应符合ICMJE（https://www.icmje.org/recommendations/browse/roles-and-responsibilities/defining-the-role-of-authors-and-contributors.html）规定。作者人数限制为16人以内。若超出，需在稿件中说明原因，并于校对阶段提交作者职责分工。

图表规范

①投稿需提供包括图表在内的2套稿件，刊后不退还。

②照片需为能辨别细微所见的高清打印件或幻灯片。若为数码照片，请刻录至CD等介质提交。照片中宜添加箭头等标注以利读者理解。

③图表说明需使用日文，单独列出并不与图表置于同一页。

参考文献规范

①引用文献请按文中出现顺序列于文末（建议不超过20条）。

②作者超过3人时，日文文献用，"他"，英文文献用"，et al"。

③英文期刊名按PubMed，日文期刊名按"医学中央雑誌収載誌目録"缩略形式记载。

④参考文献的书写格式样例如下：

【期刊】作者名．文章题目．期刊名 卷号：起页- 止页，发表年份

[1] 八尾恒良，櫻井俊弘，有馬純孝，他．X線・内視鏡所見からみたCrohn病の術後経過．胃と腸 26: 627-642, 1991.

[2] Jacob P, Kahrilas PJ, Desai T, et al. Natural history and significance of esophageal squamous cell dysplasia. Cancer 65: 2731-2739, 1990.

【书籍】作者名．文章标题．编者名．书名．出版社，出版地，起页- 止页，出版年份

[1] 中村恭一．大腸癌の構造．医学書院，pp 92-106，1989.

[2] 渡辺英伸．小腸・虫垂・大腸．田中健蔵（監），遠城寺宗知（編）．病理学，5版．医学書院，pp 571-599，1989.

[3] Eisenberg RL. Gastrointestinal Radiology — A Pattern Approach, 2nd ed. JB Lippincott Co, Philadelphia, pp 509-510, 1990.

[4] Bayless TM. Prognosis of idiopathic inflammatory bowel disease. *In* Kirsner JB, Shorter RG (eds). Inflammatory Bowel Disease. Lea and Febiger, Philadelphia, pp 747-763, 1988.

图文转载须知

如需转载文献中的图表或段落，须事先获得版权所有人许可，并由作者自行协商处理。转载内容须注明出处（含作者、标题、期刊/书名、出版社、卷号、页码、出版年）。转载许可参考格式可参见医学书院官网（https://www.igaku-shoin.co.jp/support/toauthors/kyodaku）。

著作权转让

本刊所刊载之论文（著作物）的复制权、放映权、公开传播权（含可传送化权）、翻译权、改编权、出借权、转让权等，均需转让予医学书院。此项安排系因在线浏览系统或文献配送服务日益完善，为以多样形式向读者传递信息所必需的著作权法律程序。此外，此项转让使本社得以作为代理人，打击第三方擅自传播、转载本刊论文（著作物）的违法行为。需要特别说明的是，该著作权转让并不限制作者自身的合法权利，但若作者希望再次使用该著作，请务必事先通知本社。

校样与抽印本

作者可进行一次校对。论文作者将免费获得期刊1册及抽印本30份。

投稿地址

邮编113-8719　東京都文京区本郷1-28-23
医学書院「胃と腸」編集室 投稿論文係

附表：稿件篇幅规定

类型	正文（400字×）	作者人数限制	图表	日文摘要	英文摘要
研究	10页以内（含参考文献）	≤16	≤10	≤300字（关键词不超过5个）	与日文摘要相当
病理报告	10页以内（含参考文献）	≤16	≤8		
胃肠简报	3页以内（含参考文献）		≤2	无	无
给编辑的信	2页以内	1	无	无	无

编辑后记

本期加厚版以“炎症性肠疾病（IBD）”为专题进行策划。事实上，在编辑委员会讨论选题阶段，关于是否将“炎症性肠疾病”设为主题，进行了广泛的争论。其原因之一，或许在于即便是在消化道专科医师之间，对于该领域的关注程度亦存在个体差异。对此，我一边聆听诸位编辑委员的意见，一边思考其背后的深层缘由。然而，当我们审议由本期负责编辑委员精心构思的策划案时，进展却出乎意料地顺利。最终的栏目设置几乎原封不动地采用了该策划案，仅在撰稿人遴选上花费了一定时间便敲定定稿。这充分说明，策划案本身已臻成熟。同时，我们亦不能忽视的是，炎症性肠疾病的诊疗模式在短短数十年间发生了翻天覆地的变化，也因此成就了这一横跨多个领域、极具吸引力的专题内容。

21 世纪已然过去 20 余年，炎症性肠疾病的临床实践不断引入新的疾病概念、诊断模式以及治疗方法。例如，基于分子生物学的疾病分类、小肠镜与磁共振成像（MRI）等用于消化道病变的综合评估手段、临床生物标志物的使用，以及生物制剂与小分子化合物类新药物的广泛应用等。同时，伴随着患者人数的激增，克罗恩病与溃疡性结肠炎的流行病学特征与自然病程亦发生了显著转变。因此，深入了解 IBD 临床实践中这种“动态性（dynamism）”，对所有从事相关诊疗的临床医生而言至关重要。

如前所述，本期加厚版中所刊载的论文均由在日常临床实践中长期从事 IBD 诊疗的专家执笔。尤为值得一提的是，这些作者不仅具备丰富的临床经验与理论知识，更是积极在国内外发表研究成果的意见领袖。我深信，这些论文的刊载质量正是基于此等坚实基础之上。特别是在诊断方法与新兴治疗药物方面，若读者不仅能阅读本刊收录论文，还能更进一步研读其引用文献，必将收获更加深刻的理解。

众所周知，《胃与肠》是一份以消化道肿瘤的诊断与治疗为核心主题的医学期刊。近年来，尤其关注与内镜治疗密切相关的诊断学研究。在此背景下，本期内容对炎症性肠疾病的内镜治疗亦有详尽探讨，实属难得。例如，报道涵盖了肠道狭窄的内镜扩张术，以及 IBD 相关肠道肿瘤的诊断与内镜治疗等。特别是后者，相信将引起《胃与肠》所有读者的浓厚兴趣。笔者也希望专注于治疗性内镜的临床与研究工作的消化道专科医师们能借由本期内容，重新审视 IBD 的内镜治疗现状，并思考其未来发展方向。

从日本的人口趋势来看，全国总人口已越过高峰，我们正迈入更加高龄化的社会。在此背景下，IBD 的发病率和患病人数正于各年龄层稳步上升。因此，未来包括消化道专科医师在内的诸多临床医师，不可避免地会负责 IBD 患者的诊治。笔者期望大家在思考这样的近未来图景时，能认真阅读本期加厚版的全部内容。此外，也希望各位读者愿就 IBD 主题与未来加厚版的内容策划提出建设性建议，感谢各位的阅读。

松本主之